Burghardt
Colposcopia e Patologia Cervical

Burghardt
Colposcopia e Patologia Cervical

Texto e Atlas

Frank Girardi, MD
Department of Gynecology and Obstetrics
University of Graz
Graz, Austria

Olaf Reich, MD
Department of Gynecology and Obstetrics
University of Graz
Graz, Austria

Karl Tamussino, MD
Department of Gynecology and Obstetrics
University of Graz
Graz, Austria

Hellmuth Pickel, MD
Department of Gynecology and Obstetrics (formerly)
University of Graz
Graz, Austria

538 ilustrações

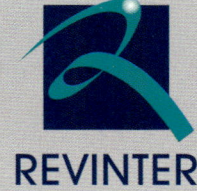
REVINTER

Quarta Edição

Burghardt – Colposcopia e Patologia Cervical – Texto e Atlas, 4ª Edição
Copyright © 2017 by Livraria e Editora Revinter Ltda.

ISBN 978-85-372-0693-5

Todos os direitos reservados.
É expressamente proibida a reprodução
deste livro, no seu todo ou em parte,
por quaisquer meios, sem o consentimento,
por escrito, da Editora.

Tradução:
NELSON GOMES DE OLIVEIRA
Médico, Tradutor, RJ

Revisão Técnica:
DÉA SUZANA MIRANDA GAIO
Médica Ginecologista e Obstetra
Mestrado em Medicina pela Universidade Federal do Rio Grande do Sul

---

CIP-BRASIL. CATALOGAÇÃO NA PUBLICAÇÃO
SINDICATO NACIONAL DOS EDITORES DE LIVROS, RJ

G434b
4. ed.

Girardi, Frank
  Burghardt: colposcopia e patologia cervical/Frank Girardi, Olaf Reich, Karl Tamussino; tradução Nelson Gomes de Oliveira. – 4. ed. – Rio de Janeiro: Revinter, 2017.
  il.

  Tradução de: Burghardt's colposcopy and cervical pathology: textbook and atlas
  Apêndice
  Inclui bibliografia e índice
  ISBN 978-85-372-0693-5

  1. Colposcopia. 2. Patologia. I. Reich, Olaf. II. Tamussino, Karl. III. Título.

16-33607   CDD: 618.107545
                CDU: 618.14

Nota: A medicina é uma ciência em constante evolução. À medida que novas pesquisas e experiências ampliam os nossos conhecimentos, são necessárias mudanças no tratamento clínico e medicamentoso. Os autores e o editor fizeram verificações junto a fontes que se acredita sejam confiáveis, em seus esforços para proporcionar informações acuradas e, em geral, de acordo com os padrões aceitos no momento da publicação. No entanto, em vista da possibilidade de erro humano ou mudanças nas ciências médicas, nem os autores e o editor nem qualquer outra parte envolvida na preparação ou publicação deste livro garantem que as instruções aqui contidas são, em todos os aspectos, precisas ou completas, e rejeitam toda a responsabilidade por qualquer erro ou omissão ou pelos resultados obtidos com o uso das prescrições aqui expressas. Incentivamos os leitores a confirmar as nossas indicações com outras fontes. Por exemplo e em particular, recomendamos que verifiquem as bulas em cada medicamento que planejam administrar para terem a certeza de que as informações contidas nesta obra são precisas e de que não tenham sido feitas mudanças na dose recomendada ou nas contraindicações à administração. Esta recomendação é de particular importância em conjunto com medicações novas ou usadas com pouca frequência.

Título original:
Burghardt's Colposcopy and Cervical Pathology: Textbook and Atlas, 4th Edition
Copyright © 2015 by Georg Thieme Verlag KG
ISBN 978-3-13-659904-4

Livraria e Editora REVINTER Ltda.
Rua do Matoso, 170 – Tijuca
20270-135 – Rio de Janeiro – RJ
Tel.: (21) 2563-9700 – Fax: (21) 2563-9701
livraria@revinter.com.br – www.revinter.com.br

Sumário

Prefácio à Quarta Edição ix

Prefácio à Primeira Edição xi

Prefácio pelo Tradutor da Primeira Edição xiii

1 História da Colposcopia 2

2 Importância da Colposcopia 6
2.1 Colposcopia de Rotina 6
2.2 Colposcopia para Avaliação de um Esfregaço de Papanicolaou Anormal 6
2.3 Colposcopia para Avaliação das Pacientes Positivas para HPV ou para outros Biomarcadores 6
2.4 Colposcopia para Avaliação dos Achados Citológicos Anormais durante a Gravidez 6
2.5 Colposcopia para Avaliação das Lesões antes do Tratamento 6
2.6 Colposcopia nos Protocolos de Manejo de Triagem e Tratamento em Cenários com Recursos Escassos 6

3 Papilomavírus Humano e Câncer Cervical 10
3.1 Etiologia do Câncer Cervical 10
3.2 História Natural do Câncer Cervical 10
3.2.1 Introdução 10
3.2.2 Fases da Infecção por HPV 12
    Fase Latente 13
    Fase Permissiva (Produtiva) 13
    Fase de Transformação 14
3.3 Morfogênese do Câncer Cervical 15
3.3.1 Morfogênese do Carcinoma de Células Escamosas no Epitélio Metaplásico 15
3.3.2 Morfogênese do Carcinoma de Células Escamosas no Epitélio Escamoso Original 16
3.3.3 Morfogênese do Adenocarcinoma 17
3.4 Vacinas contra o HPV 17

4 Histologia e Histopatologia 24
4.1 Achados Normais; Alterações Reativas e Benignas Relacionadas com o HPV 24
4.1.1 Epitélio Escamoso Normal 24
4.1.2 Epitélio Colunar Normal e Ectopia 24
4.1.3 Epitélio Escamoso Metaplásico e a Zona de Transformação 24
    Ectopia e a Última Glândula 24
4.1.4 Mecanismo da Metaplasia e Transformação .. 27
4.1.5 Vascularização do Colo Normal 27
4.1.6 Alterações Reativas dos Epitélios Escamoso e Colunar 28
4.1.7 Epitélio Escamoso Infectado com HPV 29
4.1.8 Lesões Condilomatosas 29
4.2 Lesões Cervicais Pré-Malignas 31
4.2.1 Terminologia Histológica 31
    Lesões Intraepiteliais Escamosas 31
4.2.2 Breve História da Terminologia das Lesões Precursoras Cervicais 31
4.2.3 Lesões Intraepiteliais Glandulares (Adenocarcinoma *in situ*) 32
4.2.4 Histologia das Lesões Cervicais Pré-Malignas .. 32
    Lesões Intraepiteliais Escamosas (SIL, CIN) .. 32
    Metaplasia Escamosa Atípica Imatura (AIM) .. 33
    Adenocarcinoma *in situ* 34
4.2.5 Biomarcadores no Diagnóstico do Câncer Cervical ... 34
    Testes para Detecção de DNA de HPV 34
    Teste de Detecção de mRNA de HPV E6/E7 .. 35
    Genotipagem de HPV-DNA 35
    Proteína de Capsídeo L1 35
    $p16^{INK4a}$ 35
    Outros Biomarcadores Potenciais 37
4.3 Câncer Cervical Invasivo 38
4.3.1 Carcinoma Microinvasivo 38
    Invasão Inicial do Estroma 38
4.3.2 Câncer Cervical Invasivo 41
    Carcinoma de Células Escamosas 42
    Adenocarcinoma Cervical 44
    Outros Tumores Epiteliais 46
4.4 Histologia dos Achados Colposcópicos 46
4.4.1 Morfologia Microscópica *versus* Colposcópica ... 46
4.4.2 Topografia e Extensão da SIL (CIN) 46
    Localização do Epitélio Displásico em Relação à Zona de Transformação: a Última Glândula .. 46
    Disseminação Superficial da SIL (CIN) 46
    O Epitélio na Morfologia Colposcópica 48
4.4.3 Aspecto Colposcópico da Superfície 49
    Limites Epiteliais Nítidos 50
    Tamanho e Extensão dos Campos Epiteliais Displásicos 50
    Leucoplasia (Ceratose) 50
    Mosaico e Pontilhado (Fino, Grosseiro) 50
    Epitélio Acetobranco (Fino, Denso) 53
    Sinal da Margem Interna e Sinal da Crista .. 53
    Erosão e Úlcera 53
    Lesões Condilomatosas 53
4.4.4 Carcinoma de Células Escamosas Microinvasivo .. 56
4.4.5 Adenocarcinoma *in situ* e Adenocarcinoma Microinvasivo 56
4.4.6 Carcinoma Macroscopicamente Invasivo ... 56

5 Colposcópio e Exame Colposcópico 62
5.1 Instrumental para Colposcopia 62
5.1.1 Espéculos 62
5.1.2 Pinças 63
5.1.3 Recipientes 63

5.2	**Instrumental para Biópsia**	63	
5.2.1	Pinças de Pozzi	63	
5.2.2	Explorador de Chrobak	63	
5.3	**Exame Colposcópico**	63	
5.3.1	Aplicação de Ácido Acético	64	
5.3.2	Teste de Schiller (Iodo)	65	

6	**Ensino da Colposcopia**	72
6.1	**Compreensão dos Achados Colposcópicos**	72

7	**Terminologia Colposcópica**	74

8	**Morfologia Colposcópica**	78
8.1	**Aspectos Colposcópicos Normais**	78
8.1.1	Epitélio Escamoso Original	78
8.1.2	Epitélio Escamoso Atrófico	78
8.1.3	Ectopia (Epitélio Colunar)	80
8.1.4	Zona de Transformação	84
8.2	**Achados Colposcópicos Anormais**	90
8.2.1	Epitélio Acetobranco	90
8.2.2	Zona de Transformação Atípica	94
8.2.3	Mosaico	94
	Mosaico Fino	94
	Mosaico Grosseiro	96
8.2.4	Pontilhado	96
	Pontilhado Fino	97
	Pontilhado Grosseiro	98
8.2.5	Leucoplasia (Ceratose)	98
8.2.6	Erosão, Úlcera	101
8.2.7	Sinais do Carcinoma Invasivo Inicial	104
8.2.8	Carcinoma Invasivo	107
8.2.9	Adenocarcinoma *In Situ* e Adenocarcinoma Microinvasivo	110
8.3	**Achados Colposcópicos Diversos**	110
8.3.1	Área Iodo-Amarela Não Suspeita	110
8.3.2	Zona de Transformação Congênita	110
8.3.3	Lesões Condilomatosas	112
8.3.4	Alterações Inflamatórias	114
8.3.5	Pólipos	117
8.3.6	Alterações Pós-Conização	120
8.3.7	Alterações Resultantes de Prolapso	125
8.3.8	Endometriose, Fístulas, Anomalias Anatômicas	125
8.4	**Avaliação dos Achados Colposcópicos**	125
8.4.1	Epitélio Metaplásico Benigno e Neoplasia Intraepitelial Escamosa	127
8.5	**Critérios para o Diagnóstico Diferencial**	128
8.5.1	Margens Nítidas	128
8.5.2	Resposta ao Ácido Acético (Epitélio Branco)	128
8.5.3	Relevo de Superfície	129
8.5.4	Orifícios Glandulares Espessados	129
8.5.5	Vascularização	129
8.5.6	Padrão Vascular Normal	131
8.5.7	Padrão Vascular Suspeito	131
8.5.8	Vasos Atípicos	131
8.5.9	Área de Superfície (Tamanho)	131

8.6	**Associação de Anormalidades**	131
8.6.1	Captação de Iodo	135
8.6.2	Ceratinização	135
8.6.3	Ponderação dos Critérios de Diagnóstico Diferencial	137

9	**Colposcopia na Gravidez**	140
9.1	**Efeitos da Gravidez nos Achados Colposcópicos**	141
9.1.1	Teste do Ácido Acético	141
9.1.2	Teste de Schiller (do Iodo)	141
9.2	**Alterações Benignas na Gravidez**	141
9.3	**Alterações Suspeitas**	143
9.4	**Puerpério**	143
9.5	**Biópsia durante Gravidez**	145

10	**Correlação entre a Colposcopia e a Histologia**	154
10.1	**Topografia dos Achados Colposcópicos Anormais**	159

11	**Implicações Terapêuticas dos Achados Colposcópicos Anormais**	164
11.1	**Tratamento dos Achados Colposcópicos Benignos**	164
11.1.1	Ectopia	164
11.1.2	Zona de Transformação Normal	164
11.1.3	Epitélio Metaplásico com Leucoplasia, Pontilhado ou Mosaico	164
11.1.4	Lesões Condilomatosas	164
11.2	**Tratamento das Lesões Cervicais Pré-Malignas**	164
11.2.1	Pré-Requisitos Diagnósticos	164
11.2.2	Tratamento Ablativo da Neoplasia Intraepitelial Escamosa (SIL)	165
11.2.3	Modalidades Excisionais: Excisão com Alça e Conização	166
	Excisão Completa	166
	Excisão Incompleta	166
	Reconização	167
11.2.4	Histerectomia	167
11.2.5	Tratamento Medicamentoso da SIL	167
11.3	**Tratamento do Carcinoma Microinvasivo**	167
11.4	**Acompanhamento após Tratamento**	168

12	**Conização Cervical: Técnicas e Processamento Histológico do Espécime**	172
12.1	**Conização Diagnóstica**	172
12.2	**Conização Terapêutica**	172
12.3	**Técnica de Conização**	172
12.3.1	Excisão com Alça Diatérmica	172
12.3.2	Conização com Bisturi a Frio	172
12.3.3	Complicações da Conização	173

12.3.4	Biópsia Cônica a *Laser*	173	**14**	**Colposcopia da Vagina**	208
12.3.5	Comparação da Excisão à Alça, Conização com Bisturi a Frio e Biópsia Cônica a *Laser*	174	**14.1**	**Histologia**	208
			14.2	**Carcinogênese Vaginal**	208
12.4	**Conização durante Gravidez**	175	**14.3**	**Lesões Intraepiteliais Escamosas (SIL; Antes Conhecidas como Neoplasia Intraepitelial Vaginal ou VAIN)**	208
12.5	**Processamento Histopatológico do Cone**	175			
			14.4	**Métodos Diagnósticos para SIL**	208
13	**Colposcopia da Vulva**	182	14.4.1	História	208
13.1	**Histologia da Vulva**	182	14.4.2	Colposcopia da Vagina	208
13.2	**Métodos Diagnósticos para Avaliação de Lesões Vulvares**	183	14.4.3	Citologia	210
			14.4.4	Biópsia	210
13.2.1	História e Sintomas	183	14.4.5	Biomarcadores	210
13.2.2	Inspeção	183	**14.5**	**Terminologia e Classificação Histológicas**	211
13.2.3	Palpação	183	**14.6**	**Histomorfologia da SIL Vaginal**	211
13.2.4	Teste de Azul de Toluidina (Teste de Collins)	183	**14.7**	**Tratamento da SIL**	211
13.2.5	Colposcopia da Vulva	184	14.7.1	LSIL da Vagina	211
13.2.6	Correlação Histológica dos Achados Colposcópicos	186	14.7.2	HSIL da Vagina	211
13.2.7	Biópsia	188	14.7.3	Terapia Cirúrgica	212
13.2.8	Citologia Esfoliativa	188	14.7.4	Terapia Clínica	212
13.2.9	Teste de HPV	189	14.7.5	Outras Modalidades de Tratamento	212
13.3	**Carcinogênese Vulvar**	189	**14.8**	**Melanoma Vaginal**	212
13.3.1	Carcinogênese Dependente de HPV	189			
13.3.2	Carcinogênese Independente de HPV	190	**15**	**Colposcopia da Região Perianal**	216
13.4	**Lesões Intraepiteliais Pré-Invasivas**	191	**15.1**	**Anatomia e Histologia**	216
13.4.1	Lesões Intraepiteliais Escamosas (SIL) e Neoplasia Intraepitelial Vulvar Tipo Diferenciado (dVIN)	191	**15.2**	**Carcinogênese Anal**	216
	Terminologia e Classificação Histológicas	192	**15.3**	**Neoplasia Intraepitelial Anal**	216
	Histologia da SIL e da dVIN	193	**15.4**	**Métodos Diagnósticos para AIN**	217
	Tratamento da SIL e da dVIN	195	15.4.1	Colposcopia do Ânus (Anuscopia)	217
	Terapia Cirúrgica da SIL	195	15.4.2	Citologia	218
	Terapia Clínica da SIL	196	15.4.3	Biópsia	218
	Vacinação Terapêutica	197	15.4.4	Biomarcadores	218
	Terapia da dVIN	197	**15.5**	**Terminologia e Classificação Histológicas**	218
13.4.2	Doença de Paget	197	**15.6**	**Tratamento da AIN**	218
	Diagnóstico	198	15.6.1	Terapia Cirúrgica	218
	Tratamento	198	15.6.2	Terapia Clínica	220
13.4.3	Lesões Vulvares Intraepiteliais Melanocíticas e Melanoma Maligno	199			
				Índice Remissivo	221
13.5	**Não Neoplásica**	200			
13.5.1	Doenças Epiteliais da Vulva	200			
13.5.2	Líquen Escleroso	200			
13.5.3	Líquen Plano	202			
13.5.4	Psoríase	204			
13.5.5	Liquen Simples	204			
13.5.6	Eczema da Vulva	205			

Prefácio à Quarta Edição

Os 15 anos entre a publicação da terceira e quarta edições deste livro-texto viram imensos avanços na compreensão da patogênese da neoplasia cervical e especificamente o papel da infecção pelo papilomavírus humano (HPV). Em 2008, Harald zur Hausen ganhou o Prêmio Nobel de Medicina pelo seu trabalho na elucidação do papel do HPV no câncer cervical. O desenvolvimento e a aplicação cada vez maior das vacinas de HPV promete fazer retroceder ainda mais o tormento do câncer cervical nos países desenvolvidos e no mundo em desenvolvimento. Esta compreensão da gênese da neoplasia cervical está conduzindo a importantes transformações nas estratégias para prevenção, detecção precoce e tratamento desta doença. A quarta edição deste livro-texto e atlas foi convenientemente retrabalhada.

Por outro lado, acrescentamos novos capítulos sobre a vagina e o ânus. Isto foi feito devido ao reconhecimento da etiologia comum de muitas destas lesões e ao fato de que os médicos devem estar alertas para os problemas coexistentes nas regiões próximas.

Esta edição também incorpora as mudanças na terminologia colposcópica aprovadas no 14º Congresso Mundial da Federação Internacional de Colposcopia e Patologia Cervical (IFCPC) no Rio de Janeiro em 2011 e na 2014 WHO *Classification of Tumours of Female Reproductive Organs*.

Depois da morte do Professor Erich Burghardt em 2006, nós incorporamos seu nome ao título do livro. Tivemos o privilégio de ter trabalhado com ele e construído sobre o seu trabalho. Nosso objetivo é levar sua dedicação a um atlas da mais alta qualidade ao mesmo tempo incorporando os avanços no campo e oferecer um livro que descreva de modo abrangente a fascinante dinâmica do colo e a histologia e histopatologia subjacentes.

Agradecemos à Thieme Publishers e ao Thieme Publishing Group pelo seu suporte e dedicação incessantes e pela meticulosa produção de livros e atlas da mais alta qualidade.

Agradecemos às nossas famílias e particularmente às nossas esposas Ursula, Christine, Caroline e Ulrike pela sua paciência, compreensão e apoio.

Frank Girardi, MD
Olaf Reich, MD
Karl Tamussino, MD
Hellmuth Pickel, MD

Graz, Áustria
outubro de 2014

Prefácio à Primeira Edição

A colposcopia de rotina foi instituída na Graz Frauenklinik pelo meu professor Ernst Navratil em 1947. Esta data coincidiu com a introdução do diagnóstico citológico. Em 1950, nós adquirimos um moderno laboratório de patologia cirúrgica devotado principalmente ao estudo do câncer cervical inicial. Ênfase foi posta no exame de cortes seriados de biópsias em anel e mais tarde de peças de conização. Desde o começo de 1954 eu tive a oportunidade de estar na linha de frente destes avanços. Após um ano de deveres combinados clínicos e laboratoriais, fui indicado para a clínica ambulatorial de colposcopia. Dentro de dois anos eu realizei aproximadamente 20.000 exames. Esta experiência foi particularmente valiosa, uma vez que tive a oportunidade de interpretar todos os esfregaços de citologia e biópsias que colhi. Também examinei os cortes seriados de biópsias em anel e espécimes de conização, não apenas nos primeiros dois anos mas também pelas décadas seguintes.

Enquanto acumulava conhecimento e experiência, participei na evolução histórica da colposcopia, testemunhando seu início hesitante e mais tarde, especialmente durante os últimos dez anos, sua história e curso internacional. A grande realização foi devida, sem dúvida, à melhor comunicação e troca de ideias internacionalmente. Embora os tratados até recentemente como em 1960 tenham rejeitado a colposcopia como "desajeitada e perturbadora", seu valor agora é indiscutível. Controvérsias centram-se meramente nas indicações para o exame colposcópico. Enquanto na Europa e América do Sul a colposcopia seja aceita como uma parte essencial de todo exame ginecológico, nos países de língua inglesa seu uso é seletivo. Isto é devido à propagação da colposcopia não como uma modalidade diagnóstica básica, mas como um método que possibilita a colheita de uma biópsia dirigida, podendo evitar a conização, uma medida importante, principalmente, pela redução de custos. Durante os últimos anos, a colposcopia encontrou uma indicação adicional na avaliação de adenose vaginal e das lesões condilomatosas aparentemente mais frequentes. A colposcopia tornou-se uma ferramenta diagnóstica especial, sem nunca ter sido esta a intenção. Tipicamente, a história se repetiu; conforme discutiremos adiante, alguns conceitos atuais da morfogênese do carcinoma do colo estão principalmente baseados na colposcopia como pensado por Hinselmann.

Com a colposcopia bem estabelecida, todo esforço deve ser feito para que seu papel original seja restituído e para reconciliá-la com os outros meios de diagnóstico, em particular o da histologia. Este é o objetivo deste livro. Com a correlação cuidadosa dos achados colposcópicos e histológicos, vamos mostrar como podemos solucionar com facilidade alguns problemas aparentemente difíceis. A enorme abrangência da pesquisa colposcópica também será demonstrada. O fato de que as lesões cervicais se originam em campos não apenas histologicamente, mas também colposcopicamente reconhecíveis com distribuição constante nos leva a discutir tópicos que são ignorados ou pouco discutidos na literatura colposcópica presente. Esperamos que em adição ao seu valor instrutivo, este livro forneça o estímulo para mais estudos.

As perspectivas futuras para a colposcopia tornaram-se claras durante os últimos anos. Originalmente, a intenção era devotar um capítulo à "colposcopia funcional" a ser escrito por Otto Baader. Esta empreitada foi interrompida pela morte prematura deste eminente colposcopista. Ele deixou, no entanto, muitas fotografias tiradas em parte com seu equipamento exclusivo, durante licença de estudo na nossa clínica.

Este livro não poderia ter sido escrito sem a assistência dos meus colegas, a todos os quais quero agradecer calorosamente. O primeiro destes é o Dr. Hubert Schreithofer. Ele assumiu a tarefa de documentar colpofotograficamente cada lesão no colo antes da conização, bem como numerosas lesões benignas. A maioria das colpofotografias aqui reproduzidas veio desta coleção. O trabalho fascinante de correlacionar achados colposcópicos e histológicos em peças de conização foi dado ao Dr. Wolf Dieter Schneeweiss. Sua representação esquemática dos complexos achados colposcópios e histológicos é inteiramente original (Capítulo 15). Na seleção das microfotografias, eu tive a assistência valiosa do Docente Universitário Dr. Jürgen Hellmuth Pickel. Especialmente, quero agradecer ao tradutor Dr. Andrew Östör, que empreendeu esta tarefa com grande expertise. Ele teve que enfrentar não apenas o desafio de traduzir o texto alemão para o melhor inglês possível, mas também com a produção de um texto com apelo científico para o leitor de língua inglesa. É assim mais correto referir-me a ele como um colaborador do que como um tradutor. O Dr. Östör foi também o primeiro leitor crítico do texto. Suas observações e conselhos foram incorporados na versão alemã. Esta colaboração entre autor e tradutor só pode ser vista como única.

Por último, mas não menores, meus agradecimentos a toda a equipe da Georg Thieme Verlag, responsáveis pela realização deste livro. Eles se dedicaram a produzir o melhor resultado possível.

Erich Burghardt
Graz, Áustria

Janeiro de 1984

Prefácio pelo Tradutor da Primeira Edição

Eu entrei no campo da patologia ginecológica em 1973, quando foi publicada a versão inglesa da monografia clássica de Burghardt "Diagnóstico Histológico Precoce do Câncer Cervical" ("Early Histological Diagnosis of Cervical Cancer", Thieme, Stuttgart, e Saunders, Philadelphia, 1973). Encontrei pela primeira vez Erich Burghardt em 1977 em Graz, durante uma viagem de estudo, e passei vários meses no seu departamento de 1979 a 1980. Nossa colaboração resultou na produção recente de um artigo em colaboração (Burghardt, E., A. G. Östör: Site and origin of squamous cervical câncer: a histomorphologic study, Obstet. Gynec.).

A ideia de traduzir este livro surgiu em outubro de 1982, quando o Professor Burghardt esteve em Sydney como conferencista convidado. Pode-se perguntar por que, não sendo um tradutor profissional, eu empreendi esta árdua tarefa. Acredito que este livro traz uma contribuição fundamental para a prática da colposcopia e para a sua base histopatológica. A colposcopia, introduzida por Hinselmann 50 anos atrás, não foi considerada relevante pelas comunidades médicas de língua inglesa até recentemente. Entretanto, os conceitos mais recentes resultaram em algumas tendências injustificadas e não bem-vindas na prática da colposcopia. Este livro deve restaurar o equilíbrio.

Será mostrado que o papel da colposcopia não é predizer o diagnóstico histológico, mas delinear a extensão da lesão no colo e selecionar a melhor área para realizar uma biópsia. O colposcópio não pode substituir o microscópio por duas razões principais. A primeira, é que a invasão, ou pelo menos a microinvasão, nem sempre pode ser excluída por citologia e colposcopia. E a segunda é que diferentes alterações histológicas, com diferentes significados biológicos, podem se apresentar com a mesma imagem colposcópica. Este fato, no entanto, só poderá ser observado se fizermos a colposcopia, utilizando a mesma metodologia de Burghardt *rotineiramente* em *todas* as pacientes. Através dessa rotina, logo se torna claro que os padrões bem conhecidos de pontilhado, mosaico e ceratose são frequentemente expressões de uma alteração epitelial específica, completamente benigna, e caracterizada microscopicamente por hiperceratose, paraceratose, acantose e papilas estromais alongadas, isoladamente ou associadas, designadas em alemão como "abnormes Epithel". A tradução estrita "epitélio anormal" não distingue entre o benigno e o pré-maligno e nenhum termo equivalente foi encontrado para esta tradução na literatura inglesa de colposcopia e histologia, que utiliza como equivalente o termo "metaplásico". Além disso, os colposcopistas de língua inglesa não reconhecem o significado deste tipo de epitélio, porque a seleção de pacientes para realizar a colposcopia não inclui as mulheres com esfregaços normais, nas quais estas alterações são as frequentes.

Nem o nome "epitélio anormalmente diferenciado" sugerido na monografia supracitada de Burghardt, 1973, nem a denominação "epitélio anormalmente maturado" usado em nosso artigo (Burghardt e Östör 1983) superou o problema associado com a palavra "anormal". A designação "epitélio acantótico", empregada neste livro, foi proposta pelo Professor Richard Kempson da Universidade de Stanford, Califórnia, durante uma conversa animada entre ele, o autor e o tradutor. Este termo novamente não é ideal, uma vez que epitélio acantótico, embora sempre acantótico, frequentemente mostra paraceratose e ceratinização. Entretanto, ele evita a conotação pré-maligna e está estabelecido em dermatologia.

Epitélio acantótico é a chave para a compreensão da discrepância entre o diagnóstico colposcópico e histológico e evita a hipótese de que as alterações colposcópicas pré-malignas precedem as alterações da histologia (Stafl, A. R.F. Mattingly: Angiogenesis of cervical neoplasia. Obstet. Gynec.).

A importância da conização também é salientada. Este procedimento atraiu notoriedade durante as últimas duas décadas devido ao uso indiscriminado e complicações associadas. Nos países de língua inglesa, a conização foi em grande parte substituída pelos chamados métodos ablativos superficiais e conservadores. Será visto, no entanto, que se efetuada com as indicações corretas e por médicos competentes, apresenta uma incidência de complicações aceitável. Além disso, somente a biópsia por conização (adequadamente processada e examinada) permite uma avaliação completa de todas as alterações histopatológicas no colo. Todas as outras medidas terapêuticas destroem os tecidos. O inconveniente das biópsias destrutivas em comparação com a biópsia cônica é que "só vemos a parte e não o todo" (Alexander Pope).

Este livro representa uma vida devotada ao estudo do carcinoma do colo pré-invasivo e invasivo inicial. O Professor Burghardt conseguiu, com sucesso, lançar uma ponte ligando o laboratório e a beira do leito, tendo tido rigoroso treinamento em todas as disciplinas exigidas para esta finalidade: citologia, patologia cirúrgica, colposcopia e ginecologia. É pouco reconhecido que foi ele o primeiro que atribuiu importância diagnóstica ao epitélio acetobranco (Burghardt. E.: Über die atypische Umwandlungszone. Geburtsh u. Frauenheilk).

Sou muito grato à Dra. Ruth Davoren, citopatologista no Royal Women's Hospital, Melbourne, e ao Dr. Vernon Hollyock, o decano dos colposcopistas nesta cidade – ambos leram a tradução e fizeram numerosas sugestões valiosas. Minha mãe, Mrs. Magdalena Östör. ajudou com a língua alemã, e eu lhe sou agradecido. A responsabilidade final evidentemente é minha, e eu espero ter evitado as armadilhas resumidas pelo sábio francês que comparou as traduções com as mulheres: "Quando elas são belas, não são fiéis". Meus agradecimentos, também, a Mrs. Kathleen Cassidy, cuja expertise no processador de texto tornou minha tarefa mais fácil. Finalmente, eu gostaria de expressar minha gratidão à minha mulher Elizabeth e aos filhos Andrew, Jr., e Charlotte, que mantiveram sua paciência, enquanto eu muitas vezes perdi a minha durante a longa gestação deste trabalho.

Andrew G. Östör
Melbourne, Austrália

Janeiro de 1984

Capítulo 1
História da Colposcopia

1 História da Colposcopia

Durante grande parte do século XX, o câncer do colo do útero era uma tragédia. Em muitas partes do mundo, esta situação dramática se mantém com a doença frequentemente atingindo as mulheres com menos de 40 anos de idade. Em 1908, Friedrich Schauta, em Viena, terminou sua monografia sobre a histerectomia vaginal radical para tratamento do câncer cervical com a observação de que "a detecção precoce do câncer uterino é o maior desafio que enfrentarão as gerações futuras de professores acadêmicos e médicos na clínica".[1] No mesmo ano, Howard Kelly, em Baltimore, escreveu que "o único caminho aberto para que ocorra um progresso é o da identificação dos casos de câncer em uma fase mais precoce na doença".[2] Os médicos que trabalhavam nesta batalha com a doença apreciaram a importância da detecção precoce, mas não sabiam como chegar a fazer.

Em 1924, um ginecologista alemão, trabalhando em um capítulo sobre câncer do útero para o *Handbook of Gynecology*[3] de Veit e Stoeckel, ficou chocado com a ineficácia da palpação e do exame visual desarmado para o diagnóstico precoce do câncer cervical. Hans Hinselmann (1884-1959) achou que uma fonte intensa de luz, combinada com a ampliação da imagem e visão binocular, poderia melhorar este cenário. Construiu e descreveu o primeiro colposcópio, em 1925,[4] e cunhou o termo "colposcopia".[5] Em uma época em que um câncer cervical de 4 cm era considerado inicial, o colposcópio foi capaz de visualizar lesões consideravelmente menores, mesmo em um colo macroscopicamente normal. Hinselmann descreveu o teste do ácido acético para avaliar o epitélio colunar, a zona de transformação normal e alterações na zona de transformação. O teste do ácido acético foi usado em conjunção com o teste do iodo, descrito por Walter Schiller (1887-1960), em 1929.[6,7,8] Hinselmann descreveu o pontilhado, a leucoplasia e diversos padrões de mosaico. Chamou estes achados colposcópicos de áreas matrizes e as considerou potencialmente malignas. Mais tarde, no século XX, Hinselmann foi associado aos crimes do regime nazista, quando se soube que amostras obtidas sem consentimento de prisioneiras, em Auschwitz, foram enviadas a seu laboratório, em Hamburgo.[9,10] Nós, os autores deste livro, achamos que o trabalho de Hinselmann no desenvolvimento da colposcopia antes da guerra necessita ser reconhecido, mas não citamos publicações mais tardias.

A colposcopia, inicialmente, não ganhou um amplo reconhecimento. Os primeiros instrumentos eram desajeitados. Além disso, a colposcopia sem aplicação de ácido acético ou iodo era insatisfatória. Os colposcopistas tentaram repetidamente estabelecer nomenclaturas pseudo-histológicas para os achados colposcópicos, não percebendo que a nomenclatura histológica exige achados microscópicos. Isto causou mais confusão do que clareza em algumas situações.[7]

A colposcopia foi usada primeiro na Alemanha, Suíça e Áustria (Anderes, 1936; Wespi, 1938; Mestwerdt, 1939; Treit, 1942) e na América do Sul.[11,12,13] No começo dos anos 1930, Alfredo Jakob, de Buenos Aires, promoveu seu uso na Argentina e no Brasil (Jürgens, 1933; Jakob, 1939; Rieper, 1941).

Nos países de língua inglesa, a colposcopia foi introduzida no início de 1930 (Emmert, 1931; Ries, 1932)[12], mas se difundiu lentamente. A falta de material de ensino facilmente reprodutível, como colpofotografias, que só ficaram disponíveis nos anos de 1950, representou uma barreira para a difusão da colposcopia. A Colpofotografia foi descrita pela primeira vez por Creer e Bruner *et al.*, em 1936, e Treite, em 1941; Galloway publicou um pequeno atlas, em 1938.[11,12] Colpofotografias satisfatórias foram facilitadas pelo advento das lentes *zoom* e *flash* eletrônico. Nos anos seguintes Ganse, Schmitt e Menken contribuíram com muitos aperfeiçoamentos na colpofotografia. Na França, Bret e Coupez, na Escandinávia, Koller e Kolstad foram protagonistas.[12] Hoje, a videocolposcopia é capaz de fácil e vividamente demonstrar e documentar imagens colposcópicas.

O interesse pela colposcopia se renovou, nos anos 1950, na Áustria (Navratil, Bajardi e Burghardt, em Graz;[14,15,16,17] Antoine,[18] em Viena), Alemanha (Ganse, Limburg,[19] Mestwerdt[20]), Suíça (Wespi,[21] Held[22]), França (Palmer, Funck–Brentano, De Watteville, Bret, Coupez), Itália (Cattaneo, De Palo) e Espanha (Martinez de la Riva).

A colposcopia começou de fato nos Estados Unidos nos anos de 1960. Durante um longo tempo, a colposcopia nos Estados Unidos foi reconhecida apenas como um método para esclarecer os achados citológicos e encontrou resistência firme, porque foi considerada uma técnica que competia com a citologia. Scheffey[23,24] e Schmitt[25] foram os primeiros autores americanos a escrever sobre a técnica. Adolf Štafl, um imigrante, em 1968, da Checoslováquia, ganhou reputação internacional pela cervicografia, um tipo de colpofotografia.[26] Outros que promoveram a colposcopia nos Estados Unidos, nos anos de 1960, foram Richart,[27] Burke,[28] Townsend,[29] Wilbanks[30] e Scott.[31] Na Austrália, a colposcopia foi introduzida, nos anos 1960, por Coppleson, Pixley[32] e Reid.[33] No Reino Unido, a colposcopia foi promovida por Jordan[34] de Birmingham e Singer[35] de Oxford. Na Escandinávia, Per Kolstad foi um pioneiro.[36]

A *International Federation for Cervical Pathology and Colposcopy* (IFCPC) foi fundada em um congresso em Mar del Plata, na Argentina, em 1972, pela iniciativa do principal colposcopista no país, Di Paola.[13] O primeiro presidente da IFCPC foi Erich Burghardt (1921-2006) de Graz, Áustria.[17] A IFCPC, que agora inclui mais de 30 sociedades nacionais, esforçou-se por desenvolver e manter uma nomenclatura internacionalmente válida para colposcopia e achados colposcópicos.

A disciplina da citologia, representada pela monografia clássica de Papanicolaou e Traut,[38] revolucionou o diagnóstico precoce do câncer cervical e suprimiu o interesse pela colposcopia. A citologia rapidamente ganhou aceitação no mundo anglo-saxão e na Europa, onde ela era o único método para detectar câncer cervical inicial. A expectativa era de que a colposcopia fosse inteiramente substituída pela citologia, que era mais simples e mais prática. Isto não aconteceu, em razão dos estudos que mostraram que as técnicas devem ser usadas para complementar uma a outra. Os nomes de Mestwerdt,[20] Limburg,[19] Wespi,[21] Navratil[14,15,16,17] e Held[22] vêm à mente. Estes homens promoveram a colposcopia como um método que permitia a observação direta do local de desenvolvimento do câncer, algo que a citologia sozinha não era capaz de fazer. A experiência mostrou que a citologia de alta qualidade constitui o mais acurado dos dois métodos. Isto acontece porque cerca de 15% dos carcinomas se desenvolvem exclusivamente no canal endocervical, fora do alcance do colposcópio. Estudos detalhados, especialmente aqueles de Graz, entre 1954 e 1960, mostraram que os melhores resultados eram alcançados pela combinação dos dois métodos.[14,15,16,17]

Hoje, a colposcopia é usada principalmente para avaliar as alterações provocadas pela infecção com papilomavírus humano (HPV). Muitas destas alterações, com exceção de condilomas simples, correspondem às alterações que eram denominadas de áreas matrizes.[4,7]

A colposcopia alcançou sucesso porque fechou uma brecha no diagnóstico. A citologia detecta uma anormalidade, mas não a sua localização. A colposcopia é capaz de orientar uma biópsia para uma área suspeita e reduzir o número de conizações. Hoje, na era do HPV e dos diagnósticos moleculares, a colposcopia continua a desempenhar o papel central na avaliação de mulheres com lesões do trato genital inferior e na luta mundial contra o câncer cervical.

Referências

1. Schauta F. Die erweiterte Totalexstirpation des Uterus bei Kollumkarzinom [Extended vaginal extirpation of the uterus for cervical cancer]. Vienna: Josef Safar, 1908
2. Kelly H. Medical Gynecology. Appleton: New York, 1908
3. Hinselmann H. Die Ätiologie, Symptomatologie und Diagnostik des Uteruscarcinoms [Etiology, symptomalogy, and diagnosis of uterine cancer] In: Veit J, Stoeckel W, eds. Handbuch der Gynäkologie [Handbook of Gynecology] Vol. 6/1 München: Bergmann, 1930
4. Hinselmann H. Verbesserung der Inspektionsmöglichkeiten von Vulva, Vagina und Portio. [Improved inspection of the vulva, vagina and portio] Munch Med Wochenschr 1925; 72: 1733
5. Hinselmann H. Einführung in die Kolposkopie [Introduction to Colposcopy]. Hamburg: Hartung, 1933
6. Schiller W. Jodpinselung und Abschabung des Portioepithels. [Iodine staining and scraping of the epithelium of the portio] Zbl Gynäkol 1929; 53: 1056–1064
7. Schiller W. Zur klinischen Frühdiagnose des Portiokarzinoms[On early clinical diagnosis of cervical cancer] Zbl Gynäkol 1928; 52: 1886–1892
8. Gruhn JG, Roth LM. History of gynecological pathology. V. Dr. Walter Schiller. Int J Gynecol Pathol 1998; 17: 380–386
9. Lifton RJ. The Nazi Doctors. New York: Basic Books, 1986
10. Lang H-J. Die Frauen von Block 10 – Medizinische Versuche in Auschwitz [The women from Block 10 – medical experiments in Auschwitz]. Hamburg: Hoffmann und Campe, 2011
11. Dexeus S, Carrera JM, Coupez F. Colposcopy. In: Friedman E.A.: Major problems in Obstetrics and Gynecology (Volume 10) Philadelphia: Saunders, 1977
12. Wespi HJ. 50 years colposcopy. A retrospective and a look ahead. Ann Ostet Ginecol Med Perinat 1988; 109: 319–350
13. Di Paola GR. History of the International Federation of Cervical Pathology and Colposcopy. Lecture at the XIII Congress of IFCPC, Auckland, New Zealand 2008 (www.ifcpc.org)
14. Bajardi F, Burghardt E. Ergebnisse der Früherfassung des Collumcarcinoms mittels Cytologie und Kolposkopie an der Universitäts-Frauenklinik Graz1954.[Results of early detection of cervical cancer at the University Women's Hospital Graz] Arch Gynakol 1956; 187: 621–637
15. Navratil E, Burghardt E, Bajardi F, Nash W. Simultaneous colposcopy and cytology used in screening for carcinoma of the cervix. Am J Obstet Gynecol 1958; 75: 1292–1297
16. Navratil E, Bajardi F, Burghardt E. Weitere Ergebnisse der Krebsfährtensuche an der Univ.-Frauenklinik Graz[Further results of cancer detection at the University Women's Hospital Graz Wien Klin Wochenschr 1959; 71: 781–783
17. Navratil E. Colposcopy. In: Gray LA, ed. Dysplasia, carcinoma in situ and microinvasive carcinoma of the cervix uteri. Springfield: Thomas, 1964
18. Antoine T. Why colpomicroscopy? Wien Med Wochenschr 1962; 112: 530– 531
19. Limburg H. Die Frühdiagnose des Uteruscarcinoms [Early diagnosis of uterine cancer]. Stuttgart: Thieme 1956
20. Mestwerdt G. Atlas der Kolposkopie [Atlas of colposcopy]. Jena: Fischer 1953
21. Wespi HJ. Early carcinoma of the uterine cervix: pathogenesis and detection. New York: Grune and Stratton, 1949
22. Held E, Schreiner WE, Oehler I. Bedeutung der Kolposkopie und Cytologie zur Erfassung des Genitalkarzinoms.[Role of colposcopy and cytology for the detection of genital cancer] Schweiz Med Wochenschr 1954; 84: 856–860
23. Scheffey LC, Lang WR, Tatarian G. An experimental program with colposcopy. Am J Obstet Gynecol 1955; 70: 876–888
24. Scheey LC, Bolten KA, Lang WR. Colposcopy, aid in diagnosis of cervical cancer. Obstet Gynecol 1955; 5: 294–306
25. Schmitt A. Colposcopy detection of atypical and cancerous lesions of the cervix. Obstet Gynecol 1959; 13: 665–671
26. Stafl A. Cervicography: a new method for cervical cancer detection. Am J Obstet Gynecol 1981; 139: 815–825
27. Richart RM. Colpomicroscopic studies of the distribution of dysplasia and carcinoma in situ on the exposed portion of the human uterine cervix. Cancer 1965;18: 950–954
28. Burke L, Antonioli D, Knapp RC, Friedman EA. Vaginal adenosis. Correlation of colposcopic and pathologic findings. Obstet Gynecol 1974; 44: 257-264
29. Townsend DE, Ostergard DR, Mishell DR, Hirose FM. Abnormal Papanicolaou smears. Evaluation by colposcopy, biopsies, and endocervical curettage. Am J Obstet Gynecol 1970; 108: 429–434
30. Wilbanks GD, Richart RM. Postpartum cervix and its relation to cervical neoplasia. A colposcopic study. Cancer 1966; 19: 273–276
31. Scott JW, Brass P, Seckinger D. Colposcopy plus cytology. Results in 1,100 patients. Am J Obstet Gynecol 1969; 103: 925–929
32. Östör AG, Farrell LM, Chanen W. Ellis Charles Pixley: a pioneer of colposcopy. J Low Genit Tract Dis 2003; 7: 44–46
33. Reid BL, Singer A, Coppleson M. The process of cervical regeneration after electrocauterization. I. Histological and colposcopic study. Aust N Z J Obstet Gynaecol 1967; 7: 125–135
34. Jordan JA. The diagnosis and management of premalignant conditions of the cervix. Clin Obstet Gynaecol 1976; 3: 295–315
35. Singer A. The uterine cervix from adolescence to the menopause. Br J Obstet Gynaecol 1975; 82: 81–99
36. Kolstad P. Carcinoma of the cervix, Stage O. Diagnosis and treatment. Am J Obstet Gynecol 1966; 96: 1098–1111
37. Pickel H, Winter R. XXI. Erich Burghardt. Int J Gynecol Pathol 2008; 27: 258–264
38. Papanicolaou GN, Traut HF. Diagnosis of uterine cancer by the vaginal smear. New York: Commonwealth Fund, 1943

Capítulo 2
Importância da Colposcopia

2.1	Colposcopia de Rotina	6
2.2	Colposcopia para Avaliação de um Esfregaço de Papanicolaou Anormal	6
2.3	Colposcopia para Avaliação das Pacientes Positivas para HPV ou para outros Biomarcadores	6
2.4	Colposcopia para Avaliação dos Achados Citológicos Anormais durante a Gravidez	6
2.5	Colposcopia para Avaliação das Lesões antes do Tratamento	6
2.6	Colposcopia nos Protocolos de Manejo de Triagem e Tratamento em Cenários com Recursos Escassos	6

Capítulo 3
Papilomavírus Humano e Câncer Cervical

3.1 Etiologia do Câncer Cervical — 10
3.2 História Natural do Câncer Cervical — 10
3.3 Morfogênese do Câncer Cervical — 15
3.4 Vacinas contra o HPV — 17

3 Papilomavírus Humano e Câncer Cervical

3.1 Etiologia do Câncer Cervical

Em 1976, Harald zur Hausen identificou o DNA do papilomavírus humano (HPV) em cânceres cervicais e verrugas genitais.[1] Em 1983, pesquisadores do laboratório de zur Hausen identificaram o HPV 16 e o descreveram como o principal agente na etiologia de neoplasias cervicais pré-invasiva e invasiva.[2] Atualmente, identificaram-se muitos tipos de HPV associados a câncer do colo do útero. Os tipos de HPV são classificados de forma geral em grupos de baixo risco e alto riscos de acordo com sua capacidade de promover transformação maligna. Os HPVs de tipos 16, 18, 31, 33, 35, 39, 45, 51, 52, 56, 58, 59, 68, 73 e 82 são agora classificados como tipos de alto risco (HR). Em contraste, os HPVs 6, 11, 40, 42, 43, 44, 54, 61, 70, 72 e 81 raramente são encontrados em câncer cervical e são considerados de baixo risco. Os HPVs de tipos 26, 53 e 66 consideram-se de risco incerto.[3]

Os papilomavírus evoluíram ao longo de milhões de anos. Eles são um grupo grande e altamente variado de vírus pequenos, com um diâmetro de 50-55 nm, de DNA cúbico, que infectam tecidos epiteliais. Como parasitas, a sua replicação é feita em animais e humanos, e eles são específicos por espécie. Em humanos, 120 tipos de PV (HPVs) cutâneos e de mucosas foram descritos, com base no isolamento dos genomas virais completos.[4] Os HPVs possuem uma estrutura simples e constituem-se por poucas proteínas. Os pequenos genomas circulares com cerca de 8.000 pares de bases são organizados em um conjunto de seis genes iniciais (*E6, E7, E1, E2, E4, E5*). Estes genes estão envolvidos na expressão genética viral e no controle da replicação. Dois genes tardios (*L1* e *L2*) codificam as proteínas principais do capsídeo. Uma região do genoma que não codifica contém a origem da replicação do DNA e os controles positivo e negativo da transcrição. A suposição principal da carcinogênese cervical é que dois dos genes iniciais (*E6* e *E7*) podem transformar o epitélio cervical. Em um sistema de cultura organotípica de ceratinócitos organotípicos, a expressão de HPV 18 *E6/E7* alterou significativamente a expressão de mais de 1.300 genes celulares.[5,6]

Todos os tipos de epitélios cervicais são vulneráveis à infecção por HPV. Para que ocorra o desenvolvimento de câncer cervical e das lesões precursoras, é necessário que a infecção por HPV de alto risco seja persistente. Woodman *et al.*[7] definiram que uma infecção é persistente, quando o mesmo tipo de HPV é detectado duas vezes em um intervalo de, pelo menos, 6 meses. A necessidade de uma infecção persistente se aplica a ambas neoplasias escamosa e glandular.[8] Diferentes tipos de HPV provavelmente diferem na sua especificidade para células-alvo. A infecção pelo HPV 16 resulta em neoplasia predominantemente escamosa, enquanto o HPV 18 e o HPV 45 têm maior tendência para induzir uma neoplasia glandular.[9] Em geral, a distribuição dos diferentes tipos de HPV varia com a gravidade de uma lesão: os HPVs 16 e 18 aumentam a prevalência das lesões de baixo até alto grau. Os HPVs 16 e 18 são reconhecidos como causa de 70% dos cânceres do colo do útero. Com HPVs 31, 45 e outros cofatores, como fumo, imunodeficiência, predisposição genética, alta paridade, primeiro intercurso precoce, número de parceiros sexuais, contracepção oral de longa duração, abuso de droga, má nutrição, representam os principais fatores de risco para câncer cervical.[10] Um levantamento mundial de mais de 10.000 casos mostrou que as mulheres com câncer cervical e HPV 16, HPV 18 ou HPV 45-positivo são, em média, 5 a 9 anos mais jovens na época do diagnóstico do que as pacientes com outros tipos de HR-HPV.[9] Na Europa, o HPV 16 predomina nas lesões intra-epiteliais escamosas de alto grau (HSIL) e no câncer invasivo, enquanto os HPVs 18 e 45 estão associados ao desenvolvimento da doença em uma idade média mais baixa.[11]

Estima-se que existem cerca de 300 milhões de mulheres infectadas por HPVs no mundo,[9] embora a maioria das infecções genitais por HPVs genitais seja assintomática. A infecção genital por HPV é transmitida quase exclusivamente por contatos sexual e genital de pele com pele. A maioria das mulheres adquire a infecção cervical por HPV alguns anos após iniciarem as relações sexuais.[12] A coinfecção com mais de um genótipo de HPV é comum, especialmente em mulheres jovens.[13,14] A maioria das infecções por HPV desaparece como resultado da resposta imune mediada pelas células. Cerca de 90% das mulheres com infecção por HPV se tornam HPV-negativas dentro de 2 anos. O pico máximo de infecção por HPV é visto em mulheres com menos de 25 anos de idade, ocorrendo um declínio que entra em platô em torno de 30 a 35 anos. Em alguns países, há um discreto aumento de casos entre as mulheres com idade acima de 50 anos,[12] o que é considerado uma consequência da redução da imunidade associada à idade ou em decorrência de uma mudança dos hábitos sexuais.

3.2 História Natural do Câncer Cervical

3.2.1 Introdução

O vírus do HPV infecta as células epiteliais da camada basal, as células de reserva, que têm uma função de célula progenitora (▶ Fig. 3.1). Estas células são responsáveis pela regeneração do epitélio. As células subcolunares de reserva promovem a metaplasia de epitélio colunar para escamoso. De modo geral, as células de reserva expressam o gene p53, homólogo do p63 e da citoceratina 17 e presumivelmente se originam durante o desenvolvimento embrionário.[15,16] O padrão de distribuição e o perfil dos marcadores mostram duas subpopulações de células de reserva cervicais, que podem indicar que um grupo serve como a população de células de reserva para o epitélio escamoso e para o colunar, e o outro serve como células de reserva apenas para o epitélio colunar.[17]

A infecção pelo HPV provavelmente ocorre por microtraumas, por exemplo, em razão do intercurso sexual, expondo as células basais (células de reserva) do epitélio escamoso metaplásico na zona de transformação ou do epitélio colunar à entrada do vírus.[18] O contato inicial do HPV com o epitélio parece ocorrer na membrana basal e parece ser mediado por proteoglicanos.[19] A fixação leva a uma alteração conformacional do HPV, resultando na ligação a um receptor celular ainda desconhecido.[20] A captação do HPV pelas células basais parece ser mediada por endocitose.[21] Com a liberação do HPV, o genoma viral circular é transportado para o núcleo, onde permanece como uma molécula extracromossômica. Ocorre a replicação dos ceratinócitos na camada basal, que se expandem lateralmente, e este processo representa a infecção inicial pelo HPV. O resultado da infecção na camada basal é a persistência do genoma do HPV na forma epissômica, com um baixo número de cópias.[22] Não se sabe com que frequência as células basais se tornam infectadas pelo HPV. De acordo com o modelo mais amplamente aceito, a expressão de genes virais nas células basais infectadas leva à extensão lateral do clone celular do HPV-infectado inicialmente[23,24] (▶ Fig. 3.2a, b).

Papilomavírus Humano e Câncer Cervical

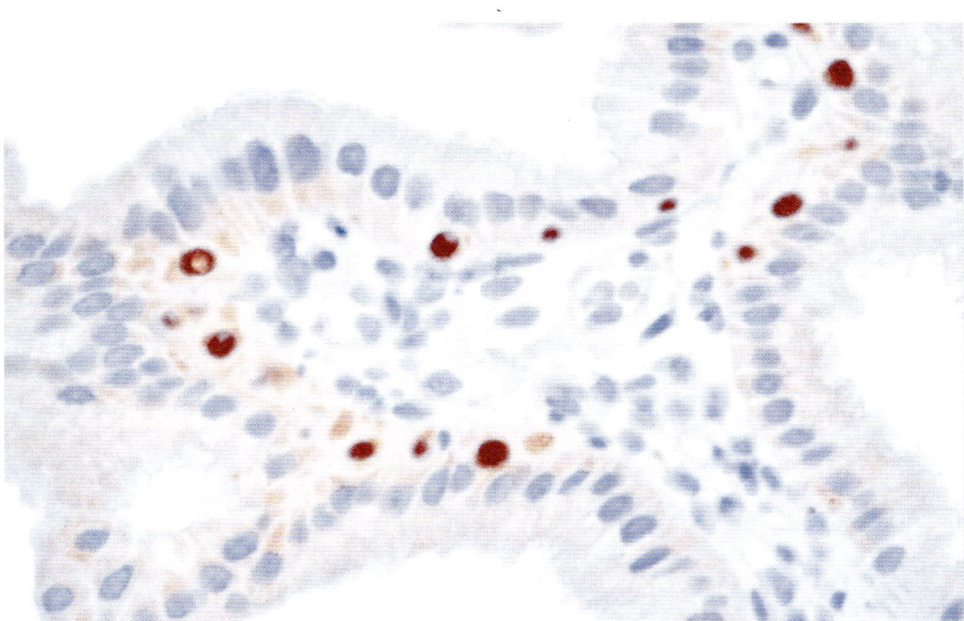

Fig. 3.1 Células de reserva na camada basal do epitélio colunar. O p63 marca os núcleos, que se coram em escuro.

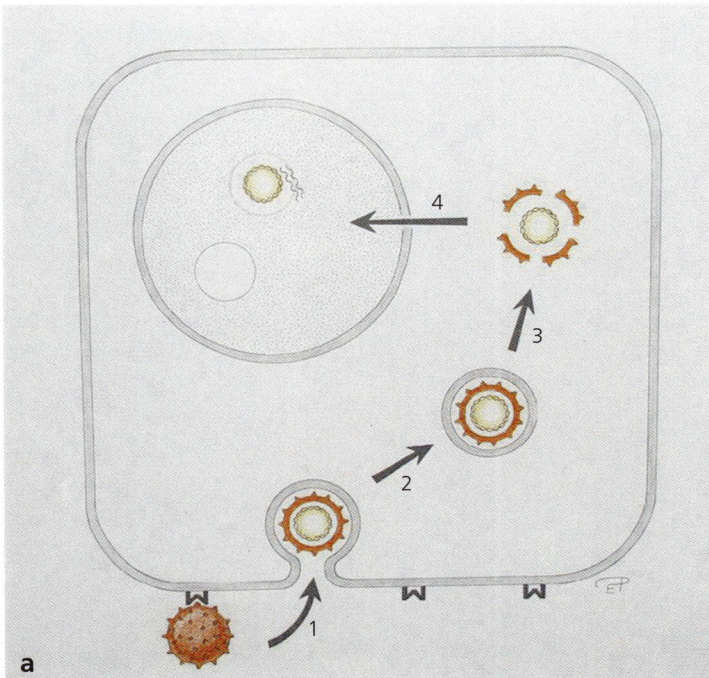

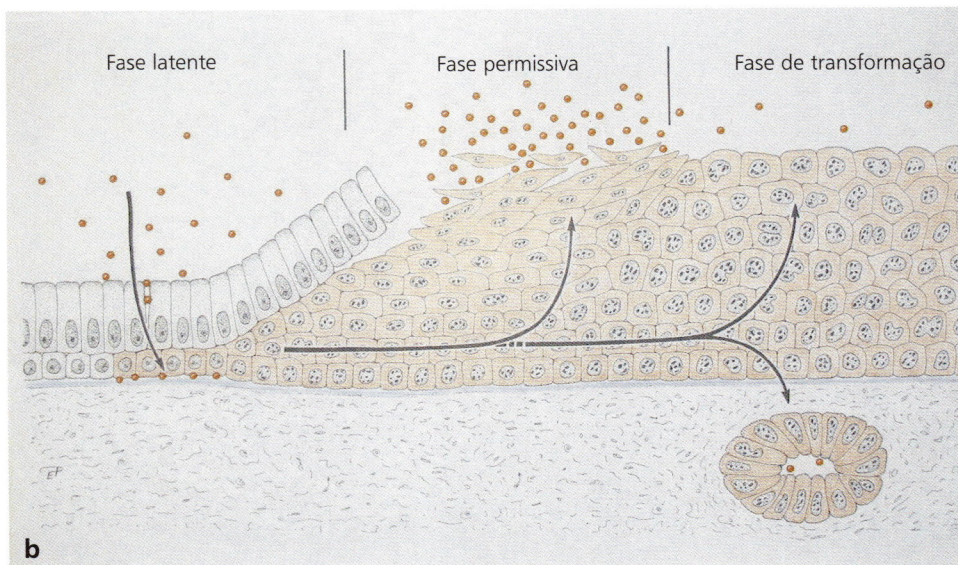

Fig. 3.2 (a) Modelo de entrada do HPV: A entrada do HPV para dentro das células basais é mediada por endocitose. Após a liberação da partícula, o genoma viral circular é transportado para o núcleo, onde permanece como uma molécula extracromossômica. **(b)** Descrição esquemática das três fases distintas da infecção por HPV no colo do útero. Microlesões do epitélio colunar e/ou escamoso permitem o contato do HPV com as células de reserva (basais) cervicais. Após a captação e o transporte do vírus para o núcleo, o genoma do HPV se estabelece como epissoma com baixo número de cópias e sem expressão importante de genes virais (fase latente).[19,20,21] Em alguns casos, ocorre a expressão de genes virais em baixos níveis, que resultam na replicação viral (fase permissiva). A expressão de genes de HPV iniciais é estritamente limitada às células basais. Os produtos de genes tardios permitem o empacotamento dos genomas virais replicados, e os HPVs recém-produzidos são liberados na superfície da cérvice. Os efeitos morfológicos apresentam-se sob a forma de lesão intraepitelial escamosa de baixo grau (LSIL). Particularmente no epitélio metaplásico da zona de transformação, a expressão do gene viral pode mudar do modo de replicação para o modo de transformação com expressão de altos níveis dos genes iniciais *E6* e *E7* do HPV, que desencadeiam instabilidade do genoma da célula hospedeira, permitindo o aparecimento de mitoses aberrantes e proliferação de células basaloides atípicas (fase de transformação). As infecções transformadoras causam HSIL e adenocarcinoma *in situ* (AIS).[35,36,37,42,43,44,45,46,47]

O tempo que decorre desde a infecção inicial por HPV até o desenvolvimento da HSIL varia amplamente. Em geral, a infecção persistente com HPV 16, 18 ou 45 acarreta um risco de 20 a 30% de neoplasia intraepitelial cervical (CIN 3) durante os 5 anos seguintes.[25,26] Entretanto, algumas lesões de alto grau, particularmente associadas à infecção por HPV 16, desenvolvem-se rapidamente no período de 1 ou 2 anos após a infecção.[27,28,29,30] As mulheres com infecções múltiplas por HR HPV apresentam um risco aumentado de lesões de alto grau em comparação às mulheres com infecção única.[14]

O aparecimento do câncer cervical após a exposição ao HR HPV é raro e, quando ocorre, apresenta um desenvolvimento lento. A latência desde a infecção inicial por HPV até o câncer invasivo é de 8 anos ou mais.[31,32] HSIL se correlaciona com um risco maior de progressão para invasão do que LSIL. Östör[33] reviu a literatura e encontrou uma frequência de regressão espontânea de 57%, 43% e 32% em casos de lesões de CIN 1, CIN 2 e CIN 3, respectivamente, e de persistência da infecção de 32%, 35% e 56%. Só 1% das lesões de CIN 1 e 5% das lesões de CIN 2, porém mais de 12% das lesões de CIN 3 progrediram para câncer cervical invasivo. Em um estudo de coorte retrospectivo, realizado por McCredie et al.,[34] a probabilidade de a CIN 3 não tratada evoluir para um câncer invasivo foi de 30% ao longo de um período de 30 anos.

3.2.2 Fases da Infecção por HPV

A infecção por HPV passa por três fases distintas de expressão de genes virais: a fase latente, a fase permissiva (produtiva) e a fase de transformação.[24] Depois da transformação neoplásica intraepitelial, algumas HSILs e o adenocarcinoma *in situ* (AIS) progredirão para câncer cervical invasivo (▶ Fig. 3.2).

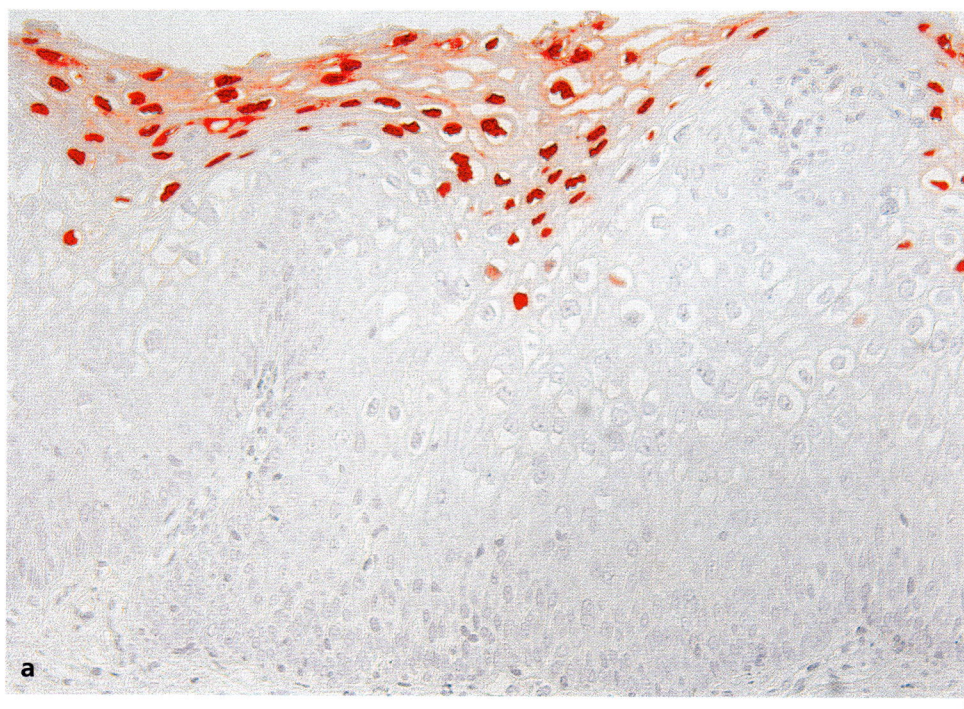
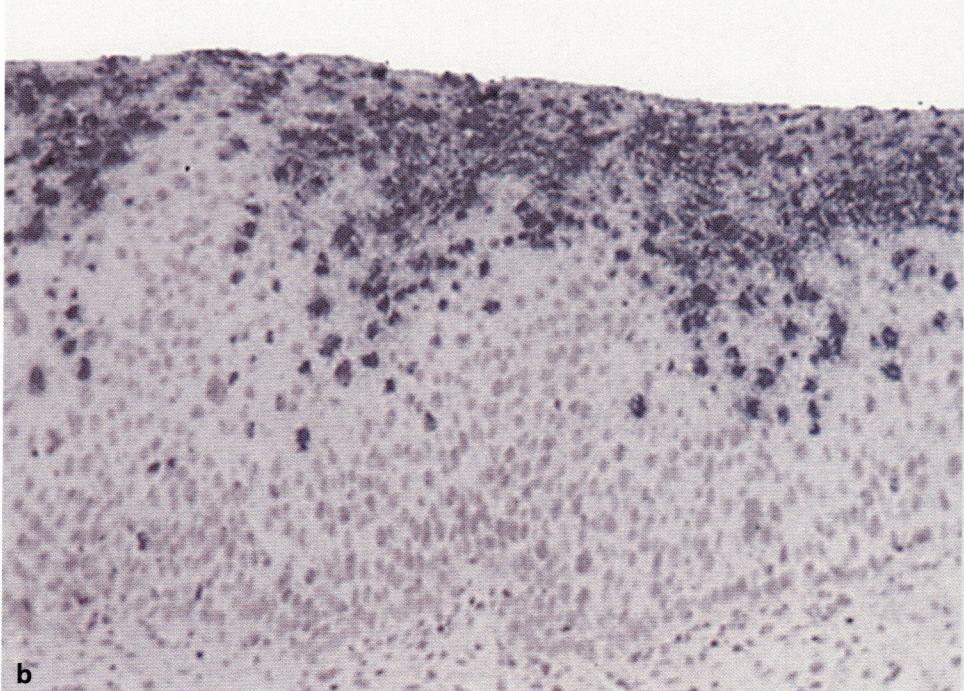

Fig. 3.3 Fase permissiva (produtiva) da infecção por HPV com replicação viral durante a diferenciação das células escamosas. Os produtos de genes tardios permitem o empacotamento dos genomas virais replicados, e os HPVs recém-produzidos são liberados dos ceratinócitos na superfície.[36,37]
(a) Coloração para L1 mostra proteína do capsídeo HPV (*vermelho*) nas camadas superficiais do epitélio infectado. **(b)** Hibridização *in situ* mostra HPVs recém-produzidos (*azul*). (cortesia de S. Syrjänen).

Fase Latente

A infecção latente não está associada à produção de partículas infectantes, permanece clinicamente inaparente e não desencadeia alterações histopatológicas.[20,23] A maioria das infecções por HPV provavelmente apresenta esta evolução e não desencadeia a expressão de genes virais importantes.

Fase Permissiva (Produtiva)

A fase permissiva (produtiva) da infecção não mostra sinais de transformação celular[35] e pode ser causada por tipos de HPV de baixo ou de alto riscos. Ela ocorre no epitélio escamoso, mas não no epitélio colunar. A fase permissiva (produtiva) da infecção pelo HPV, frequentemente resulta em alterações morfológicas características no epitélio escamoso cervical infectado, os chamados efeitos citopáticos de coilocitose (▶ Fig. 3.2). Estas alterações morfológicas celulares associadas à fase produtiva da infecção por HPV correspondem aos condilomas ou à CIN 1 na histologia ou à LSIL na citologia.

Na fase permissiva da infecção, a expressão dos genes virais *E6* e *E7* está limitada às células basais e é bem controlada, aparentemente, pelo gene viral *E2*. Se as células basais se diferenciarem e progredirem para a camada celular intermediária, ocorre a perda da capacidade de proliferação. Quando estas células alcançam a camada superficial, ocorre uma alteração no padrão de expressão do HPV para *E4* e para os genes tardios *L1* e *L2*.[36] Nesta fase, os genes tardios permitem o empacotamento dos genomas virais replicados, e os HPVs recém-produzidos são liberados dos ceratinócitos na superfície do epitélio infectado (▶ Fig. 3.3a, b). O processo de replicação do HPV provavelmente só é possível com a diferenciação completa das células escamosas.[37] Após um período de meses, as células T citotóxicas e auxiliares começam a detectar antígenos virais, particularmente E2 e E6, e podem impedir a infecção.[38,39] Provavelmente até 90% das infecções produtivas se tornam indetectáveis dentro de 1–2 anos, correspondendo à resolução espontânea da LSIL.[40,41]

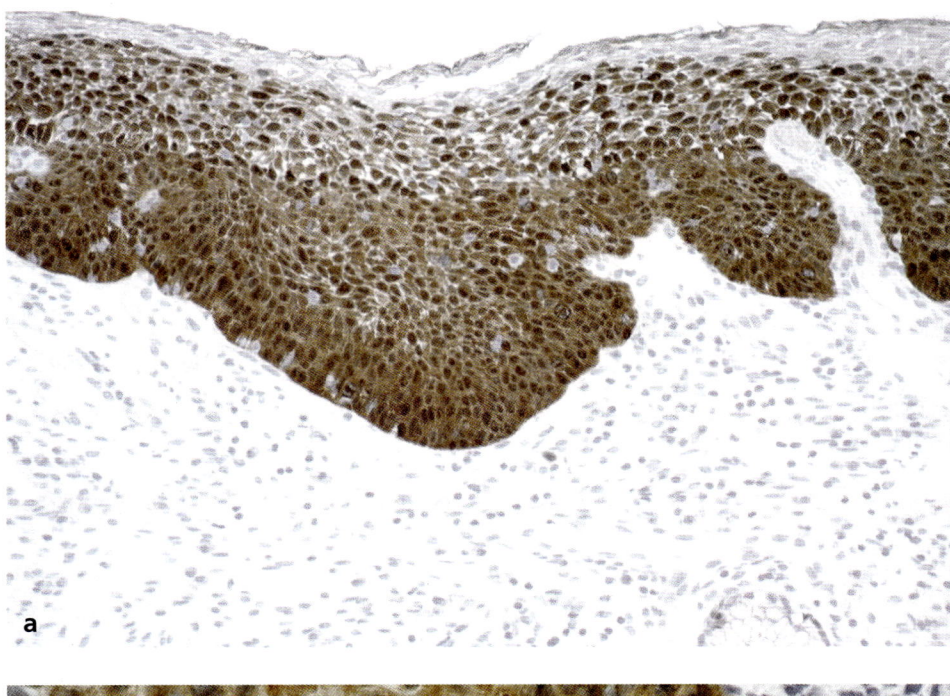

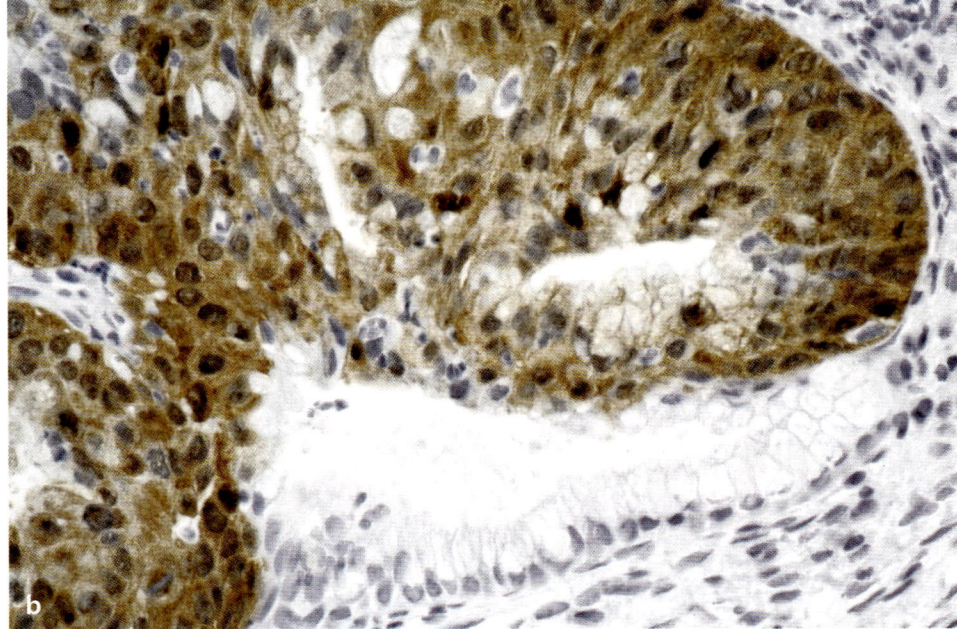

Fig. 3.4 HSIL com hiperexpressão difusa de p16^{INK4a} em todas as células proliferativas da superfície (**a**) e em uma cripta cervical (**b**). Na fase de transformação da infecção por HPV, os genes virais iniciais *E6* e *E7* são fortemente expressos, e p16^{INK4a} é regulado para cima e hiperexpresso.

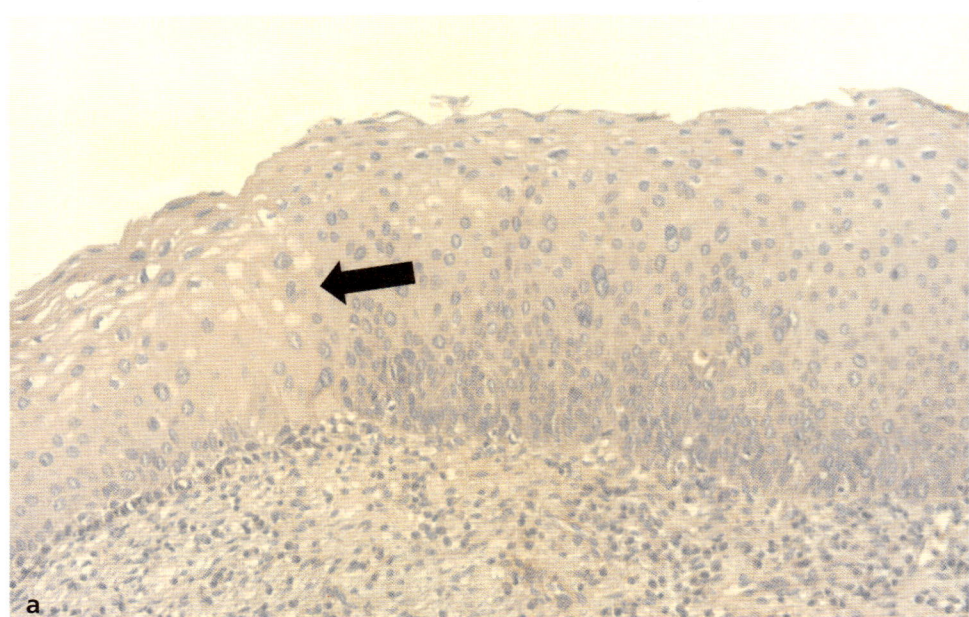
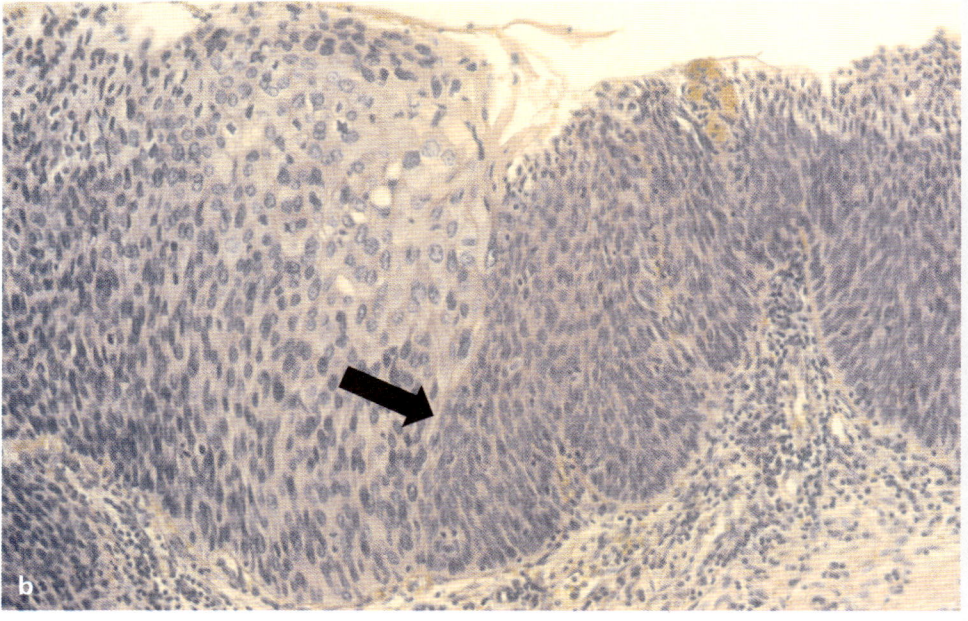
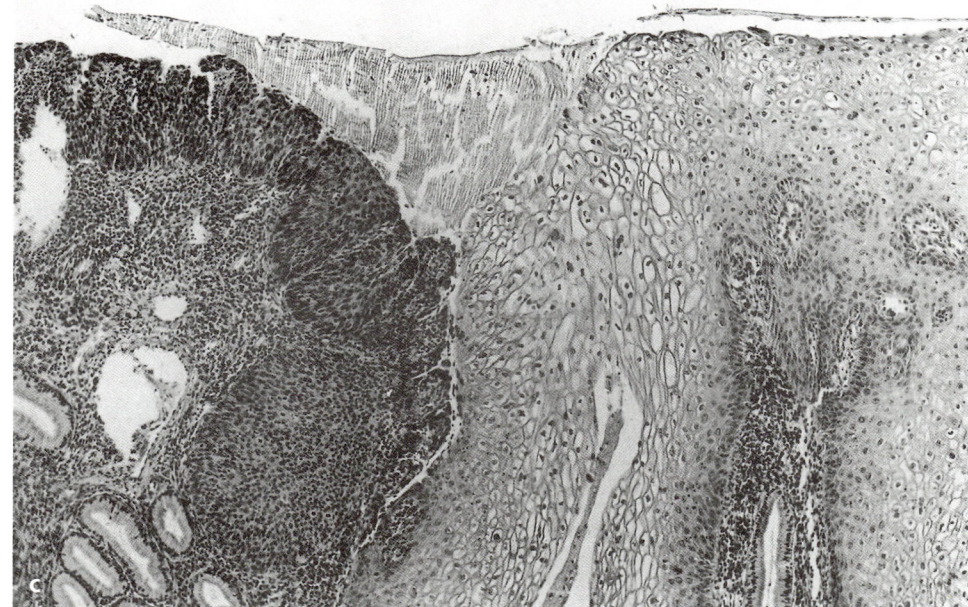

Fig. 3.10 Diferentes campos de SIL com limites nítidos entre eles. **(a)** Limite entre o epitélio escamoso com infecção por HPV permissiva (produtiva) à esquerda e epitélio escamoso com displasia leve (CIN 1) à direita. **(b)** Limite entre dois campos de HSIL. Os limites estão indicados por setas; hematoxilina e eosina. **(c)** HSIL junto de um condiloma típico com papilas estromais altas e marcada leucocitose.

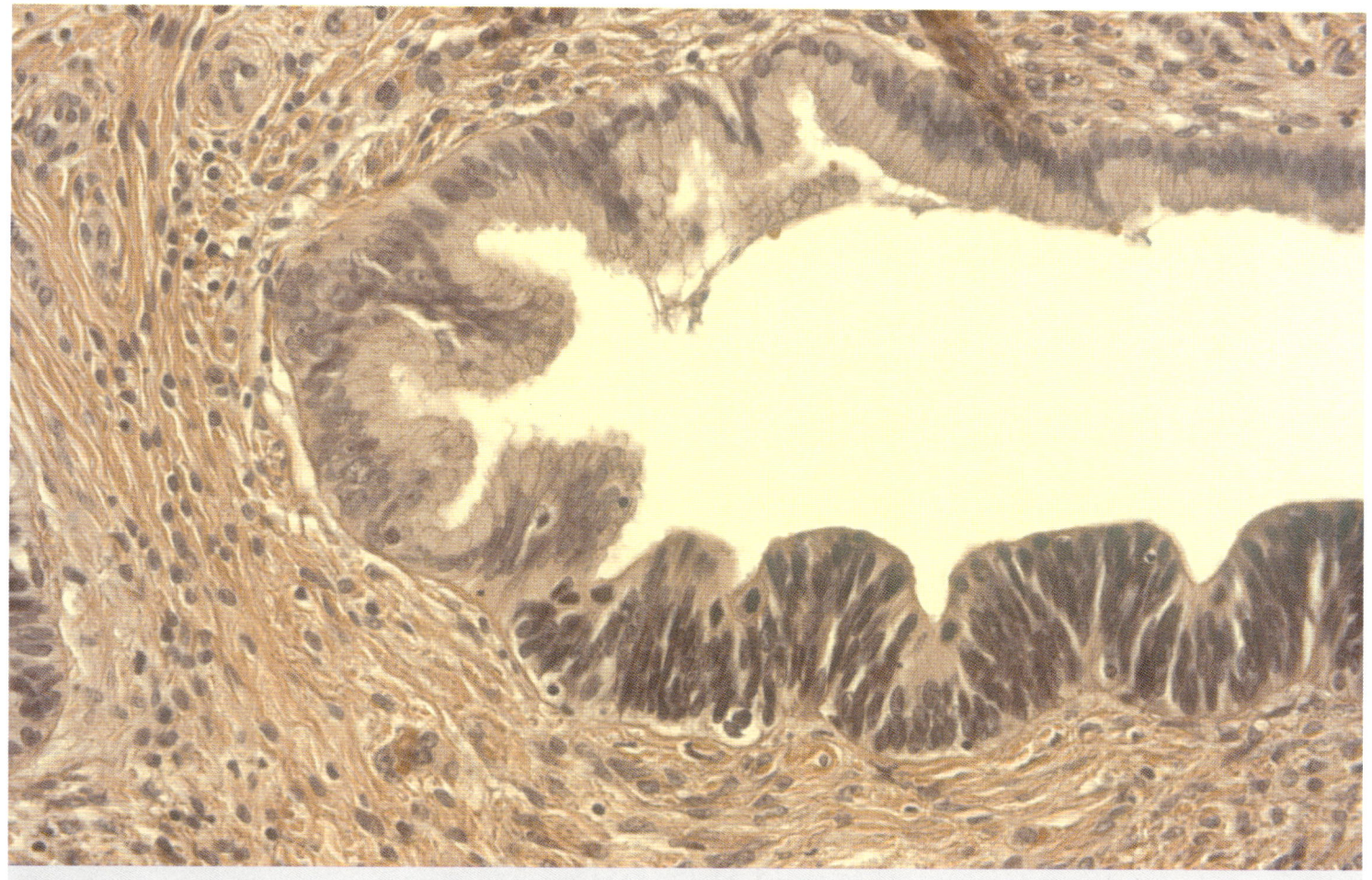

Fig. 3.11 Adenocarcinoma *in situ*. Como na SIL, o limite entre epitélios colunares atípico e normal é abrupto (hematoxilina e eosina).

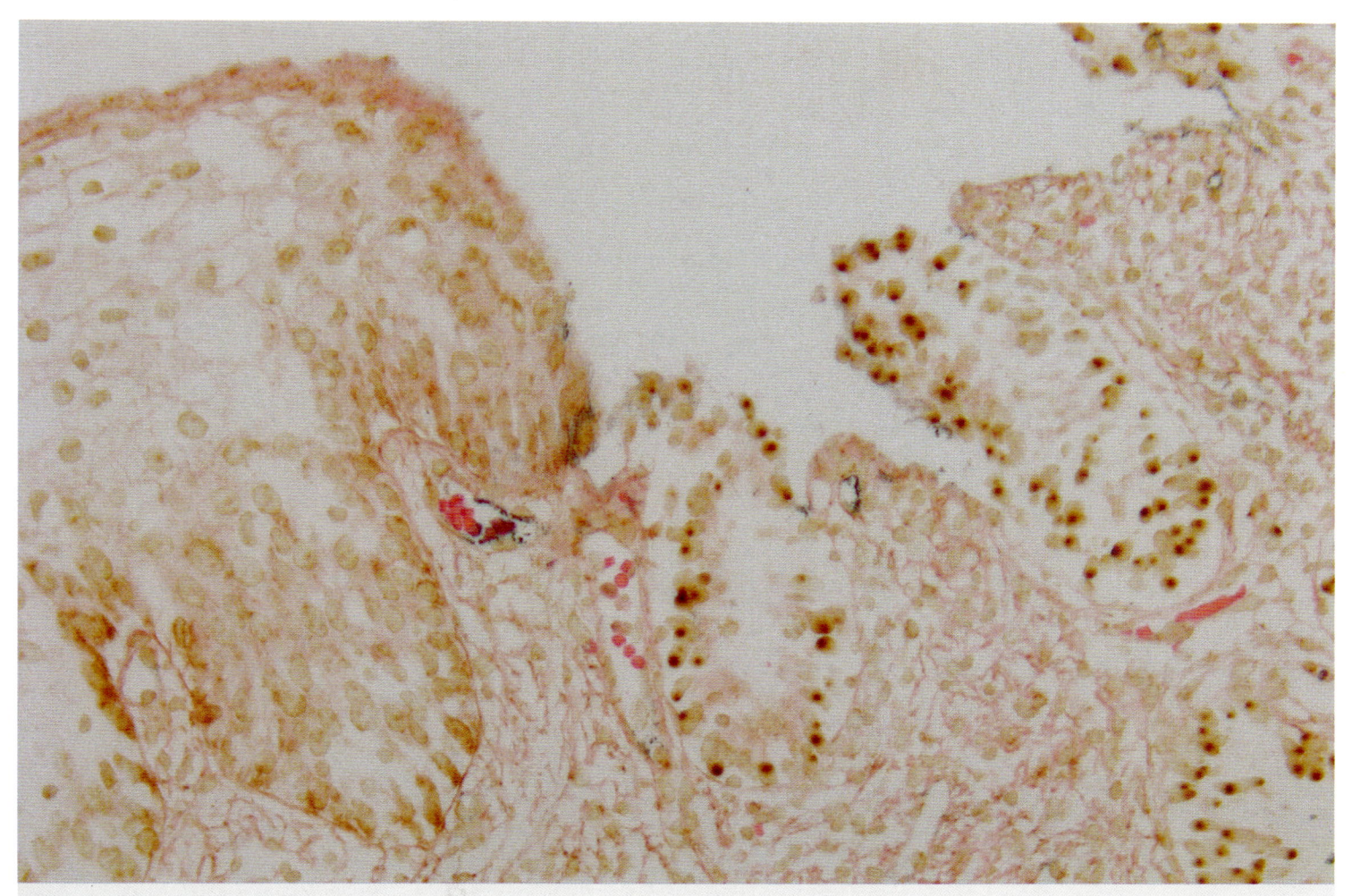

Fig. 3.12 Adenocarcinoma *in situ* próximo da junção escamocolunar. Detecção positiva para HPV 18 no epitélio colunar transformado neoplásico. O epitélio escamoso é negativo. (Cortesia de S. Syrjänen.)

uma vacina tetravalente para prevenção de doenças anogenitais associadas ao HPV tipos 6, 11, 16 e 18. O estudo FUTURE 1 examinou a eficácia da vacina para prevenir a infecção por HPV e o desenvolvimento de condilomas. O estudo FUTURE 2 avaliou as lesões de HPV pré-malignas (CIN 2/3, VIN e AIN). Inicialmente, um total de 5.455 mulheres com idades de 16 a 24 anos recebeu a vacina ou um placebo e foi avaliado quanto à incidência de verrugas genitais, neoplasia intraepitelial vulvar ou vaginal (VIN/VAIN), ou câncer e a incidência de CIN, AIS ou câncer associado a HPV tipos 6, 11, 16 ou 18. Na primeira análise, após 3 anos de acompanhamento de uma população suscetível, definida pelo protocolo como mulheres sem evidência virológica de infecção por HPV na entrada do estudo (linha de base), a eficácia da vacina para cada um dos desfechos finais coprimários foi de 100%, mostrando que a vacina reduziu significativamente a incidência de doenças anogenitais associadas ao HPV em mulheres jovens. O acompanhamento de 42 meses na população suscetível, conforme protocolo, mostrou uma eficácia da vacina contra as lesões relacionadas com os tipos de HPV da vacina de 96% para CIN 1, 100% para ambas VIN 1 e VAIN 1 e 99% para condilomas. No estudo FUTURE II, um total de 12.167 mulheres foi randomizado e avaliado quanto à CIN 2/3, AIS ou câncer cervical relacionado com o HPV 16/18. Após 3 anos de acompanhamento, a eficácia da vacina para a prevenção dos desfechos primários compostos na população suscetível, conforme protocolo, foi de 99%.[62,63,64]

O estudo *PApilloma TRIal against Cancer In young Adults* (PATRICIA) incluiu um total de 18.644 mulheres sadias com idades de 15 a 25 anos e com até seis parceiros sexuais durante toda a vida, independentemente da situação de DNA do HPV na linha de base.[65] As mulheres foram designadas aleatoriamente para receberem uma vacina bivalente de HPV 16/18 ou uma vacina de hepatite A como grupo-controle. O desfecho final principal foi a eficácia da vacina contra CIN 2+ associada ao HPV 16/18 em mulheres soronegativas na linha de base. Após um acompanhamento médio de 35 meses, a eficácia da vacina contra CIN 2+ associada ao HPV 16/18 foi de 93% na análise primária e 98% em uma análise de causalidade provável ao tipo de HPV em lesões com múltiplos tipos oncogênicos.[66] Na análise de fim de estudo, a eficácia da vacina foi de 93% contra toda CIN 3+ e 100% contra CIN 3+ associada ao HPV 16/18.[67]

As vacinas tetravalente (Gardasil, Merck & Co.) e bivalente (Cervarix, GlaxoSmithKline Biologicals) foram aprovadas pela Food and Drug Administration nos Estados Unidos, em 2006 e 2009, respectivamente. As vacinas contra o HPV foram incorporadas em programas de vacinação e nas recomendações em muitos países, e esforços estão em andamento para tornar a vacinação amplamente disponível nos países em desenvolvimento, onde o câncer cervical é um problema muito maior de saúde pública.

A população-alvo principal para vacina contra o HPV é composta pelas meninas adolescentes antes do início da vida sexual. Há também eficácia substancial da vacina para a população geral de mulheres sexualmente ativas, sugerindo que a vacinação de recuperação (*catch-up vaccination*) também apresenta benefício. Ademais, as mulheres que realizaram um tratamento cirúrgico, como, a conização, após a vacinação contra o HPV, podem apresentar um benefício continuado de redução no risco de desenvolvimento de lesões recorrentes.[68] Ambas as vacinas são geralmente menos efetivas em indivíduos imunocomprometidos. Nenhuma das vacinas profiláticas mostrou atividade terapêutica.[61]

Os principais resultados dos estudos PATRICIA e FUTURE se aplicam ao mundo real. Em 2007, a Austrália se tornou um dos primeiros países a implementar um programa nacional financiado para a vacinação de meninas e mulheres jovens com a vacina tetravalente. Uma auditoria de dados da vigilância nacional até 2011 mostrou um grande declínio na proporção de casos com diagnóstico de verrugas genitais nas mulheres abaixo de 21 anos e nas mulheres com 21 a 30 anos no período da vacinação.[64,69] A incidência de verrugas genitais em homens heterossexuais também mostrou uma redução, provavelmente como resultado da imunidade de rebanho. Estes resultados indicam que a vacina contra o HPV tem uma alta eficácia fora do contexto de experiência e sustentam fortemente a sua implementação generalizada, a fim de prevenir as infecções HPV anogenitais e a neoplasia associada.

Referências

1. Zur Hausen H. Condylomata acuminata and human genital cancer. Cancer Res 1976; 36: 794
2. Dürst M, Gissmann L, Ikenberg H, zur Hausen H. A papillomavirus DNA from a cervical carcinoma and its prevalence in cancer biopsy samples from different geographic regions. Proc Natl Acad Sci U S A 1983; 80: 3812–3815
3. Bosch FX, Qiao YL, Castellsaque X. The epidemiology of human papillomavirus infection and its association with cervical cancer. Int J Gynaecol Obstet 2006; 94 Suppl 1: 8–21
4. Bernard HU, Burk RD, Chen Z, van Doorslaer K, zur Hausen H, de Villiers EM. Classification of papillomaviruses (PVs) based on 189 PV types and proposal of taxonomic amendments. Virology 2010; 401: 70–79
5. Zur Hausen H. Papillomaviruses and cancer: from basic studies to clinical application. Nat Rev Cancer 2002; 2: 342–350
6. Garner-Hamrick PA, Fostel JM, Chien WM et al. Global effects of human papillomavirus type 18 E6/E7 in an organotypic keratinocyte culture system. J Virol 2004; 78: 9041–9050
7. Woodman CB, Collins SI, Young LS. The natural history of cervical HPV infection: unresolved issues. Nat Rev Cancer 2007; 7: 11–22
8. Schiffman M, Castle PE, Jeronimo J, Rodriguez AC, Wacholder S. Human papillomavirus and cervical cancer. Lancet 2007; 370: 890–907
9. De Sanjose S, Quint WG, Alemany L et al. Retrospective International Survey and HPV Time Trends Study Group. Human papillomavirus genotype attribution in invasive cervical cancer: a retrospective cross-sectional worldwide study. Lancet Oncol 2010; 11: 1048–1056
10. Muñoz N, Bosch FX, de Sanjosé S et al. International Agency for Research on Cancer Multicenter Cervical Cancer Study Group. Epidemiologic classification of human papillomavirus types associated with cervical cancer. N Engl J Med 2003; 348: 518–527
11. Tjalma WA, Fiander A, Reich O et al. HERACLES/SCALE Study Group. Differences in human papillomavirus type distribution in high-grade cervical intraepithelial neoplasia and invasive cervical cancer in Europe. Int J Cancer 2013; 132: 854–867
12. Moscicki AB, Schiffman M, Burchell A et al. Updating the natural history of human papillomavirus and anogenital cancers. Vaccine 2012; 30 Suppl 5: F24–F33
13. Vaccarella S, Franceschi S, Snijders PJ, Herrero R, Meijer CJ, Plummer M IARC HPV Prevalence Surveys Study Group. Concurrent infection with multiple human papillomavirus types: pooled analysis of the IARC HPV Prevalence Surveys. Cancer Epidemiol Biomarkers Prev 2010; 19: 503–510
14. Chaturvedi AK, Katki HA, Hildesheim A et al. CVT Group. Human papillomavirus infection with multiple types: pattern of coinfection and risk of cervical disease. J Infect Dis 2011; 203: 910–920
15. Ince TA, Cviko AP, Quade BJ et al. p63 coordinates anogenital modeling and epithelial cell differentiation in the developing female urogenital tract. Am J Pathol 2002; 161: 1111–1117
16. Troyanovsky SM, Guelstein VI, Tchipysheva TA, Krutovskikh VA, Bannikov GA. Patterns of expression of keratin 17 in human epithelia: dependency on cell position. J Cell Sci 1989; 93: 419–426
17. Martens JE, Smedts FM, Ploeger D et al. Distribution pattern and marker profile show two subpopulations of reserve cells in the endocervical canal. Int J Gynecol Pathol 2009; 28: 381–388
18. Frazer IH. Prevention of cervical cancer through papillomavirus vaccination. Nat Rev Immunol 2004; 4: 46–54

19. Selinka HC, Florin L, Patel HD et al. Inhibition of transfer to secondary receptors by heparan sulfate-binding drug or antibody induces noninfectious uptake of human papillomavirus. J Virol 2007; 81: 10970–10980
20. Kines RC, Thompson CD, Lowy DR, Schiller JT, Day PM. The initial steps leading to papillomavirus infection occur on the basement membrane prior to cell surface binding. Proc Natl Acad Sci USA 2009; 106: 20458–20463
21. Schiller JT, Day PM, Kines RC. Current understanding of the mechanism of HPV infection. Gynecol Oncol 2010; 118 Suppl: S12–S17
22. Doorbar J, Quint W, Banks L et al. The biology and life-cycle of human papillomaviruses. Vaccine 2012; 30 Suppl 5: F55–F70
23. Doorbar J. Papillomavirus life cycle organization and biomarker selection. Dis Markers 2007; 23: 297–313
24. Knebel Doeberitz Mv, Vinokurova S. Host factors in HPV-related carcinogenesis: cellular mechanisms controlling HPV infections. Arch Med Res 2009; 40: 435–442
25. Castle PE, Rodríguez AC, Burk RD et al. Proyecto Epidemiológico Guanacaste (PEG) Group. Short term persistence of human papillomavirus and risk of cervical precancer and cancer: population based cohort study. BMJ 2009; 339: b2569
26. Kjær SK, Frederiksen K, Munk C, Iftner T. Long-term absolute risk of cervical intraepithelial neoplasia grade 3 or worse following human papillomavirus infection: role of persistence. J Natl Cancer Inst 2010; 102: 1478–1488
27. Melnikow J, Nuovo J, Willan AR, Chan BK, Howell LP. Natural history of cervical squamous intraepithelial lesions: a meta-analysis. Obstet Gynecol 1998; 92: 727–735
28. Winer RL, Kiviat NB, Hughes JP et al. Development and duration of human papillomavirus lesions, after initial infection. J Infect Dis 2005; 191: 731–738
29. Mao C, Koutsky LA, Ault KA et al. Effcacy of human papillomavirus-16 vaccine to prevent cervical intraepithelial neoplasia: a randomized controlled trial. Obstet Gynecol 2006; 107: 18–27
30. Moscicki AB, Schiffman M, Kjaer S, Villa LL. Chapter 5: Updating the natural history of HPV and anogenital cancer. Vaccine 2006; 24 Suppl 3: 42–51
31. Kjaer SK, Høgdall E, Frederiksen K et al. The absolute risk of cervical abnormalities in high-risk human papillomavirus-positive, cytologically normal women over a 10-year period. Cancer Res 2006; 66: 10630–10636
32. Liebrich C, Brummer O, Von Wasielewski R et al. Primary cervical cancer truly negative for high-risk human papillomavirus is a rare but distinct entity that can affect virgins and young adolescents. Eur J Gynaecol Oncol 2009; 30: 45–48
33. Östör AG. Natural history of cervical intraepithelial neoplasia: review. Int J Gynecol Pathol 1993; 12: 186–192
34. McCredie MR, Sharples KJ, Paul C et al. Natural history of cervical neoplasia and risk of invasive cancer in women with cervical intraepithelial neoplasia 3: a retrospective cohort study. Lancet Oncol 2008; 9: 425–434
35. Middleton K, Peh W, Southern S et al. Organization of human papillomavirus productive cycle during neoplastic progression provides a basis for selection of diagnostic markers. J Virol 2003; 77: 10186–10201
36. Wooldridge TR, Laimins LA. Regulation of human papillomavirus type 31 gene expression during the differentiation-dependent life cycle through histone modifications and transcription factor binding. Virology 2008; 374: 371–380
37. Thierry F. Transcriptional regulation of the papillomavirus oncogenes by cellular and viral transcription factors in cervical carcinoma. Virology 2009; 384: 375–379
38. Stanley MA. Immunobiology of papillomavirus infections. J Reprod Immunol 2001; 52: 45–59
39. Onda T, Carter JJ, Koutsky LA et al. Characterization of IgA response among women with incident HPV 16 infection. Virology 2003; 312: 213–221
40. Plummer M, Schiffman M, Castle PE, Maucort-Boulch D, Wheeler CM ALTS Group. A 2-year prospective study of human papillomavirus persistence among women with a cytological diagnosis of atypical squamous cells of undetermined significance or low-grade squamous intraepithelial lesion. J Infect Dis 2007; 195: 1582–1589
41. Rodríguez AC, Schiffman M, Herrero R et al. Proyecto Epidemiológico Guanacaste Group. Rapid clearance of human papillomavirus and implications for clinical focus on persistent infections. J Natl Cancer Inst 2008; 100: 513–517
42. Vinokurova S, von Knebel Doeberitz M. Differential methylation of the HPV 16 upstream regulatory region during epithelial differentiation and neoplastic transformation. PLoS ONE 2011; 6: e24451
43. Park TW, Richart RM, Sun XW, Wright TC. Association between human papillomavirus type and clonal status of cervical squamous intraepithelial lesions. J Natl Cancer Inst 1996; 88: 355–358
44. del Pino M, Garcia S, Fusté V et al. Value of p16(INK4a) as a marker of progression/regression in cervical intraepithelial neoplasia grade 1. Am J Obstet Gynecol 2009; 201: e1–e7
45. McLaughlin-Drubin ME, Münger K. Oncogenic activities of human papilloma-viruses. Virus Res 2009; 143: 195–208
46. Zur Hausen H. Papillomaviruses causing cancer: evasion from host-cell control in early events in carcinogenesis. J Natl Cancer Inst 2000; 92: 690–698
47. Snijders PJ, Steenbergen RD, Heideman DA, Meijer CJ. HPV-mediated cervical carcinogenesis: concepts and clinical implications. J Pathol 2006; 208: 152–164
48. Kadaja M, Isok-Paas H, Laos T, Ustav E, Ustav M. Mechanism of genomic instability in cells infected with the high-risk human papillomaviruses. PLoS Pathog 2009; 5: e1000397
49. Moody CA, Laimins LA. Human papillomavirus oncoproteins: pathways to transformation. Nat Rev Cancer 2010; 10: 550–560
50. Chung TK, Cheung TH, Lo WK et al. Loss of heterozygosity at the short arm of chromosome 3 in microdissected cervical intraepithelial neoplasia. Cancer Lett 2000; 154: 189–194
51. Pieber D, Bauer M, Gucer F, Reich O, Pickel H, Pürstner P. Numerical chromosomal aberrations of chromosome 1 and 7 in dysplastic cervical smears. Life Sci 2000; 67: 671–678
52. Narayan G, Pulido HA, Koul S et al. Genetic analysis identifies putative tumor suppressor sites at 2q35-q36.1 and 2q36.3-q37.1 involved in cervical cancer progression. Oncogene 2003; 22: 3489–3499
53. Fritsch H, Hoermann R, Bitsche M et al. Development of epithelial and mesenchymal regionalization of the human utero-vaginal anlagen. J Anat 2013; 222: 462–472
54. Burghardt E. Early histological diagnosis of cervical cancer. Stuttgart: Thieme, 1973
55. Reich O, Pickel H, Regauer S. Why do human papillomavirus infections induce sharply demarcated lesions of the cervix? J Low Genit Tract Dis 2008; 12: 8–10
56. Reich O. The columnar epithelium hypothesis of cervical carcinogenesis. Eur J Gynaecol Oncol 2010; 31: 137–138
57. Agorastos T, Miliaras D, Lambropoulos AF et al. Detection and typing of human papillomavirus DNA in uterine cervices with coexistent grade I and grade III intraepithelial neoplasia: biologic progression or independent lesions? Eur J Obstet Gynecol Reprod Biol 2005; 121: 99–103
58. Reich O, Pickel H. Multifocal stromal invasion in microinvasive squamous cell carcinoma of the cervix: how to measure and stage these lesions. Int J Gynecol Pathol 2002; 21: 416–417
59. Day PM, Kines RC, Thompson CD et al. In vivo mechanisms of vaccine-induced protection against HPV infection. Cell Host Microbe 2010; 8: 260–270
60. Stanley M, Lowy DR, Frazer I. Chapter 12: Prophylactic HPV vaccines: underlying mechanisms. Vaccine 2006; 24 Suppl 3:106–113
61. Schiller JT, Castellsagué X, Garland SM. A review of clinical trials of human papillomavirus prophylactic vaccines. Vaccine 2012; 30 Suppl 5: F123–F138
62. Garland SM, Hernandez-Avila M, Wheeler CM et al. Females United to Unilaterally Reduce Endo/Ectocervical Disease (FUTURE) I Investigators. Quadrivalent vaccine against human papillomavirus to prevent anogenital diseases. N Engl J Med 2007; 356: 1928–1943
63. FUTURE II Study Group. Quadrivalent vaccine against human papillomavirus to prevent high-grade cervical lesions. N Engl J Med 2007; 356: 1915–1927
64. Ali H, Donovan B, Wand H et al. Genital warts in young Australians five years into national human papillomavirus vaccination programme: national surveillance data. BMJ 2013; 346: f2032
65. Paavonen J, Jenkins D, Bosch FX et al. HPV PATRICIA study group. Efficacy of a prophylactic adjuvanted bivalent L1 virus-like-particle

vaccine against infection with human papillomavirus types 16 and 18 in young women: an interim analysis of a phase III double-blind, randomised controlled trial. Lancet 2007; 369: 2161–2170
66. Paavonen J, Naud P, Salmerón J et al. HPV PATRICIA Study Group. Efficacy of human papillomavirus (HPV)-16/18 AS04-adjuvanted vaccine against cervical infection and precancer caused by oncogenic HPV types (PATRICIA): final analysis of a double-blind, randomised study in young women. Lancet 2009; 374: 301–314
67. Lehtinen M, Paavonen J, Wheeler CM et al. HPV PATRICIA Study Group. Overall efficacy of HPV-16/18 AS04-adjuvanted vaccine against grade 3 or greater cervical intraepithelial neoplasia: 4-year end-of-study analysis of the randomised, double-blind PATRICIA trial. Lancet Oncol 2012; 13: 89–99
68. Joura EA, Garland SM, Paavonen J et al. Effect of the HPV quadrivalent vaccine in a subgroup of women with cervical and vulvar disease: retrospective pooled analysis of trial data. BMJ 2012; 344: e1401
69. Muñoz N, Kjaer SK, Sigurdsson K et al. Impact of human papillomavirus (HPV)-6/11/16/18 vaccine on all HPV-associated genital diseases in young women. J Natl Cancer Inst 2010; 102: 325–339

Leitura Sugerida

Herfs M, Yamamoto Y, Laury A et al. A discrete population of squamocolumnar junction cells implicated in the pathogenesis of cervical cancer. Proc Natl Acad Sci U S A 2012; 109: 10516–10521

Holl A, Nowakowski AM, Powell N et al. Human papillomavirus prevalence and type distribution in cervical glandular neoplasias: results from a European multinational epidemiological study. Int J Cancer 2014 (in press)

Ojesina AI, Lichtenstein L, Freeman SS et al. Landscape of genomic alterations in cervical carcinomas. Nature 2014; 506: 371–375

Ronco G, Dillner J, Elfström KM et al. International HPV screening working group. EEfficacy of HPV-based screening for prevention of invasive cervical cancer: follow-up of four European randomised controlled trials. Lancet 2014; 383: 524–532

Schffman M, Solomon D. Cervical-cancer screening with human papillomavirus and cytologic cotesting. N Engl J Med 2013; 369: 2324–2331

Thomas LK, Bermejo JL, Vinokurova S et al. Chromosomal gains and losses in human papillomavirus-associated neoplasia of the lower genital tract -a systematic review and meta-analysis. Eur J Cancer 2014; 50: 85–98

Capítulo 4
Histologia e Histopatologia

4.1	Achados Normais; Alterações Reativas e Benignas Relacionadas com o HPV	24
4.2	Lesões Cervicais Pré-Malignas	31
4.3	Câncer Cervical Invasivo	38
4.4	Histologia dos Achados Colposcópicos	46

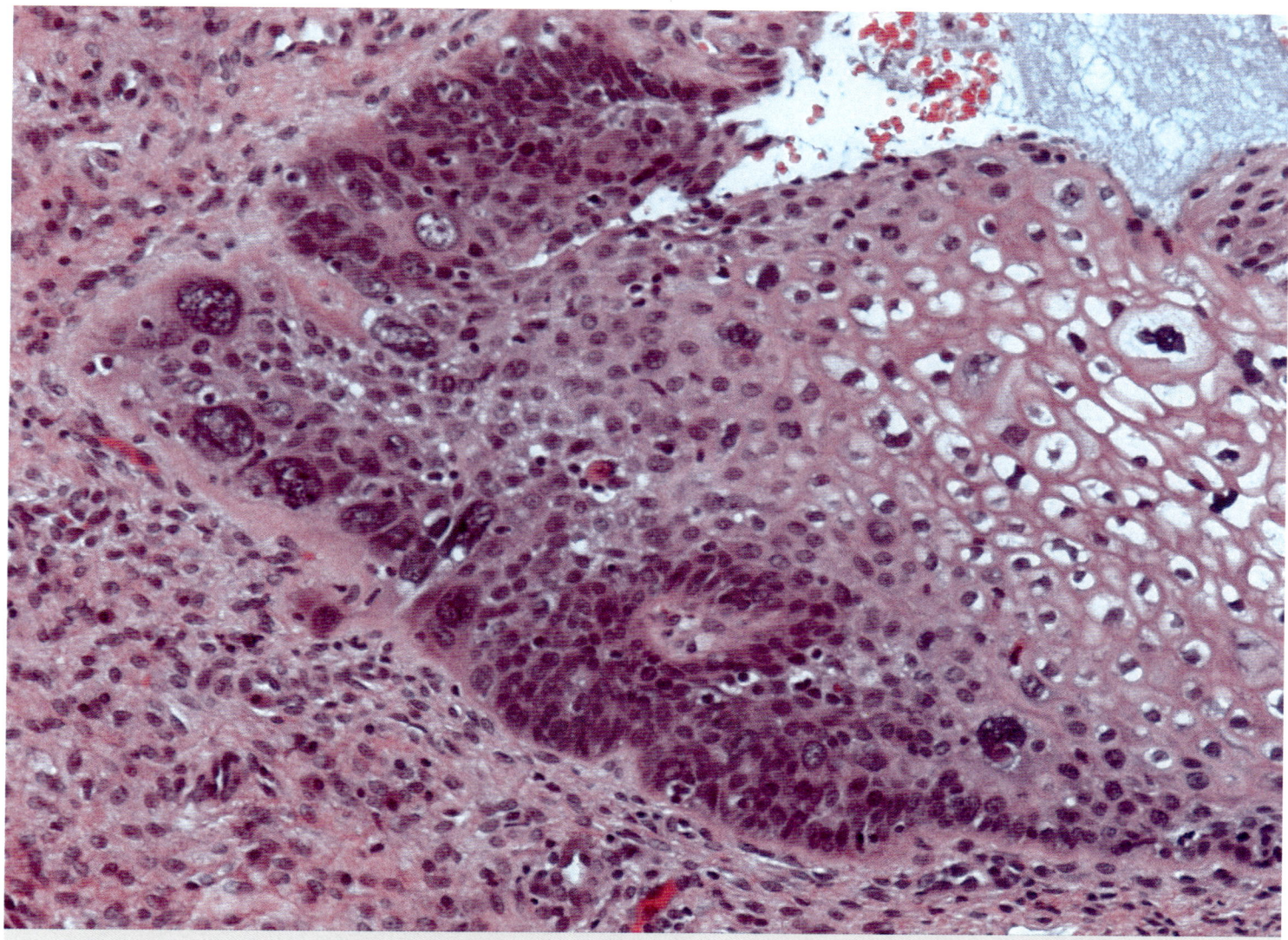

Fig. 4.11 Condiloma atípico. A lesão mostra coilócitos atípicos com grandes núcleos hipercromáticos, irregulares e bizarros na camada basal. Corresponde à LSIL.

Adenocarcinoma *in situ*

AIS é definido como epitélio colunar não invasivo, mas altamente atípico do colo do útero.[2,9,30,40] Ele compromete a superfície epitelial e as criptas (▶ Fig. 4.15). A transição entre o epitélio colunar displásico e o epitélio normal é abrupta (▶ Fig. 3.11).

AIS endocervical é o tipo mais comum (▶ Fig. 4.15). As células atípicas têm núcleos hipercromáticos alongados, em forma de charuto, com cromatina grosseira granular ou em grumos e localizam-se em vários níveis dentro das células, de modo que o epitélio pode imitar estratificação. Mitoses, incluindo formas anormais, são comuns e caracteristicamente encontradas na camada citoplasmática escassa acima da camada nuclear compacta, densa (▶ Fig. 4.16). A quantidade de citoplasma é reduzida, e há apenas mínima mucina intracelular.

O tipo intestinal de AIS possui aspectos de mucosa intestinal com células caliciformes e, às vezes, células de Paneth[41] (▶ Fig. 4.17).

Outras formas de AIS incluem os tipos de células claras, endometrioide e adenoescamoso.

Durante a gravidez, a reação de Arias–Stella pode, ocasionalmente, ser confundida com AIS de células claras.[13] A reação de Arias–Stella caracteriza-se pelo hipercromatismo nuclear, com aumento acentuado e irregularidade dos núcleos, com projeção das células para dentro da luz glandular, formando um padrão chamado de células em cabeça de prego, mas não apresentam atividade mitótica. As alterações inflamatórias, hiperplásicas e metaplásicas, bem como a endometriose representam outras disfunções que podem criar dificuldades adicionais no diagnóstico diferencial. Na maioria dos casos, a AIS é positiva para p16^{INK4a}, e o uso da coloração imunoistoquímica para p16^{INK4a} pode ser útil[13] (▶ Fig. 4.18).

4.2.5 Biomarcadores no Diagnóstico do Câncer Cervical

As pesquisas, envolvendo o estudo de biomarcadores, têm como objetivo identificar os eventos-chave no processo da carcinogênese, para auxiliar diagnósticos citológico e histológico e prognóstico da doença. A hipótese de que deve haver um "ponto sem volta" na patogênese do câncer cervical tem sido proposta. A identificação de um biomarcador poderia mostrar claramente, quando este ponto foi atingido ou ultrapassado.[42]

Testes para Detecção de DNA de HPV

Os testes para detecção de HPV-DNA identificam as infecções de HPV latentes, produtivas ou de transformação. Dessa forma, o teste de DNA de HPV é mais sensível para a detecção de HSIL do que a citologia. O teste de HPV pode ser usado no tratamento clínico das mulheres com anormalidades citológicas limítrofes e na triagem citológica de mulheres com 30 anos ou mais. O valor preditivo negativo da citologia negativa e de HPV negativo aproxima-se de 99%. Isto tem um grande impacto para as estratégias de rastreamento.[43,44,45]

Capítulo 4
Histologia e Histopatologia

4.1	Achados Normais; Alterações Reativas e Benignas Relacionadas com o HPV	24
4.2	Lesões Cervicais Pré-Malignas	31
4.3	Câncer Cervical Invasivo	38
4.4	Histologia dos Achados Colposcópicos	46

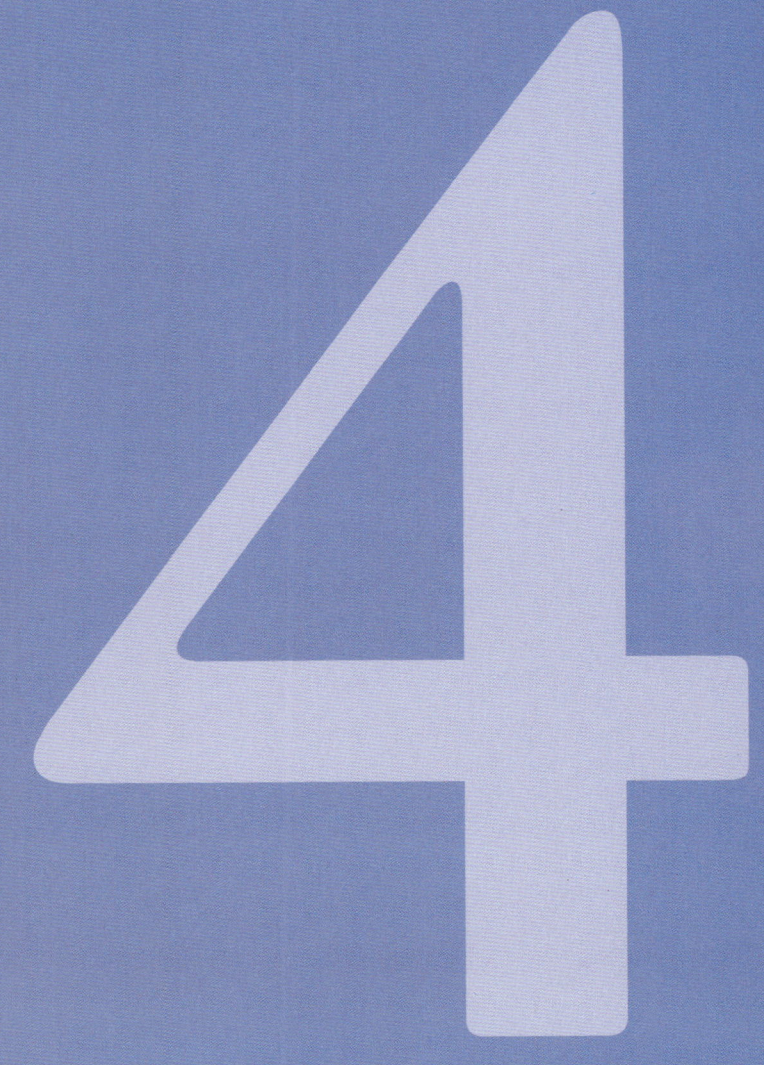

4 Histologia e Histopatologia

4.1 Achados Normais; Alterações Reativas e Benignas Relacionadas com o HPV

4.1.1 Epitélio Escamoso Normal

O epitélio escamoso normal do colo e da vagina é estratificado, disposto em camadas e contém glicogênio (▶ Fig. 4.1a). Uma fileira única de células basais sustenta uma faixa de células espinhosas, que são cobertas por uma camada espessa de células escamosas. O epitélio escamoso normal é não ceratinizado. Pequenas papilas do estroma se projetam no epitélio em intervalos regulares. A junção epitélio-estromal é direta. Durante os anos reprodutivos, o epitélio é alto e bem diferenciado (▶ Fig. 41a). Na infância e na idade avançada, sem a influência de estrogênio, o epitélio escamoso é baixo e apresenta-se com poucas camadas de células epiteliais pequenas (▶ Fig. 4.1b).

4.1.2 Epitélio Colunar Normal e Ectopia

O epitélio colunar normal da mucosa endocervical é constituído por uma camada única de células altas, secretoras de mucina e com núcleo basal (▶ Fig. 4.2). A junção com o epitélio escamoso original ocorre próximo ao orifício externo. O epitélio colunar cobre a mucosa endocervical e reveste as chamadas glândulas cervicais. Estas não são glândulas verdadeiras, mas invaginações da mucosa.[1] A superfície da mucosa no canal pode-se apresentar delicadamente ondulada e pode, em outras partes, ser lisa. Se a junção escamocolunar original estiver situada na ectocérvice, a superfície da ectopia resultante é marcadamente papilar. A aparência em degrau, característica da junção escamocolunar, é decorrente da diferença na altura dos dois epitélios. No encontro da mucosa endocervical com a mucosa ístmica, as glândulas do tipo endometrial se entremeiam com as glândulas endocervicais.

A junção escamocolunar original está frequentemente localizada no orifício externo. *Ectopia* refere-se à presença de epitélio colunar no orifício externo, com a junção escamocolunar situada na ectocérvice. Na ectopia, a superfície do epitélio colunar, com glândulas e estroma, situa-se no orifício externo. Nem sempre é possível ver a junção escamocolunar original na superfície da ectocérvice. Sua verdadeira posição é sempre marcada histologicamente pela visualização da *última glândula* (ver a seção Ectopia e a Última Glândula).

A superfície da ectopia é, com frequência, papilar (▶ Fig. 4.2). O estroma pode apresentar um infiltrado inflamatório leve e, ocasionalmente, apresenta-se denso e com uma rede capilar congesta. Em casos raros, o epitélio colunar se estende até o fundo do saco vaginal. O termo *adenose vaginal* designa o raro achado de ilhas de epitélio colunar nos fórnices ou em outras localizações no epitélio vaginal (ver Capítulo 14).

4.1.3 Epitélio Escamoso Metaplásico e a Zona de Transformação

Metaplasia do epitélio escamoso é o processo de transformação gradual do epitélio colunar em epitélio escamoso. A metaplasia escamosa ocorre na zona de transformação (TZ) (▶ Fig. 4.3). Ela se estende desde o epitélio escamoso não ceratinizado original da ectocérvice até o epitélio colunar, secretor de mucina, da endocérvice. A transformação pode envolver o epitélio colunar do canal endocervical.

O aparecimento das chamadas células de reserva subcolunares precede a metaplasia, isto é, a substituição de epitélio colunar por epitélio escamoso (▶ Fig. 3.5). O epitélio escamoso, formado pela replicação das células de reserva, pode, eventualmente, substituir completamente o epitélio colunar preexistente (▶ Fig. 3.5, ▶ Fig. 3.6).

A origem exata das células de reserva subcolunares não é conhecida.[2,3] Acredita-se que elas sejam células pluripotentes, que se desenvolvem a partir da mucosa endocervical e que são responsáveis pela regeneração contínua das células colunares e pela iniciação do processo metaplásico. No epitélio colunar normal, as células de reserva estão situadas na camada basal (▶ Fig. 3.5). No processo de metaplasia, estas células formam uma camada única nítida, que se apresentam na mucosa em campos individualizados (▶ Fig. 3.6). Um ou vários destes campos podem estar presentes ao mesmo tempo, isolados ou agrupados como em uma colcha de retalhos. Neste último caso, é possível observar os diversos estágios da maturação do epitélio metaplásico. As células de reserva subcolunares são provavelmente de origem epitelial (não estromal), embora isto não esteja inteiramente esclarecido.[4]

A metaplasia escamosa se apresenta com limites nítidos, bem definidos como resultado da proliferação das células de reserva em camada única e em campos bem definidos (ver Capítulo 2). As margens epiteliais marcadas representam a transformação epitelial verdadeira e não alterações reativas decorrentes da inflamação ou regeneração.

A transformação geralmente começa na junção escamocolunar (SCJ) (▶ Fig. 4.3). Menos comumente, pode iniciar no epitélio colunar perto da junção. O epitélio que aparece primeiro é fino, multicelular e não estratificado. O aspecto histológico se assemelha aos vários estágios de epitélio regenerativo (▶ Fig. 4.3). O epitélio gradualmente se torna mais espesso (▶ Fig. 4.4) e estratificado, tornando-se quase indistinguível do epitélio escamoso normal, contendo glicogênio. Só a mucosa colunar subjacente indica sua verdadeira origem.

Ectopia e a Última Glândula

A SCJ se localiza no orifício externo. A ectopia é a presença da SCJ fora do orifício externo. O epitélio colunar da ectopia é frequentemente substituído pelo epitélio escamoso metaplásico que se continua com o epitélio escamoso original, do qual muitas vezes é indistinguível. A SCJ se desloca e afasta-se da chamada última glândula, resultando na nova SCJ, assim denominada por Pixley[5] (▶ Fig. 4.4).

O conceito da *última glândula* foi introduzido por Hamperl et al.[6,7] em estudos sobre a mudança de posição dos epitélios. Estes investigadores observaram que a mucosa da endocérvice frequentemente se deslocava para a ectocérvice sob a forma de ectopia durante a vida reprodutiva, e nas mulheres após a menopausa ocorria uma regressão da mucosa para dentro do canal endocervical. A localização distal da ectopia é marcada morfologicamente pela última glândula (▶ Fig. 4.5). A última glândula é também o ponto de distribuição do tecido conjuntivo e dos vasos sanguíneos da área mais externa do colo. Estas estruturas acom-

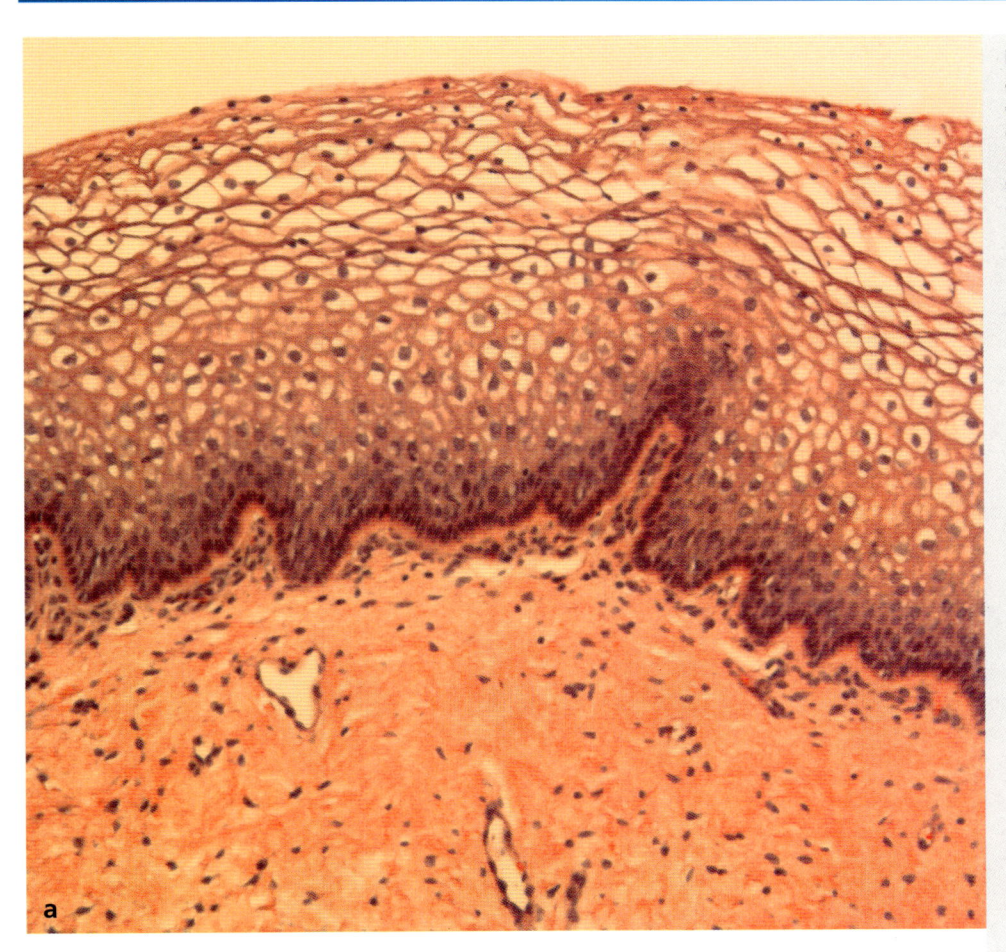

Fig. 4.1 Epitélio escamoso normal. **(a)** Quase toda a espessura do epitélio apresenta células com citoplasma claro, contendo glicogênio. Notar a camada única proeminente de células basais e as pequenas papilas do estroma. **(b)** Atrofia: o epitélio escamoso é baixo, com apenas algumas camadas de células epiteliais pequenas.

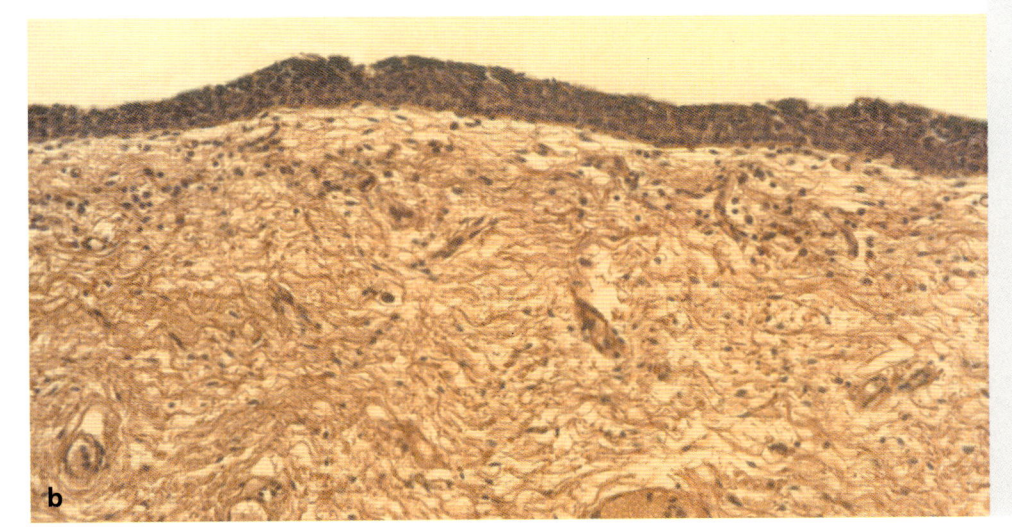

panham qualquer alteração na localização da última glândula e servem como marcadores permanentes da sua posição desde a vida intrauterina até após a menopausa. A última glândula é importante, porque sua posição é constante. Ela é um marco anatômico que separa a mucosa endocervical (epitélio colunar) proximalmente ao epitélio escamoso original distalmente.

O conceito da última glândula foi confirmado por estudos recentes do desenvolvimento fetal do colo uterino. Estes estudos mostraram que o epitélio escamoso original do colo do útero até a última glândula é de origem mülleriana *vaginal*. Em contrapartida, o epitélio cervical colunar é de origem mülleriana *uterina* e inclui células de reserva colunares com plasticidade para se transformar em células do epitélio escamoso. Na vida fetal tardia, as glândulas cervicais migram da superfície epitelial do canal cervical para o estroma e se deslocam na direção do orifício cervical. A SCJ pode ser identificada a partir da 24ª semana da gravidez e situa-se no canal cervical durante a vida fetal. Na recém-nascida, este limite se estende na direção da vagina (▶ Fig. 4.5).[8]

Durante a vida reprodutiva, há três tipos de epitélio no colo: o epitélio escamoso original, o epitélio escamoso de origem metaplásica (▶ Fig. 4.3) e o epitélio colunar. O epitélio metaplásico corresponde à zona de transformação (TZ) vista na colposcopia. A TZ se localiza entre a SCJ original, marcada pela última glândula e a nova SCJ (▶ Fig. 4.4, ▶ Fig. 4.5).[5] Por conseguinte, o epitélio escamoso proximal à última glândula é formado por metaplasia escamosa.[9]

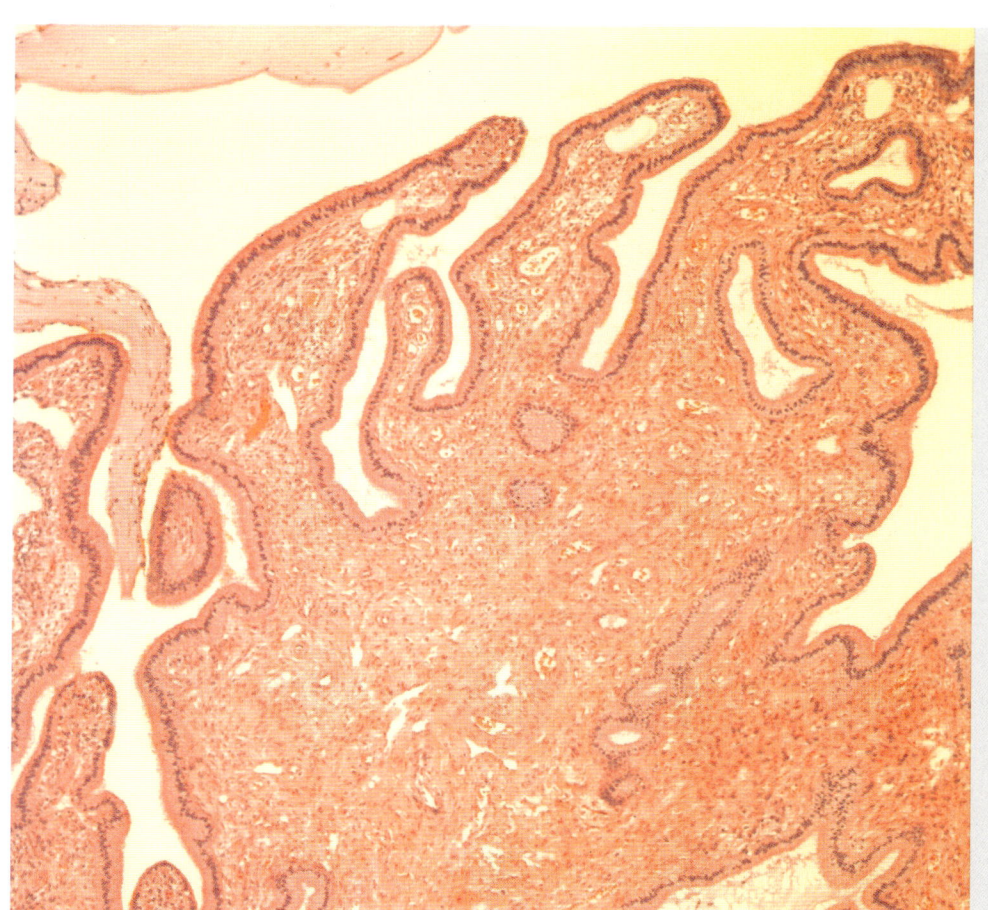

Fig. 4.2 Epitélio colunar normal composto por uma só camada de células altas mucinossecretoras com núcleos próximos à menbrana basal. Notar a configuração papilar na área de uma ectopia.

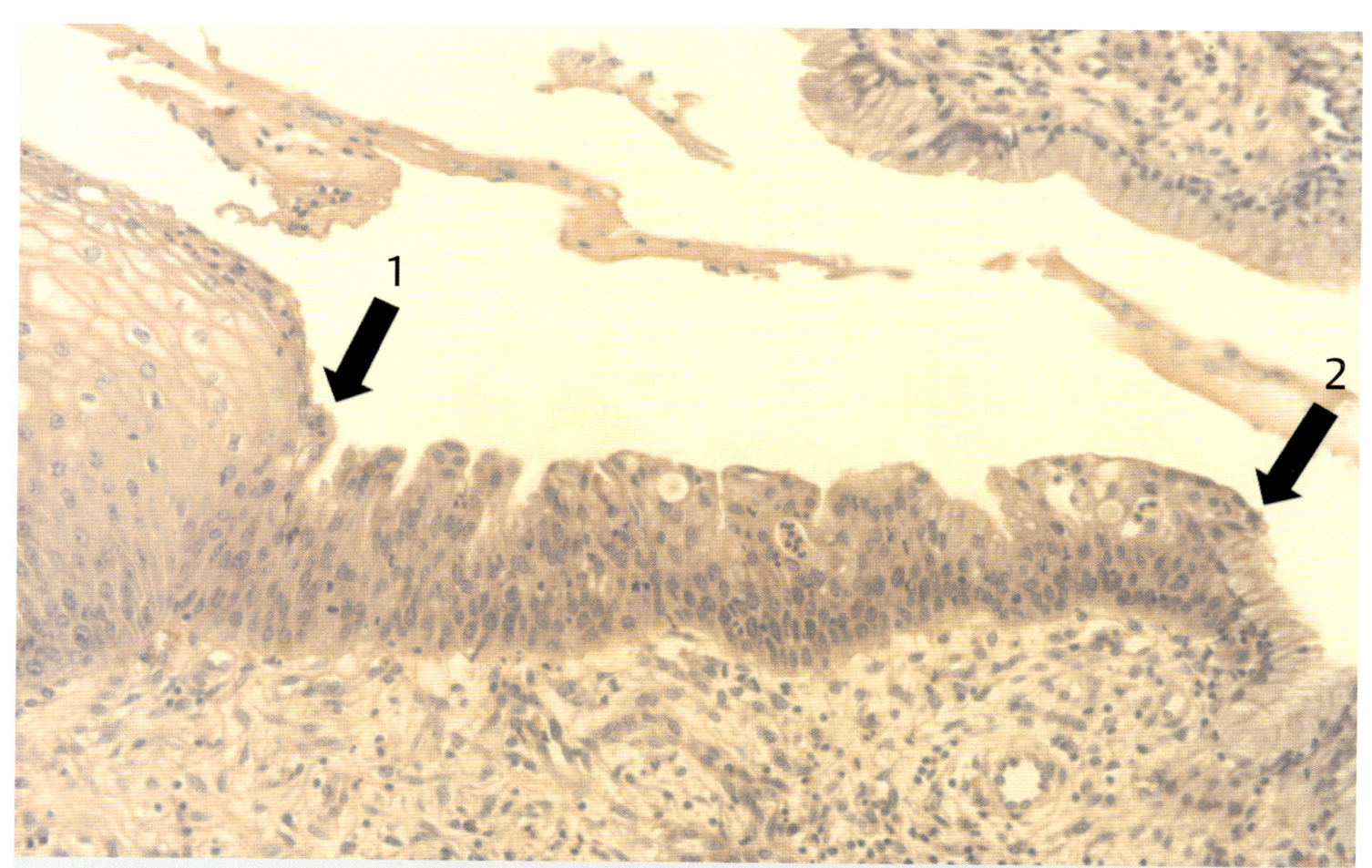

Fig. 4.3 Epitélio escamoso metaplásico imaturo dentro de uma zona de transformação pequena (TZ). A TZ estende-se desde o epitélio escamoso não ceratinizado original da ectocérvice (à *esquerda*) até o epitélio colunar da endocérvice (à *direita*). Observar a junção escamocolunar original (*seta 1*) e a nova junção escamocolunar (*seta 2*). O epitélio metaplásico jovem é fino e contém pouco glicogênio.

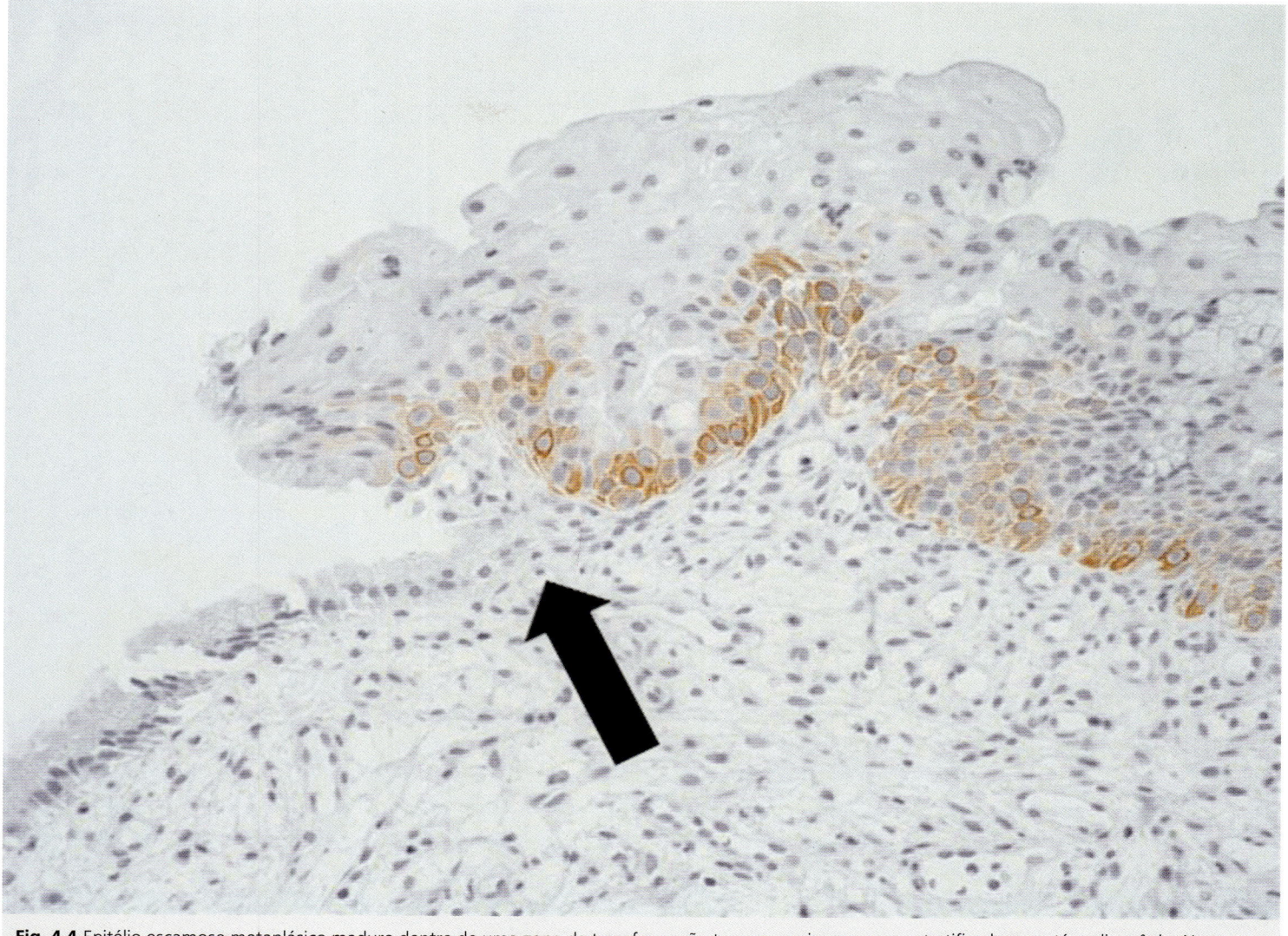

Fig. 4.4 Epitélio escamoso metaplásico maduro dentro de uma zona de transformação torna-se mais espesso e estratificado e contém glicogênio. Notar a nova junção escamocolunar (*seta*) (coloração para citoceratina 17).

4.1.4 Mecanismo da Metaplasia e Transformação

No colo do útero, o termo *transformação* se refere à metaplasia escamosa (*i. e.*, a transformação de epitélio colunar em epitélio escamoso). Outras alterações metaplásicas do epitélio colunar do colo uterino incluem a metaplasia tubária, a metaplasia tuboendometrioide e a metaplasia de células transicionais.

A metaplasia requer a reprogramação das células-tronco (células de reserva) para alterar a sua diferenciação.[10] Estudos de biologia do desenvolvimento mostram que a atividade de alguns genes críticos determina diferentes escolhas de desenvolvimento. Estes genes críticos são primeiramente ativados durante o desenvolvimento embrionário. Se houver uma alteração na expressão destes genes, a diferenciação tecidual muda de direção e resulta em um fenótipo diferente.[10] Os fatores que induzem este processo de metaplasia (transformação) escamosa no colo uterino incluem as alterações de pH, as alterações hormonais, a irritação mecânica e os processos inflamatórios crônicos. O HPV não desempenha nenhum papel causal.

4.1.5 Vascularização do Colo Normal

Microscopicamente, o epitélio escamoso original tem dois tipos de vasos sanguíneos, chamados capilares em rede e capilares em grampo de cabelo. Os vasos em rede formam um plexo vascular, situado no estroma submucoso, embaixo da membrana basal. Os vasos em rede se tornam mais proeminentes, e dilatados durante gravidez ou em processos infecciosos. Os capilares em grampo de cabelo se estendem para a superfície epitelial nas papilas do tecido conjuntivo. Ambos apresentam ramos aferentes (arteriais) e eferentes (venosos). Apresentam-se próximos e têm uma distribuição uniforme.

Os vasos no epitélio metaplásico (dentro da TZ) variam dependendo do grau de maturação. Na metaplasia imatura, os vasos são longos e paralelos, com orientação radial no orifício externo. Vasos arboriformes podem ser observados cobrindo os cistos de Naboth. A TZ também pode apresentar capilares em rede e em grampo da mesma forma que o epitélio escamoso original.

O epitélio colunar contém alças aferentes e eferentes de vasos terminais que se estendem na direção da lâmina própria de cada um dos vilos endocervicais.[11,12]

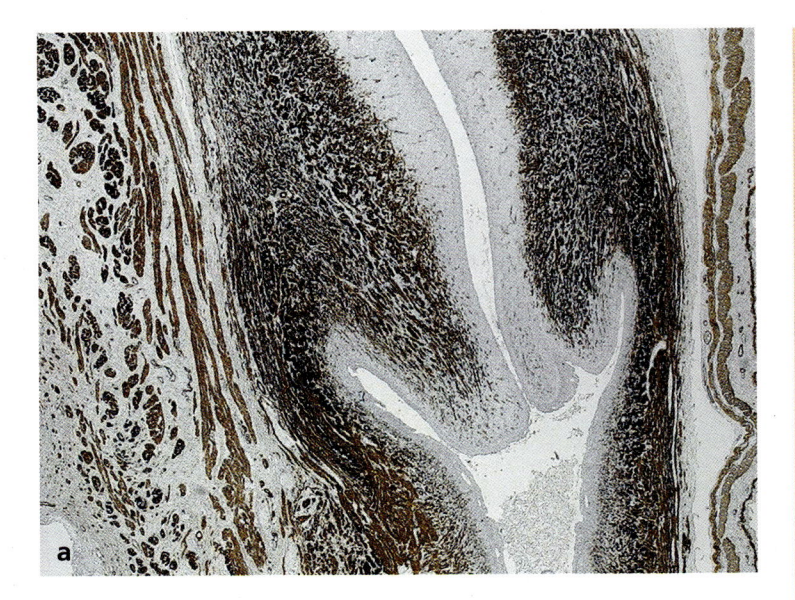

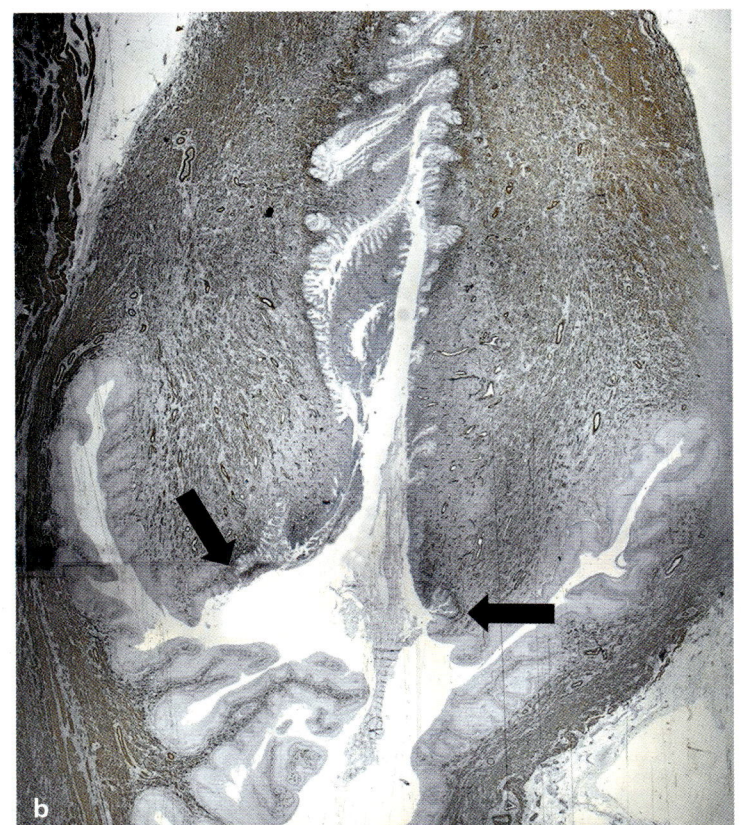

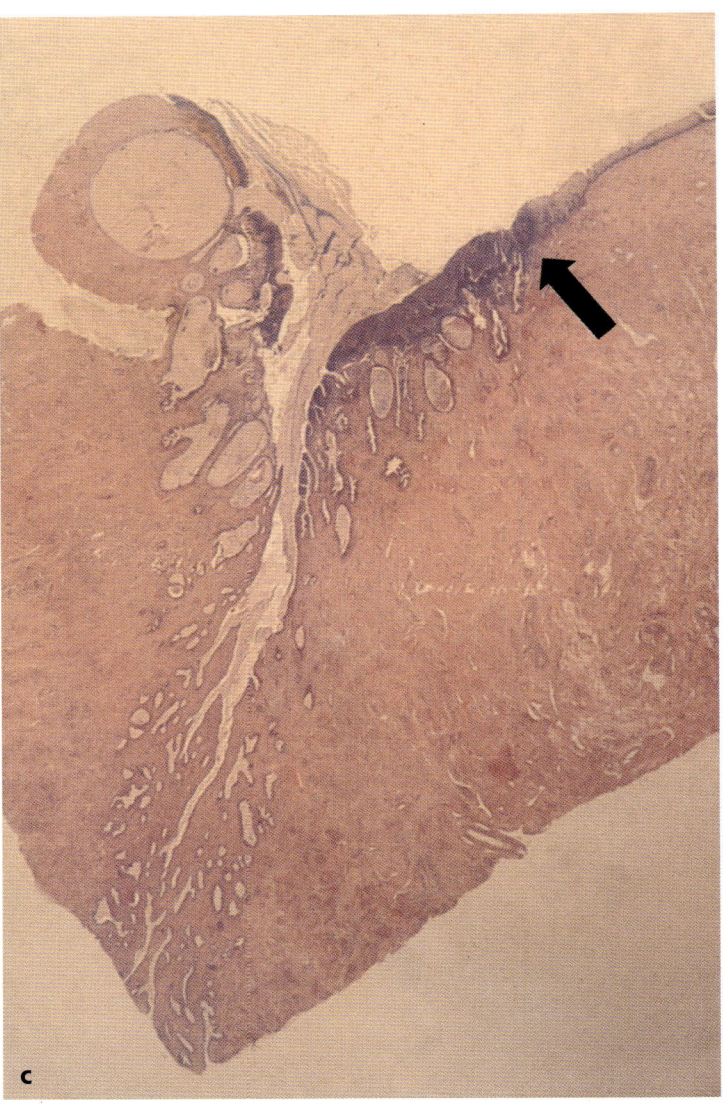

Fig. 4.5 Desenvolvimento do colo do útero. **(a)** Colo no início da vida fetal sem glândulas cervicais. **(b)** Na vida fetal tardia, as glândulas cervicais migram do epitélio de superfície do canal cervical para o estroma subjacente. A junção escamocolunar é claramente detectável a partir da 24ª semana de gravidez (*setas*). **(c)** Depois da menarca, a última glândula é definida pela extensão distal de uma ectopia mais antiga. É uma marca anatômica durante toda a vida. As lesões proximais à última glândula estão na zona de transformação (TZ), enquanto as lesões distais à última glândula estão fora da TZ. Observar a junção abrupta de uma lesão intraepitelial escamosa de alto grau (dentro da TZ) com o epitélio escamoso original na última glândula (*seta*) em um espécime de cone (**a** e **b** cortesia de H. Fritsch, Innsbruck).

4.1.6 Alterações Reativas dos Epitélios Escamoso e Colunar

Com inflamação, irritação crônica, regeneração (reparo) e após radiação, os epitélios escamoso e colunar sofrem alterações reativas, caracterizadas por desorganização epitelial (▶ Fig. 4.6).[13] Quando as alterações reparadoras ocorrem no epitélio escamoso maduro, frequentemente há hiperplasia das células basais que se encontram no terço inferior do epitélio. As células epiteliais intermediárias e superficiais mostram maturação. Estas células muitas vezes desenvolvem halos perinucleares e algum grau de aumento nuclear. Figuras mitóticas são normais e são vistas nas camadas basal e parabasal. Quando as alterações reparadoras se desenvolvem no epitélio metaplásico imaturo, os núcleos do epitélio metaplásico se tornam hipercromáticos e aumentados. O epitélio é muitas vezes acantótico e apresenta infiltrado de células inflamatórias. Quando as alterações reparadoras ocorrem no epitélio colunar, as alterações morfológicas incluem aumento e hipercromasia nuclear com irregularidade do tamanho e da forma nuclear. Eosinofilia citoplasmática e perda de gotículas mucinosas também podem ocorrer.

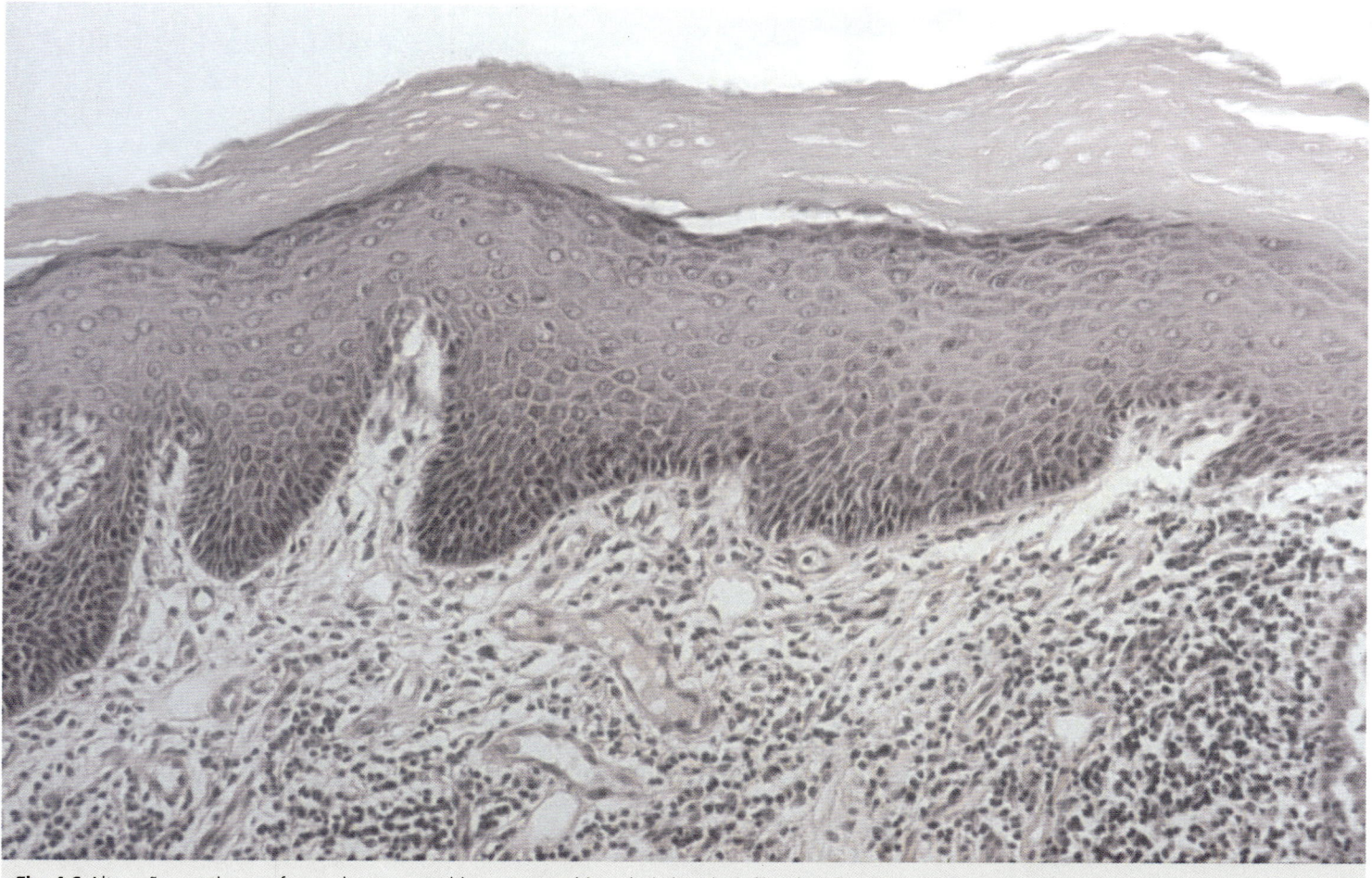

Fig. 4.6 Alterações reativas na forma de acantose, hiperceratose, hiperplasia basal e infiltrado inflamatório do estroma no epitélio escamoso.

Um processo de irritação local crônica, por um pessário, por exemplo, pode induzir paraceratose e hiperceratose. Entretanto, a paraceratose e a hiperceratose podem ocorrer sem um fator claro de indução.

A radiação pode causar alterações morfológicas agudas e crônicas nos epitélios escamoso e glandular. O epitélio escamoso muitas vezes mostra aumento nuclear com multinucleação e vacuolização do citoplasma. No epitélio glandular, a radiação pode induzir o aumento celular, a perda de polaridade dos núcleos e multinucleação.[14]

Todas estas alterações podem ser confundidas com lesão intraepitelial escamosa de alto grau (HSIL) ou adenocarcinoma *in situ* (AIS). Entretanto, a atipia reativa nas células escamosas e endocervicais é negativa para p16[INK4a].

4.1.7 Epitélio Escamoso Infectado com HPV

Ao contrário da infecção latente, uma infecção HPV produtiva apresenta alterações morfológicas características no epitélio cervical escamoso (▶ Fig. 4.7). As células epiteliais escamosas que apresentam multinucleação, aumento e hipercromasia nuclear, contorno nuclear irregular e halos perinucleares denominam-se *coilócitos*. Coilocitose é a primeira alteração celular morfológica induzida pela infecção por HPV.

4.1.8 Lesões Condilomatosas

A maioria das lesões condilomatosas são proliferações fibroepiteliais causadas pelos tipos de HPV de baixo risco 6 e 11. Após a infecção, ocorre a replicação do vírus, se não houver controle pela resposta imunológica ou por tratamento médico. As lesões produzem grande número de vírions que infecta os tecidos adjacentes. Há cinco tipos histológicos diferentes de condilomas: papilífero, espiculado, plano, invertido e atípico.[15,16,17]

Condilomas papilíferos (▶ Fig 4.8) mostram uma arquitetura papilar, com excrescências do epitélio espessado, sustentadas por um arcabouço de pedículos estromais alongados e delicados, ricos em vasos sanguíneos. Estes podem ser mais bem observados em secções tangenciais da amostra. A superfície dos condilomas papilíferos, frequentemente, mostra um grau variável de ceratinização. O epitélio é escamoso. A camada basal é coberta por uma camada espessa de células espinhosas que, por sua vez, é coberta por células com citoplasma claro, que lembra as células do epitélio escamoso cervical normal. As células apresentam halos perinucleares obscurecidos pelo citoplasma bastante denso, o que as torna similar às células vazias normais que contêm glicogênio. Estas células são frequentemente binucleadas ou multinucleadas e chamam-se *coilócitos*.[18,19] Elas são características dos condilomas virais e podem mostrar acentuadas anormalidades nucleares. Células semelhantes a coilócitos, sem aumento nuclear ou hipercromasia, encontram-se nos processos inflamatórios.

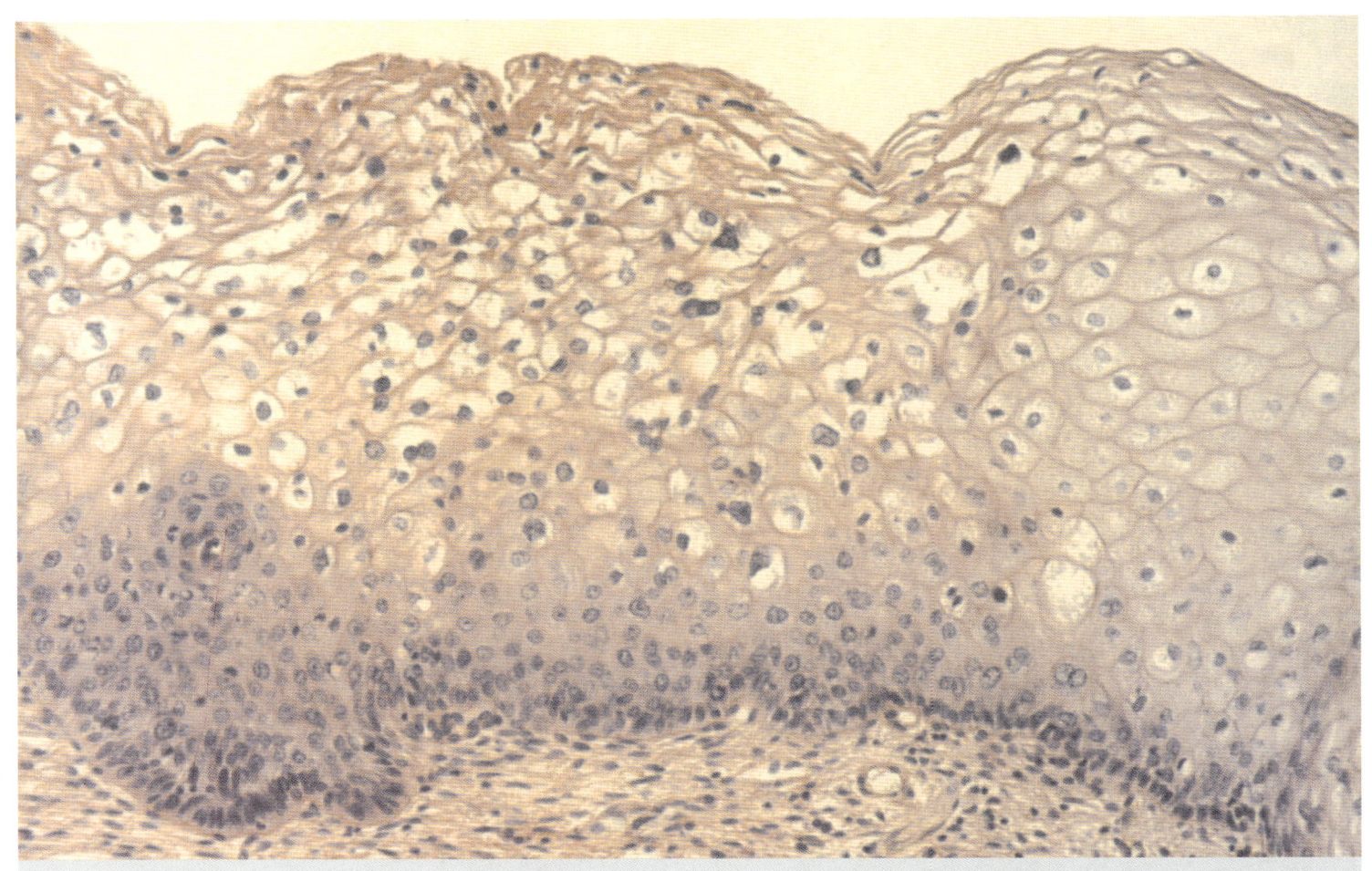

Fig. 4.7 Epitélio escamoso com infecção pelo HPV (infecção permissiva) com multinucleação, aumento e hipercromasia nuclear, contornos nucleares irregulares e halos perinucleares nas camadas superiores. Corresponde à LSIL.

Condilomas espiculados (com pontas) mostram papilas estromais delgadas que deslocam o epitélio para cima, produzindo pequenas ondulações ou espículas. A arquitetura epitelial é semelhante à de condilomas papilíferos. As células com coilocitose predominam nas camadas superficiais e também são encontradas na zona intermediária. A superfície mostra paraceratose, com retenção de núcleos picnóticos na ceratina.

Os *condilomas planos* (▶ Fig. 4.9) são histológica e colposcopicamente muito semelhantes à lesão intraepitelial escamosa de baixo grau (LSIL), e alguns patologistas e colposcopistas consideram estas lesões idênticas. Nas camadas iintermediária e superficial do epitélio, podem-se ver os coilócitos com halos perinucleares, pleomorfismo nuclear e citoplasma denso e células com atipias leves. Atipias graves e mitoses atípicas estão ausentes, e algumas células podem conter glicogênio. Como nos outros condilomas, as papilas estromais são alongadas. A ocorrência frequente de lesões verrucosas no epitélio escamoso original, fora do epitélio glandular, é uma evidência de que as lesões com contornos papilares não se originam necessariamente na matriz ondulada da mucosa endocervical. Histologicamente, o epitélio aparece normal à primeira inspeção, mas um exame minucioso revela papilas estromais altas ou uma superfície ondulada. O arranjo do epitélio em forma de favo de mel apresenta alterações, mas as células contêm glicogênio. A superfície das papilas podem mostrar ceratinização. Meisels et al.[15,16,17,20] descreveram uma variante de condiloma plano, designada como *cervicite e vaginite condilomatosas,* que se apresenta como uma lesão difusa, assemelhando-se a um processo inflamatório com margens pouco definidas.

Condilomas invertidos (▶ Fig. 4.10) também têm excrescências, que podem apresentar ceratinização. Caracteristicamente, as criptas endocervicais estão envolvidas, especialmente aquelas localizadas na zona de ectopia. Estes casos parecem ocorrer em razão da infecção do epitélio escamoso metaplásico.

Condilomas atípicos (▶ Fig. 4.11) são caracterizados pela presença de coilócitos atípicos com grandes núcleos hipercromáticos, borrados e, frequentemente, bizarros. O condiloma atípico pode ser confundido com HSIL ou mesmo com um carcinoma de células escamosas invasivo, em decorrência dessas alterações nucleares.[17] Entretanto, apresentam atipias mínimas nas células basais e parabasais e maturação organizada. Em contrapartida, os subtipos verrucosos de HSIL do colo, da vagina e do ânus e VIN de tipo usual exibem pleomorfismo nuclear e mitoses atípicas, também nas camadas suprabasais do epitélio.[17]

No colo, as lesões condilomatosas podem originar-se no epitélio escamoso metaplásico da TZ ou no epitélio escamoso original. Os condilomas planos, como os epitélios displásicos, desenvolvem-se em campos bem definidos. O limite entre um condiloma exofítico e o epitélio escamoso normal é nítido. Não existe uma área de transição gradual. Esta observação suporta a hipótese do desenvolvimento de lesões epiteliais em áreas demarcadas pelos limites da metaplasia escamosa precedente.

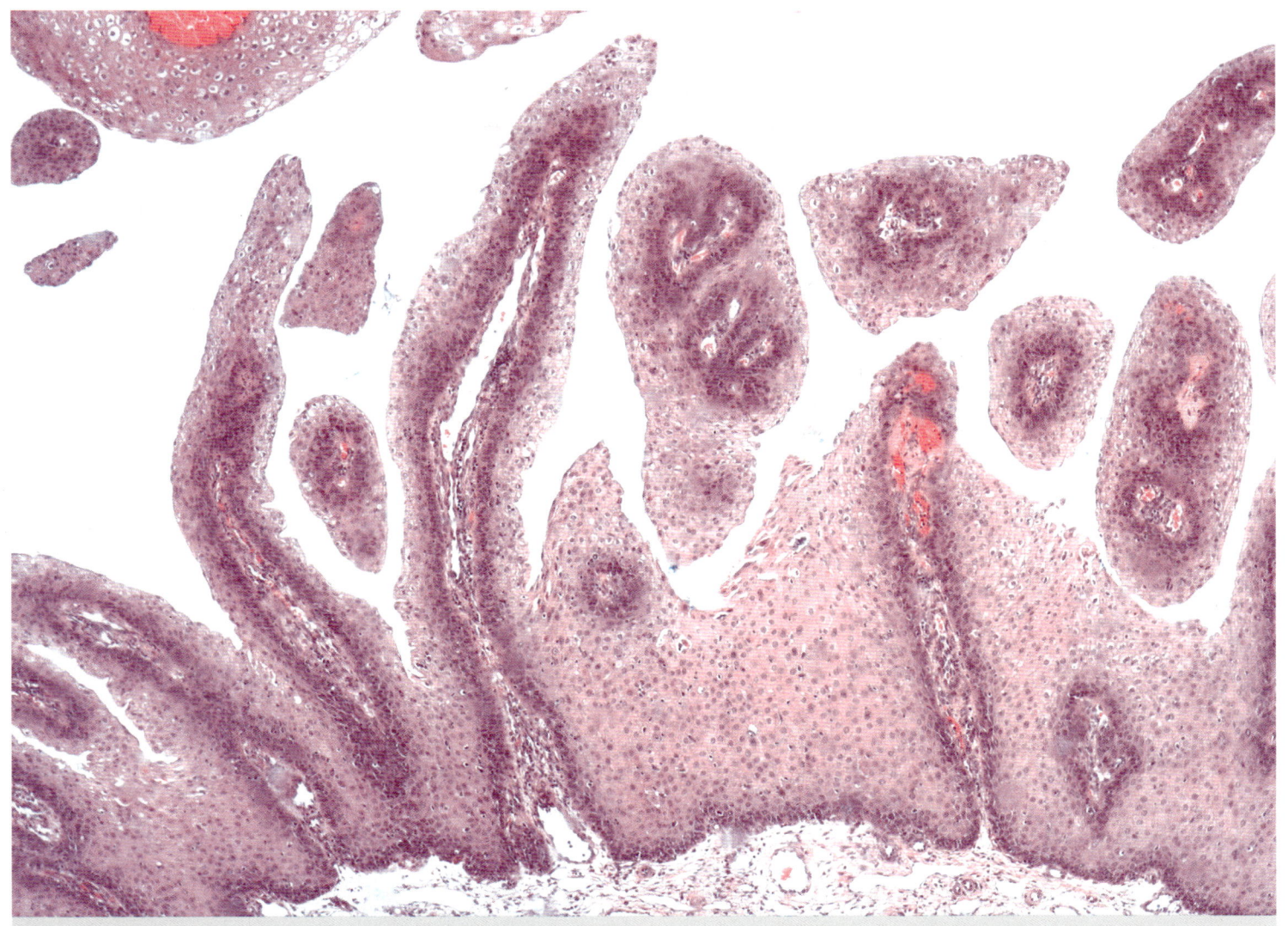

Fig. 4.8 Condiloma papilífero. A arquitetura normal do epitélio escamoso está alterada. Os pedículos no estroma apresentam vasos sanguíneos proeminentes.

4.2 Lesões Cervicais Pré-Malignas

4.2.1 Terminologia Histológica

Lesões Intraepiteliais Escamosas

A nomenclatura das formas displásicas do epitélio cervical escamoso ainda está em evolução (▶ Tabela 4.1). Os termos displasia e carcinoma *in situ* (CIS) estão se tornando defasados. O sistema com duas categorias de LSIL e de HSIL é biologicamente mais relevante e reprodutível do que a terminologia CIN com três categorias, e por essa razão foi recomendada pelo sistema da World Health Organization (WHO) em 2014.[13,21]

4.2.2 Breve História da Terminologia das Lesões Precursoras Cervicais

O termo *carcinoma in situ* foi cunhado por Broders, em 1932.[22] Este conceito foi fundamentado nos estudos detalhados das lesões precursoras não invasivas de câncer cervical, realizados por Schauenstein, Schottlaender e Kermauner, no começo dos anos 1900.[23,24] Reagan cunhou o termo *displasia*, em 1953.[25] O termo *displasia* incluía todas as perturbações da diferenciação do epitélio escamoso de menor grau do que CIS. Em 1963, Koss *et al.*[26] propuseram a hipótese de que todas as anomalias intraepiteliais pré-cancerosas do colo do útero, independentemente da sua morfologia, apresentavam um potencial de progressão para câncer invasivo, apesar de isto ocorrer menos frequentemente na displasia leve em comparação à displasia grave. Em 1968, Richart[27] definiu três categorias denominadas como *neoplasia intraepitelial cervical* (CIN) para o *continuum* histológico de displasia e carcinoma *in situ*. CINs 1, 2 e 3 indicavam displasia branda, moderada e grave, respectivamente. A CIN 3 (displasia grave) foi estabelecida como uma lesão equivalendo à CIS.

Em 1990, Richart[28] transferiu o conceito citológico de neoplasia de baixo e de alto graus para a classificação histológica da neo-

Tabela 4.1 Terminologias para lesões precursoras cervicais escamosas

Classificação mais antiga	Classificação da WHO (2003)	Classificação da WHO (2014)
Displasia branda	CIN 1	Lesão intraepitelial escamosa de baixo grau (LSIL)
Displasia moderada	CIN 2	Lesão intraepitelial escamosa de alto grau (HSIL)
Displasia grave/carcinoma *in situ*	CIN 3	

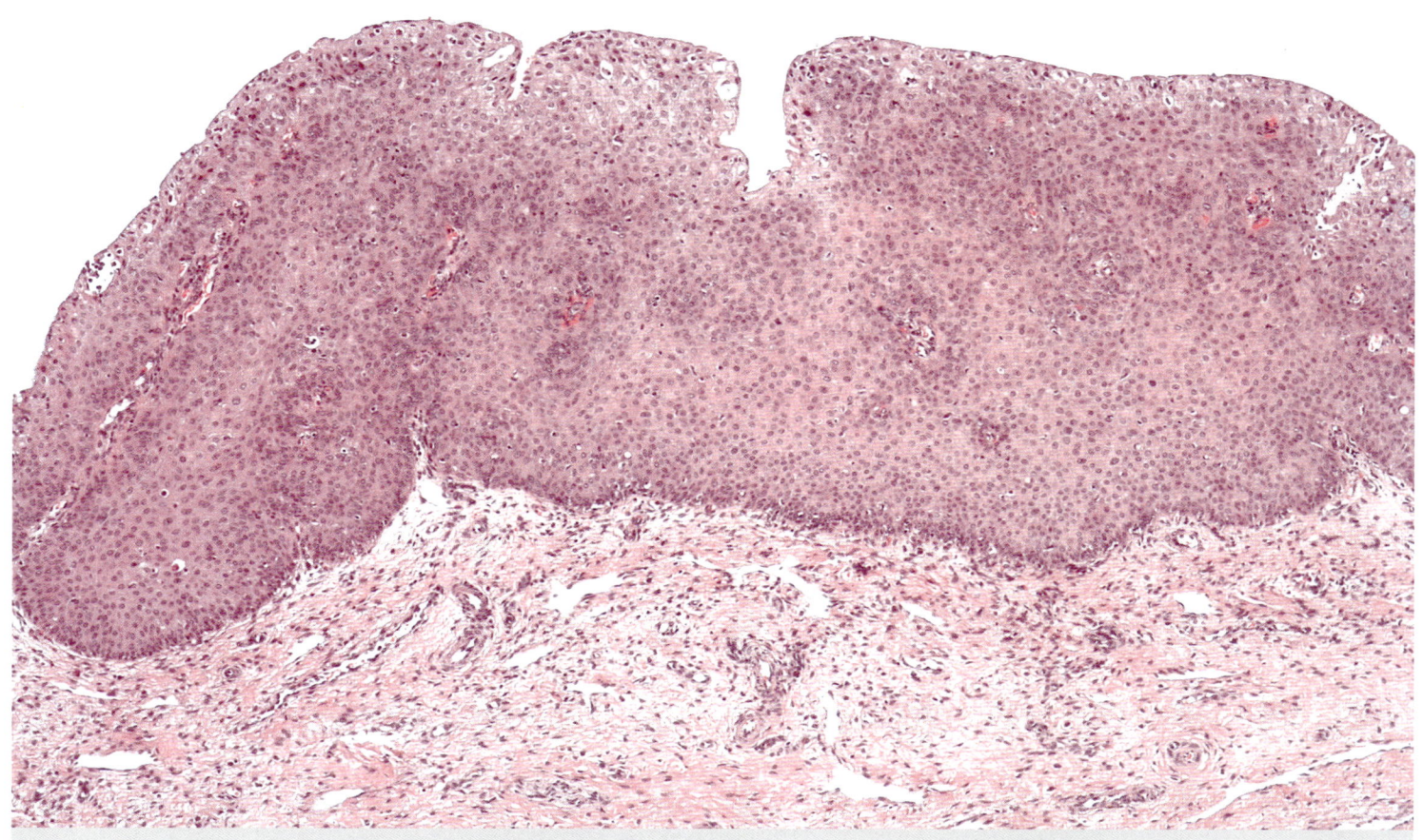

Fig. 4.9 Condiloma plano. As invaginações (*pegs*) epiteliais proeminentes são separadas por papilas altas no estroma. Corresponde à LSIL.

plasia cervical inicial. Isto realizou-se em um seminário, em Bethesda, Maryland, patrocinado pelos National Institutes of Health. A nomenclatura histológica definiu dois graus de doença: LSIL, consistindo em atipia coilocitótica, e CIN 1 e HSIL, consistindo em CIN 2 e CIN 3. LSIL é frequentemente autolimitada e resolve-se espontaneamente ("SIL e baixo grau não SIL"), enquanto HSIL é considerada um precursor verdadeiro de câncer invasivo. A terminologia de Bethesda foi avaliada e atualizada, em 2001.[29] A terminologia de Bethesda também foi aplicada às neoplasias intraepiteliais vulvar, vaginal e anal (ver Capítulo 7). Em 2014, a WHO também se mudou para um sistema de duas categorias (WHO, 2014).

4.2.3 Lesões Intraepiteliais Glandulares (Adenocarcinoma *in situ*)

AIS é o precursor não invasivo do adenocarcinoma invasivo.[30] Em 1952, Hepler[31] descreveu células glandulares neoplásicas altamente atípicas como lesões precursoras de adenocarcinoma cervical invasivo, e Friedell introduziu o termo AIS, em 1953.[32] Pelo menos 50% do AIS são lesões mistas, com SIL associada.[13] Por analogia ao conceito de SIL, foram propostas nomenclaturas indicando um grau menor de anormalidade do que AIS (i. e., *displasia endocervical*,[33] *neoplasia glandular intraepitelial cervical*[34]). Entretanto, o epitélio glandular não apresenta infecção HPV produtiva, de modo que não existe lesão de baixo grau comparável no epitélio glandular, e estes termos não devem ser usados.

4.2.4 Histologia das Lesões Cervicais Pré-Malignas

Lesões Intraepiteliais Escamosas (SIL, CIN)

O epitélio displásico é caracterizado pela proliferação de células atípicas. Há variação no tamanho e na forma das células e de seus núcleos, que estão aumentados e são hipercromáticos. Mitoses, incluindo formas anormais, estão aumentadas. A arquitetura epitelial é perturbada, com perda da polaridade das células. A superfície mostra, muitas vezes, paraceratose ou ceratinização. A estratificação pode ser completamente perdida, e a espessura inteira do epitélio é constituída de uma população uniforme de células atípicas. As papilas estromais são frequentemente altas, e as projeções epiteliais são proeminentes. Ocasionalmente, estas características não estão presentes. Como ocorre com epitélio escamoso metaplásico, o limite entre o epitélio displásico e o epitélio normal é nítido. Não é incomum a observação de vários tipos diferentes de epitélio displásico no mesmo colo, e os limites entre eles são constantemente claros e nítidos (▶ Fig. 3.10).

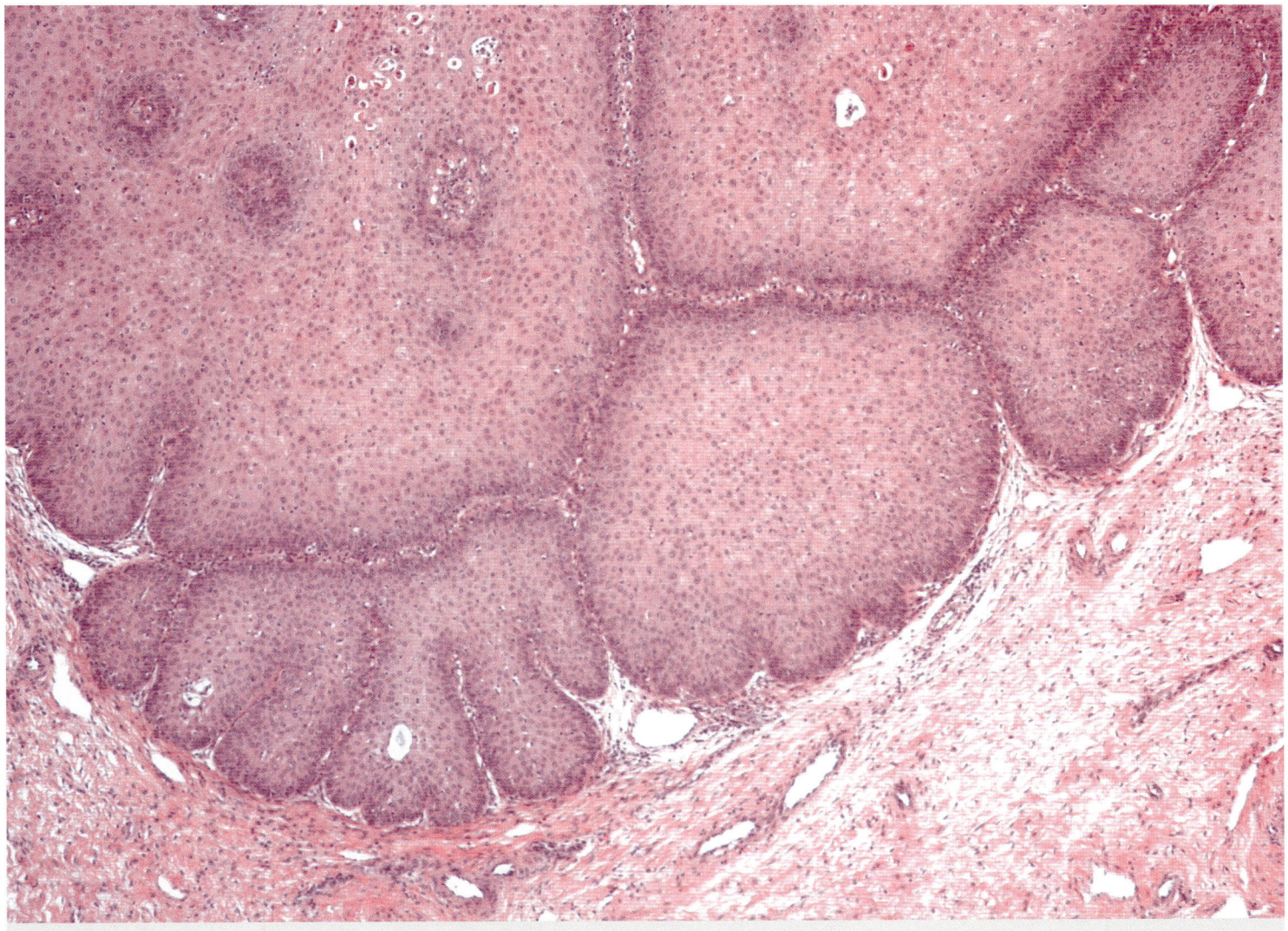

Fig. 4.10 Condiloma invertido. A lesão envolve a superfície e as criptas endocervicais. Corresponde à LSIL.

A *graduação* da CIN é fundamentada no grau de atipia celular e de alteração da arquitetura epitelial.

- CIN 1 (LSIL): A maturação celular está presente nos dois terços superiores do epitélio. As células superficiais apresentam atipias variáveis, mas, frequentemente, são leves e podem apresentar coilocitose viral. As anormalidades nucleares estão presentes, mas são discretas. As figuras de mitose estão presentes no terço basal e não são numerosas, e as formas anormais são raras (▶ Fig. 4.12). Atualmente, a LSIL também inclui os condilomas planos (WHO, 2014).
- CIN 2 (HSIL): A maturação está presente no terço superior, e as atipias nucleares podem ser vistas nos terços médio e inferior do epitélio. Podem-se ver figuras de mitose nos dois terços basais do epitélio. Figuras mitóticas aberrantes podem ser vistas (▶ Fig. 4.13a).
- CIN 3 (HSIL): A maturação normal está ausente ou se limita ao terço superficial do epitélio. As anormalidades nucleares são acentuadas em toda a espessura do epitélio. Figuras de mitose são numerosas e podem se vistas em todas as camadas do epitélio. Mitoses anormais são frequentes (▶ Fig. 4.13b). Coilócitos não são vistos. Na CIS pode ocorrer a perda completa da estratificação.

Metaplasia Escamosa Atípica Imatura (AIM)

O termo *metaplasia escamosa atípica imatura* (AIM) foi introduzido, em 1983, para descrever lesões que apresentam proliferação das células basais, com aumento da densidade nuclear e sem sinais de maturação, mas sem critérios suficientes para estabelecer o diagnóstico de HSIL[36] (▶ Fig. 4.14). A proliferação celular escamosa atípica imatura, de aspecto não papilífero, que apresenta atipias citológicas compatíveis com um diagnóstico de HSIL e com algumas características metaplásicas, foi denominada de *displasia eosinofílica*.[37] As outras proliferações atípicas, não papilíferas, de células escamosas imaturas, que apresentam metaplasia e atipias citológicas, foram denominadas como *proliferação semelhante à metaplásica imatura atípica do colo*.[38]

O diagnóstico de AIM tem baixa reprodutibilidade interobservadores e intraobservadores em cortes corados com hematoxilina e eosina (HE). Embora AIM seja uma descrição histológica útil, o termo não deve ser usado como um diagnóstico. A imunoistoquímica para p16^{INK4a} é capaz de distinguir entre metaplasia escamosa imatura que deve ser acompanhada e HSIL que deve ser tratada (▶ Fig. 4.14).[39]

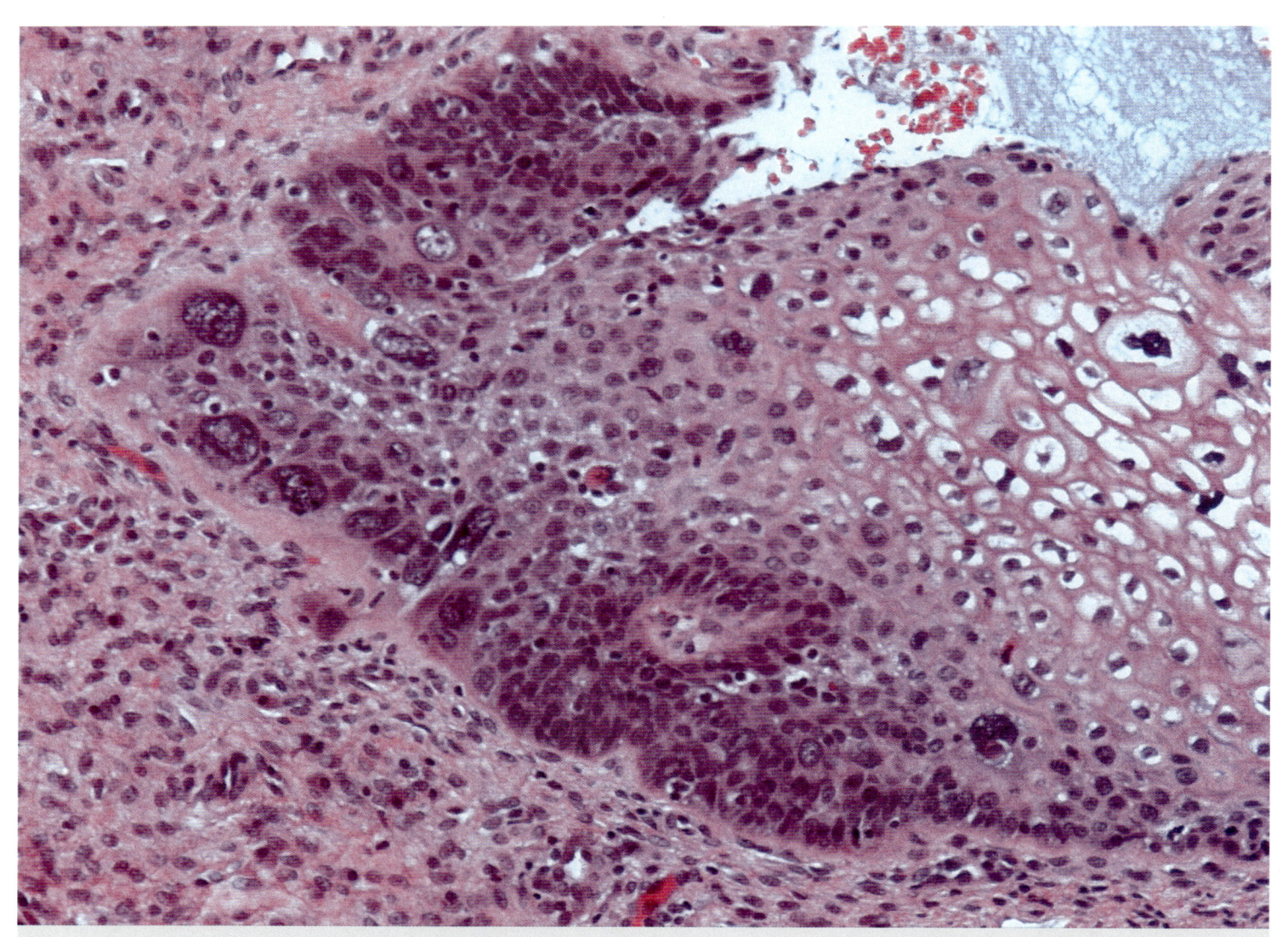

Fig. 4.11 Condiloma atípico. A lesão mostra coilócitos atípicos com grandes núcleos hipercromáticos, irregulares e bizarros na camada basal. Corresponde à LSIL.

Adenocarcinoma *in situ*

AIS é definido como epitélio colunar não invasivo, mas altamente atípico do colo do útero.[2,9,30,40] Ele compromete a superfície epitelial e as criptas (▶ Fig. 4.15). A transição entre o epitélio colunar displásico e o epitélio normal é abrupta (▶ Fig. 3.11).

AIS endocervical é o tipo mais comum (▶ Fig. 4.15). As células atípicas têm núcleos hipercromáticos alongados, em forma de charuto, com cromatina grosseira granular ou em grumos e localizam-se em vários níveis dentro das células, de modo que o epitélio pode imitar estratificação. Mitoses, incluindo formas anormais, são comuns e caracteristicamente encontradas na camada citoplasmática escassa acima da camada nuclear compacta, densa (▶ Fig. 4.16). A quantidade de citoplasma é reduzida, e há apenas mínima mucina intracelular.

O tipo intestinal de AIS possui aspectos de mucosa intestinal com células caliciformes e, às vezes, células de Paneth[41] (▶ Fig. 4.17).

Outras formas de AIS incluem os tipos de células claras, endometrioide e adenoescamoso.

Durante a gravidez, a reação de Arias–Stella pode, ocasionalmente, ser confundida com AIS de células claras.[13] A reação de Arias–Stella caracteriza-se pelo hipercromatismo nuclear, com aumento acentuado e irregularidade dos núcleos, com projeção das células para dentro da luz glandular, formando um padrão chamado de células em cabeça de prego, mas não apresentam atividade mitótica. As alterações inflamatórias, hiperplásicas e metaplásicas, bem como a endometriose representam outras disfunções que podem criar dificuldades adicionais no diagnóstico diferencial. Na maioria dos casos, a AIS é positiva para $p16^{INK4a}$, e o uso da coloração imunoistoquímica para $p16^{INK4a}$ pode ser útil[13] (▶ Fig. 4.18).

4.2.5 Biomarcadores no Diagnóstico do Câncer Cervical

As pesquisas, envolvendo o estudo de biomarcadores, têm como objetivo identificar os eventos-chave no processo da carcinogênese, para auxiliar diagnósticos citológico e histológico e prognóstico da doença. A hipótese de que deve haver um "ponto sem volta" na patogênese do câncer cervical tem sido proposta. A identificação de um biomarcador poderia mostrar claramente, quando este ponto foi atingido ou ultrapassado.[42]

Testes para Detecção de DNA de HPV

Os testes para detecção de HPV-DNA identificam as infecções de HPV latentes, produtivas ou de transformação. Dessa forma, o teste de DNA de HPV é mais sensível para a detecção de HSIL do que a citologia. O teste de HPV pode ser usado no tratamento clínico das mulheres com anormalidades citológicas limítrofes e na triagem citológica de mulheres com 30 anos ou mais. O valor preditivo negativo da citologia negativa e de HPV negativo aproxima-se de 99%. Isto tem um grande impacto para as estratégias de rastreamento.[43,44,45]

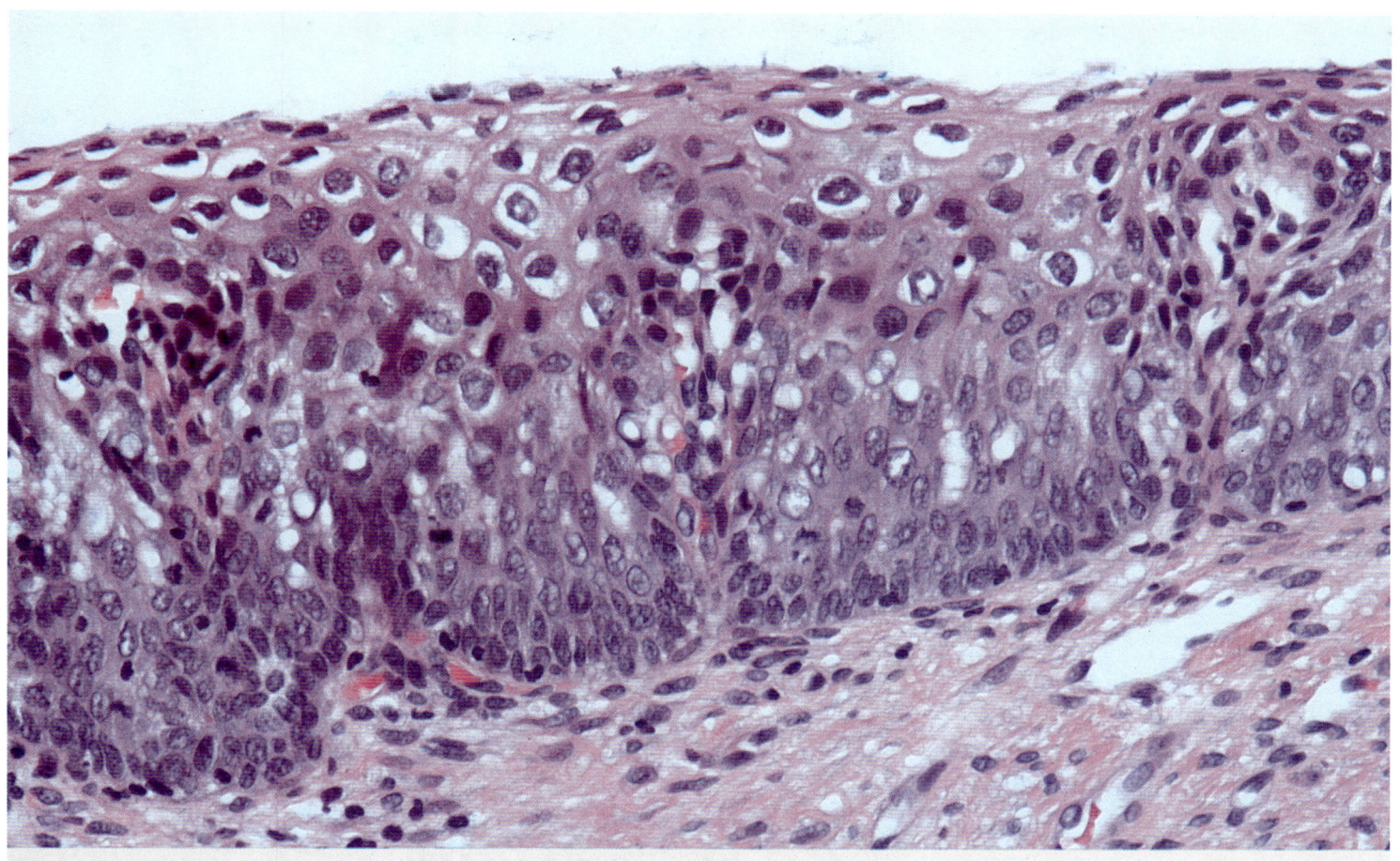

Fig. 4.12 LSIL (CIN 1) com aumento discreto da celularidade, atipias e mitoses, mais bem visualizadas na camada basal. Há pouca alteração da polaridade.

No acompanhamento após o tratamento de pacientes com HSIL, o *status* de DNA de HPV é um preditor mais preciso de recidiva do que a citologia repetida.[45]

Teste de Detecção de mRNA de HPV E6/E7

O mRNA E6/E7 é um marcador indireto da expressão oncogênica viral.[46] Os genes *E6/E7* são necessários na infecção HPV permissiva (produtiva) e são fortemente expressos na fase de transformação. Por essa razão, o teste de mRNA de HPV E6/E7 pode servir como um discriminador específico entre SIL transitória e SIL potencialmente progressiva. A sensibilidade e a especificidade dos testes de DNA de HPV e de mRNA de HPV têm sido avaliadas e comparadas em estudos clínicos, em diferentes cenários.

Genotipagem de HPV-DNA

A infecção pelo HPV 16 e pelo HPV 18 está associada a um risco significativamente aumentado de HSIL, e genotipagem destes dois tipos de HPV de alto risco tem sido estudada para triagem de doença de alto grau.[47,48,49,50] De acordo com Khan *et al.*,[47] o risco de CIN 3+ é de 0,8% em mulheres negativas para HPV, de 17% em mulheres com HPV 16, de 13,6% em mulheres com HPV 18, e apenas de 3% nas mulheres positivas para outros tipos de HPV.

Uma limitação dos testes e da genotipagem de HPV de alto risco é que as mulheres com idade acima de 29 anos, com citologia negativa e que são positivas para HPV de alto risco, apresentem um risco de 7 a 10% de HSIL+ subjacente.[48,49]

Proteína de Capsídeo L1

L1, a principal proteína do capsídeo, é uma das oito proteínas HPV específicas conhecidas (E1, E2, E4, E5, E6, E7, L1 e L2). Durante a fase permissiva (produtiva) do ciclo de vida viral, a proteína L1 de capsídeo (junto com L2, a proteína de capsídeo menor) é produzida no citoplasma e translocada para dentro do núcleo.[51] Na avaliação imunoquímica, isto pode ser observado por uma forte coloração nuclear (▶ Fig. 3.3a, ▶ Fig. 4.19).

L1 é um alvo importante da resposta imune.[52] SIL mais grave perde gradualmente a capacidade de se diferenciar e deixa de expressar L1. As lesões com expressão de L1 em amostras de biópsia ou citologia apresentam uma tendência maior de regressão do que as lesões L1-negativas.[53,54,55,56] Por essas razões, a detecção de L1 pode servir como um marcador de SIL com potencial de regressão. No entanto, em alguns casos de SIL o potencial de replicação viral se mantém na fase de transformação da infecção por HPV. Essas lesões são positivas para ambos, L1 e p16^{INK4a} (▶ Fig. 4.20).[57,58]

p16^{INK4a}

A hiperexpressão da proteína reguladora do ciclo celular p 16^{INK4a}, um inibidor de cinase dependente de ciclina, está associada a infecções da fase de transformação do HPV. A inativação funcional do ciclo celular da proteína do retinoblastoma (pRb) pela oncoproteína E7 do HPV de alto risco resulta na hiperexpressão da p16^{INK4a}.[59] A inativação da pRb é um evento molecular determinante na carcinogênese mediada pelo HPV. Por essa razão, a hiperexpressão de p16^{INK4a} apresenta sensibilidade e especificidade altas para HSIL e AIS (▶ Fig. 3.4, ▶ Fig. 4.18).

Alguns estudos demonstraram melhor acurácia no diagnóstico de HSIL e AIS com o exame adicional de lâminas coradas por HE para p16^{INK4a} em biópsias cervicais.[60,61,62] A concordância interobservadores também foi melhor. A p16^{INK4a} está sendo usada cada vez mais em patologia diagnóstica de rotina para confirmar HSIL e AIS.[43]

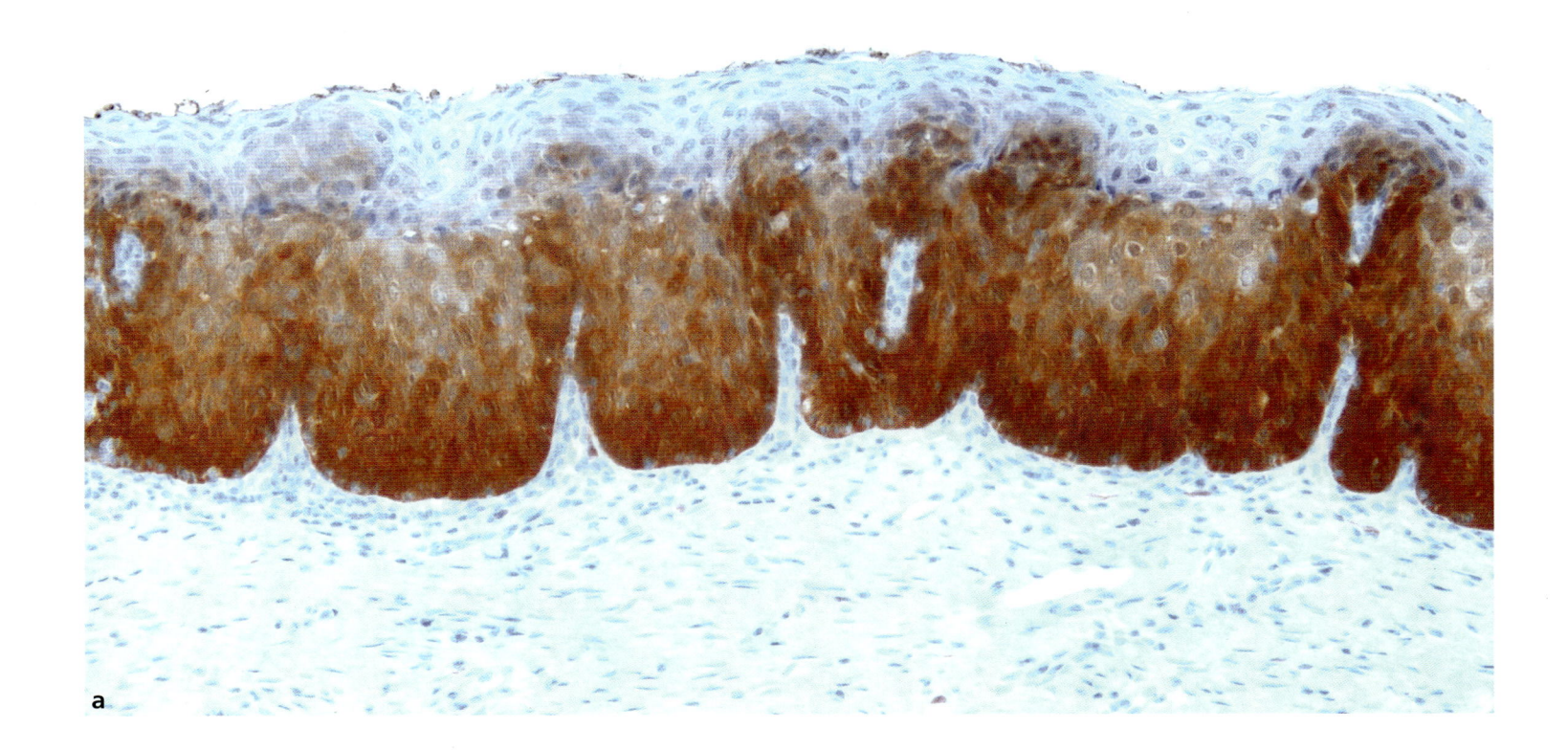

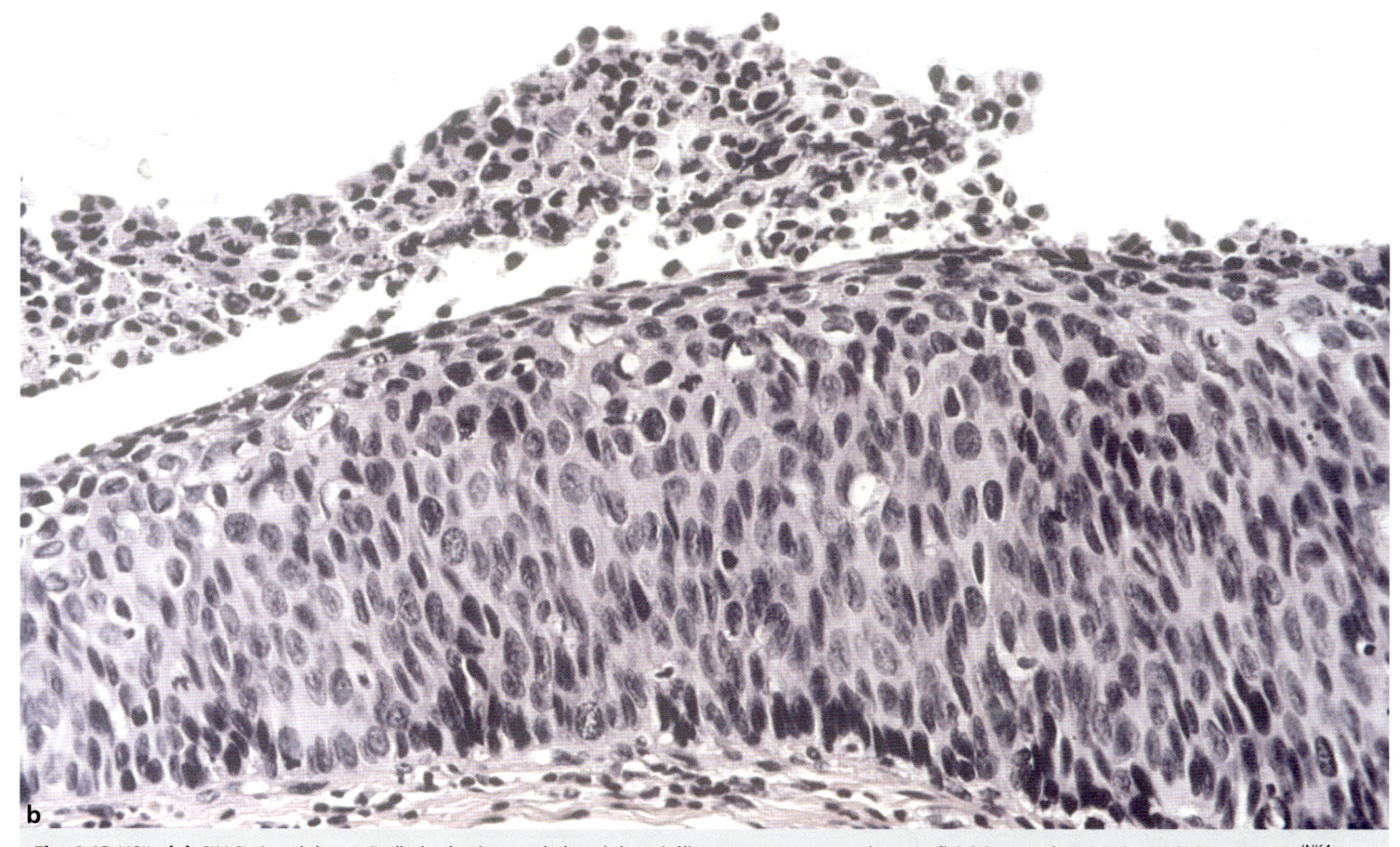

Fig. 4.13 HSIL. **(a)** CIN 2: As atipias estão limitadas à metade basal do epitélio, enquanto a metade superficial é normal. Imunoistoquímica para p16^{INK4a}. **(b)** CIN 3 com numerosas mitoses estendendo-se ao terço superior do epitélio, e células basaloides atípicas estendendo-se quase até a superfície.

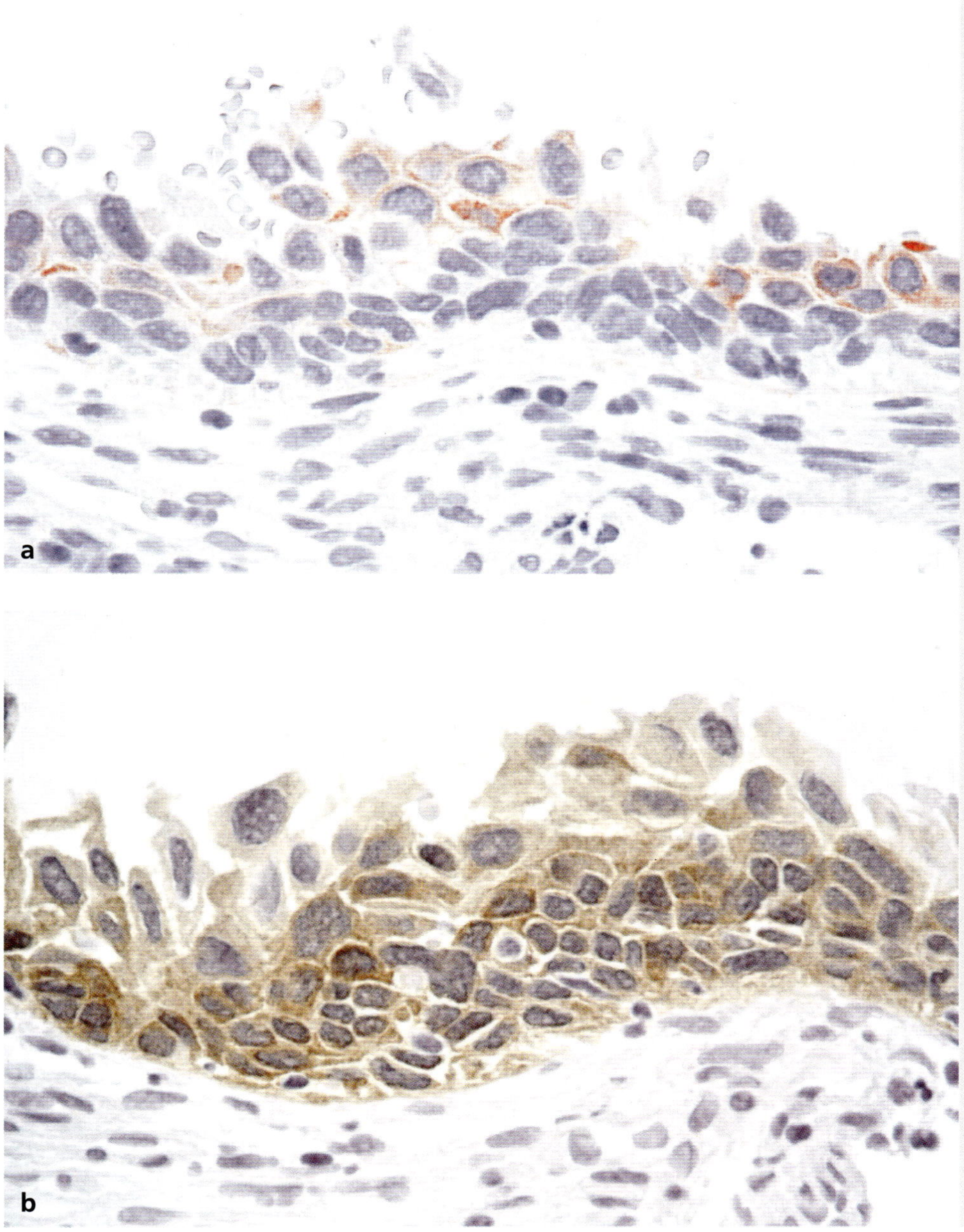

Fig. 4.14 Metaplasia escamosa imatura atípica.[39]
(a) Notar as proliferações escamosas imaturas atípicas com atipia nuclear em uma lesão plana (coloração para citoceratina 17).
(b) Imunoistoquímica para p16^{INK4a} permite distinguir entre a metaplasia escamosa imatura e HSIL (da referência 39).

A determinação de p16^{INK4a} por coloração difusa tem valor prognóstico na LSIL. Um estudo clínico prospectivo mostrou que as lesões de CIN 1 negativas para p16^{INK4a} persistiram ou regrediram, enquanto as lesões de CIN 1 com um padrão de coloração positivo difuso mostraram um risco aumentado de progressão para HSIL.[63]

A hiperexpressão de p16^{INK4a} também foi estudada em esfregaços de citologia cervical, particularmente nos casos de citologia duvidosa ou com alteração menor. Em um grande estudo controlado de casos de ASC-US (células escamosas atípicas de significado indeterminado) ou de LSIL, a sensibilidade da citologia para p16^{INK4a} para a detecção de HSIL foi semelhante ao do teste de HPV, mas a especificidade foi mais alta.[6,4] Uma segunda geração de exames combina a coloração para p16^{INK4a} e o marcador de proliferação Ki-67 em um único teste. A coloração dupla para p16^{INK4a} e Ki-67 mostrou resultados promissores em estudos clínicos de rastreamento, para a triagem dos resultados de citologia com ASC-US ou LSIL e para a triagem de resultados positivos de teste de HPV (▶ Fig. 4.21).[43,65,66]

Outros Biomarcadores Potenciais

A metilação dos sítios de ligação E2 de HPV 16 é frequente em cânceres de células escamosas, indicando que ele é um evento bastante tardio na carcinogênese. A metilação dos sítios de ligação de E2, que é mais frequente nas lesões de HSIL, é proporcional à gravidade da lesão.[67] Os marcadores de metilação, como o CADM 1 e o MAL, podem ter potencial diagnóstico.[43,68] A citoceratina 3 é descrita para diferenciar as lesões CIN 2 de CIN 3 em biópsias cervicais.[69] As proteínas expressas em células com fases S aberrantes também podem ser usadas para detectar lesões cervicais displásicas.[43,70]

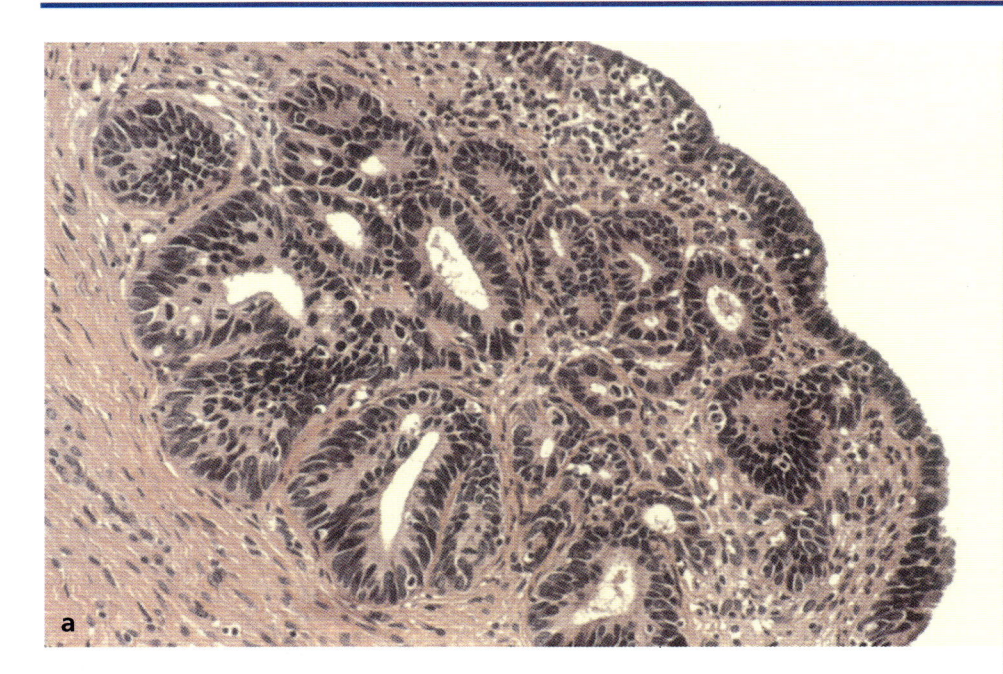

Fig. 4.15 (a, b) Adenocarcinoma *in situ*, tipo endocervical. A lesão compromete ao mesmo tempo a superfície e as criptas. As células atípicas têm núcleos hipercromáticos alongados, em forma de charuto, com cromatina grosseira granular ou em grumos. A quantidade de citoplasma é reduzida, e há apenas mínima mucina intracelular.

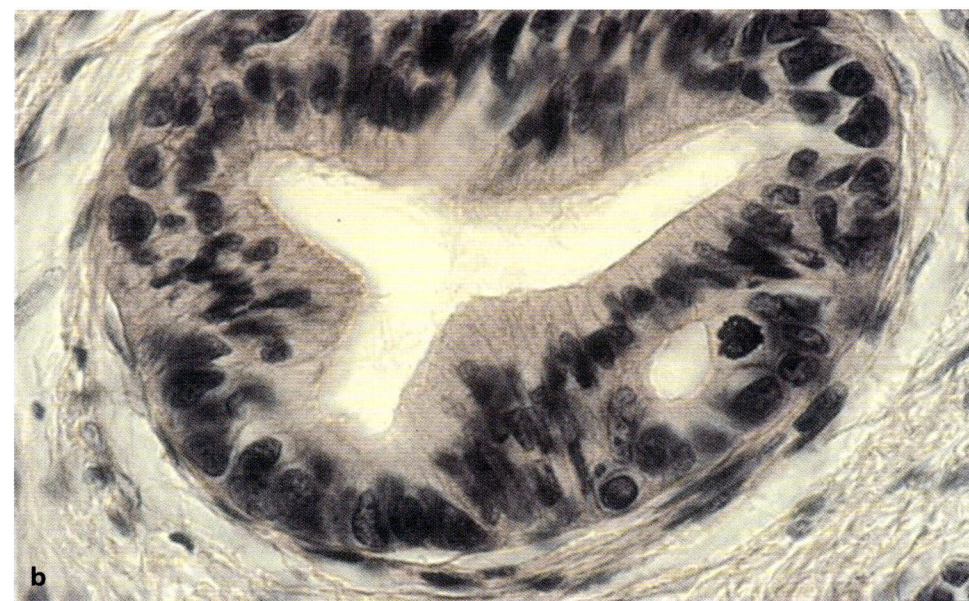

4.3 Câncer Cervical Invasivo

O espectro do câncer cervical invasivo varia de lesões microscópicas até lesões macroscópicas, manifestas clinicamente, com várias medidas de invasão em centímetros. O estadiamento do câncer cervical é feito de acordo com o sistema desenvolvido pela Federação Internacional de Ginecologia e Obstetrícia (Federation of Gynecology and Obstetrics – FIGO),[71] que está fundamentado principalmente nos achados clínicos e nas medidas do tumor, que podem ser complementadas com resultados de exames de imagem.

4.3.1 Carcinoma Microinvasivo

O carcinoma microinvasivo (MICs) do colo do útero é um tumor predominantemente intraepitelial que ultrapassou a membrana basal com invasão inicial do estroma cervical. A definição atual da FIGO (2009)[71] aplica-se ao carcinoma de células escamosas e ao adenocarcinoma, e estipula a medição do tumor em duas dimensões:

- **Estádio IA1 da FIGO** abrange as lesões com uma profundidade de invasão do estroma ≤ 3,0 mm e com uma extensão lateral ≤ 7 mm.
- **Estádio IA2 da FIGO** abrange as lesões com uma profundidade de invasão > 3,0 mm e ≤ 5,0 mm e com uma extensão lateral ≤ 7,0 mm.
- As lesões maiores, mesmo que não possam ser identificadas clinicamente, são consideradas **estádio IB1 pela FIGO.**

Muitas vezes, o MIC não pode ser visualizado na colposcopia e, por isso, o diagnóstico exige o exame histológico com cortes seriados de uma biópsia excisional, com inclusão de toda a lesão.

Burghardt *et al.*[9] dividiram a história natural do MIC em três fases (▶ Fig. 4.22). A primeira fase é aquela entre o aparecimento da neoplasia intraepitelial e o início da invasão do estroma cervical (invasão estromal inicial); a segunda fase é aquela entre a ruptura inicial e a formação de brotos invasivos identificáveis; e a terceira fase termina quando o tumor adquire um tamanho mensurável e atinge a capacidade de metastatizar.

Invasão Inicial do Estroma

A invasão histológica do carcinoma de células escamosas começa pela *invasão inicial do estroma*. O termo indica as primeiras protrusões invasivas da HSIL no estroma e é uma entidade histológica.

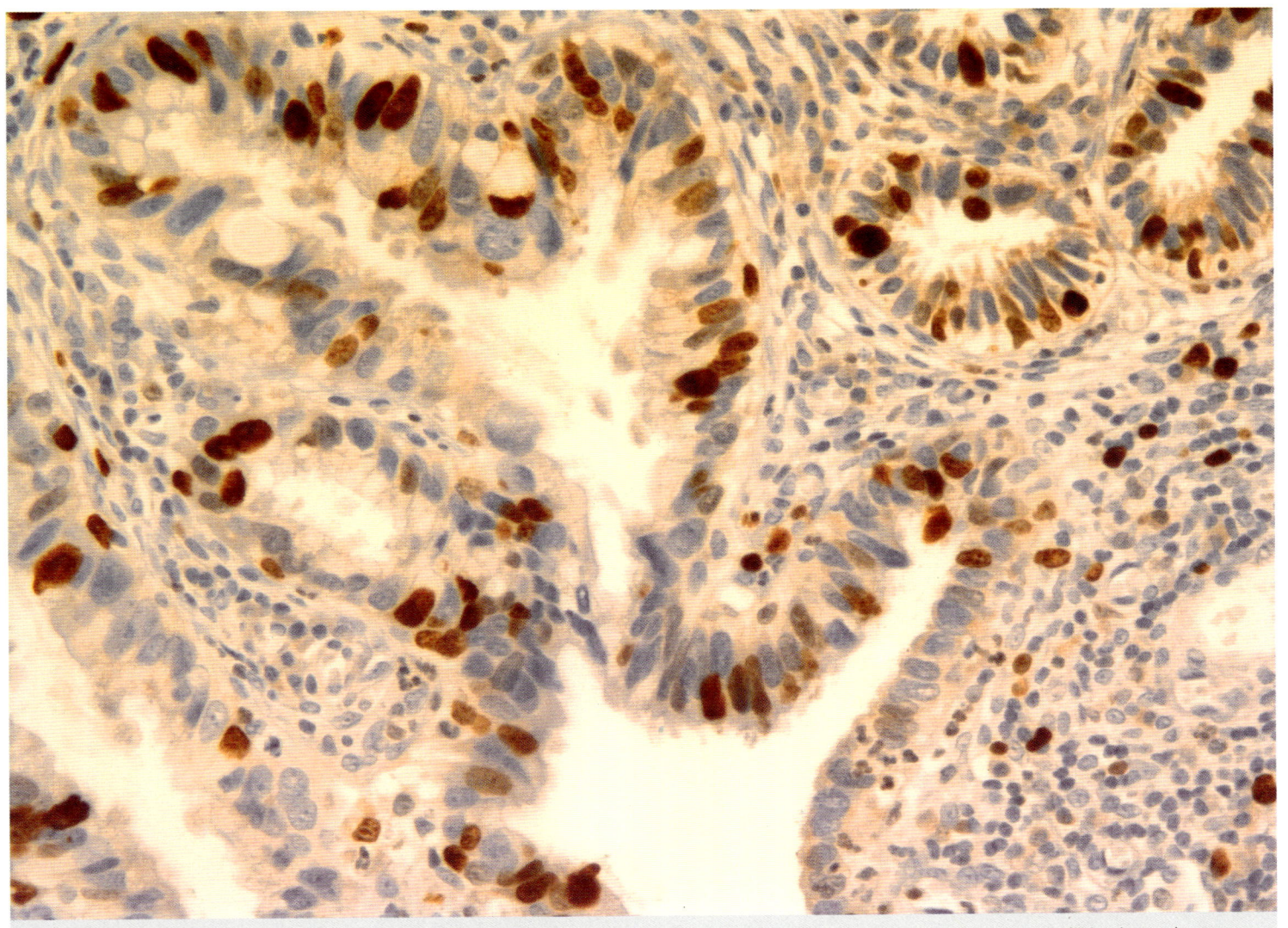

Fig. 4.16 Adenocarcinoma *in situ* do tipo endocervical. Notar a alta fração de crescimento do epitélio glandular transformado, neoplásico (corando-se para Ki-67).

O termo foi incluído na classificação de 1985 da FIGO,[72] que diferenciou a *invasão inicial do estroma* do *carcinoma microinvasivo*, consideravelmente maior, mas foi eliminado das versões de 1995 e das versões subsequentes do sistema de estadiamento.[73] Consideramos de alta relevância clínica o diagnóstico da invasão inicial do estroma, porque nesse caso as metástases para os linfonodos são extremamente raras.[74,75,76]

Os critérios histológicos de invasão inicial do estroma são a presença de projeções arredondadas ou em forma de bastão, digitiformes, que se estendem a partir da base da HSIL para o estroma subjacente (▶ Fig. 4.22a).[9,77,78,79] As linguetas invasivas diferem distintamente do epitélio, porque as células invasivas são maiores, com núcleos aumentados e mais pálidos e com abundante citoplasma eosinofílico, dando a impressão de maior diferenciação. O estroma que circunda os brotos invasivos está alterado e apresenta uma reação desmoplásica. Apresenta-se edematoso e com um infiltrado em maior ou menor extensão de células redondas, frequentemente de linfócitos (▶ Fig. 4.23). Os brotos epiteliais circundados por estroma normal, sem um infiltrado inflamatório, não devem ser erroneamente diagnosticados como invasão inicial. A imunoistoquímica é de pequeno valor para o diagnóstico de invasão inicial, porque as pequenas rupturas da membrana basal visualizadas por coloração para laminina e colágeno tipo IV são comuns no epitélio cervical normal e na SIL sem invasão inicial, especialmente em áreas com infiltrados inflamatórios.[13]

Aproximadamente 12% dos casos de invasão inicial do estroma apresentam mais de um foco de invasão.[80] Subsequentemente, estes focos podem coalescer para formar um foco único de tumor. Alguns estudos têm sugerido que as lesões caracterizadas por confluência de múltiplos focos apresentam um prognóstico pior do que aquelas com um único foco invasivo.

Cerca da metade dos focos com invasão inicial do estroma origina-se de HSIL profunda nas glândulas cervicais e sem conexão com o epitélio de superfície. Só 33% da invasão estromal inicial ocorre na ectocérvice, em conexão com o epitélio da TZ, e cerca de 18% dos casos desenvolvem-se no canal endocervical.[80]

Tumor Microinvasivo

Um carcinoma microinvasivo é um tumor pequeno com focos de invasão que se ramificam, formando um tumor mensurável (▶ Fig. 4.22c). Desde 1995, a FIGO definiu a medição da lesão em duas dimensões, profundidade e largura. A *profundidade* de invasão é definida pela distância desde a superfície epitelial até o ponto mais profundo no estroma, envolvendo o epitélio superficial ou a cripta. Se não for possível identificar a origem do foco de invasão, a profundidade da invasão deve ser medida desde a membrana basal, até o ponto mais profundo de invasão.[81]

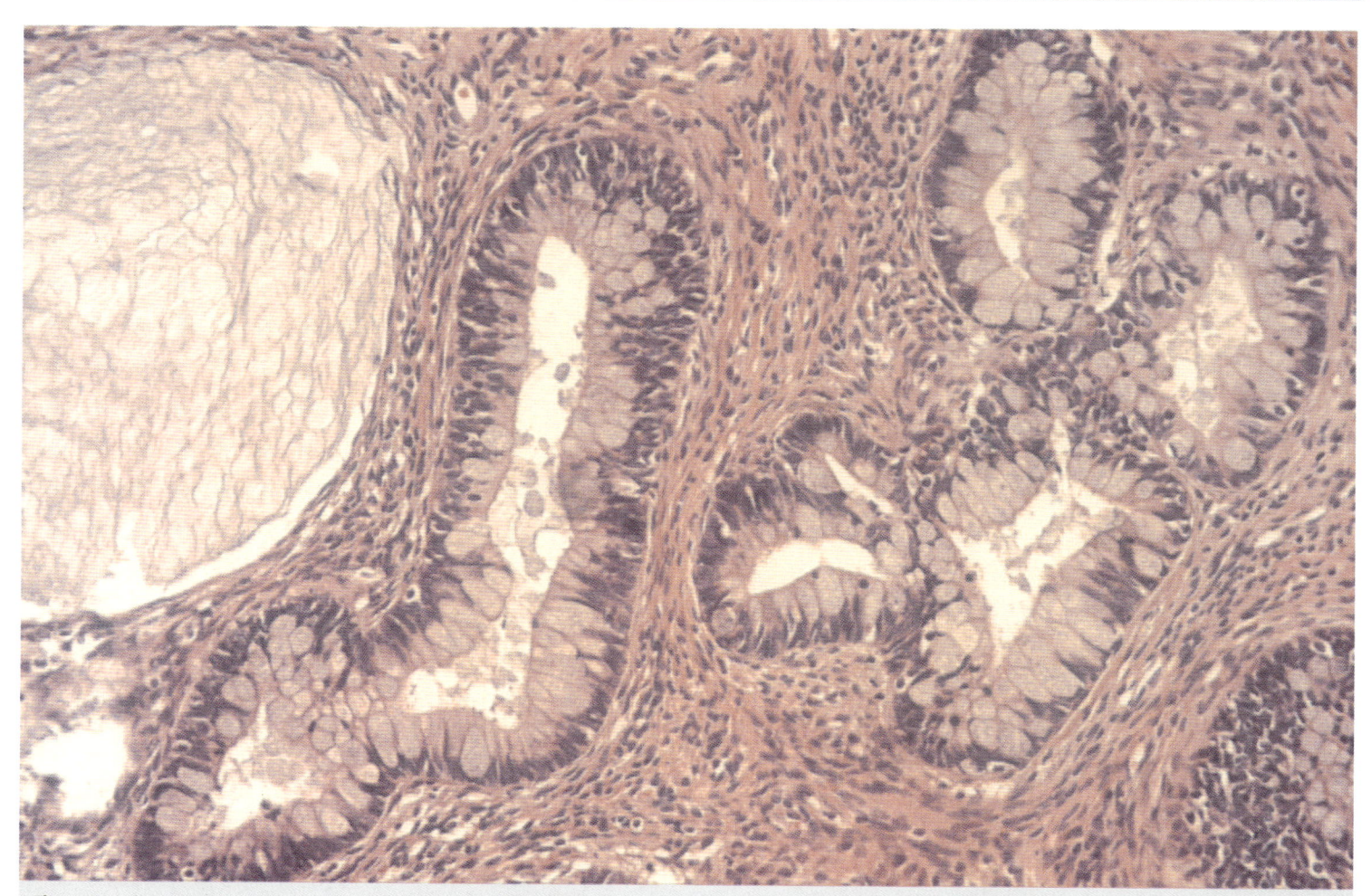

Fig. 4.17 Adenocarcinoma *in situ* do tipo intestinal. A lesão tem características similares à mucosa intestinal (células caliciformes).

A definição da FIGO, em 2009,[82] não especifica como medir a extensão lateral do tumor. Nas lesões unifocais, não existe problema, mas as lesões com múltiplos focos invasivos são mais complexas. Os focos múltiplos podem estar próximos ou muito separados.[83] Nós e outros pesquisadores sugerimos que a extensão lateral da microinvasão seja medida entre os dois pontos mais distantes, onde a invasão for identificada.[13,84]

Largura foi adicionada à definição da FIGO, porque uma lesão com uma profundidade de 4 a 5 mm de invasão pode medir até 22 mm em largura,[85] e porque a largura pode ser relevante para o prognóstico.[86,87,88,89] Tan *et al.*[90] descreveram uma lesão com menos de 5 mm de invasão, mas com disseminação superficial para dentro da cavidade endometrial

Burghardt *et al.*[9,76,91] sugeriram repetidamente que o volume do tumor invasivo é o fator prognóstico mais confiável no MIC e que não há nenhum risco de disseminação metastática nos tumores com um volume menor do que 500 mm³, desde que não seja observada invasão linfovascular (LVSI). O volume de um tumor microinvasivo pode ser estimado, supondo-se que a terceira dimensão (não medida) não excede o maior dos outros dois diâmetros em mais de 50%. Em cortes seriados de uma conização com uma lesão invasiva unifocal, o tamanho tumoral pode ser medido em duas dimensões no corte que apresenta a maior área, e a terceira dimensão pode ser calculada, contando-se o número de cortes (o que é demorado). A classificação atual da FIGO não define o volume, e poucos grupos testaram a hipótese de Burghardt.[92]

Invasão do Espaço Linfovascular

A invasão do espaço linfovascular foi definida por Roche e Norris[93] pela identificação de células tumorais que aderem à parede endotelial nos espaços que são contínuos com o estroma (▶ Fig. 4.22d). Em geral, a detecção histológica da invasão do espaço linfovascular é uma consequência do câncer cervical invasivo, pois a sua disseminação é caracteristicamente linfática.

O termo *invasão do espaço linfovascular* (LVSI) é muitas vezes usado para todos os tipos de canais vasculares, pois é muito difícil distinguir os pequenos vasos sanguíneos e capilares dos canais linfáticos. A variação interobservadores no diagnóstico da LVSI é alta, e a identificação de LVSI pode ser difícil. A formação de espaços em torno de ninhos tumorais pode ser causada por retração tecidual, por artefatos mecânicos e, também, pela implantação de epitélio de superfície, podendo conduzir a um falso diagnóstico de LVSI. Além disso, o achado de LVSI é diretamente proporcional ao número de cortes realizados. Anticorpos monoclonais contra epitélio linfático podem ser úteis para diferenciar entre LVSI e artefatos.[13]

Adenocarcinoma Microinvasivo

O adenocarcinoma microinvasivo do colo do útero é um tumor glandular pequeno, com mínima invasão estromal e com risco desprezível de metástases linfonodais (▶ Fig. 4.24). Histologicamente, é difícil distinguir o AIS de uma invasão inicial.[2,9,30] Os cri-

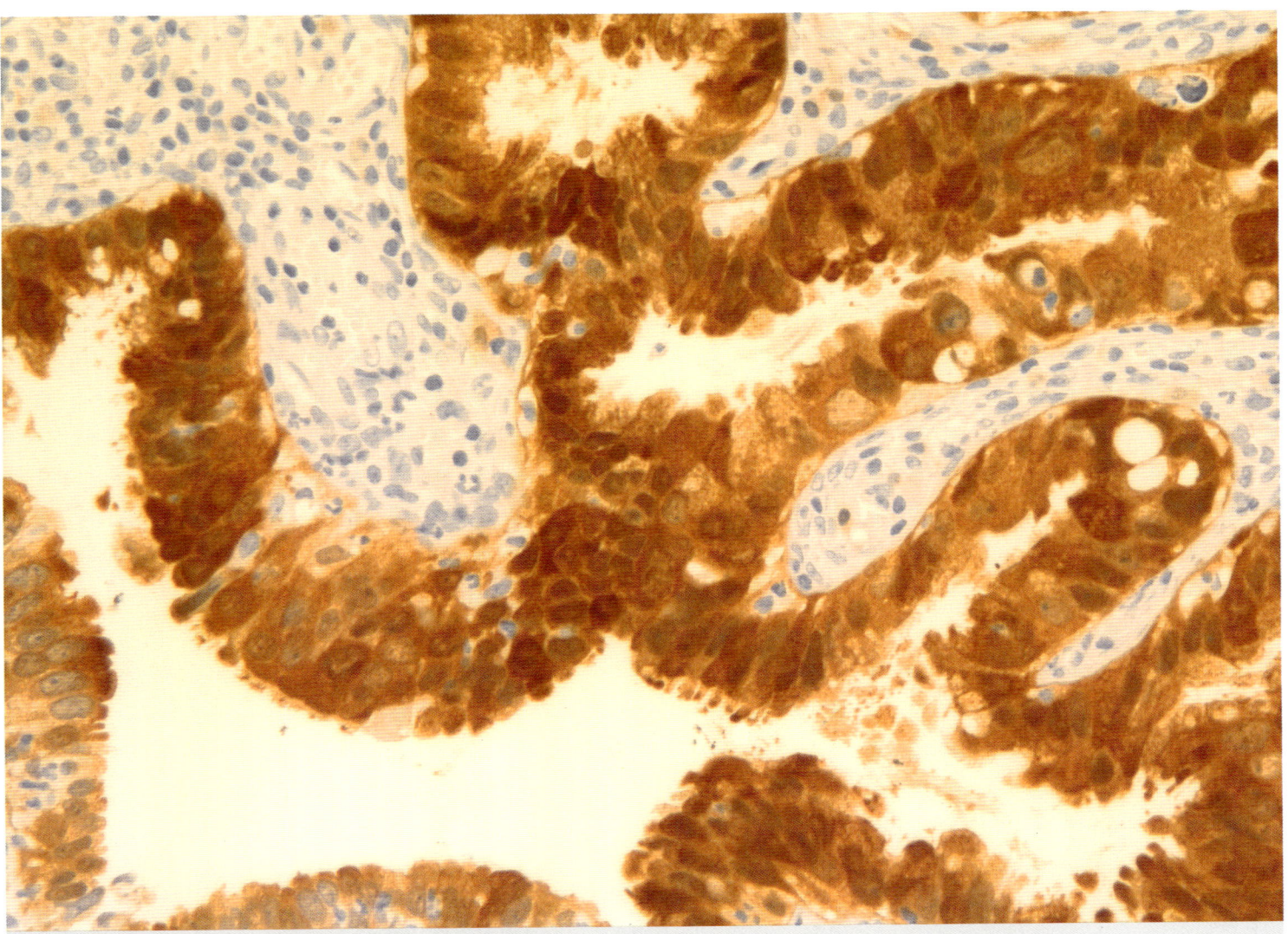

Fig. 4.18 Adenocarcinoma *in situ*. A lesão cora-se positivamente para p16^{INK4a}, assim se distinguindo de uma lesão glandular reativa.

térios bem estabelecidos para definir o carcinoma escamoso microinvasivo não podem ser aplicados ao adenocarcinoma microinvasivo. As ramificações frequentemente bizarras das glândulas atípicas podem imitar a invasão. No entanto, se o estroma que reveste as protrusões glandulares for completamente normal, é improvável que exista microinvasão. A profundidade de penetração das glândulas no estroma constitui um critério indireto, pois essa penetração não deve exceder a profundidade normal das criptas no estroma, que varia entre 6 a 8 mm. A presença de glândulas atípicas com penetração maior do que 6 a 8 mm abaixo da membrana basal é sugestiva de invasão.[13]

A proximidade entre as glândulas e os vasos sanguíneos pode ser um sinal de microinvasão.[94] A identificação de LVSI e de uma reação desmoplásica do estroma pode auxiliar na confirmação do diagnóstico. O adenocarcinoma microinvasivo, assim como o microcarcinoma escamoso, exige o exame em cortes seriados, incluindo toda a lesão.

Após definir o diagnóstico de invasão ou de microinvasão, profundidade e largura da invasão devem ser medidas. A profundidade da invasão deve ser medida na área onde a invasão é mais profunda, sobrejacente ao carcinoma *in situ* ou, quando não houver componente *in situ*, a partir da superfície. A largura é a medida do maior diâmetro da neoplasia paralelo à superfície.[35]

4.3.2 Câncer Cervical Invasivo

O câncer cervical invasivo, também chamado de câncer clínico, mostra vários padrões de crescimento. Eles podem ser *exofíticos, endofíticos,* ou podem apresentar uma combinação de ambos os padrões (▶ Fig, 4,25a-e). Os tumores confinados no canal endocervical são de particular importância diagnóstica. Os *carcinomas exofíticos,* muitas vezes, não apresentam uma invasão profunda (▶ Fig. 4.25a, b). A massa tumoral cresce para dentro da luz vaginal e cobre o colo como um cogumelo. Esses tumores são classicamente moles, friáveis e sujeitos a sangramento de contato.

Os carcinomas endofíticos (▶ Fig. 4,25c) infiltram extensamente o estroma sem muito crescimento na superfície. Se não forem excessivamente grandes, provocam pouca alteração no tamanho ou na forma do colo. A histologia mostra uma úlcera plana, rodeada por epitélio escamoso normal ou anormal. Se houver alguma área do tumor coberta por epitélio, a área de erosão pode mascarar seu verdadeiro tamanho. A superfície de um tumor endofítico pode ser rugosa, papilífera, granular e ulcerada. A superfície de um tumor *parcialmente endofítico e parcialmente exofítico* (▶ Fig. 4.25d, e) é frequentemente ulcerada. Apesar do seu componente exofítico, eles podem infiltrar profundamente o estroma subjacente. Um *tumor puramente endocervical* não pode ser visto à inspeção, mas pode provocar o aumento ou a deformação do colo, de acordo com seu tamanho.

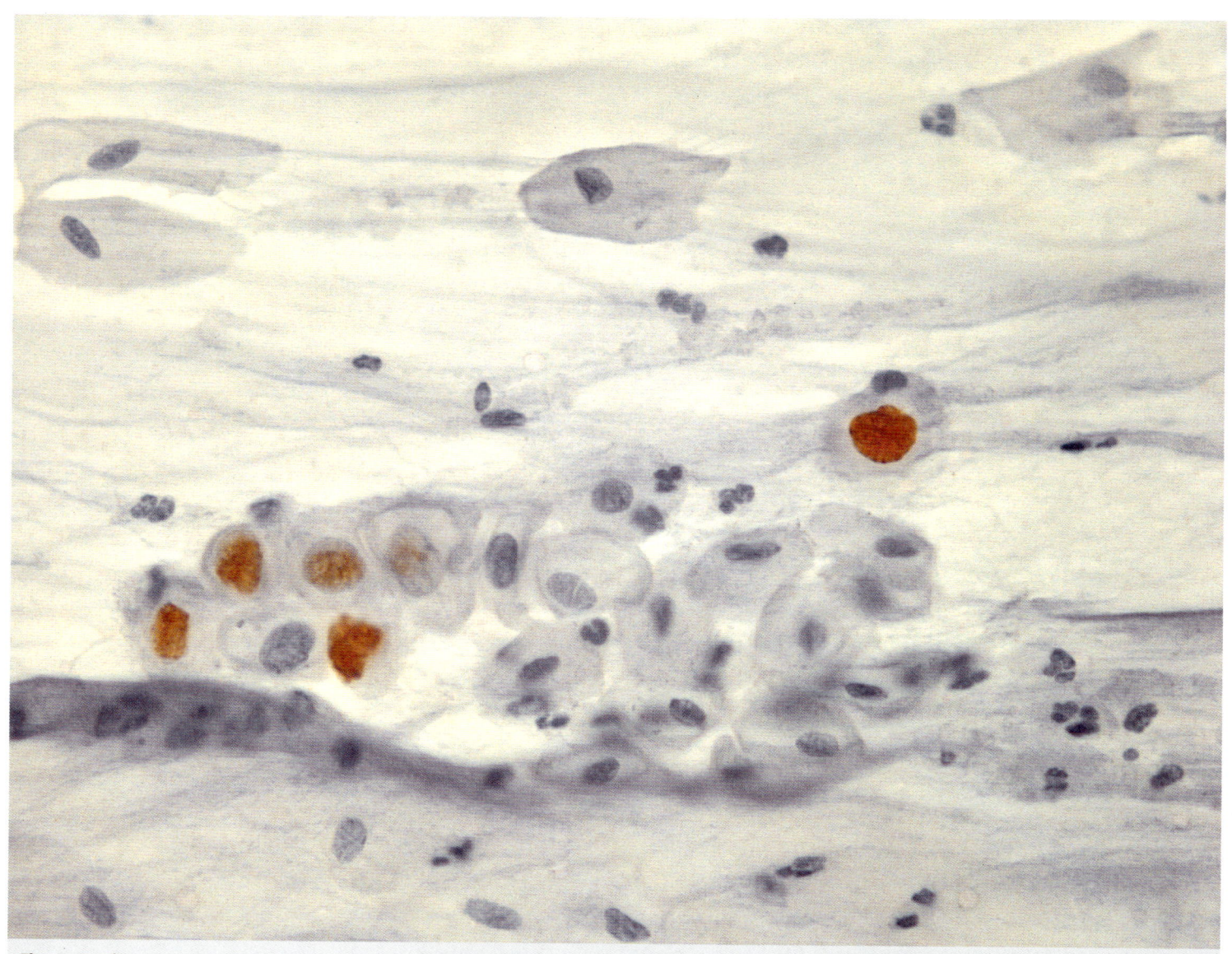

Fig. 4.19 Esfregaço de Papanicolaou com LSIL L1-positiva. Observar a forte coloração nuclear das células escamosas superficiais atípicas.

Microscopicamente, a WHO[35] reconhece três categorias histológicas de carcinoma cervical: o carcinoma de células escamosas, o adenocarcinoma, e "outros tumores epiteliais", incluindo o carcinoma adenoescamoso, o carcinoma basocelular adenoide, os tumores neuroendócrinos e os carcinomas indiferenciados.

Carcinoma de Células Escamosas

A maioria dos casos, cerca de 80% do câncer cervical invasivo, é de células escamosas. Dependendo da sua capacidade de ceratinização, o carcinoma de células escamosas pode ser dividido em dois grupos: *ceratinizado* e *não ceratinizado*. A característica que define o carcinoma ceratinizado é a presença de pérolas de ceratina. As formas não queratinizadas podem apresentar ceratinização de células individuais, mas não pérolas de ceratina.

Histologicamente, o carcinoma de células escamosas pode ser categorizado em três grupos: bem diferenciado (grau 1), moderadamente diferenciado (grau 2), e pouco diferenciado (grau 3).

Na forma bem diferenciada (grau 1), as células tumorais podem mostrar marcadas atipias celular e nuclear, mas são inequivocamente escamosas. As células tumorais mostram núcleos grandes, irregulares e hipercromáticos e abundante citoplasma eosinofílico. As células apresentam-se aglomeradas e apertadas umas sobre as outras, mas possuem limites celulares e pontes intercelulares bem definidos. Tipicamente, podem ser visualizados ninhos de ceratina. A ceratinização de células, a disceratose, também pode estar presente.

Nos tumores moderadamente diferenciados (grau 2), as células neoplásicas são mais pleomórficas. O citoplasma é menos abundante. Os limites celulares e as pontes intercelulares não estão distintos. A presença de pérolas de ceratina é rara. As figuras de mitose são mais numerosas que nas lesões de grau 1.

Os tumores de grau 3 apresentam células tumorais pleomórficas com núcleos gigantes, bizarros e figuras mitóticas anormais. Os sinais de ceratinização são raros e podem ser difíceis de encontrar. Uma configuração em espiculada também pode estar presente. A coloração imunoistoquímica para citoceratinas e para antígeno de membrana epitelial (EMA) pode demonstrar a origem epitelial da lesão.

Histologia e Histopatologia

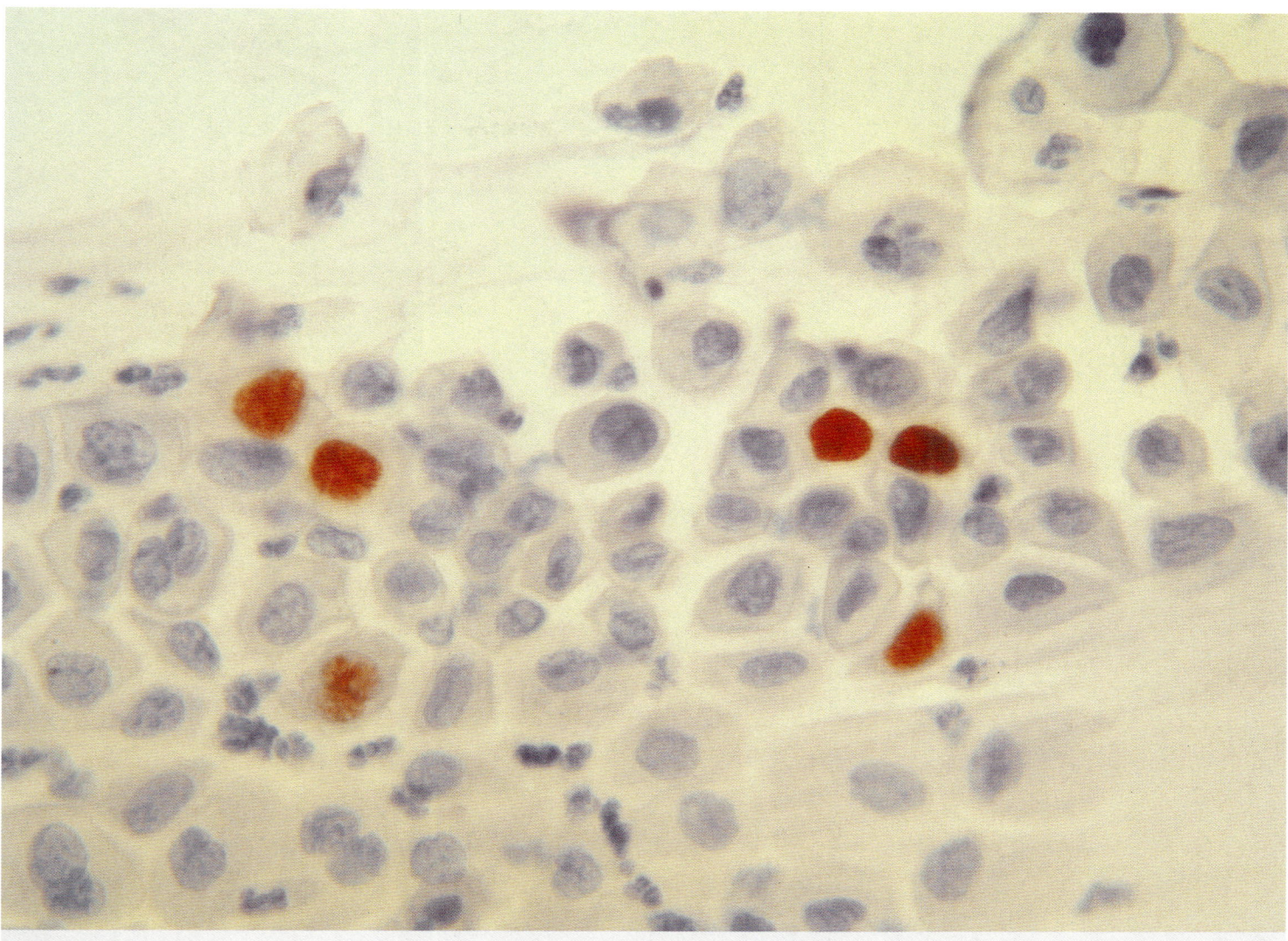

Fig. 4.20 Esfregaço de Papanicolaou com HSIL L1-positiva. Notar as células parabasais atípicas fortemente L1-positivas.

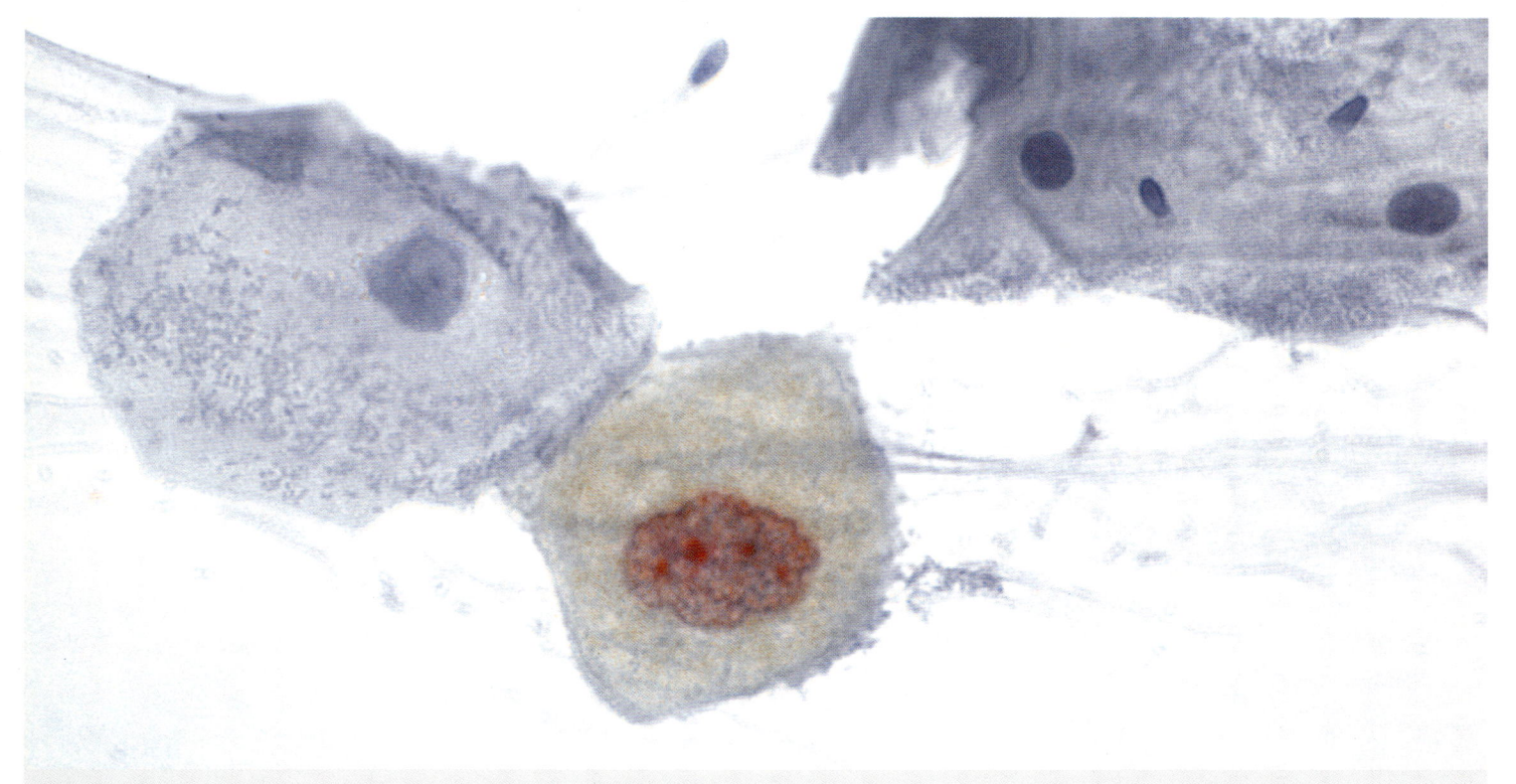

Fig. 4.21 Esfregaço de Papanicolaou com dupla coloração para p16 e Ki-67. O p16 é identificado no citoplasma pela coloração castanha, Ki-67 é identificado pela coloração vermelha dos núcleos na mesma célula.

Histologia e Histopatologia

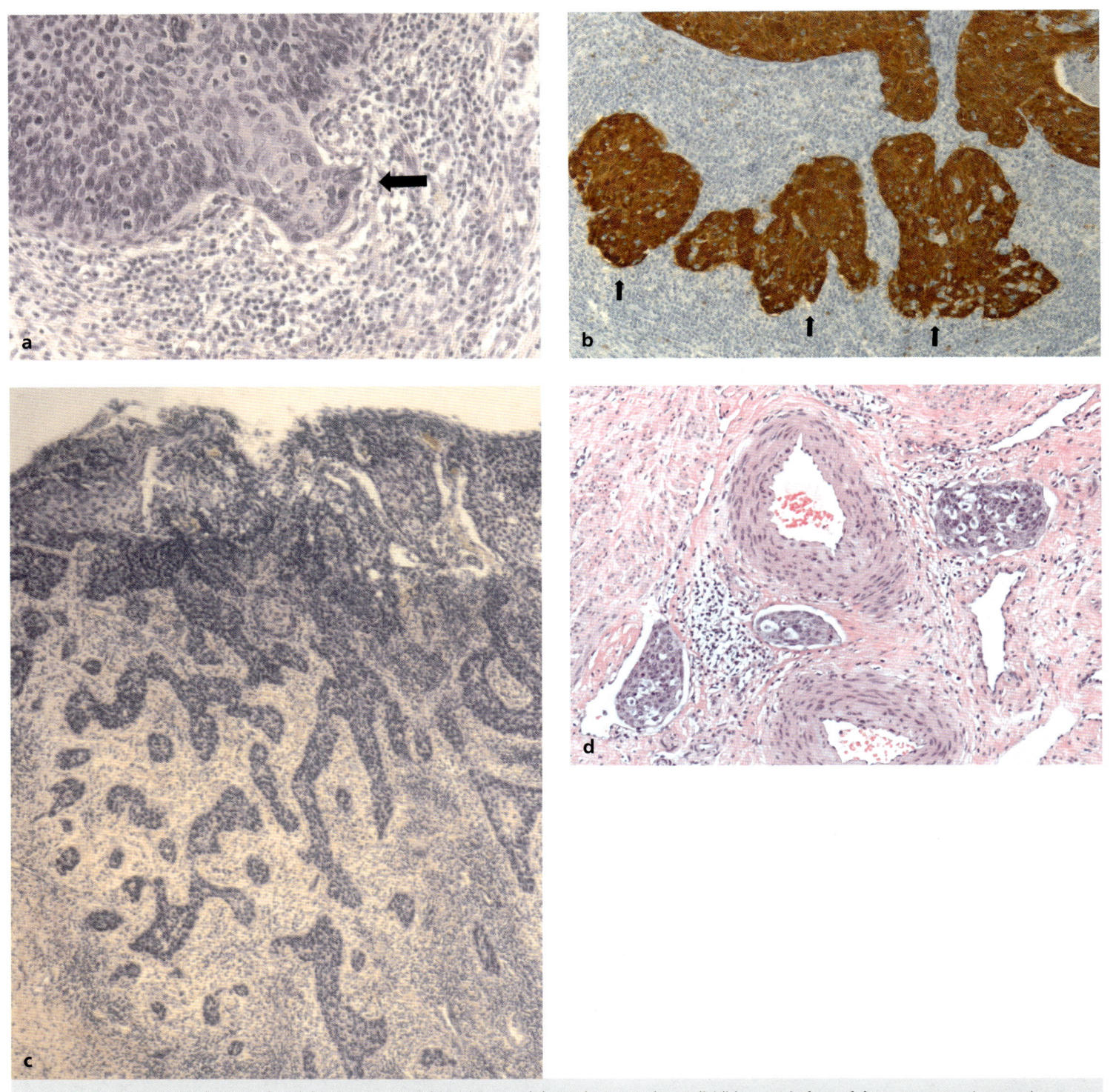

Fig. 4.22 Carcinoma microinvasivo de células escamosas. A história natural destas lesões pode ser dividida em três fases: **(a)** entre o aparecimento da neoplasia intraepitelial e a invasão inicial no estroma cervical (invasão inicial do estromal) (*seta*); **(b)** entre a invasão inicial e a formação de brotos invasivos (*setas*); e **(c)** até que os brotos invasivos formem um tumor mensurável com capacidade de metastatizar. **(d)** A figura mostra a invasão do espaço linfovascular do estroma cervical.

Carcinoma semelhante ao linfoepitelioma,[95] o carcinoma verrucoso e o carcinoma condilomatoso são variantes raras de carcinoma de células escamosas. Estes tumores são descritos como tendo um melhor prognóstico do que o carcinoma de células escamosas típico.[13]

Adenocarcinoma Cervical

O adenocarcinoma cervical apresenta uma ampla variedade de padrões morfológicos. Como estes tipos celulares e padrões são frequentemente mistos, a classificação histológica é fundamentada no tipo celular predominante.[13]

O *adenocarcinoma mucinoso,* que apresenta cinco variantes (endocervical, intestinal, de células em anel de sinete, de desvio mínimo e viloglandular), é o tipo mais frequente de adenocarcinoma, correspondendo a cerca de 75% dos casos. Ele é definido como um adenocarcinoma, em que as células tumorais contêm mucina intracitoplasmática.[35]

As *variantes endocervicais* bem ou moderadamente diferenciadas mantêm sua semelhança com o epitélio cervical colunar normal. As células são altas e contêm citoplasma abundante. As glândulas se apresentam umas sobre as outras, com quase nenhum estroma entre elas. As mitoses são numerosas e situadas predominantemente perto da superfície luminal.

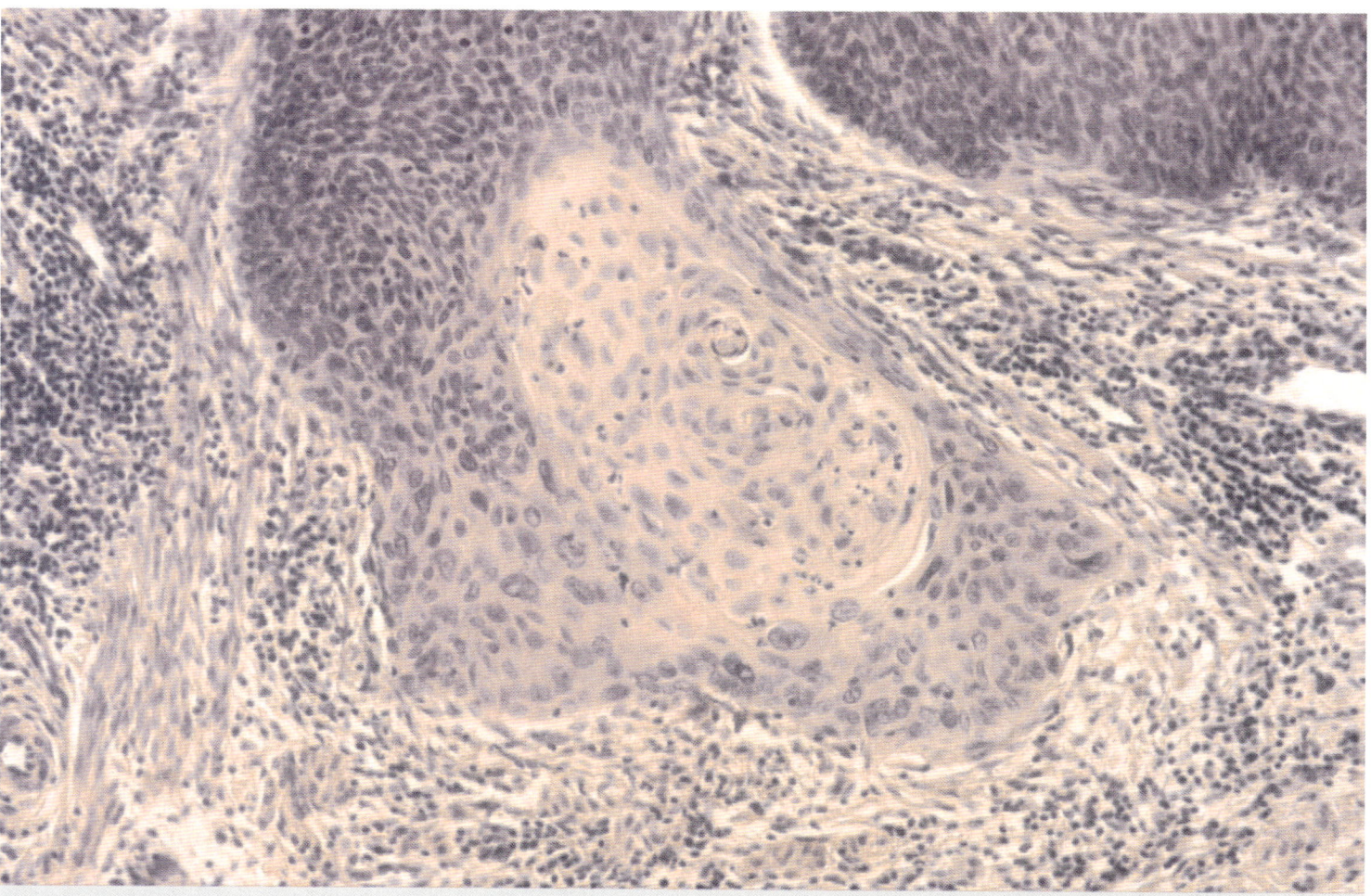

Fig. 4.23 Invasão inicial do estroma. As linguetas de invasão diferem do epitélio progenitor, porque as células invasivas são maiores, apresentam núcleos aumentados e pálidos e citoplasma eosinofílico abundante, dando a impressão de maior diferenciação. O estroma que rodeia os brotos invasivos é desmoplásico e infiltrado por linfócitos.

Na variedade endocervical pouco diferenciada, filamentos sólidos de células tumorais predominam com formação de pseudorrosetas ou com disposição dos núcleos em paliçada. A presença de mucina intracitoplasmática é rara, mas pode haver um acúmulo monocelular de mucina.

As *variantes intestinais* assemelham-se ao adenocarcinoma do cólon. O câncer apresenta células caliciformes e, ocasionalmente, células argentafins e células de Paneth.

A variante de *desvio mínimo* é, extremamente, bem diferenciada. O diagnóstico não pode ser feito em um espécime pequeno de biópsia. O aspecto microscópico característico é a presença de glândulas cervicais citologicamente normais, porém arquiteturalmente atípicas, que variam em tamanho, forma e localização e mostram invasão em profundidade. O comprometimento vascular e linfático perineural é frequente. Este tipo pode estar associado à síndrome de Peutz–Jeghers e a um adenocarcinoma mucinoso ovariano primário.[96]

A *variante viloglandular* ocorre geralmente em mulheres jovens. Estes tumores são bem diferenciados e têm um padrão frondoso, assemelhando-se ao adenoma viloglandular do cólon. Uma ou várias camadas de células colunares, algumas das quais contêm mucina, revestem as papilas e glândulas. A parte invasiva é composta de glândulas ramificadas alongadas, separadas por estroma fibroso.

Adenocarcinoma endometrioide apresenta uma estrutura histológica idêntica à do adenocarcinoma tipo endometrial e se origina da mucosa do corpo uterino.

O *adenocarcinoma de células claras* é composto principalmente de células claras ou de células em tachão, dispostas em um padrão sólido, tubulocístico ou papilífero. Assemelha-se estritamente ao carcinoma de células claras de origens ovariana, endometrial ou vaginal.[13,97]

O *adenocarcinoma seroso* é histologicamente semelhante ao adenocarcinoma seroso dos ovários e do endométrio. Ele também pode conter corpos de psammoma.

O *adenocarcinoma mesonéfrico* se origina de remanescentes do ducto mesonéfrico na parede lateral do colo. Portanto, ele se localiza mais profundamente na parede cervical em comparação aos outros tipos de adenocarcinoma. A histologia mostra a presença de glândulas tubulares pequenas características, revestidas por epitélio cuboide, sem mucina e contendo secreção eosinofílica hialina na sua luz.

O adenocarcinoma cervical deve ser diferenciado do adenocarcinoma do corpo do útero. Na maioria dos tipos, a imunoistoquímica e o teste de HPV podem ser úteis para identificar a origem do tumor. Os adenocarcinomas cervicais frequentemente são positivos para o antígeno carcinoembrionário de HPV de alto risco e para o p16^{INK4a}, mas são negativos para os receptores de estrogênio e para vimentina.[98,99] Com o auxílio de testagem HPV, alguns adenocarcinomas cervicais, que podem ter sido diagnosticados previamente como carcinomas endometriais, estão agora sendo corretamente identificados como adenocarcinomas cervicais. Entretanto, um pequeno subconjunto de adenocarcinoma cervical pode apresentar um resultado negativo no teste de HPV, incluindo subtipos incomuns.[100]

Capítulo 5
Colposcópio e Exame Colposcópico

5.1	**Instrumental para Colposcopia**	62
5.2	**Instrumental para Biópsia**	63
5.3	**Exame Colposcópico**	63

5 Colposcópio e Exame Colposcópico

Para realizar o primeiro exame colposcópico, Hinselmann usou lentes Leitz em cima de uma pilha de livros.[1] A fonte de luz foi uma lâmpada normalmente usada para exame ginecológico, posicionada acima da cabeça do médico. O primeiro colposcópio era um instrumento binocular fixo, montado sobre um tripé e equipado com uma fonte de luz e um espelho para centrar a luz (▶ Fig. 5.1).

Os colposcópios modernos permitem uma magnificação da imagem entre 6 × e 40 ×. O aumento de 10 × é o mais adequado para uso na rotina ginecológica. Os aumentos maiores mostram aspectos menores, mas não são necessários para o diagnóstico preciso. O colposcópio pode ser equipado com um filtro verde para reduzir a coloração vermelha e melhorar a visualização da rede vascular, tornando-a mais escura.

O colposcópio pode ser montado de diferentes maneiras. Para uso de rotina, o modelo com um braço articulado fixo à mesa de exame é muito prático (▶ Fig. 5.3). Permite o ajuste manual, com deslocamentos horizontal e vertical facilmente. O colposcópio pode estar montado sobre um pedestal móvel, independente da mesa de exame (▶ Fig. 5.3). Pode ser dotado de um braço articulado e, com as rodas travadas, pode ser usado da mesma maneira que um colposcópio montado na mesa de exame. Os colposcópios montados na parede ou no teto são fáceis de manusear por causa da sua mobilidade. A cabeça do colposcópio pode ser inclinada para cima, para baixo e para os lados. Em geral não há necessidade do ajuste fino, uma vez que um foco nítido pode ser obtido de modo igualmente fácil pelo posicionamento à distância de trabalho de 20-24 cm.

Equipamentos fotográficos e de vídeo são acessórios importantes. Para ensino, uma câmera e um equipamento de vídeo são obrigatórios. A videocolposcopia pode melhorar o grau de satisfação das pacientes.[2] A introdução de novas tecnologias tende a melhorar a detecção colposcópica de lesões pré-cancerosas.[4,5,6,7]

5.1 Instrumental para Colposcopia

A colposcopia exige poucos instrumentos. Em adição ao colposcópio, necessita-se de um espéculo em bico-de-pato ou afastadores do tipo Breisky, uma pinça anatômica e swabs de algodão, ácido acético e iodo diluídos e material para biópsia (▶ Fig. 5.4). Alguns pesquisadores usam um espéculo endocervical para melhorar o acesso ao canal cervical (▶ Fig. 5.4).

5.1.1 Espéculos

Um espéculo bivalve (▶ Fig. 5.4) frequentemente fornece a exposição adequada do colo e pode ser manipulado pelo examinador sem auxílio. Espéculos bivalves estão disponíveis em vários tamanhos. Ocasionalmente, o uso de afastadores vaginais (de Breisky) (▶ Fig. 5.4) é útil, particularmente para avaliar lesões que comprometem o fórnice e a vagina. Uma desvantagem do espéculo de Breisky é a necessidade de um assistente para segurar a lâmina anterior.

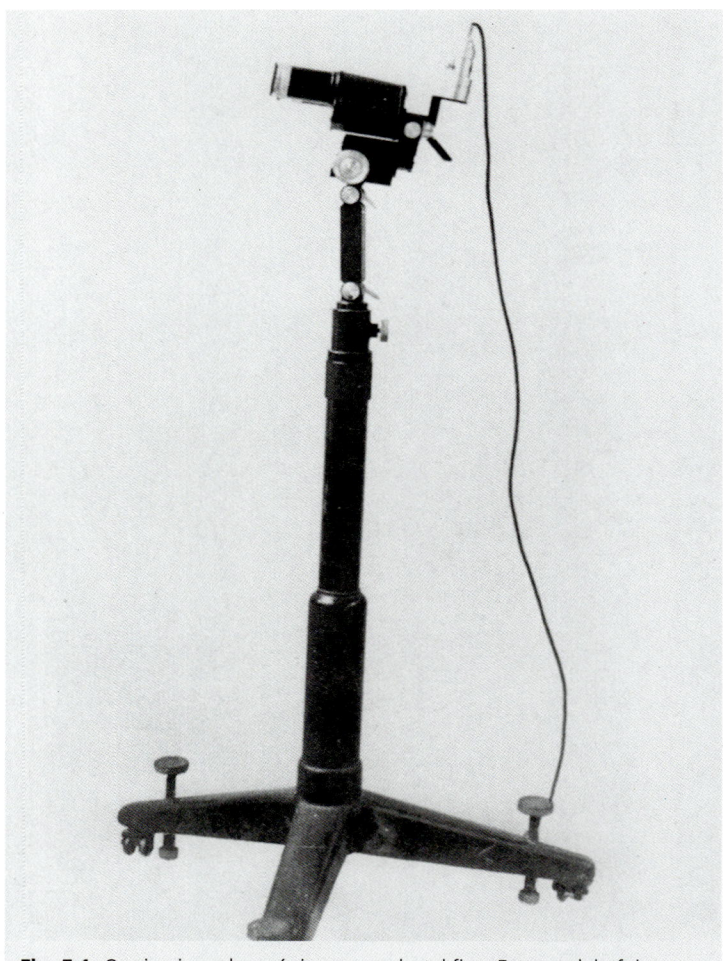

Fig. 5.1 O primeiro colposcópio com pedestal fixo. Este modelo foi desenhado por Hinselmann e construído pela Leitz.

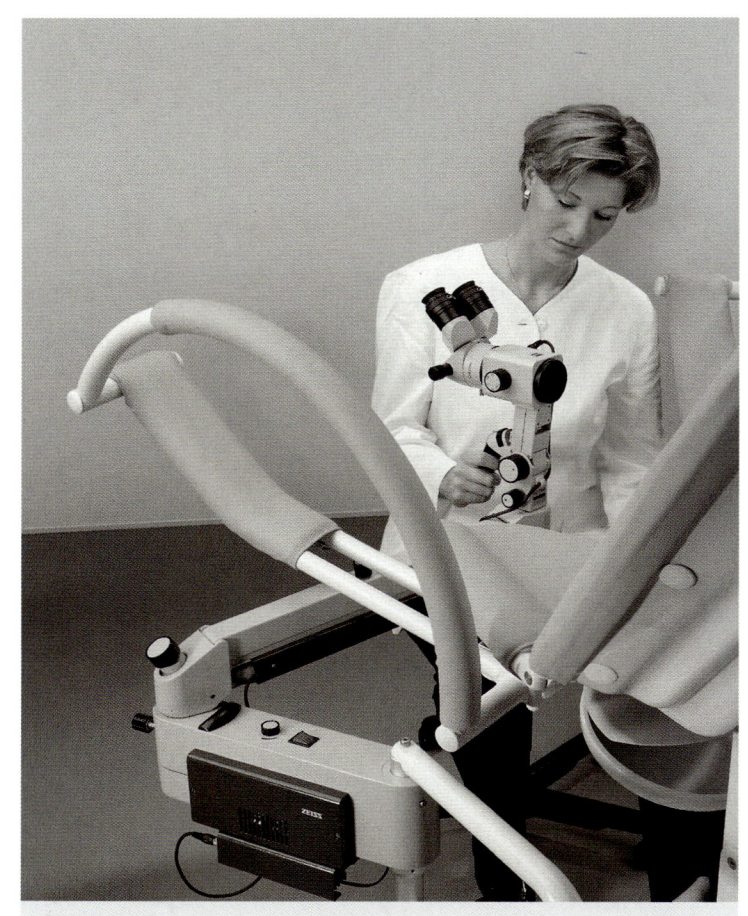

Fig. 5.2 Colposcópio montado na mesa ginecológica (Carl Zeiss, Oberkochen, Alemanha).

Colposcópio e Exame Colposcópico

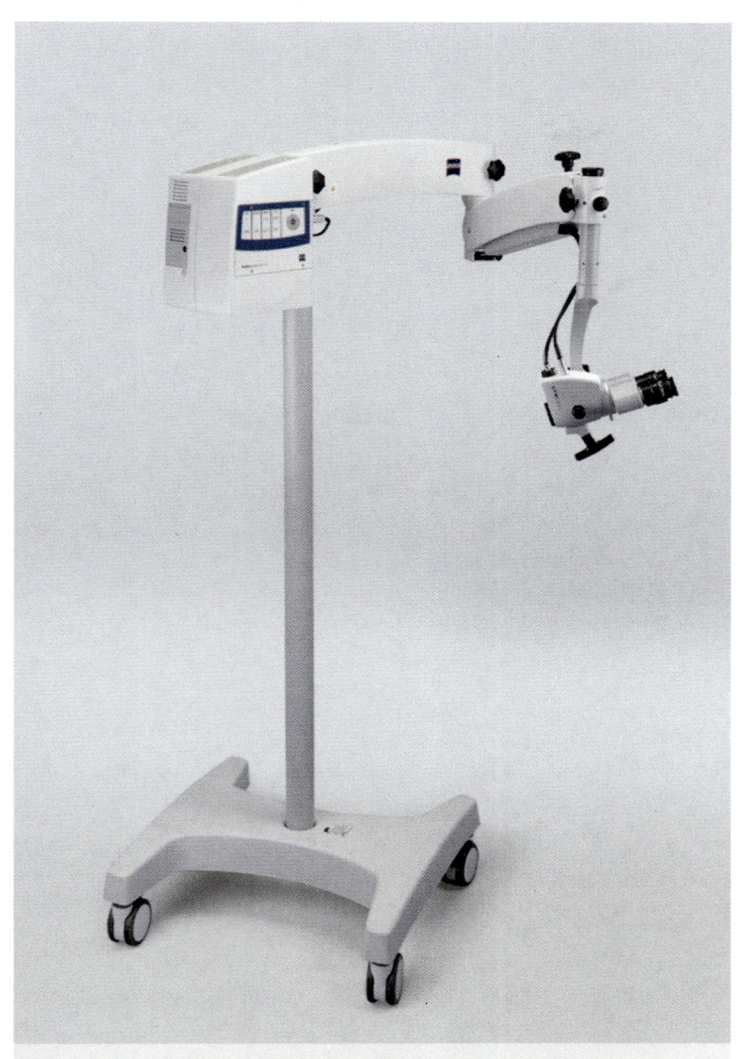

Fig. 5.3 Colposcópio montado em uma base móvel (Carl Zeiss, Oberkochen, Alemanha).

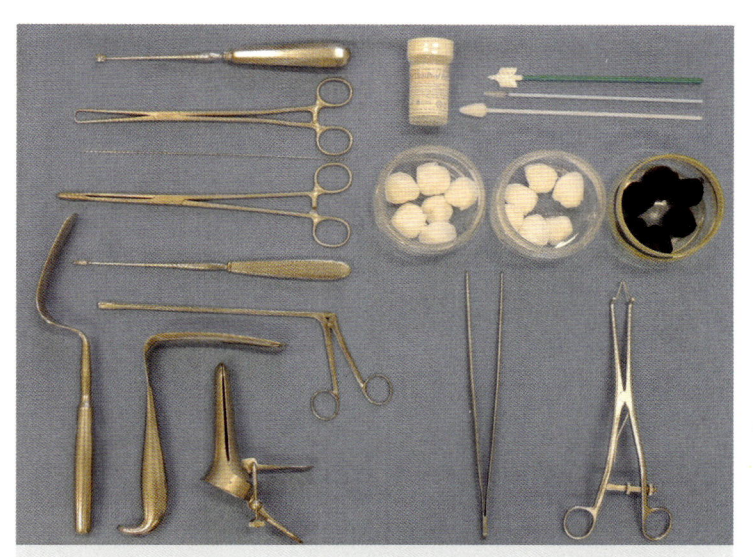

Fig. 5.4 Instrumentos para colposcopia (*sentido horário a partir da esquerda embaixo*): espéculos de Breisky, pinça de biópsia, cureta, pinça oval, explorador de Chrobak, tenáculos (pinças de colo), recipiente de ThinPrep, três citoescovas, torundas de algodão (*swabs*) para ácido acético e iodo, dilatador cervical de Cogan e pinça anatômica.

5.1.2 Pinças
As pinças anatômicas longas, com, no mínimo, 20 cm de comprimento são necessárias para manipulação dos *swabs* de algodão (▶ Fig. 5.4). Elas são mais práticas do que as pinças para gaze ou porta-algodão. Às vezes, as pinças podem ser usadas para melhorar a visualização do canal cervical e da junção escamocolunar (SCJ) e para definir o tipo de zona de transformação.

5.1.3 Recipientes
Os *swabs* podem ser colocados em uma cuba de onde podem ser facilmente retirados com uma pinça. Para o teste do ácido acético (▶ Fig. 5.4), uma torunda de algodão, montada em uma pinça, deve ser embebida em uma solução de ácido acético a 3% e aplicada sobre o colo. A solução de Lugol (solução aquosa de iodo) pode ser colocada em tubos de ensaio, dispostos em uma estante. Material para tamponamento vaginal, que pode ser removido pela paciente mais tarde (▶ Fig. 5.13), deve estar disponível.

5.2 Instrumental para Biópsia
Há diversos tipos de instrumentos para biópsia (▶ Fig. 5.4). Em geral, são instrumentos cortantes, em forma de tesoura e medem entre 20 e 25 cm. Curetas afiadas de vários tamanhos são necessárias para biópsia do canal endocervical e para colher material nos casos de câncer clinicamente invasivos. Para realizar a curetagem de um canal endocervical estreito, podem ser usados instrumentos com sulcos finos e afiados, que são mais práticos do que a cureta em forma de colher.

5.2.1 Pinças de Pozzi
A fixação do colo pode ser necessária para evitar o deslizamento do *punch* de biópsia e para colher o material de uma biópsia dirigida com precisão. Isto pode ser feito de modo fácil e indolor com um tenáculo de um só dente (▶ Fig. 5.4). Pólipos cervicais podem ser extraídos com pinça de pólipo (▶ Fig. 5.4).

5.2.2 Explorador de Chrobak
O explorador de Chrobak (▶ Fig. 5.5) é uma sonda fina de aço com uma cabeça bulbosa útil para distinguir entre carcinomas e papilomas ou úlceras ectocervicais planas (ver Capítulo 4). Ao investigar o tecido normal ou tumores benignos, o explorador encontra uma resistência elástica, em contraste, com a manipulação do tecido maligno que apresenta uma textura amolecida, semelhante à manteiga aquecida.

5.3 Exame Colposcópico
Previamente ao exame colposcópico devem ser dadas informações e explicações à paciente. A região da vulva e a região perianal devem ser inicialmente inspecionadas (ver Capítulo 13). Após, coloca-se um espéculo bivalve de tamanho adequado, e pode ser ne-

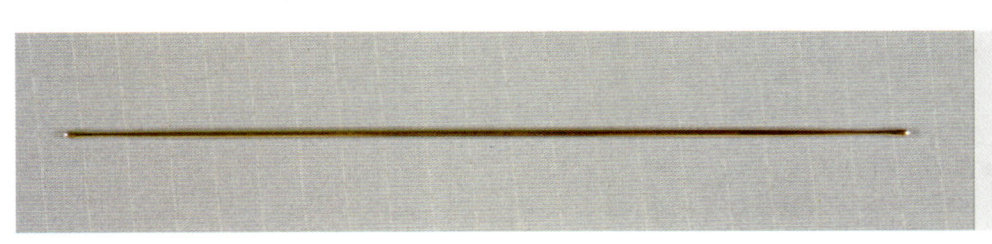

Fig. 5.5 Explorador de Chrobak.

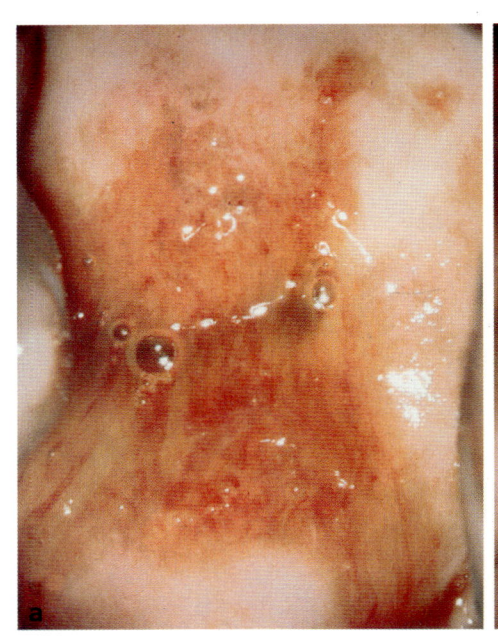

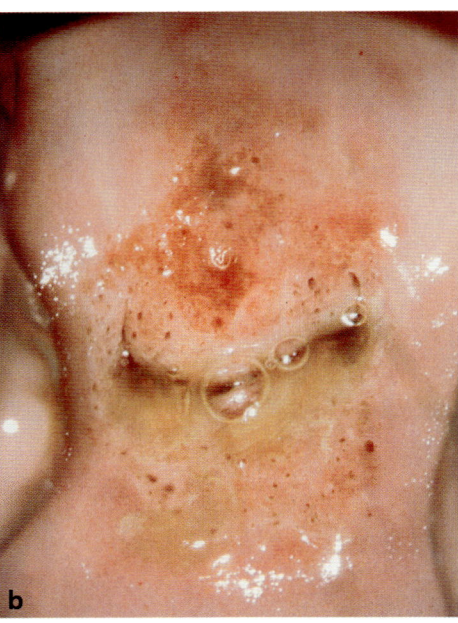

Fig. 5.6 (a) Zona de transformação normal antes da aplicação de ácido acético. Os detalhes finos estão obscurecidos pelo muco. **(b)** Remoção do muco com ácido acético a 3% revela numerosos orifícios glandulares abertos.

cessário fazer alguma lubrificação do espéculo. A presença de secreções e de sinais de inflamação na vagina deve ser avaliada e anotada (ver Capítulo 14). Após, o colo deve ser visualizado, e o muco pode ser removido com um *swab*. A inspeção colposcópica do colo, particularmente dos vasos, deve ser feita no estado nativo. Um esfregaço para citologia cervical (esfregaço de Papanicolaou) deve ser colhido com uma espátula de Ayre, com uma escova cervical ou com um *swab* de algodão. Se indicado, o material para teste de HPV deve ser colhido com uma escova apropriada. Se a citologia em base líquida for usada, apenas uma amostra de material deve ser colhida com uma escova adequada e transferida para o recipiente apropriado. A citologia, o teste de HPV e outros testes moleculares são feitos a partir da mesma suspensão líquida.

Ocasionalmente, pode ser difícil expor o colo adequadamente, como em alguns casos de obesidade ou nas pacientes com uma vagina estreitada ou com estenose vaginal, ou nas pacientes com tumores pélvicos ou com um útero miomatoso distorcendo a anatomia. Nestes casos, raros, nós obtemos um esfregaço sem visualizar o colo propriamente dito.

O teste do ácido acético e o teste de iodo (teste de Schiller), que consideramos partes integrantes do exame colposcópico, são feitos a seguir. Ao fim do exame colposcópico, podemos decidir sobre a necessidade de realizar uma biópsia e sobre a localização da biópsia. Constitui nossa prática realizar a biópsia de uma lesão importante observada na colposcopia sem aguardar os resultados da citologia ou do teste de HPV.

5.3.1 Aplicação de Ácido Acético

A aplicação de ácido acético a 3% desempenha um papel decisivo nos diagnósticos colposcópicos. Nenhum exame colposcópico está completo sem isso.

Após remover as secreções vaginais com *swabs* secos de algodão, o epitélio do colo frequentemente apresenta ainda uma película de muco, especialmente quando existe uma ectopia. O uso de ácido acético para lavar o muco cervical destaca as características colposcópicas. Isto ocorre especialmente com as estruturas semelhantes a um cacho de uvas do epitélio colunar presentes na ectopia. Mas, todas as lesões epiteliais se tornam mais distintas com a aplicação de ácido acético, as alterações de cor são acentuadas e as várias estruturas se tornam mais facilmente distinguíveis umas das outras (▶ Fig. 5.6).

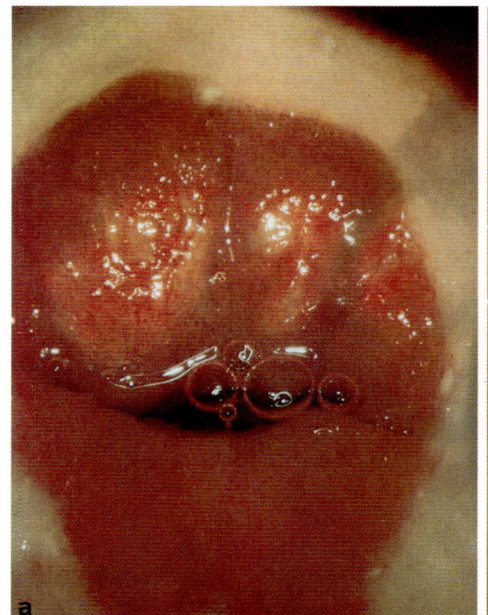

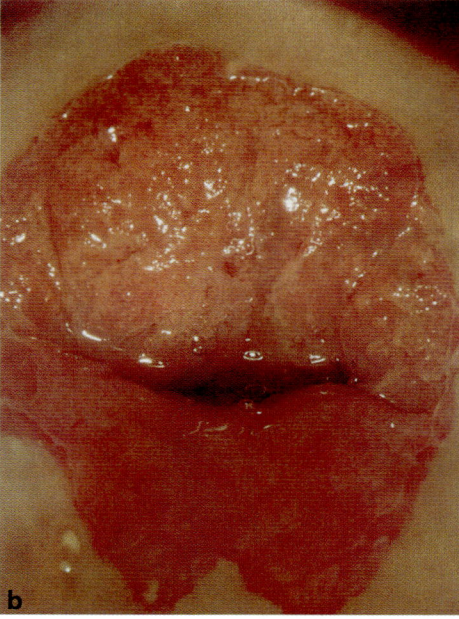

Fig. 5.7 (a) Grande área intensa avermelhada em torno do orifício cervical externo. O limite do epitélio escamoso normal é abrupto. **(b)** Aplicação de ácido acético a 3% mostra uma estrutura semelhante a cacho de uvas na mucosa coberta por epitélio colunar. Notar o descoramento da área, antes intensamente vermelha, causado pelo edema do epitélio colunar. Orifícios glandulares abertos no epitélio escamoso situados no lábio posterior indicam que ocorreu transformação.

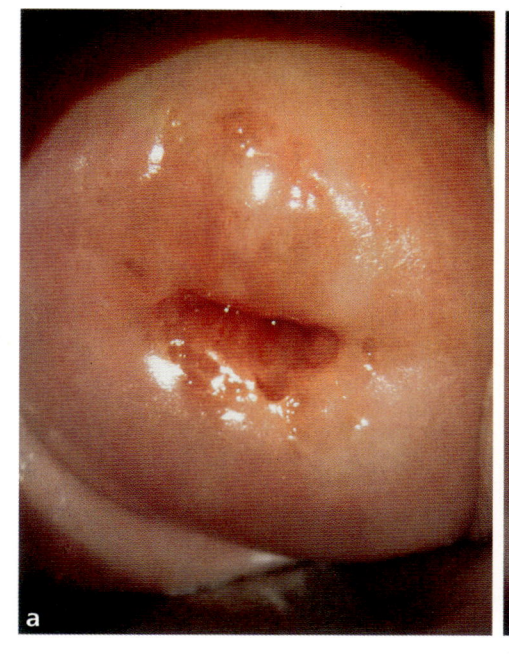

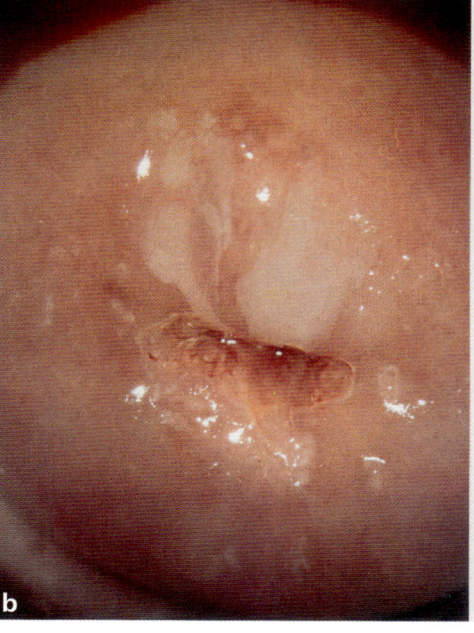

Fig. 5.8 (a) Uma área vermelha distinta no lábio anterior do orifício cervical externo. No lábio posterior há uma pequena área intensamente vermelha. **(b)** Aplicação de ácido acético a 3% revela diversas áreas nitidamente demarcadas no lábio anterior. Existem alguns orifícios glandulares espessados perto das áreas brancas. A histologia mostrou HSIL (CIN 2). A área no lábio posterior é de epitélio colunar com uma zona de transformação estreita na sua margem.

A ectopia mostra uma alteração importante de cor após aplicação de ácido acético. O epitélio colunar ectópico vermelho-escuro intenso se torna mais pálido e exibe tons de rosa a branco. Ao mesmo tempo, as estruturas semelhantes a cacho de uvas se tornam mais pronunciadas em razão da tumefação e do aumento dos vilos (▶ Fig. 5.7).

Alterações semelhantes podem ser vistas nos epitélios com alterações. O edema epitelial causado pelo ácido acético torna branco o epitélio atípico e acentua seu relevo de superfície (▶ Fig. 5.8). Os padrões de mosaico e pontilhado também se tornam mais distintos, e as regiões mais avermelhadas e petéquias delicadas salientam-se contra o epitélio branco (▶ Fig. 5.9).

O efeito do ácido acético sobre o epitélio patológico não passa tão rapidamente, quanto o efeito sobre o epitélio colunar ectópico, e o epitélio branco que aparece após a aplicação de ácido acético não deve ser confundido com leucoplasia.

5.3.2 Teste de Schiller (Iodo)

A aplicação de solução de iodo induz a coloração intensa e rápida do epitélio que contém glicogênio (▶ Tabela 5.1). Isto torna o teste de Schiller útil para avaliar os achados colposcópicos. A solução de iodo de Lugol foi primeiramente usada para um diagnóstico clínico por Walter Schiller, em 1929,[8,9,10,11] daí o termo teste de Schiller. Embora alguns colposcopistas não usem a solução de iodo, consideramos um teste muito útil para a avaliação da morfologia colposcópica. Dedicamos particular atenção à reação causada pela solução de Lugol no epitélio acetobranco.

A solução de iodo a 1% consiste em 2 g de iodo e 4 g de iodeto de potássio dissolvidos em 200 mL de água destilada.

O teste de Schiller depende da interação entre o iodo e o glicogênio. O epitélio vaginal contendo glicogênio das mulheres em idade reprodutiva rapidamente capta o iodo, produzindo uma coloração de tom castanho-mogno intenso. O epitélio sem glicogênio cora-se em amarelo (não castanho) com iodo (▶ Fig. 5.10). Uma área com essa coloração é denominada de iodo-amarela e, às vezes, de iodo-negativa, mas na nossa opinião esta denominação é incorreta.

A solução de iodo cora de forma uniforme em tom castanho intenso o epitélio escamoso normal, contendo glicogênio. Esse epitélio é encontrado durante o período reprodutivo e reflete a influência de estrogênios (▶ Fig. 5.11).

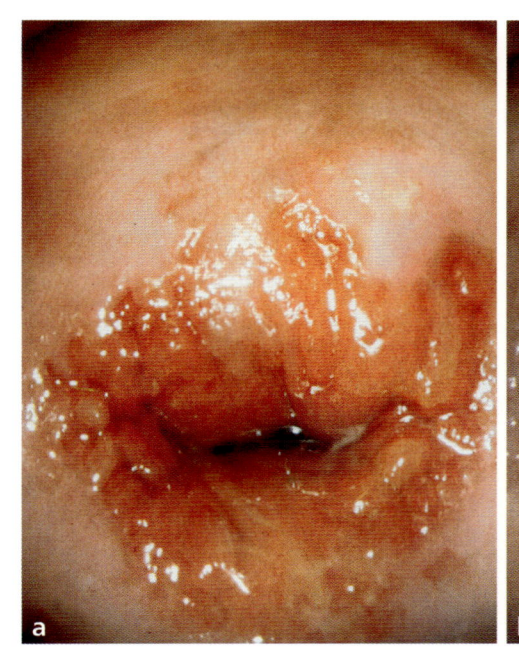

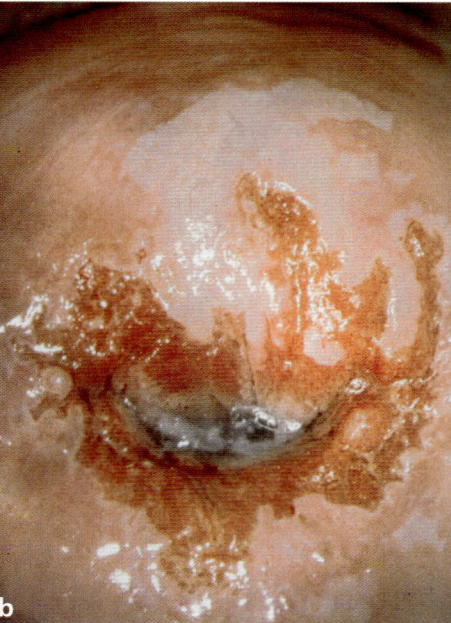

Fig. 5.9 (a) Antes da aplicação de ácido acético, a zona de transformação não é visualizada. O colposcopista experiente detectará uma lesão incipiente às 12 horas fora da zona de transformação. **(b)** A cor branca e o padrão de mosaico da HSIL (CIN 3) são decorrentes de edema celular, causado pelo ácido acético.

Colposcópio e Exame Colposcópico

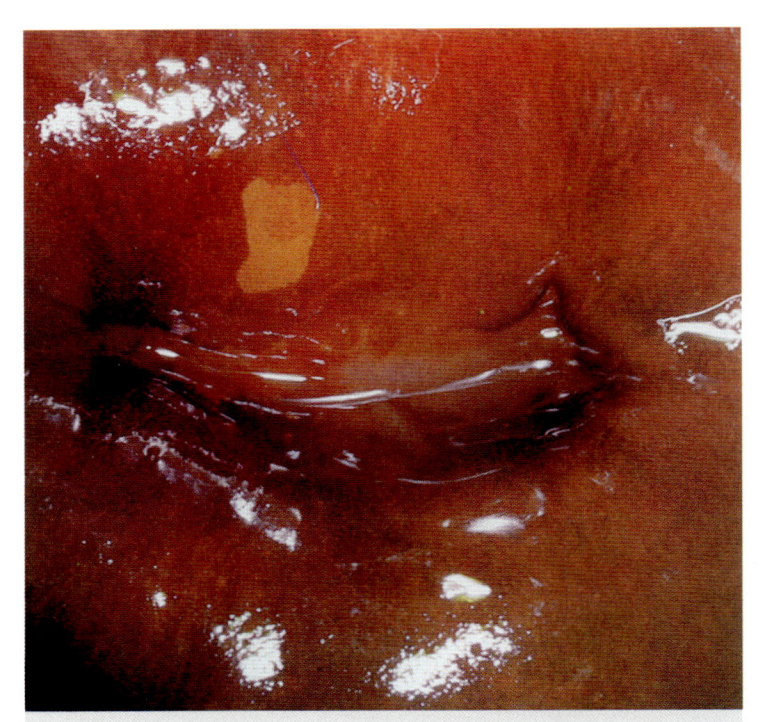

Fig. 5.10 Epitélio escamoso original mostrando uma coloração mogno uniforme com iodo. Notar uma área iodo-amarela nitidamente demarcada na posição de 11 horas.

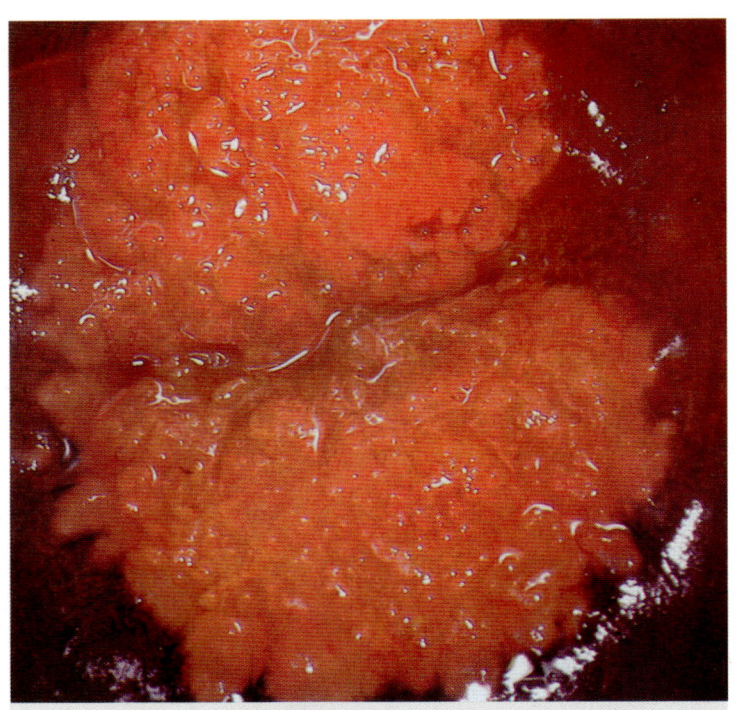

Fig. 5.11 O epitélio colunar de uma ectopia não se cora com iodo (iodo-negativa). Ocorre uma discreta alteração de cor decorrente da fina película de solução. O epitélio original cora-se caracteristicamente em castanho intenso.

O epitélio colunar (▶ Fig. 5.11) e o epitélio fino em regeneração, vistos nas fases iniciais da metaplasia escamosa, não se coram com iodo (▶ Fig. 5.12). Nos processos inflamatórios com aumento da vascularização e dilatação capilar, imitando o pontilhado, a coloração mais clara com iodo pode ser útil para auxiliar o diagnóstico. Os processos inflamatórios estão associados a margens indistintas e reação fraca ao iodo (▶ Fig. 5.13).

O epitélio displásico cora-se com iodo, conforme descrito a seguir, mesmo quando fino. Esta é uma diferença importante entre a zona de transformação normal e o epitélio acetobranco. Uma lesão colposcópica e a vagina em toda sua extensão podem exibir todas as tonalidades entre marrom e o castanho (a cor da própria castanha) do epitélio escamoso normal (▶ Fig. 5.14).

Tabela 5.1 Reações normais e anormais com iodo

Designação	Coloração	Histologia subjacente
Iodo-positiva	Castanha intensa (mogno)	Epitélio escamoso maduro contendo glicogênio
Iodo-negativa	Nenhuma	Epitélio colunar Epitélio metaplásico imaturo Inflamação
Coloração fraca	Tons mais claros de castanho	Efeito estrogênico reduzido (menopausa) Zona de transformação durante metaplasia
Iodo-amarela	Amarelo-canário característico até ocre	HSIL (CIN 2, CIN 3)
Área iodo-amarela não suspeita	Amarela	Epitélio escamoso metaplásico LSIL (CIN 1)
Mosaico ou pontilhado iodo-positivo	Castanha, acastanhada, castanha manchada	Colpite condilomatosa, lesões condilomatosas

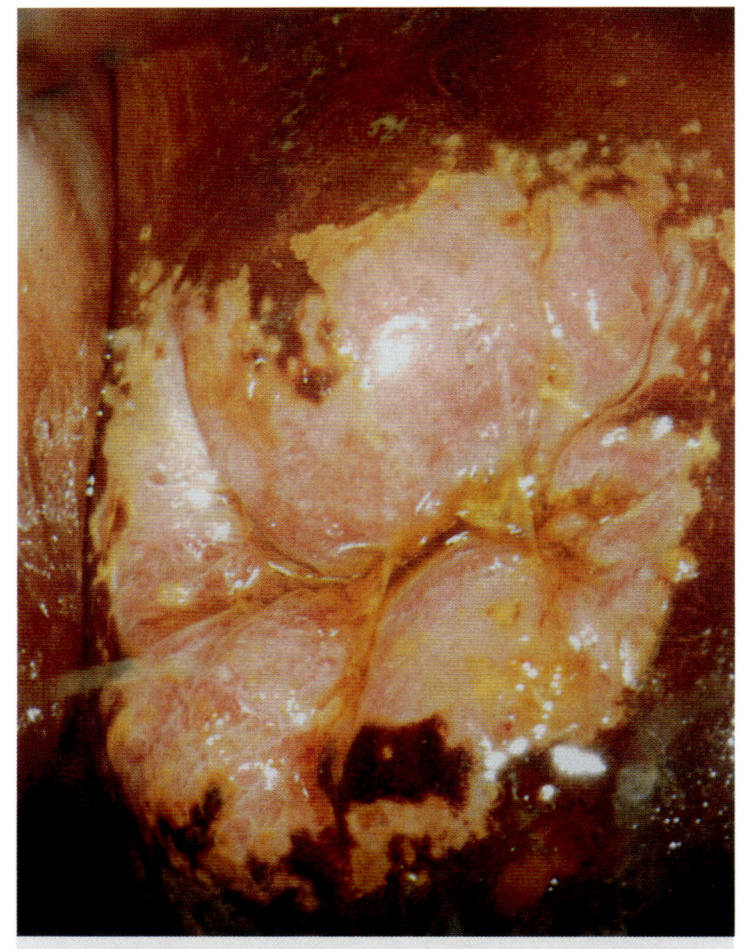

Fig. 5.12 A zona de transformação normal não se cora com iodo. Observar o contraste com a cor mogno do epitélio escamoso original.

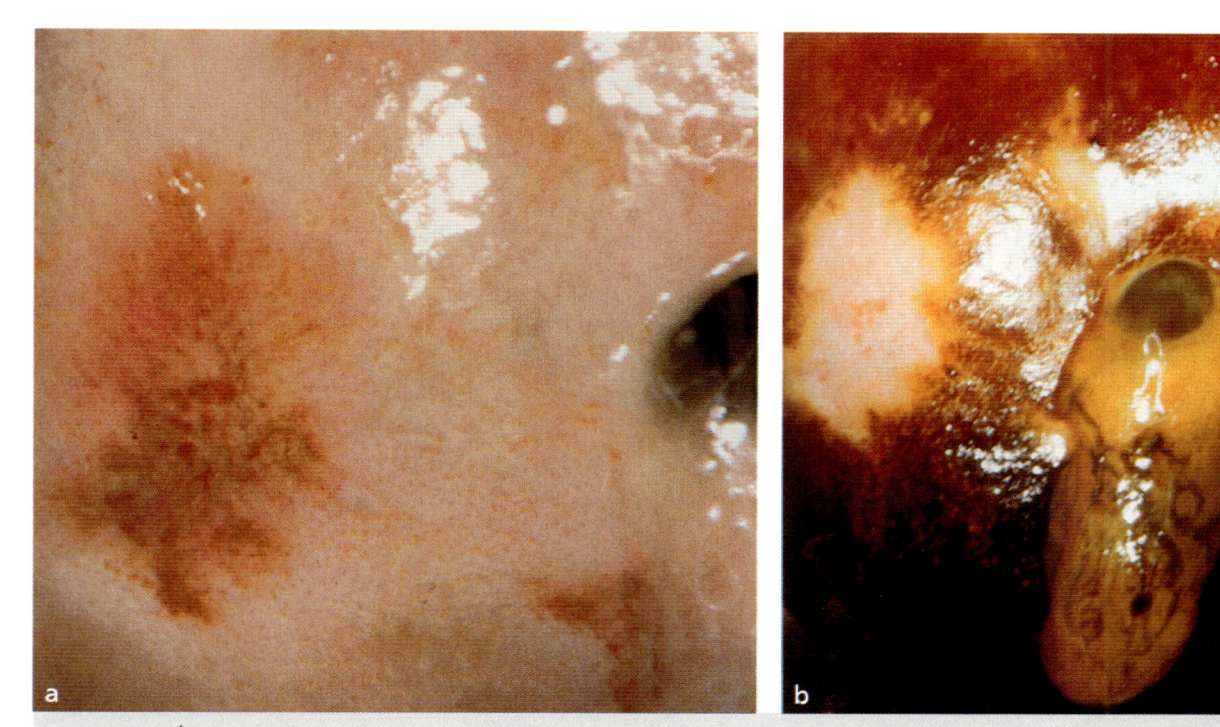

Fig. 5.13 (a) Área vermelha, com reação inflamatória, lateral ao orifício cervical externo. **(b)** Esta área não se cora com iodo e apresenta uma demarcação discreta com o epitélio original de cor castanha intensa.

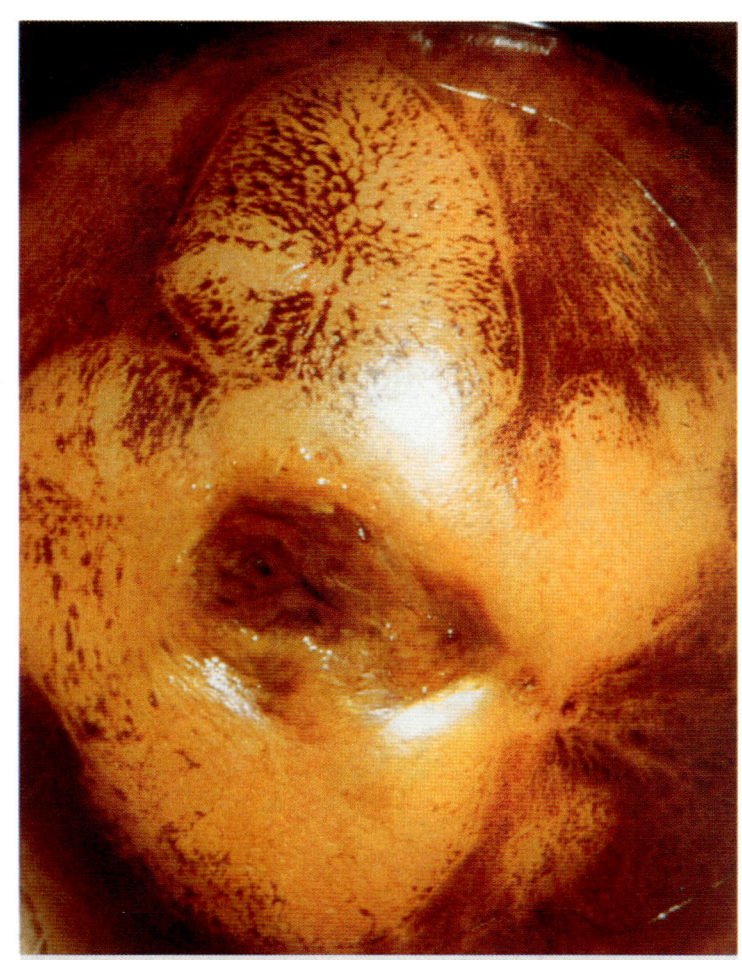

Fig. 5.14 Esta zona de transformação tem uma aparência de pontilhado com iodo refletindo os vários estágios do desenvolvimento do epitélio metaplásico.

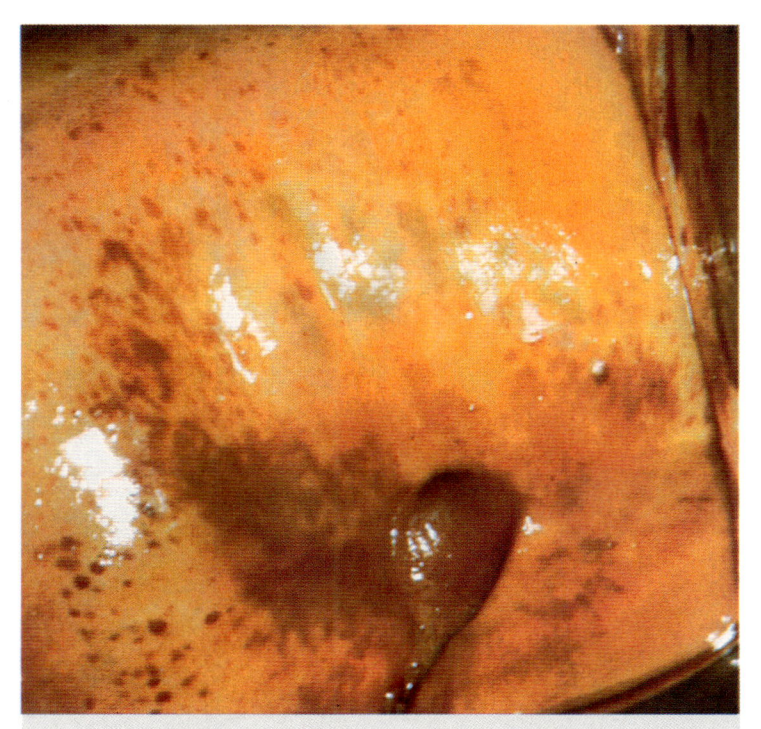

Fig. 5.15 Coloração castanho-clara amarelada de um epitélio atrófico, após a aplicação de iodo. Alguns pontos mais escuros se devem a hemorragias subepiteliais.

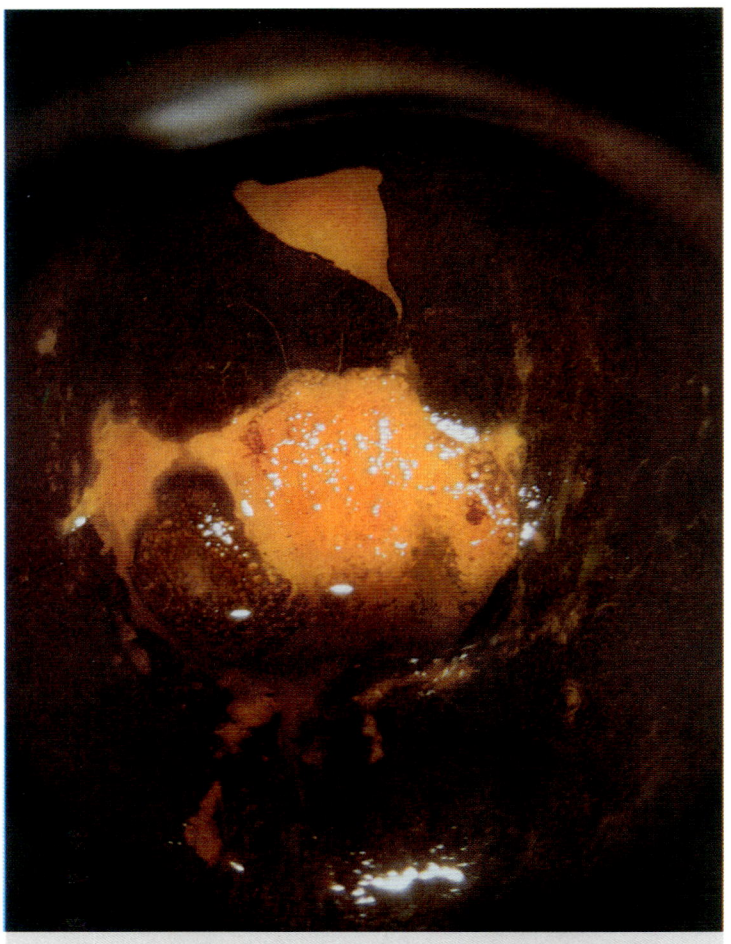

Fig. 5.21 Captação de iodo irregular em uma zona de transformação parcialmente atípica. A histologia mostrou HSIL (CIN 3). À esquerda, dentro da zona de transformação, há uma pequena área condilomatosa com pontilhado, iodo-positiva. Nas 12 horas há uma área iodo-amarela não suspeita.

Referências

1. Hinselmann H. Die Ätiologie, Symptomatologie und Diagnostik des Uteruskarzinoms. In: Veit J, Stoeckel W, eds. Handbuch der Gynäkologie. Vol 6:1. Munich: Bergmann, 1930: 854
2. European Federation for Colposcopy and Pathology of the Lower Genital Tract. www.e-f-c.org (accessed 28 November 2012)
3. Greimel ER, Gappmayer-Löcker E, Girardi FL, Huber HP. Increasing women's knowledge and satisfaction with cervical cancer screening. J Psychosom Obstet Gynaecol 1997; 18: 273–279
4. Soutter WP, Diakomanolis E, Lyons D et al. Dynamic spectral imaging: improving colposcopy. Clin Cancer Res 2009; 15: 1814–1820
5. Park SY, Follen M, Milbourne A et al. Automated image analysis of digital colposcopy for the detection of cervical neoplasia. J Biomed Optics 2008;13: 1–10
6. Balasubramani L, Brown BH, Healey J, tidy JA. The detection of cervical intra-epithelial neoplasia by electronical impedance spectroscopy: the effects of acetic acid and tissue homogeneity. Gynecol Oncol 2009; 115: 267–271
7. Alvarez RD, Wright TC. Effective cervical neoplasia detection with a novel optical detection system: a randomized trial. Gynecol Oncol 2007; 104: 281–289
8. Schiller W. Early diagnosis of carcinoma of the cervix. Surg Gynecol Obstet 1933; 56: 210
9. Schiller W. Early diagnosis of carcinoma of the portio uteri. Am J Surg 1934; 26: 269
10. Schiller W. Pathology of the cervix. Am J Obstet Gynecol 1937; 34: 430.
11. Schiller W. Leukoplakia, leukokeratosis, and carcinoma of the cervix. Am J Obstet Gynecol 1938; 35: 17

Capítulo 6
Ensino da Colposcopia

6.1 Compreensão dos Achados Colposcópicos   72

6 Ensino da Colposcopia

O colposcópio é um instrumento simples, cujo manuseio não deve impor dificuldades, mesmo para os principiantes. As oculares devem ser ajustadas individualmente. O enfoque da imagem pode ser feito pela mobilização do braço articulado para uma distância de trabalho específica. Geralmente, é desnecessário usar o foco micrométrico. A ampliação da imagem por 10 é bastante adequada para o trabalho de rotina. Uma magnificação mais alta pode ser necessária apenas para estudar detalhes das imagens. Um aumento menor pode ser usado para fotografias panorâmicas. A colpofotografia é simples e produz imagens de alta qualidade. O colo deve estar bem exposto, e a câmera focalizada corretamente. Os sistemas de vídeo são muito úteis para finalidades de ensino e para demonstrar a dinâmica das alterações após aplicação de ácido acético. A Federação Europeia de Colposcopia e Patologia do Trato Genital Inferior propôs uma padronização para treinamento em colposcopia [http://www.e-f-c.org/pages/education/minimum-standards-for-colposcopy-training.php?lang=DE]. A Federação Internacional de Patologia Cervical e Colposcopia fornece informação útil *on-line* [http://www.ifcpc.org/].

6.1 Compreensão dos Achados Colposcópicos

Conhecimento básico da teoria colposcópica e uma apreciação da patologia cervical são essenciais. Os achados colposcópicos podem ser interpretados corretamente, somente estabelecendo uma correlação entre as alterações colposcópicas e as histológicas (ver Capítulos 4 e 15). Uma vez que um conhecimento prático dos achados colposcópicos tenha sido adquirido em um livro-texto, atlas ou *slides* de ensino, é útil trabalhar com um colposcopista experiente que seja capaz de demonstrar e explicar os achados passo a passo. A colheita de uma biópsia deve ser demonstrada e, em seguida, praticada. Tudo isto pode ser feito com equipamento de vídeo. Videomonitoramento também permite que a paciente acompanhe o exame. Um estudo clínico randomizado mostrou que o emprego da videocolposcopia aumentou a satisfação das pacientes com a assistência preventiva à saúde.[1] Aplicações de vídeo para ensino e documentação indubitavelmente aumentarão o desenvolvimento da tecnologia. Cursos com discussão de casos individuais com os docentes estão disponíveis nos níveis básicos e avançados.

A prática é necessária para o aperfeiçoamento. O tempo para melhorar o grau de competência também depende da forma como o colposcópio é integrado na prática clínica. Usamos o colposcópio em cada exame ginecológico. Trabalhando desta maneira, o clínico inclui na sua rotina o uso do colposcópio em cada exame especular e não achará esta conduta dispendiosa ou desnecessariamente demorada. A apreciação de achados benignos em mulheres em todas as faixas etárias é facilitada, e a familiaridade com os achados benignos nos torna mais alertas para identificar os processos não benignos. É lógico começar pela avaliação da ectopia e continuar com a avaliação da zona de transformação. Acreditamos que esta abordagem promove uma compreensão da dinâmica dos eventos no colo do útero, que podem evoluir em alguns casos para atipias e neoplasia.

Certos achados colposcópicos são fáceis de classificar como benignos ou como altamente suspeitos, mas no intervalo entre eles existe um largo espectro de aspectos que são difíceis de avaliar (ver Capítulo 14). O mesmo se aplica à citologia. O grau de incerteza depende da experiência do examinador. A realização de uma biópsia nos achados duvidosos faz parte do processo de aprendizado e evita erros graves. Ao correlacionar o aspecto colposcópico com os achados histológicos, o clínico ganhará confiança, e o número de biópsias diminuirá. A probabilidade de não identificar um achado importante é consideravelmente reduzida pela realização concomitante da citologia.

Referência

1. Greimel ER, Gappmayer-Löcker E, Girardi FL, Huber HP. Increasing womens knowledge and satisfaction with cervical cancer screening. J Psychosom Obstet Gynaecol 1997; 18: 273–279

Leitura Sugerida

European Federation for Colposcopy and Pathology of the Lower Genital Tract. www.e-f-c.org (accessed 28 November 2012)

International Federation for Cervical Pathology and Colposcopy (IFCPC). www.ifcpc.org (accessed 28 November 2012)

Capítulo 7
Terminologia Colposcópica

Tabela 7.5 Definições dos tipos de lesões primárias da vulva[6]

Termo	Definição
Mácula	Pequena área de alteração de cor (< 1,5 cm); sem elevação e sem massa palpável
Mancha	Grande área de alteração de cor (> 1,5 cm); sem elevação e sem massa palpável
Pápula	Pequena (< 1,5 cm) com lesão elevada e palpável
Placa	Grande (> 1,5 cm), com lesão elevada, palpável e plana
Nódulo	Grande (> 1,5 cm), com lesão muitas vezes hemisférica ou com margens imprecisas; pode estar localizado na superfície, dentro ou abaixo da pele; nódulos podem ser císticos ou sólidos
Vesícula	Pequena (< 1,5 cm) bolha cheia de líquido; o líquido é claro (bolha: uma elevação da pele ou da mucosa cheia de líquido)
Bolha	Uma vesícula grande (> 1,5 cm) cheia de líquido; o líquido é claro
Pústula	Bolha cheia de pus; o líquido é branco ou amarelo

Referências

1. Hinselmann H. Einführung in die Kolposkopie [Introduction to Colposcopy]. Hamburg: Hartung, 1933
2. Stafl A. Report of the Committee on Terminology. New nomenclature for colposcopy. Report of the committee on terminology. Obstet Gynecol 1976; 48: 123–124
3. Stafl A, Wilbanks GD Report of the Nomenclature Committee of the International Federation of Cervical Pathology and Colposcopy. An international terminology of colposcopy. Report of the Nomenclature Committee of the International Federation of Cervical Pathology and Colposcopy. Obstet Gynecol 1991; 77: 313–314
4. Walker PG, Dexeus S, De Palo G et al. Nomenclature Committee of the International Federation for Cervical Pathology and Colposcopy. International terminology of colposcopy: an updated report from the International Federation for Cervical Pathology and Colposcopy. Obstet Gynecol 2003; 101: 175–177
5. Di Paola G. History of the International Federation of Cervical Pathology and Colposcopy (2008). http://www.ifcpc.org/About_IFCPC/index.asp
6. Bornstein J, Sideri M, Tatti S, Walker P, Prendiville W, Haefner HK Nomenclature Committee of International Federation for Cervical Pathology and Colposcopy. 2011 Terminology of the vulva of the International Federation for Cervical Pathology and Colposcopy. J Low Genit Tract Dis 2012; 16: 290–295
7. Bornstein J, Bentley J, Bösze P et al. 2011 colposcopic terminology of the International Federation for Cervical Pathology and Colposcopy. Obstet Gynecol 2012; 120: 166–172

Capítulo 8
Morfologia Colposcópica

8.1	Aspectos Colposcópicos Normais	78
8.2	Achados Colposcópicos Anormais	90
8.3	Achados Colposcópicos Diversos	110
8.4	Avaliação dos Achados Colposcópicos	125
8.5	Critérios para o Diagnóstico Diferencial	128
8.6	Associação de Anormalidades	131

8 Morfologia Colposcópica

É importante reconhecer que diferentes processos biológicos podem produzir imagens colposcópicas muito similares. Para compreender esta situação, é necessário o conhecimento da histologia subjacente. A relação entre a histologia, a patologia e o diagnóstico colposcópico é fundamental e recíproca.

8.1 Aspectos Colposcópicos Normais

8.1.1 Epitélio Escamoso Original

O epitélio escamoso original ou nativo do colo do útero, assim como todos os epitélios escamosos superficiais normais, é liso e não apresenta orifícios glandulares (▶ Fig. 8.1). Isto o diferencia do epitélio escamoso normal que se originou pela metaplasia. Uma observação mais detalhada de uma superfície coberta por epitélio de origem metaplásica mostra orifícios glandulares (criptas) e cistos de retenção, que indicam que a área foi originalmente ocupada por epitélio colunar (▶ Fig. 8.2, ▶ Fig. 8.3a-c). O epitélio escamoso original durante o período reprodutivo exibe uma cor avermelhada, que pode variar de rosa pálido a intenso durante as várias fases do ciclo menstrual. Ele se cora em castanho-intenso com a aplicação de solução de iodo, refletindo seu conteúdo com glicogênio (▶ Fig. 8.3c).

A chamada *portio rugata* é vista especialmente durante a adolescência.[1] A porção vaginal do colo se projeta para a vagina, formando uma área ondulada, similar a um cogumelo (▶ Fig. 8.4). Algumas vezes, as ondulações que se formam na superfície parecem uma crista de galo (▶ Fig. 8.5a, b). Este provavelmente é um achado incidental sem relevância clínica.

8.1.2 Epitélio Escamoso Atrófico

Após a menopausa, na ausência de estrogênio, o epitélio escamoso torna-se fino e desprovido de glicogênio, e o suprimento sanguíneo estromal diminui. Estas alterações tornam o epitélio pálido, e uma rede fina de capilares pode ser visualizada (▶ Fig. 8.6a). O epitélio fino e com pouco glicogênio pode apresentar petéquias e uma imagem ponteada no teste com iodo, em razão da captação irregular de iodo (▶ Fig. 8.6b). Em mulheres mais velhas, o epitélio apresenta uma cor castanho-clara à amarela, como resultado da perda completa de glicogênio (▶ Fig. 8.7). A cobertura epitelial fina é frágil e torna os vasos terminais vulneráveis a pequenos traumas, e podem ocorrer erosões e hemorragias subepiteliais (▶ Fig. 8.8).

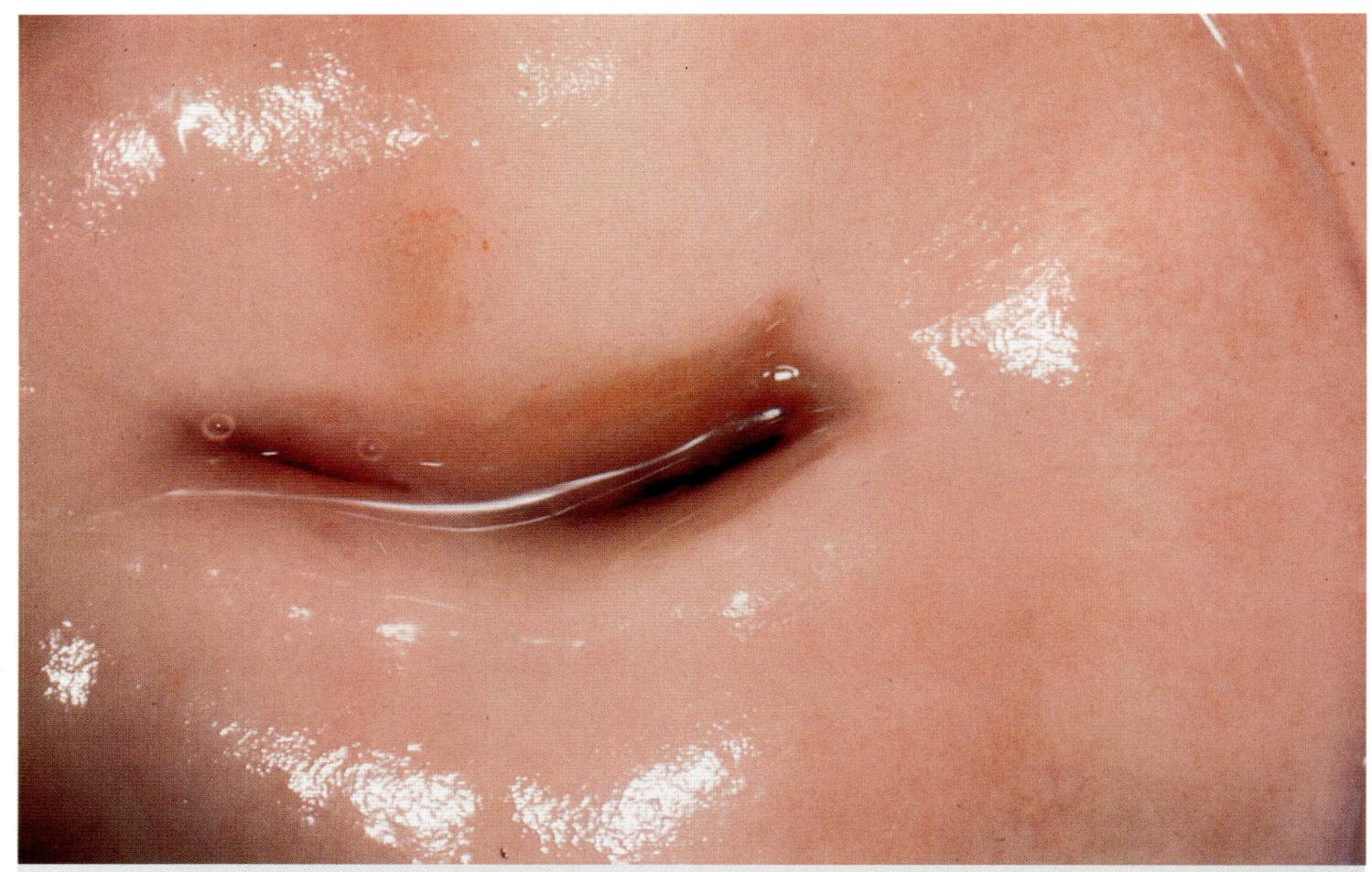

Fig. 8.1 Epitélio escamoso original de uma mulher em idade reprodutiva. A superfície é completamente lisa e apresenta uma cor avermelhada viva.

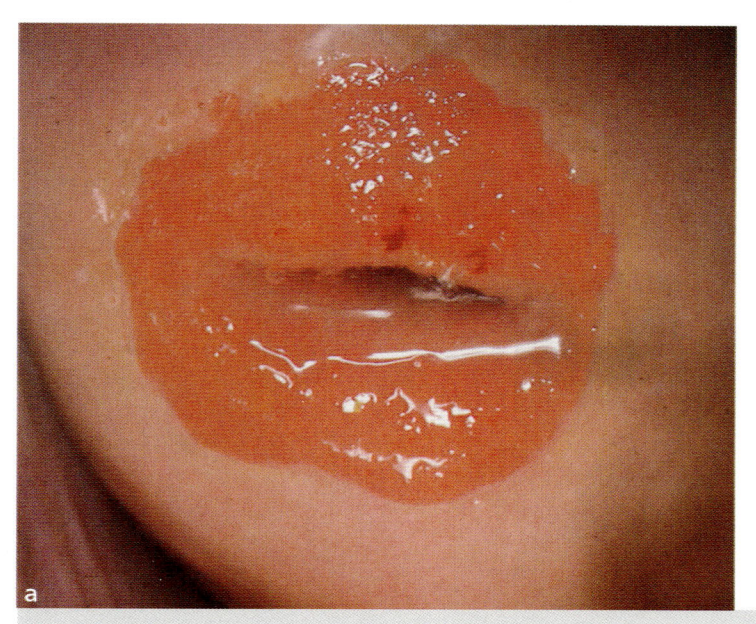

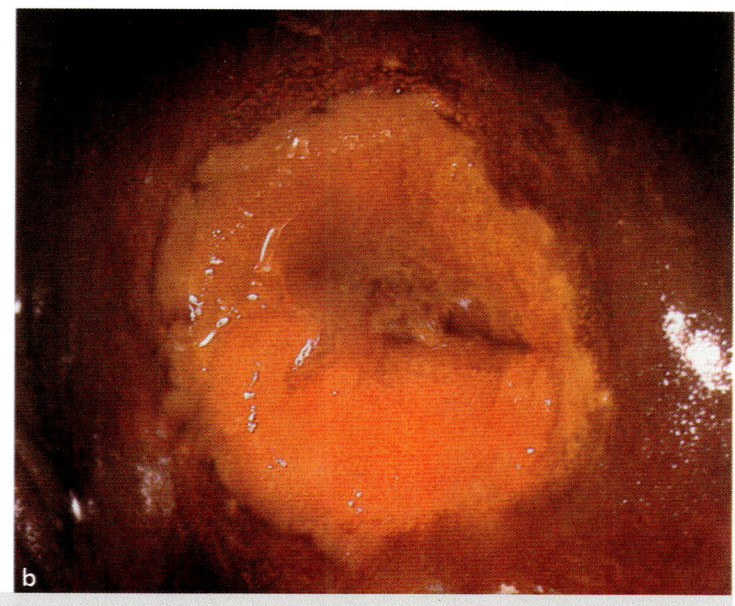

Fig. 8.2 (a) Ectopia antes da aplicação de ácido acético. Os orifícios glandulares na posição de 10 h indicam o início do processo de metaplasia. **(b)** Depois da aplicação de iodo. O epitélio colunar não se cora, apresenta uma discreta coloração da película fina que o cobre. A demarcação do epitélio escamoso original castanho-escuro é difusa.

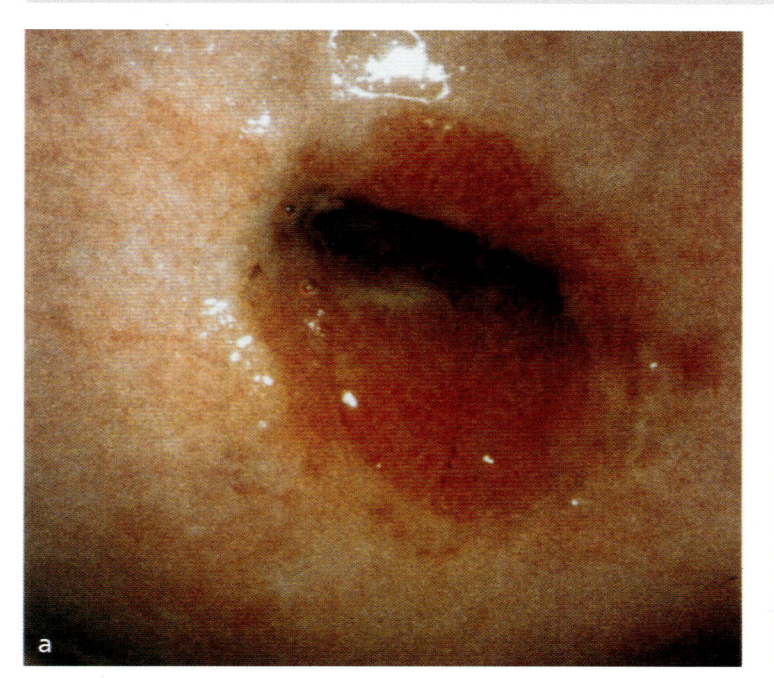

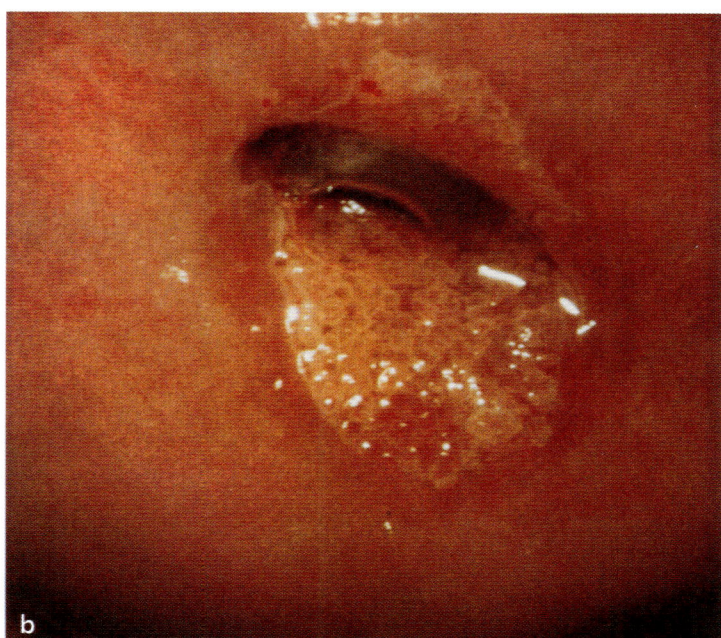

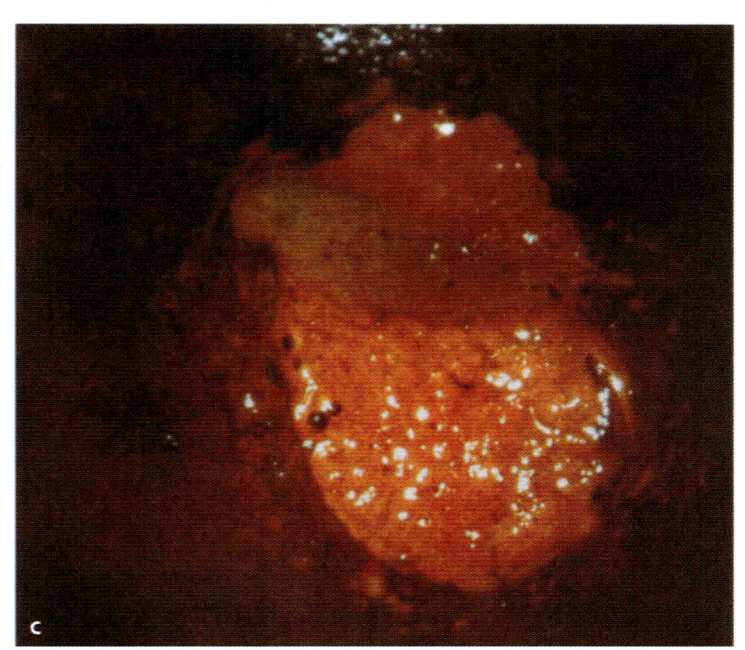

Fig. 8.3 Pequena área vermelha nos lábios anterior e posterior do orifício externo. **(a)** Antes da aplicação de ácido acético. **(b)** Depois da aplicação de ácido acético a 3%. **(c)** Após a aplicação de solução de iodo. O epitélio colunar não se cora. A zona de transformação nas margens é identificável pela coloração incompleta do novo epitélio de células escamosas.

Morfologia Colposcópica

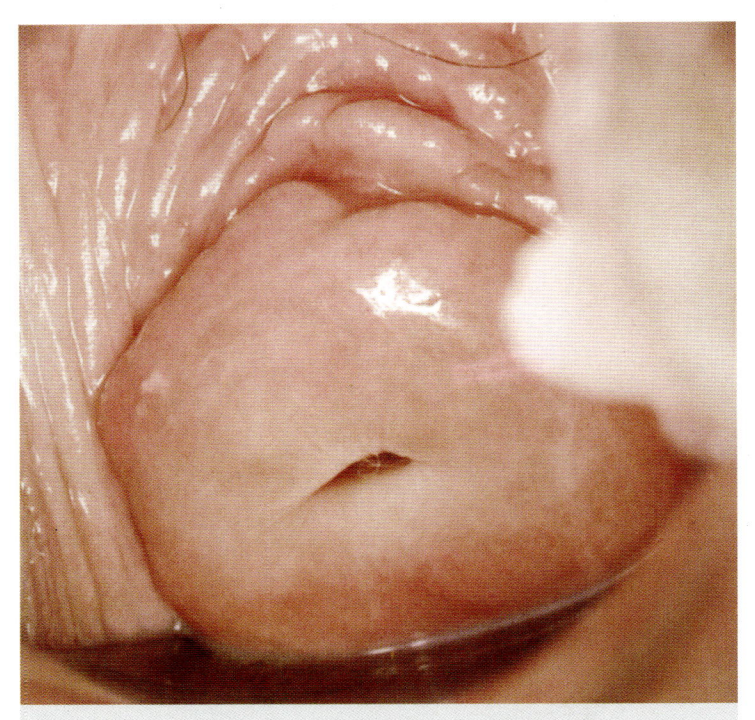

Fig. 8.4 A *portio rugata* em uma mulher de 29 anos. A junção escamocolunar não é visível (zona de transformação tipo II). (Cortesia de O. Baader).

8.1.3 Ectopia (Epitélio Colunar)

Idealmente, a junção escamocolunar (SCJ) está situada no orifício externo. Dependendo do tamanho, da forma e dilatação do orifício externo, podem ser visíveis porções variáveis do canal cervical. No colo dilatado, a arquitetura da mucosa endocervical pode ser vista claramente (▶ Fig. 8.9).

Em adolescentes e mulheres jovens, o epitélio colunar está frequentemente situado na ectocérvice, afastado do orifício externo. Isto é denominado de ectopia. Nos casos com eversão acentuada da mucosa endocervical, a arquitetura rugosa se torna evidente (▶ Fig. 8.10, ▶ Fig. 8.11, ▶ Fig. 8.12a, b).

Ectopia aparece classicamente como uma "mancha de cor vermelha" (▶ Fig. 8.2a). Macroscopicamente ela pode parecer suspeita ao examinador inexperiente. O exame colposcópico mais detalhado mostra sua arquitetura única, que identifica sua real natureza. A ectopia não se cora com iodo (▶ Fig. 8.2b).

Em geral, a ectopia é coberta por muco secretado pelo epitélio colunar. A aplicação de ácido acético ajuda a remover o muco (ver Capítulo 5), revelando a estrutura papilar que a distingue. O ácido acético também provoca edema dos tecidos, tornando o relevo das papilas mais proeminente e individualizado com uma

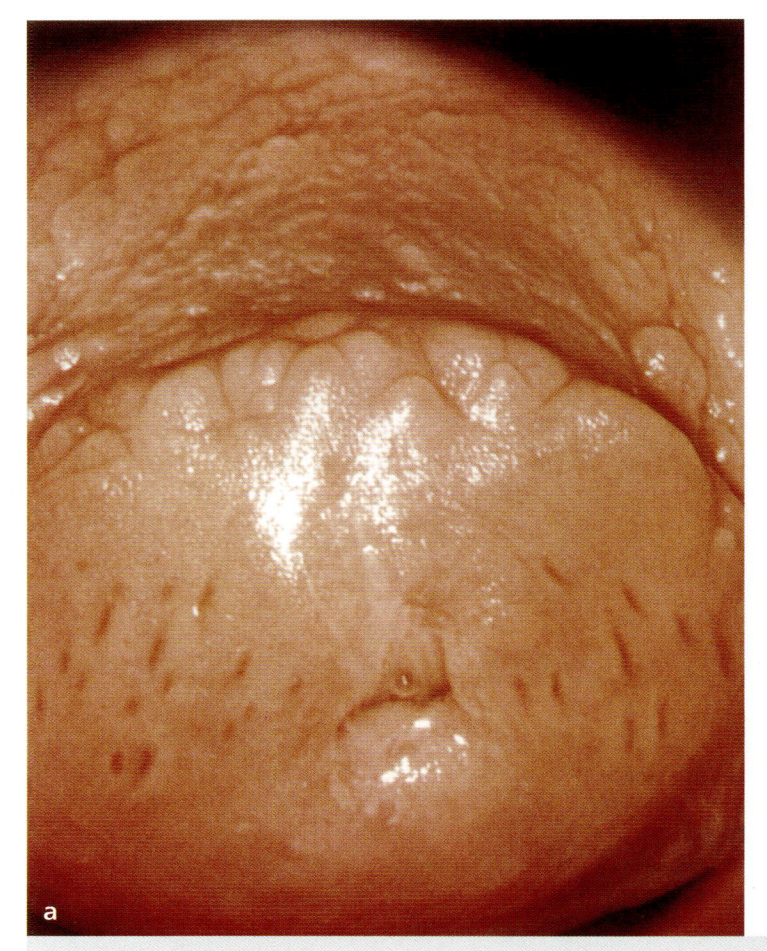

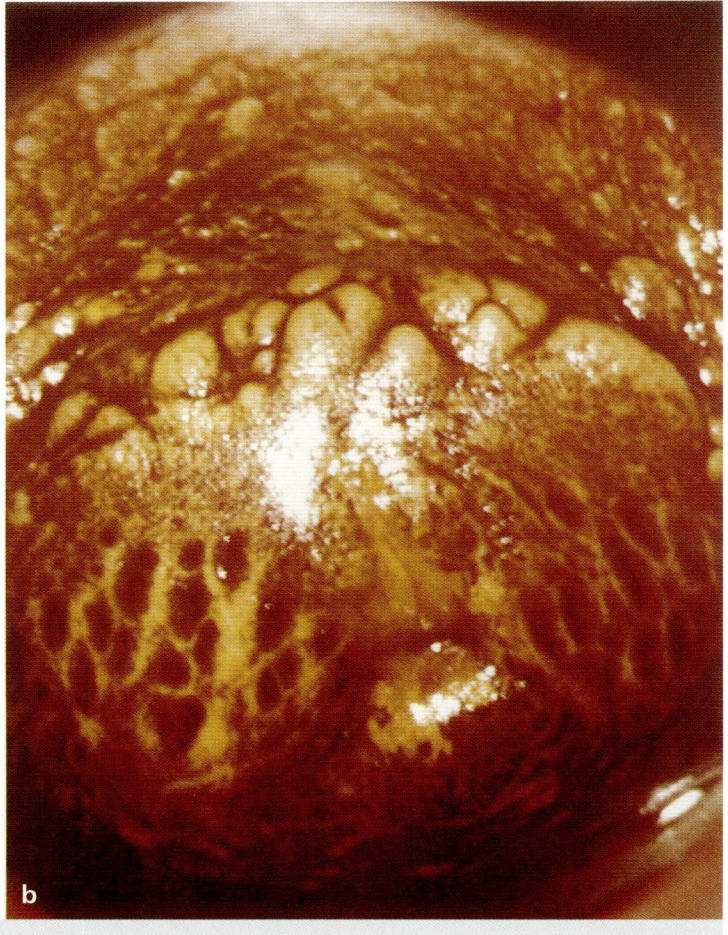

Fig. 8.5 (a) Epitélio escamoso original. Lesão semelhante à crista de galo no lábio anterior do colo e fórnice vaginal em uma menina de 17 anos. O contorno polipoide em torno do orifício externo apresenta sulcos discretos. **(b)** Efeito inesperado de pontilhado após coloração com solução de iodo. Somente o lábio posterior mostra coloração castanho-mogno uniforme típica. (Cortesia de O. Baader.)

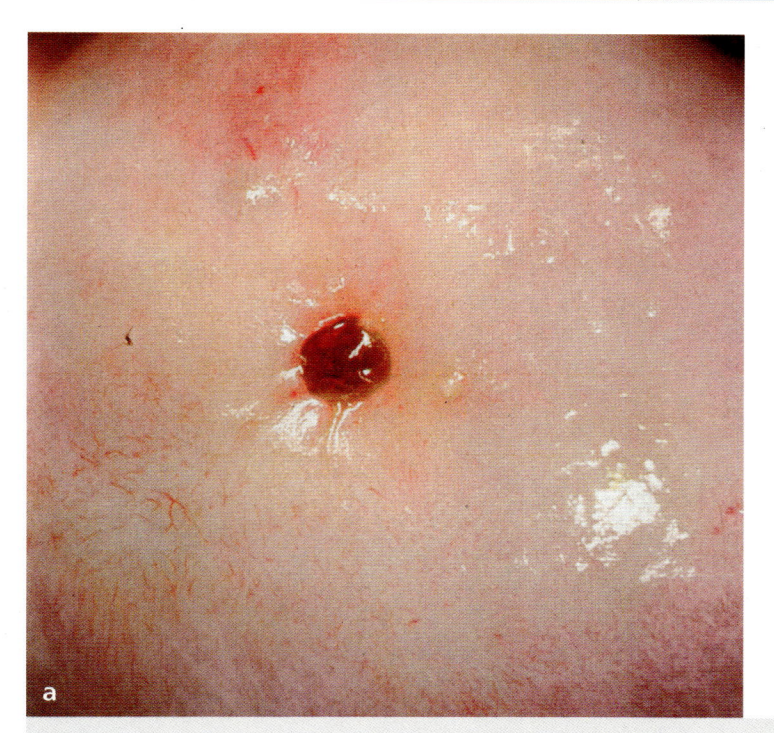

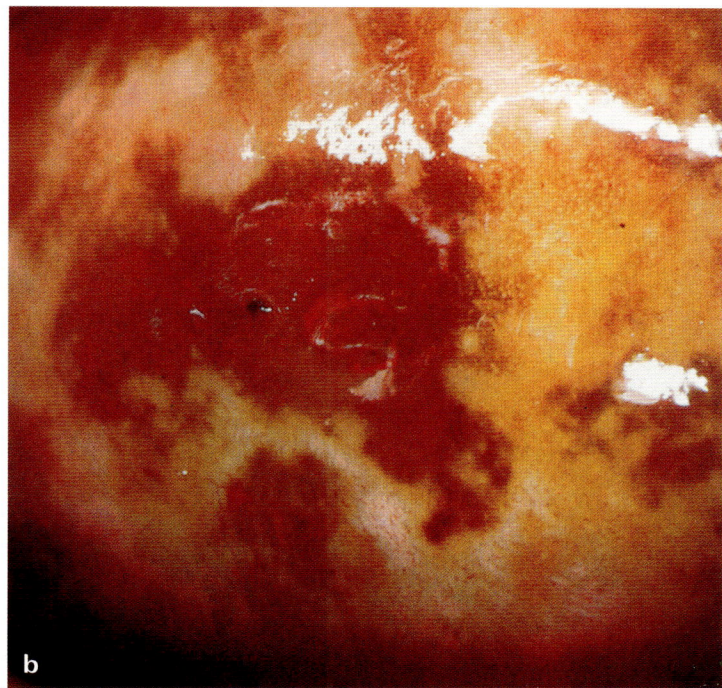

Fig. 8.6 (a) Epitélio escamoso atrófico em uma mulher na pós-menopausa. Vasos finos brilham através do epitélio delgado, que apresenta uma coloração rosa-pálido à amarelada. **(b)** O mesmo colo após aplicação de iodo. A aparência pontilhada característica é decorrente da retenção focal de glicogênio.

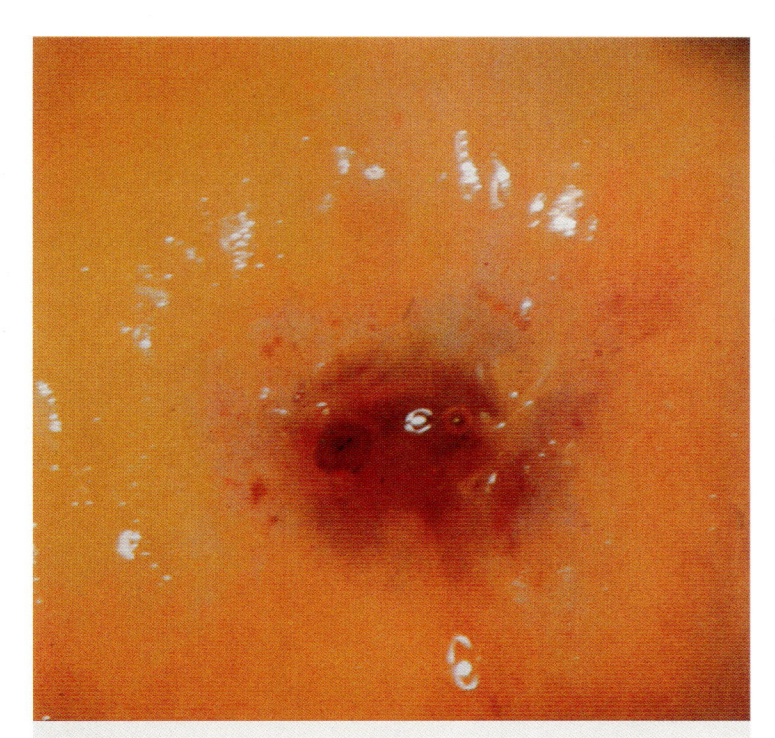

Fig. 8.7 A perda de glicogênio é uniforme no epitélio atrófico desta mulher mais velha, resultando em coloração amarela homogênea com iodo.

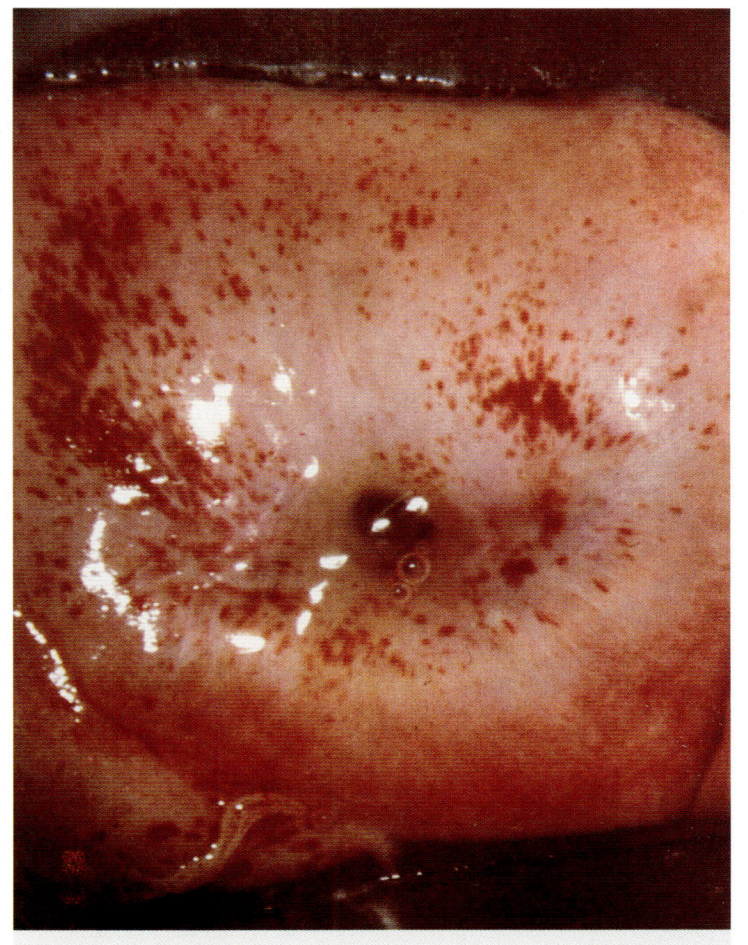

Fig. 8.8 Com o avanço da idade, o epitélio escamoso torna-se frágil. Hemorragias subepiteliais podem aparecer durante o exame vaginal. Notar os finos vasos que correm na direção do orifício externo.

Morfologia Colposcópica

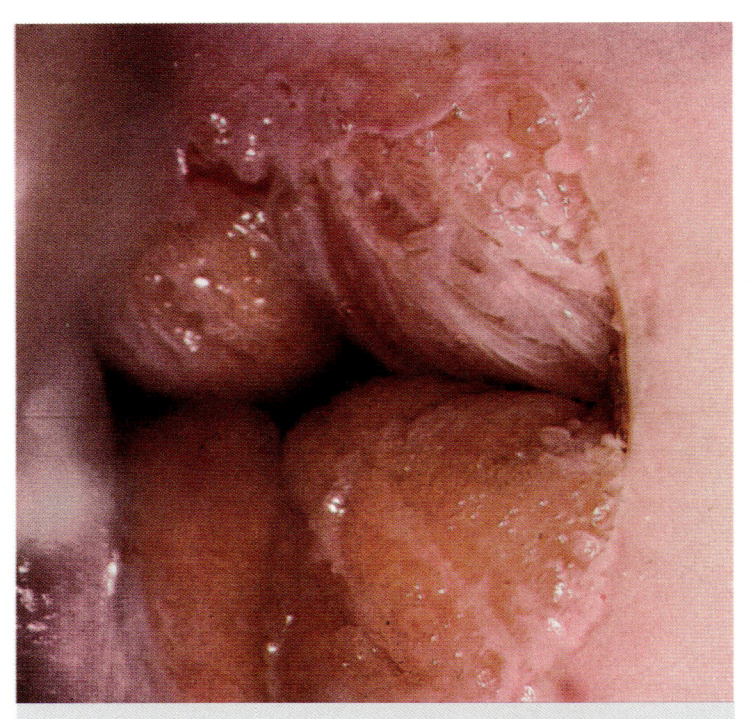

Fig. 8.9 A junção escamocolunar original deste colo entreaberto está bem demarcada. O lábio anterior está rodeado por uma fina margem de zona de transformação. A estrutura rugosa da mucosa endocervical é vista claramente.

aparência semelhante a cacho de uvas. O vermelho intenso da ectopia se altera para uma cor rosa ou esbranquiçada (▶ Fig. 8.3, ▶ Fig. 8.13).

A SCJ é frequentemente nítida e apresenta-se marcada como um degrau (▶ Fig. 8.2, ▶ Fig. 8.9, ▶ Fig. 8.13). A inspeção cuidadosa, com frequência, revela uma margem branca mais delgada e orifícios glandulares, que indicam o início da transformação metaplásica (▶ Fig. 8.11, ▶ Fig. 8.3, ▶ Fig. 8.14). É importante avaliar cuidadosamente as margens da ectopia, para que não passem despercebidas lesões colposcópicas importantes.

O epitélio colunar ectópico é menos resiliente e mais vulnerável a trauma do que o epitélio escamoso. É mais suscetível a sangramento de contato durante o exame especular. A ocorrência de sangramento de contato também levanta a hipótese do risco de câncer. Embora as lesões papilíferas neoplásicas frondosas possam ser grosseiras e irregulares, elas podem ser confundidas com alterações benignas.

Alguns estudos longitudinais têm sido feitos para avaliar a influência dos esteroides sexuais exógenos e endógenos sobre a transformação metaplásica do epitélio colunar[2,3,4,5] (▶ Fig. 8.15a-d). Os anticoncepcionais orais, contendo estrogênio, parecem ter um efeito positivo e estimulador sobre a ectopia, e as mulheres que suspendem o uso dos anticoncepcionais apresentam a metaplasia em um tempo relativamente curto (▶ Fig. 8.16a, b).[5]

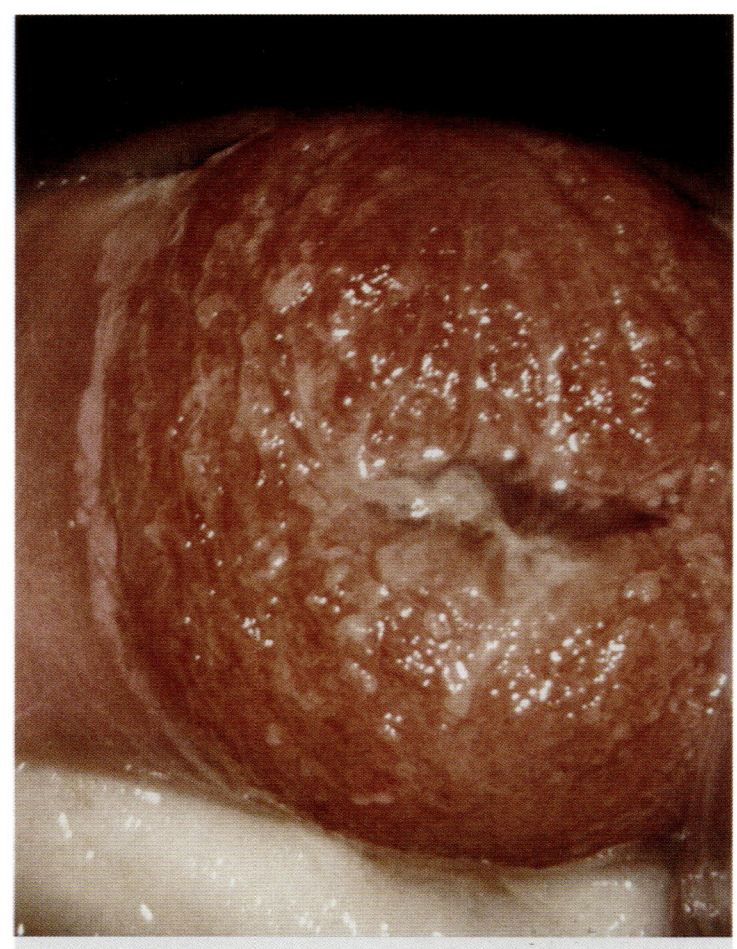

Fig. 8.10 Eversão da mucosa endocervical (ectopia), com a arquitetura rugosa sobrelevada.

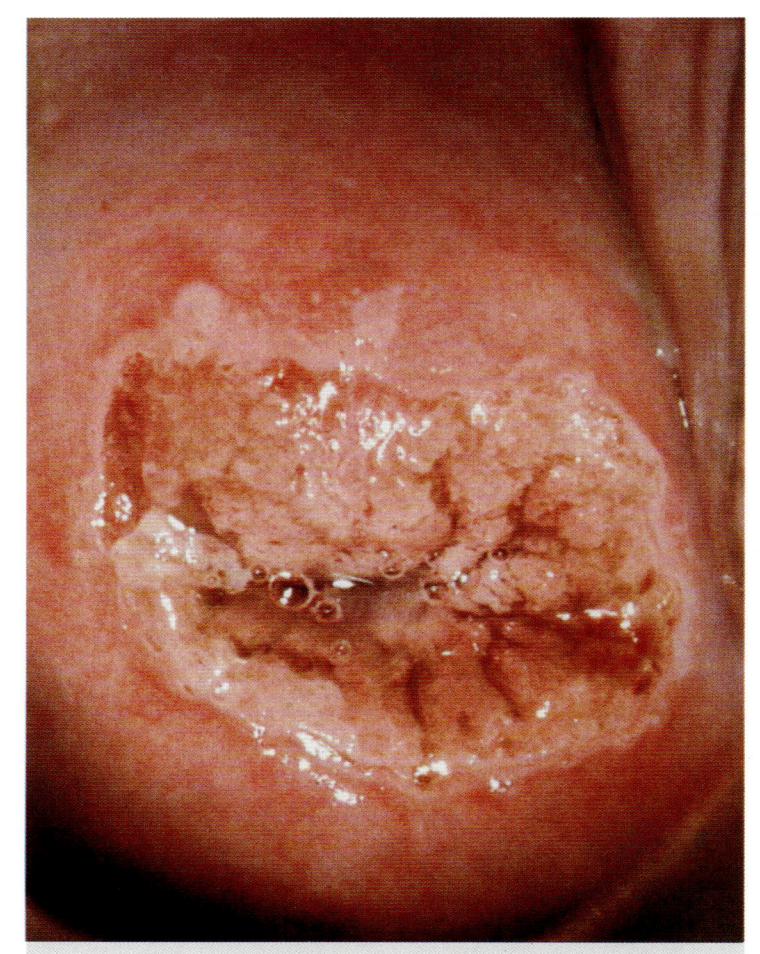

Fig. 8.11 Eversão aparente (ectopia) no colo com um orifício externo entreaberto pela abertura do espéculo. Uma orla fina de zona de transformação é visível próximo da junção com o epitélio escamoso original.

Morfologia Colposcópica

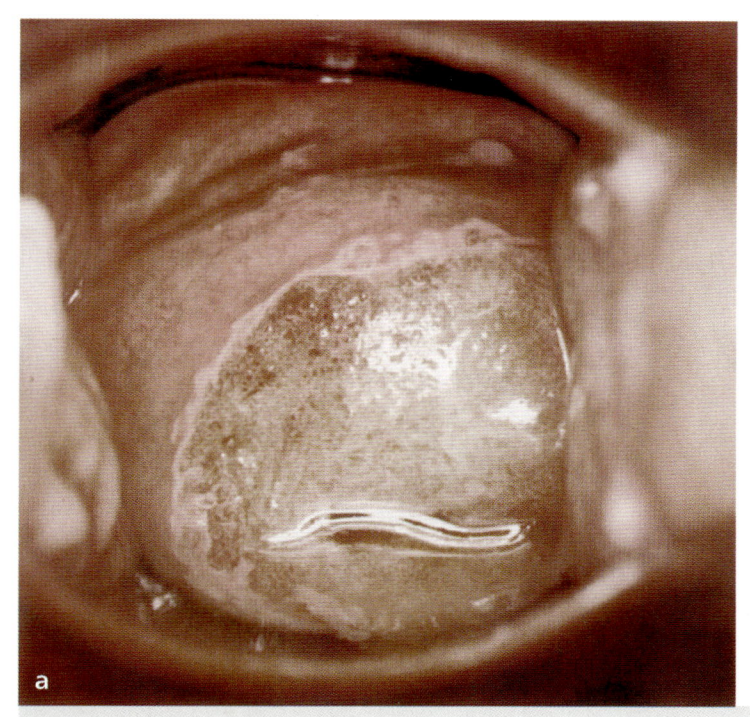

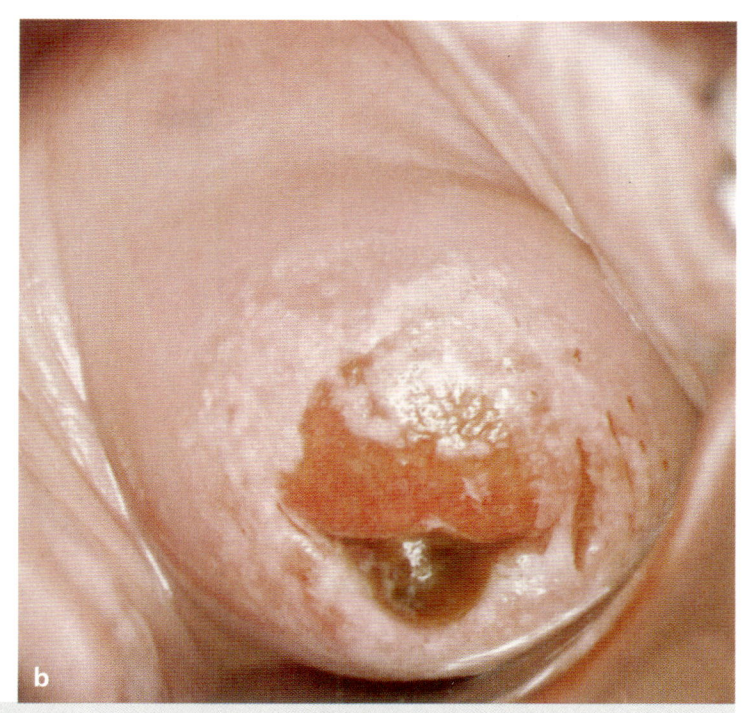

Fig. 8.12 (a) Ectopia circundada por uma orla fina de zona de transformação (TZ) em uma menina de 14 anos. **(b)** Após 2 anos, a zona de transformação é maior. A junção escamocolunar é totalmente visível (TZ tipo 1). (Cortesia de O. Baader.)

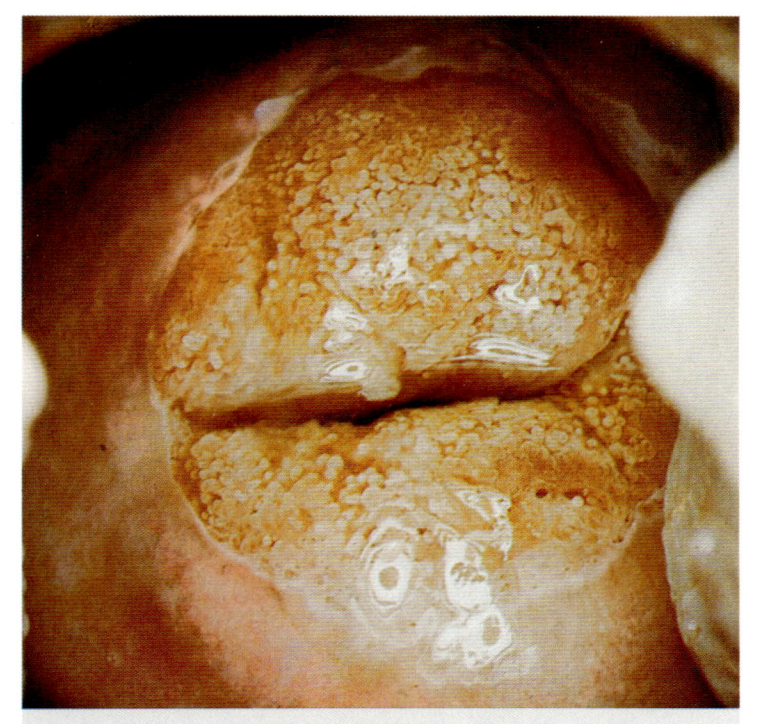

Fig. 8.13 Aspecto típico de uma ectopia após a aplicação de ácido acético. A estrutura semelhante a cacho de uvas é inconfundível. Observar a orla esbranquiçada da zona de transformação na periferia.

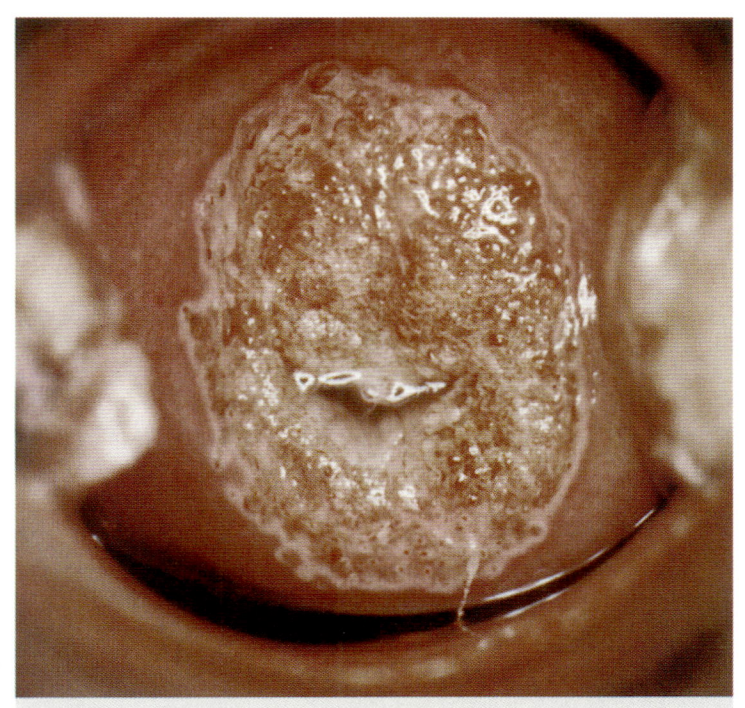

Fig. 8.14 Ectopia com uma margem fina de metaplasia na periferia em uma nulípara de 29 anos de idade (zona de transformação tipo 1). (Cortesia de O. Baader.)

Morfologia Colposcópica

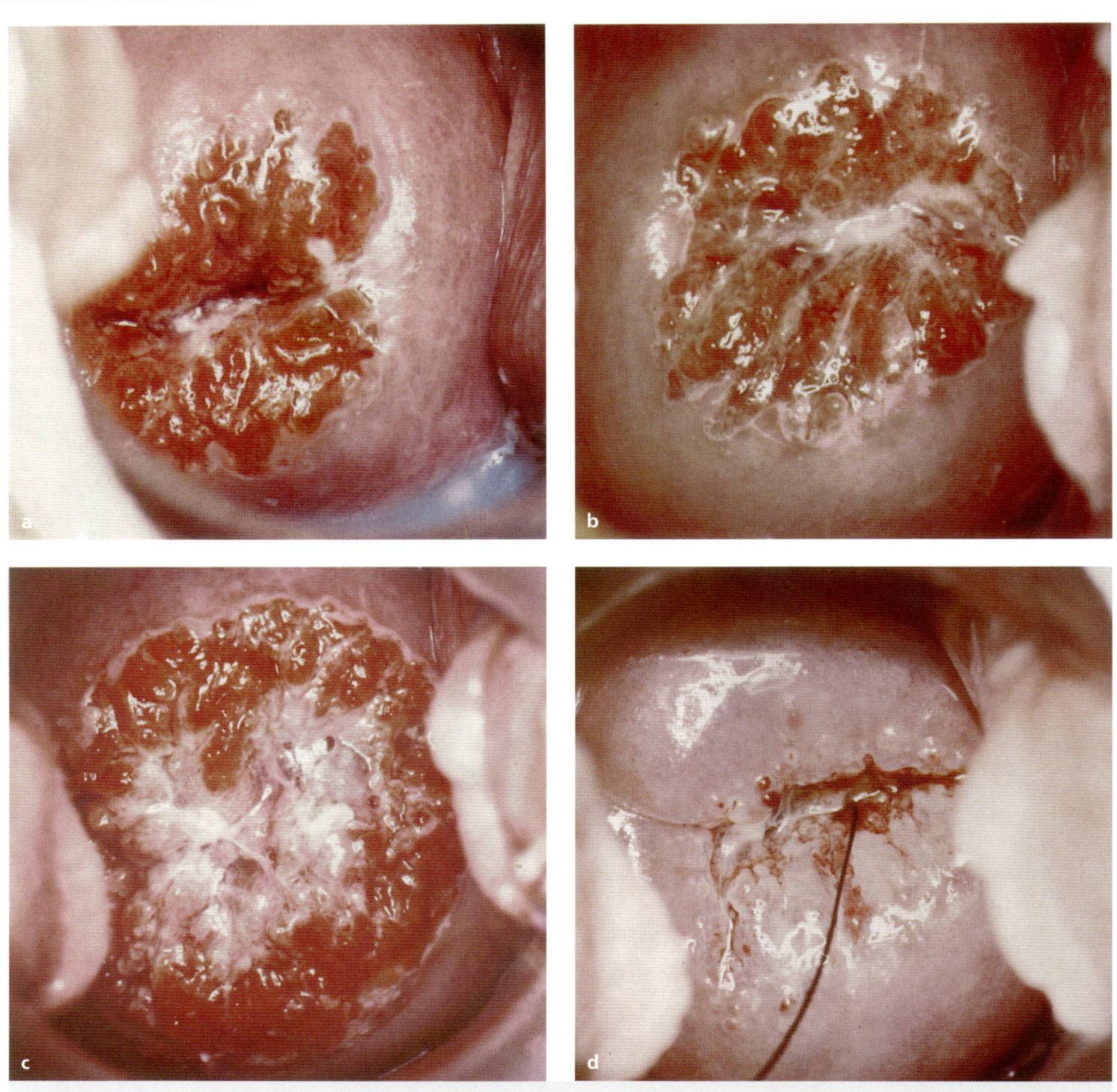

Fig. 8.15 Estudo longitudinal de acompanhamento de uma mulher com 20 anos, quando iniciou a contracepção oral (OC). **(a)** Antes de tomar OC há ectopia com uma margem fina de metaplasia (zona de transformação [TZ] tipo 1). **(b)** Após vários meses de OC, a ectopia assumiu uma aparência papilar grosseira. **(c)** Nesta fase, a mulher tinha retomado a OC após um parto vaginal. A ectopia está novamente aparente. **(d)** Após 9 meses do parto, o uso de OC foi suspenso, e a mulher recebeu um dispositivo contraceptivo intrauterino. Três meses mais tarde, a ectopia tinha sido rapidamente transformada pela metaplasia (TZ tipo 1). (Cortesia de O. Baader.)

8.1.4 Zona de Transformação

A zona de transformação (TZ) pode aparecer como uma área vermelha inespecífica. Às vezes, há um padrão vascular delicado (▶ Fig. 8.17a). A aplicação de ácido acético muda a coloração do epitélio previamente vermelho para uma cor branco-acinzentada. Dentro da TZ existem orifícios glandulares (criptas) e ilhotas de epitélio colunar residual. A demarcação em relação ao epitélio escamoso original é indistinta (▶ Fig. 8.17b).

O processo de metaplasia caracteristicamente começa na SCJ. A margem epitelial plana na periferia de uma ectopia pode ser distinguida do epitélio escamoso original e do epitélio colunar pela diferença de coloração e pela presença de orifícios glandulares (▶ Fig. 8.2, ▶ Fig. 8.6, ▶ Fig. 8.18, ▶ Fig. 8.19, ▶ Fig. 8.20).

Morfologia Colposcópica

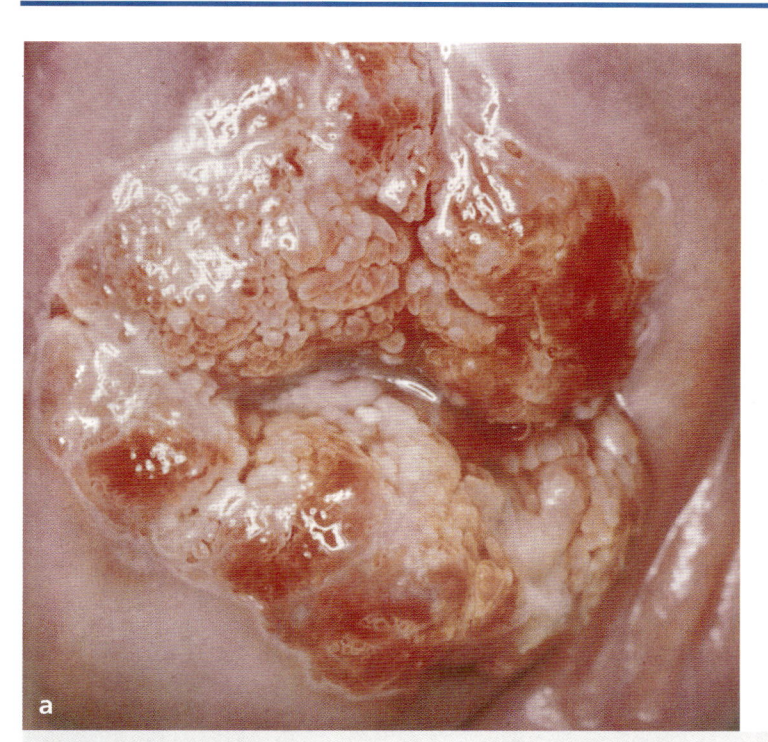

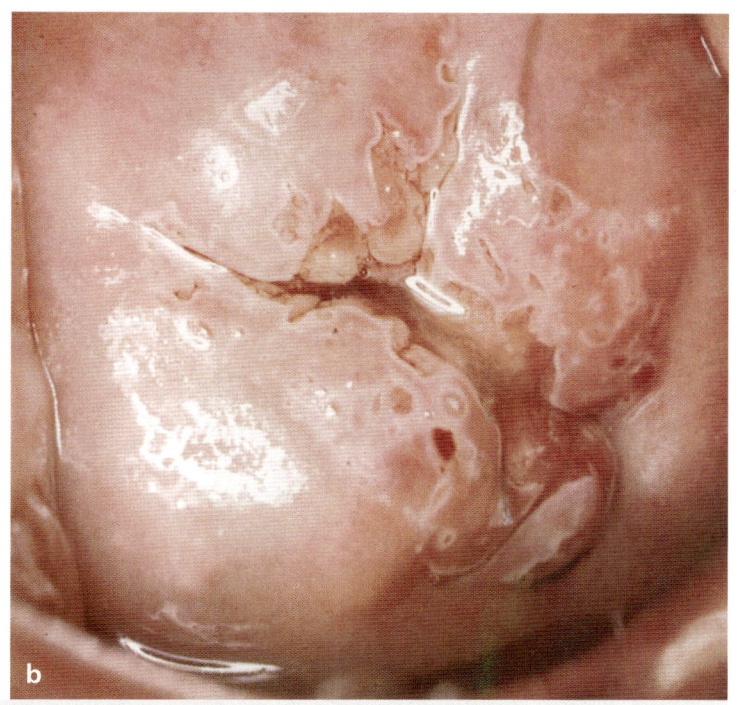

Fig. 8.16 Zona de transformação de uma ectopia após a descontinuação da contracepção oral (OC). **(a)** Ectopia pronunciada com papilas grosseiras em uma mulher com uso há 4 anos de OC. **(b)** Apenas 1 ano após a descontinuação de OC (e inserção de um dispositivo intrauterino), há um processo avançado de metaplasia da ectopia (TZ tipo 1). (Cortesia de O. Baader.)

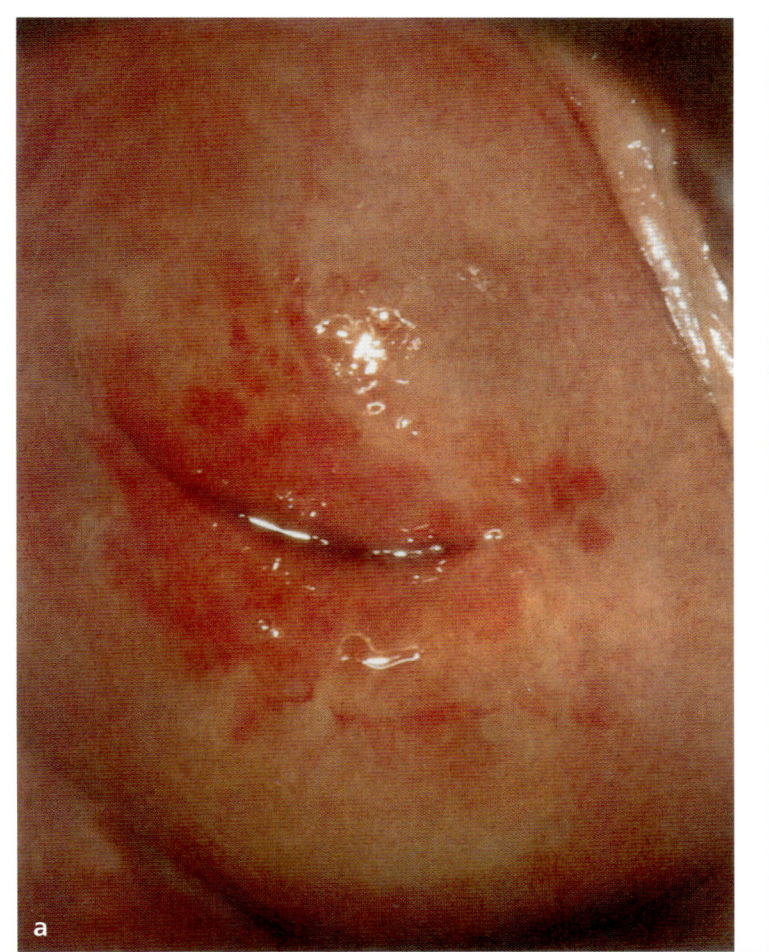

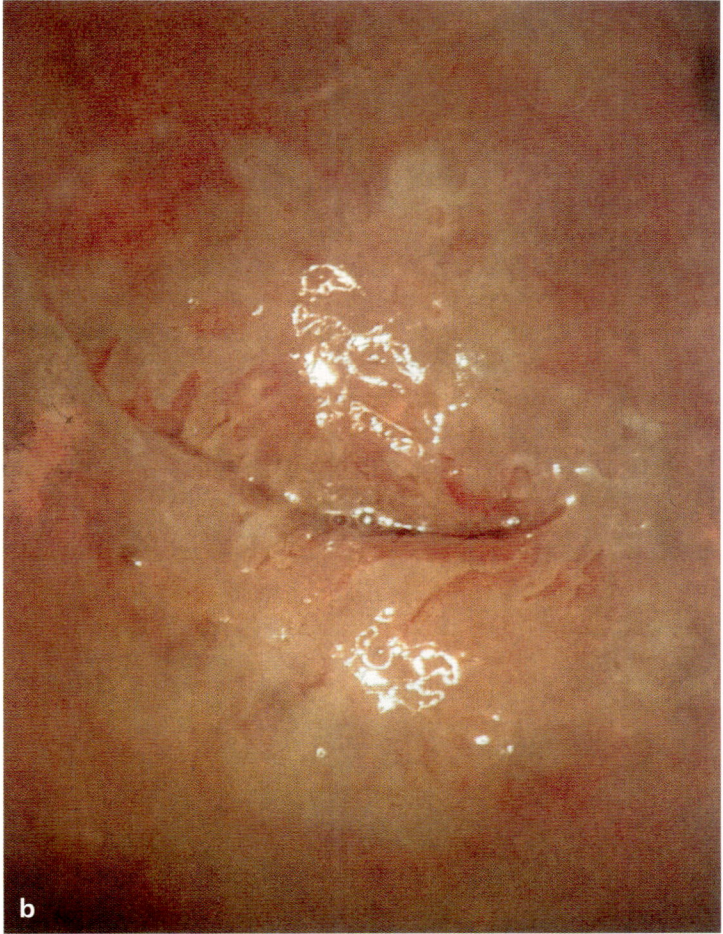

Fig. 8.17 (a) Zona de transformação (TZ) antes da aplicação de ácido acético. Há pequenos vasos normais na margem da área avermelhada no lábio posterior do colo. **(b)** Após a aplicação de ácido acético, o epitélio previamente avermelhado está branco-acinzentado. Orifícios glandulares e ilhotas de epitélio colunar residual constituem sinais da TZ.

Morfologia Colposcópica

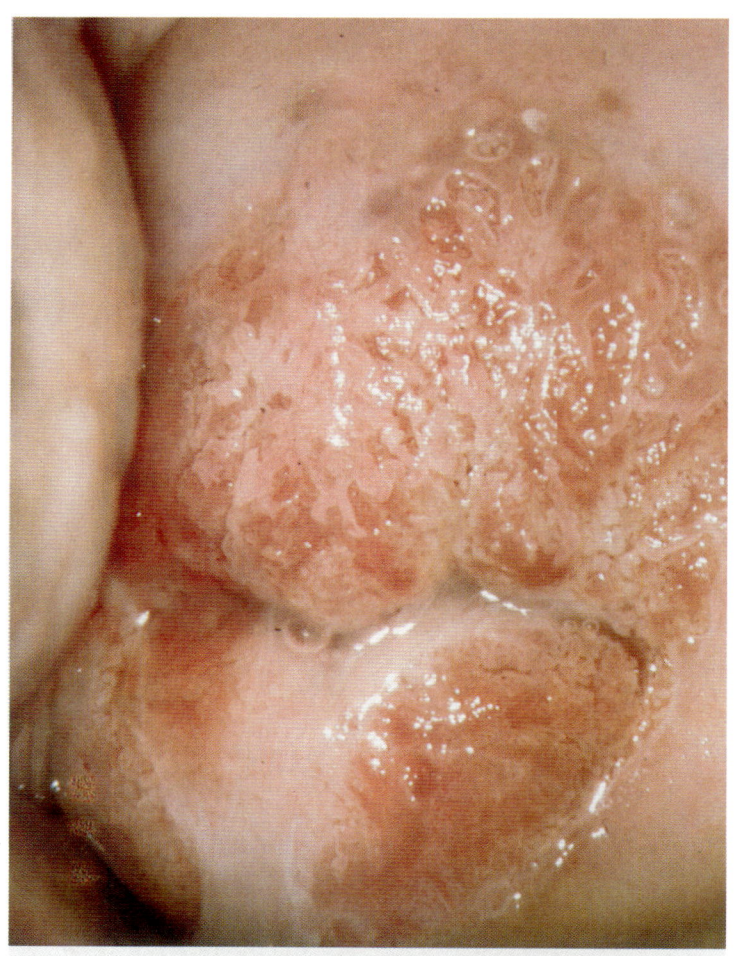

Fig. 8.21 Processos digitiformes do epitélio metaplásico estendem-se a partir da periferia para a região central com interdigitações nas ilhas de epitélio colunar. A metaplasia afeta apenas o lábio anterior.

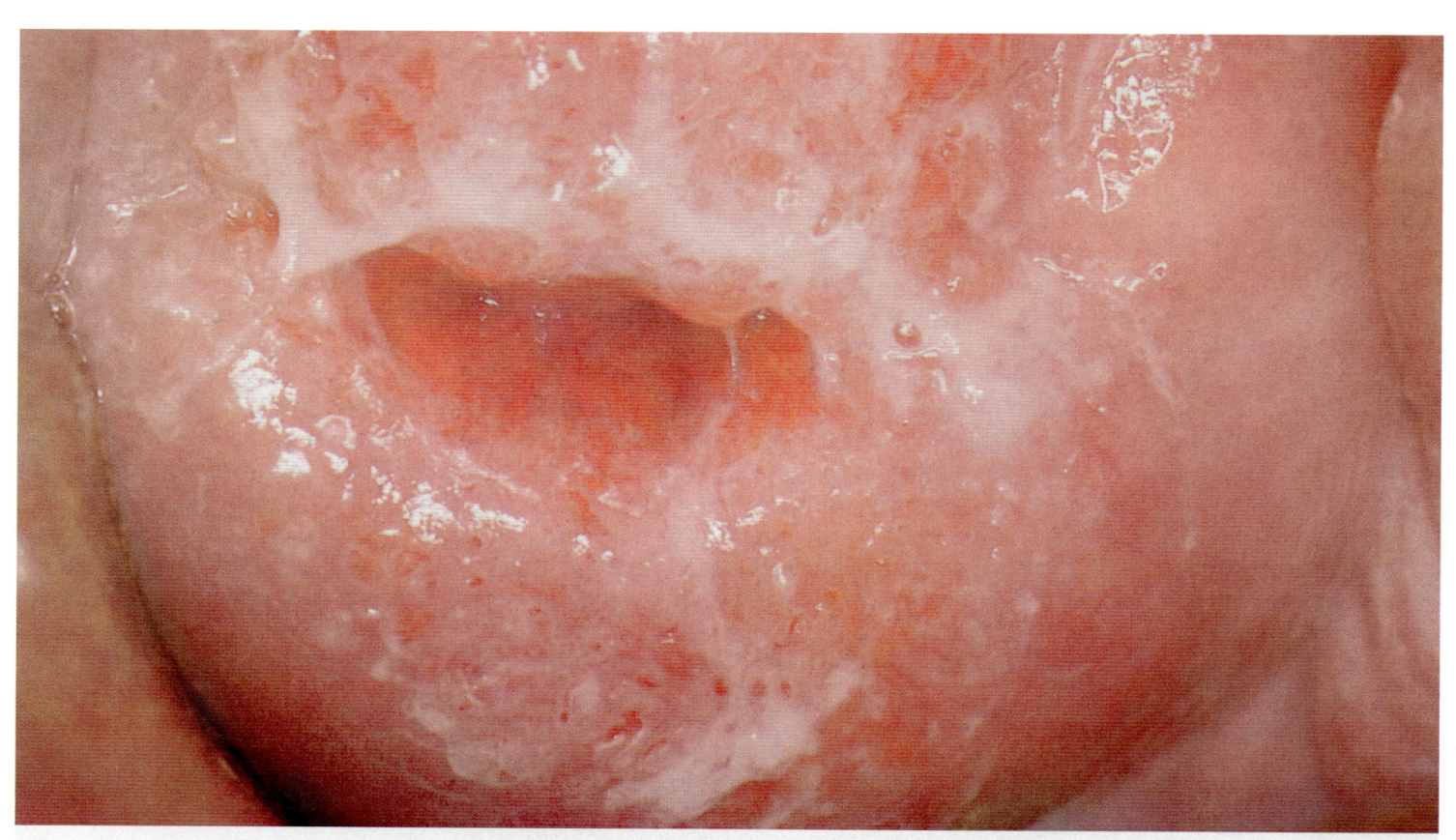

Fig. 8.22 Zona de transformação com ilhas residuais de epitélio colunar semelhante a cacho de uvas no lábio anterior.

Morfologia Colposcópica

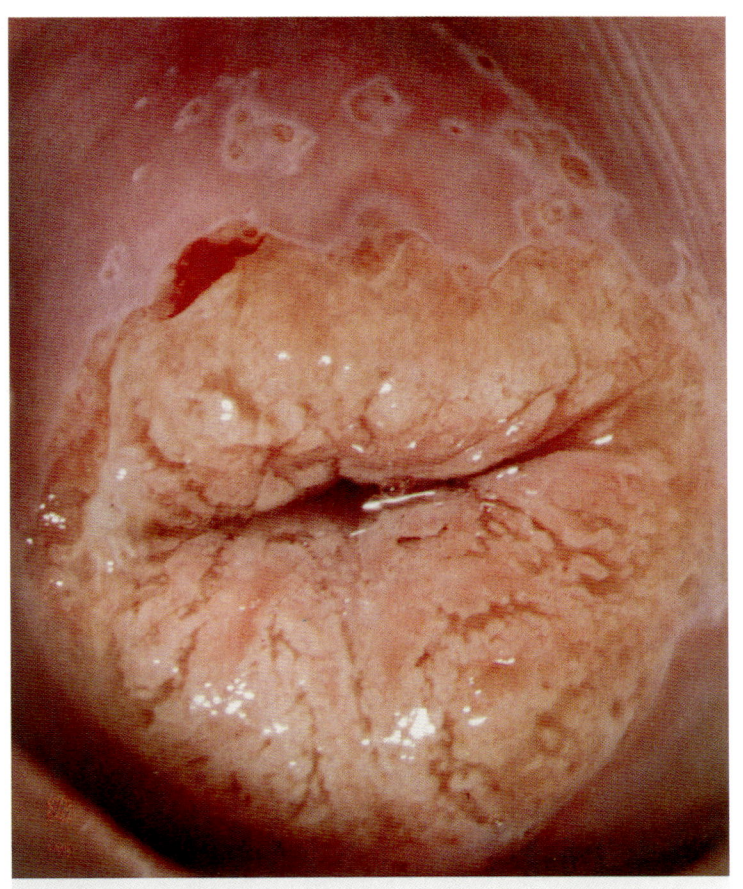

Fig. 8.23 Metaplasia parcial. A zona de transformação no lábio anterior atinge apenas uma pequena parte da ectopia, que permanece em grande parte inalterada e destacada pelo aumento e fusão das suas papilas.

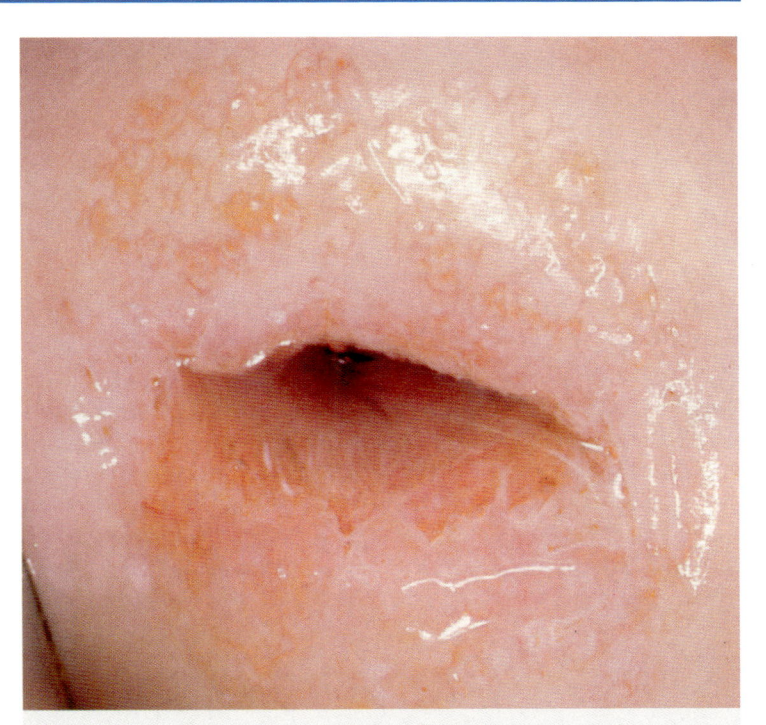

Fig. 8.24 Zona de transformação bem definida. Embora a cor do novo epitélio escamoso dificilmente seja distinguível daquela do original, as margens da metaplasia apresentam finos vasos sanguíneos. A nova junção escamocolunar é abrupta.

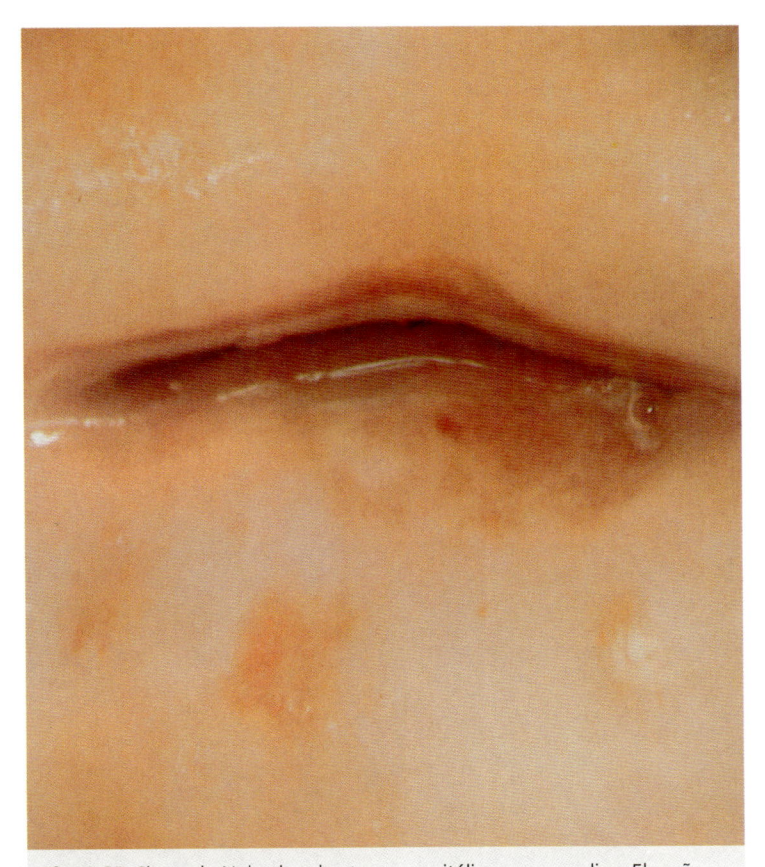

Fig. 8.25 Cistos de Naboth cobertos por epitélio escamoso liso. Eles são os únicos indicadores de metaplasia prévia. Os vasos sanguíneos aparecem caracteristicamente sobre a superfície do cisto de retenção à direita.

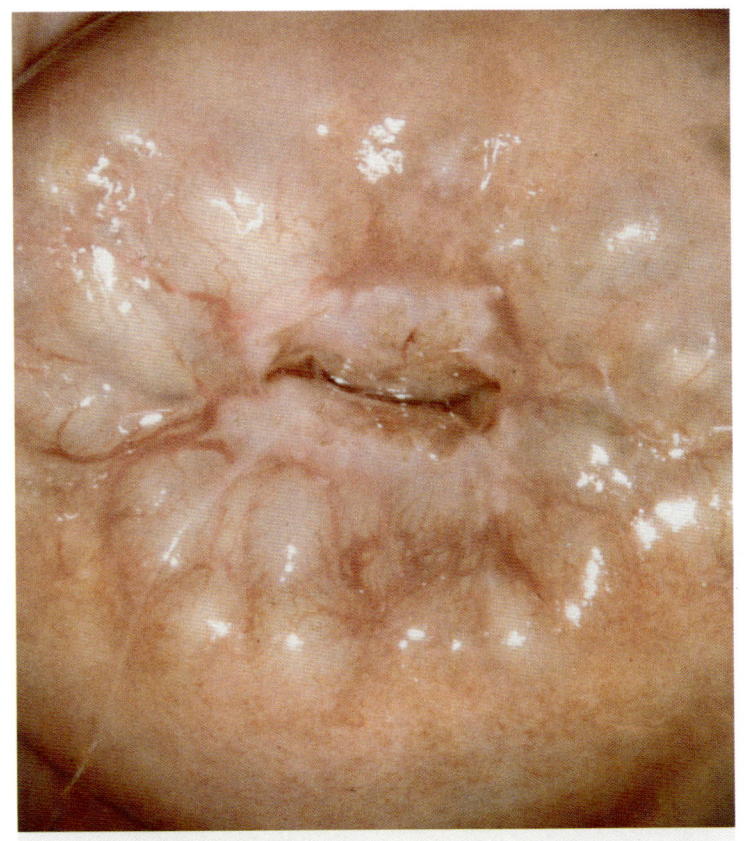

Fig. 8.26 Cistos de Naboth em uma zona de transformação estabelecida. Os vasos sanguíneos longos e com ramificação regular que brilham através do epitélio fino são típicos.

8.2 Achados Colposcópicos Anormais

8.2.1 Epitélio Acetobranco

A nomenclatura de 2011 da International Federation for Cervical Pathology and Colposcopy distingue entre epitélio acetobranco *fino* e *denso*, o primeiro sendo uma alteração menor, e o último uma alteração maior.[6] O acetobranqueamento rápido da superfície é, também, considerado uma alteração maior. Epitélio acetobranco não mostra mosaico, pontilhado ou leucoplasia. Frequentemente, contém orifícios glandulares e mesmo cistos de retenção. Em geral, é similar a TZ normal, mas difere dela em vários aspectos importantes. O epitélio acetobranco se caracteriza pelos sinais típicos da metaplasia, como os orifícios glandulares, os cistos de retenção, as ilhas residuais de epitélio colunar, mas difere do epitélio normal em uma ou mais das seguintes características:[7]

- Uma cor amarelo-vermelha fosca antes da aplicação de ácido acético
- Uma mudança de cor mais pronunciada de coloração do vermelho para branco após a aplicação de ácido acético
- Orifícios glandulares espessados
- Vascularização abundante com ocasionais vasos atípicos
- Uma tonalidade amarelo-canário, característica após aplicação de iodo, com demarcação nítida da sua circunferência, pelo menos parcialmente.

Estes critérios nem sempre significam o desenvolvimento de um epitélio atípico. O processo de metaplasia pode, também, resultar em um epitélio com pouca ceratinização e sem papilas estromais alongadas e, por isso, pode não apresentar na colposcopia as alterações de ceratose, pontilhado ou mosaico. O epitélio metaplásico em comparação ao epitélio escamoso original apresenta uma alteração da coloração mais intensa com a aplicação de ácido acético, e a junção com o epitélio escamoso original é nitidamente definida (▶ Fig. 8.27). Apesar destas diferenças, nem sempre é possível distinguir colposcopicamente entre o epitélio metaplásico e uma lesão intraepitelial escamosa (SIL). Mesmo o acetobranqueamento do epitélio da SIL de alto grau (HSIL) pode ser apenas discreto (epitélio acetobranco fino), tornando difícil distingui-lo de uma TZ normal (▶ Fig. 8.28).

Pode haver alguns sinais sutis da presença de epitélio branco antes da aplicação de ácido acético. Qualquer tom de vermelho, a não ser o vermelho vivo da TZ normal, deve ser visto com suspeita. Tons vermelhos acinzentados, que conferem à TZ uma aparência opaca, e tons amarelos, provavelmente se devem a pronunciada infiltração inflamatória no estroma (▶ Fig. 8.29, ▶ Fig. 8.30a) e são particularmente preocupantes. Nesses casos, a aplicação de ácido acético geralmente induz uma alteração de cor branca distinta e mostra margens nítidas (▶ Fig. 8.29b, ▶ Fig. 8.30b). Um leito vascular proeminente sugere uma metaplasia atípica, mas não é patognomônico de atipia epitelial (▶ Fig. 8.31).

O melhor critério para diagnóstico é o teste do ácido acético. Quanto mais marcada e mais rápida a mudança de cor e quanto maior o edema, e maior a probabilidade de atipia epitelial (epitélio acetobranco denso; ▶ Fig. 8.30b, ▶ Fig. 8.32, ▶ Fig. 8.33). Entretanto, o espectro das alterações de cor é amplo (▶ Fig. 8.34, ▶ Fig. 8.35a).

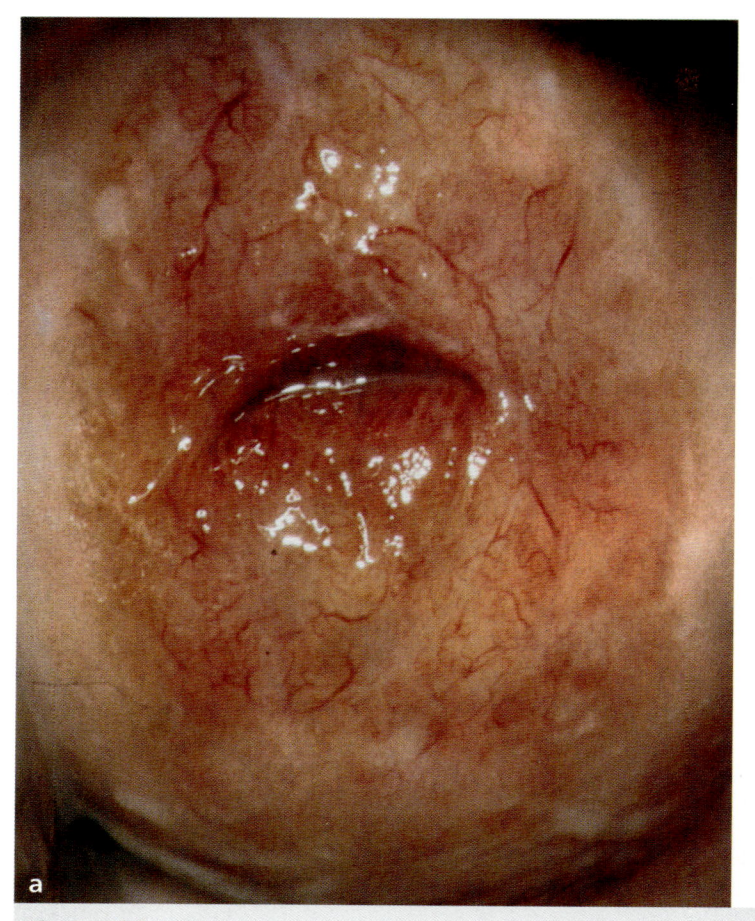

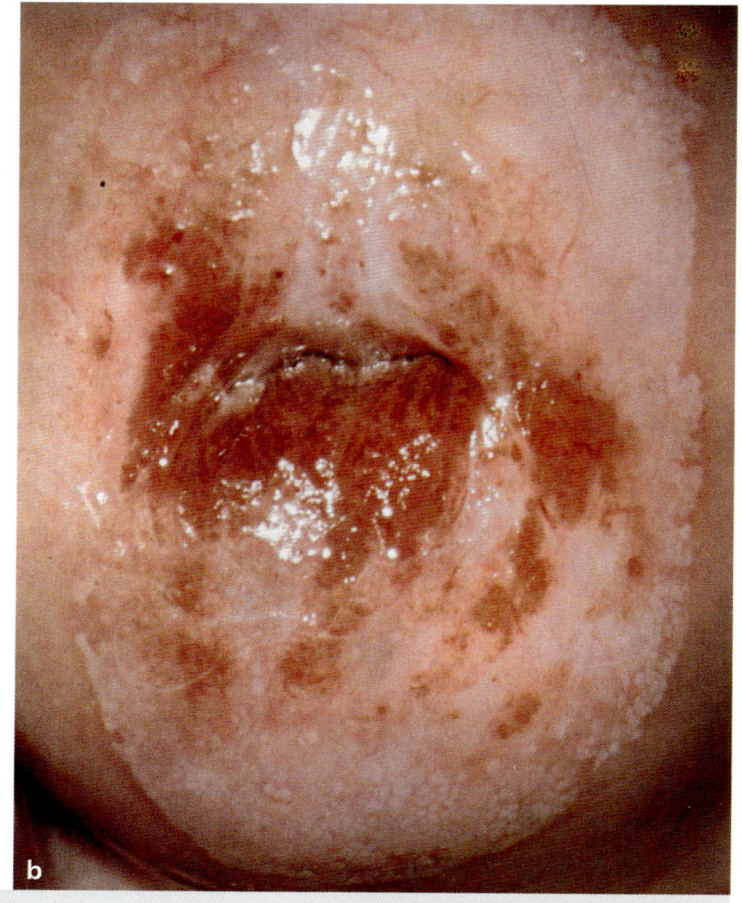

Fig. 8.27 (a) Vasos sanguíneos com ramificação regular em uma lesão amarelo-avermelhada colposcopicamente anormal, antes da aplicação de ácido acético. **(b)** A aplicação de ácido acético suprime o padrão vascular, mas mostra uma imagem nítida de um mosaico bem demarcado com uma mudança distinta no tom de cor. A histologia mostrou epitélio metaplásico.

Morfologia Colposcópica

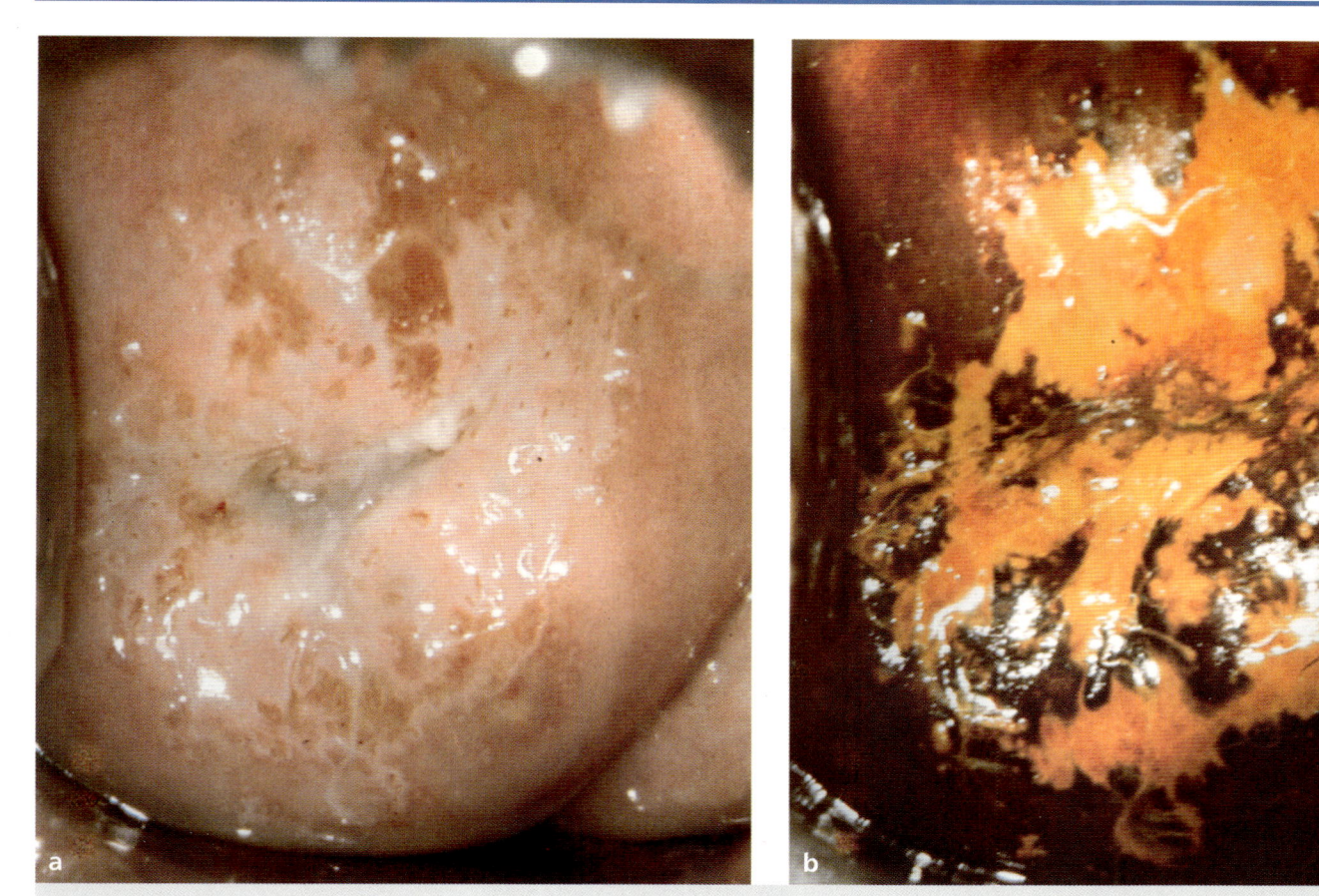

Fig. 8.28 (a) Imagem característica do epitélio acetobranco fino, que se diferencia da zona de transformação normal apenas pela presença de numerosos orifícios glandulares espessados. A histologia mostrou lesão intraepitelial escamosa de baixo grau (LSIL) (CIN 1). **(b)** Após a aplicação de iodo (teste de Schiller), pode ser observada a imagem difusa resultante da mistura de LSIL e epitélio escamoso de coloração castanha, completamente maduro.

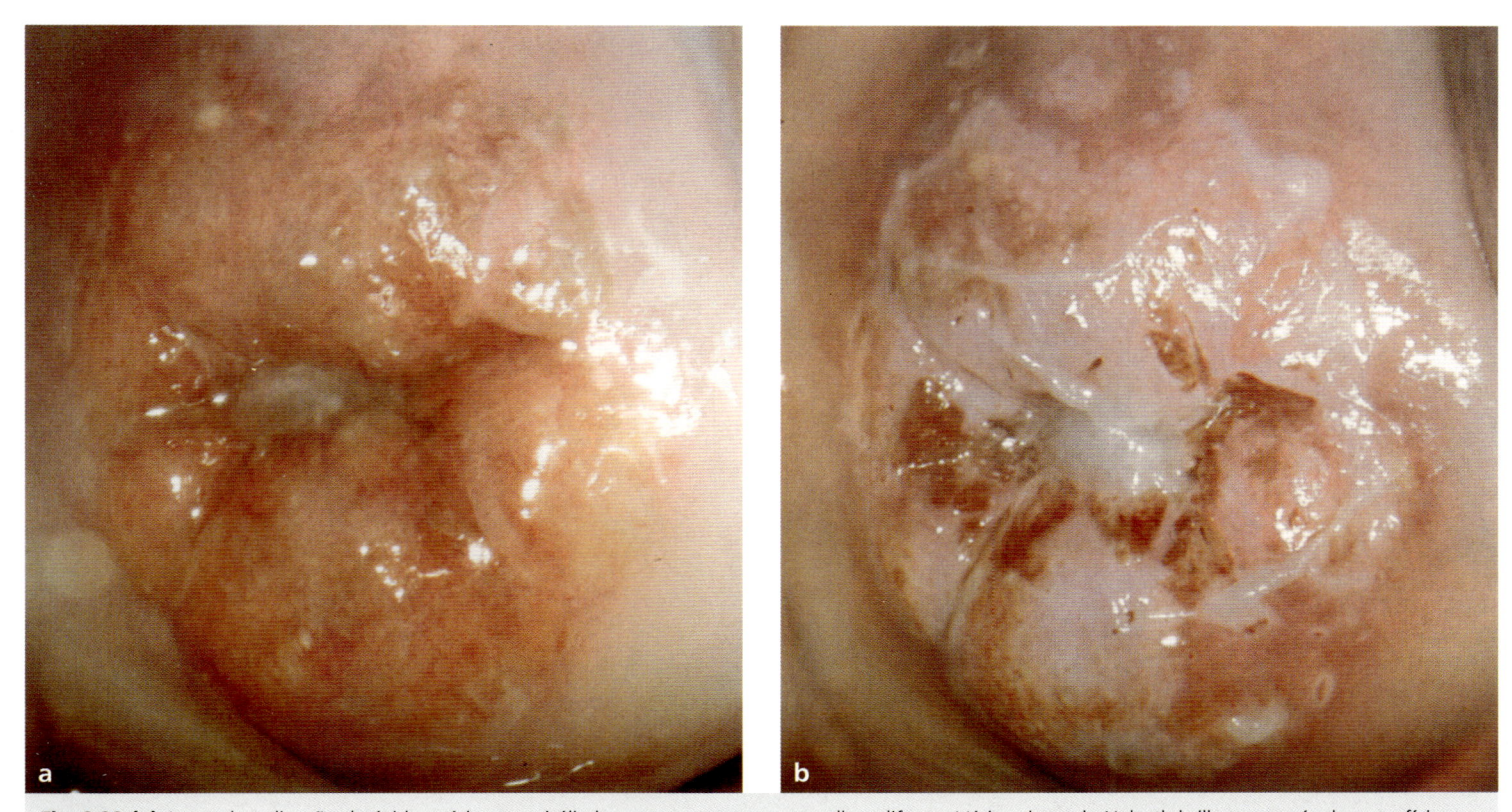

Fig. 8.29 (a) Antes da aplicação de ácido acético, o epitélio branco mostra tons vermelhos difusos. Vários cistos de Naboth brilham através da superfície avermelhada. **(b)** O branqueamento é produzido pelo ácido acético. Alguns orifícios glandulares são espessados. A lesão localizada entre as posições de 11 h e 12 h é decorrente do comprometimento glandular. A histologia mostrou LSIL (CIN 1).

Morfologia Colposcópica

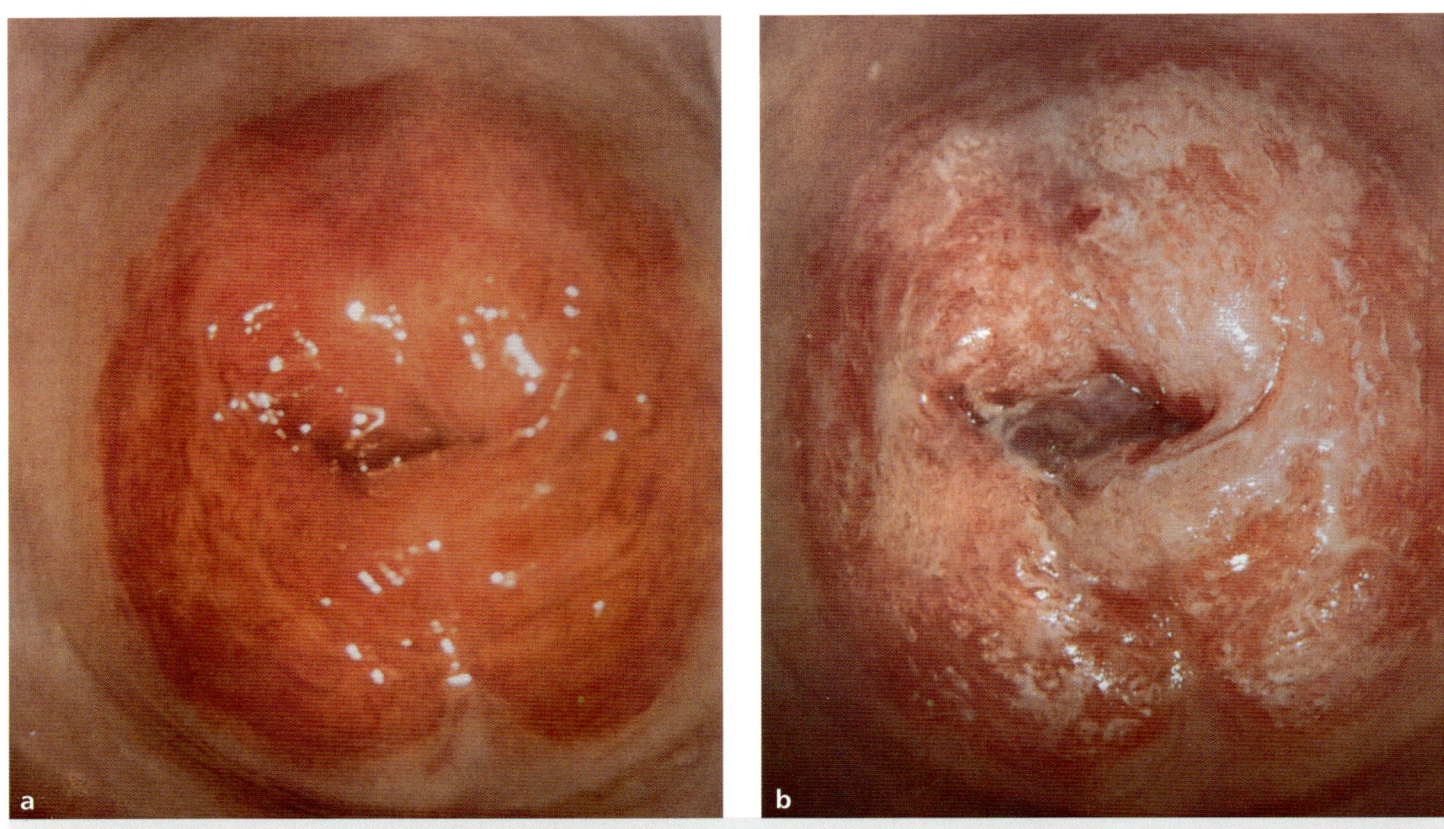

Fig. 8.30 (a) Zona de transformação de cor vermelha intensa, nitidamente demarcada do epitélio escamoso original. **(b)** Imagem com focos distintos após a aplicação de ácido acético. Entre as manchas brancas grosseiras e irregulares, existem áreas avermelhadas com orifícios glandulares espessados e invaginações das papilas nas glândulas. A histologia mostrou uma HSIL (CIN 3).

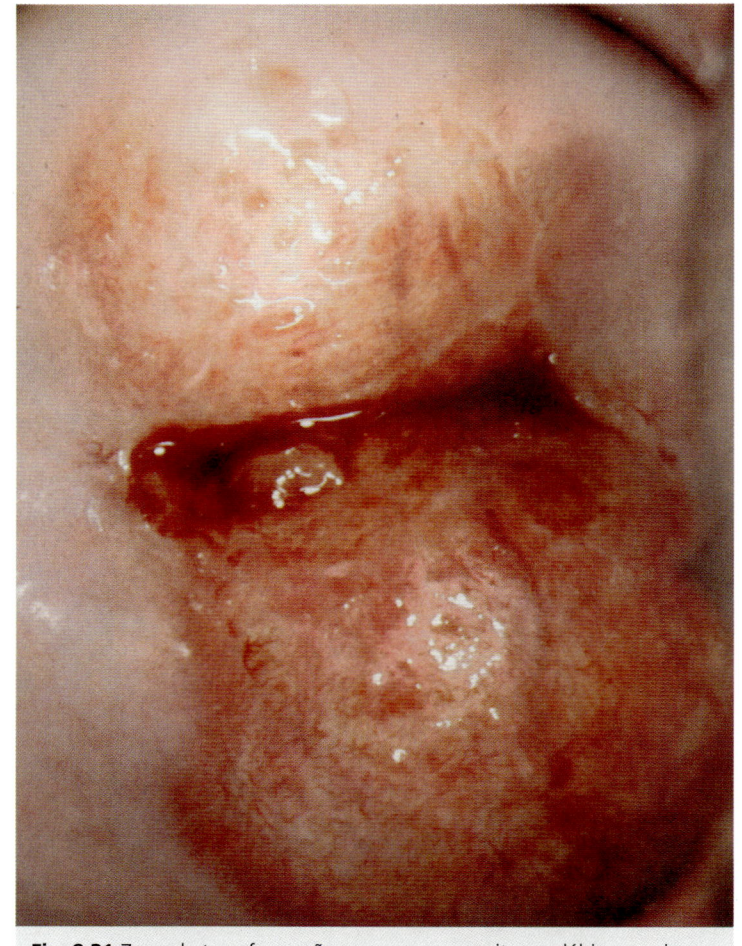

Fig. 8.31 Zona de transformação com vasos suspeitos no lábio superior. A histologia mostrou uma HSIL (CIN 3).

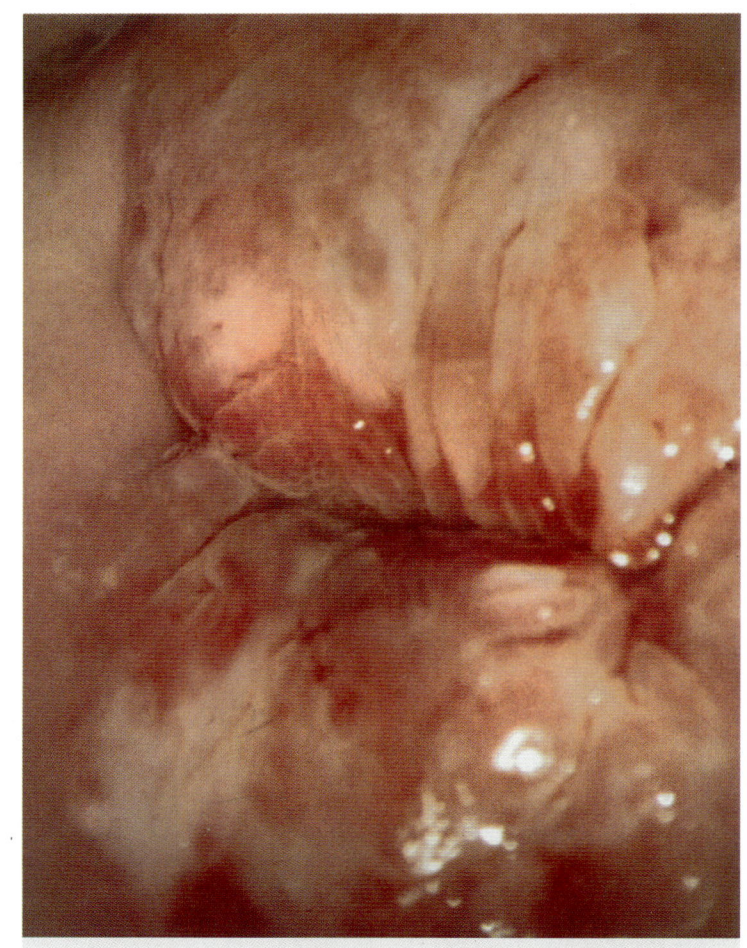

Fig. 8.32 Epitélio acetobranco denso após aplicação de ácido acético. Existem apenas orifícios glandulares isolados. A histologia mostrou uma HSIL (CIN 3).

Morfologia Colposcópica

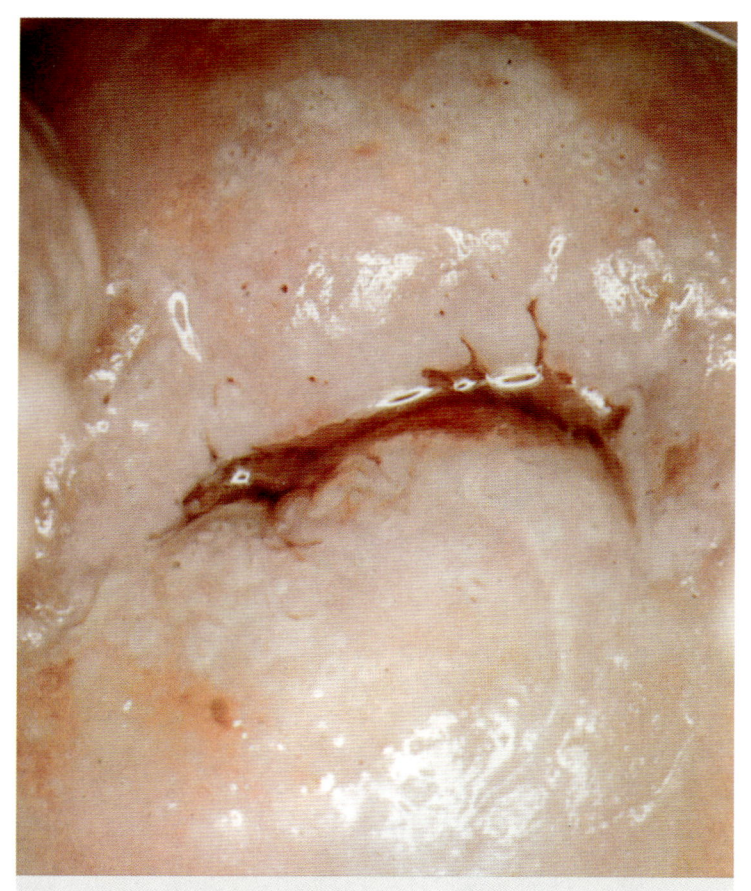

Fig. 8.33 Epitélio acetobranco denso com numerosos orifícios glandulares espessados. A histologia mostrou uma HSIL (CIN 3).

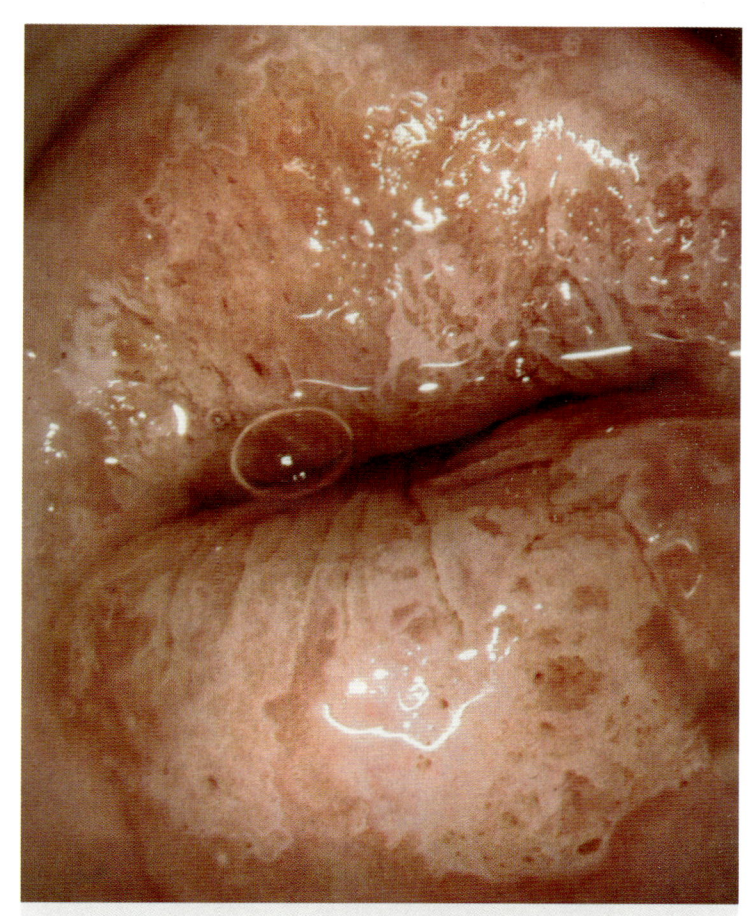

Fig. 8.34 Epitélio acetobranco denso no lábio posterior e no lábio anterior entre 12 h e 3 h, e entre 9 h e 10 h. Histologicamente, o epitélio acetobranco foi representativo de HSIL (CIN 3), enquanto a área rosa-pálido no lábio anterior foi de epitélio metaplásico.

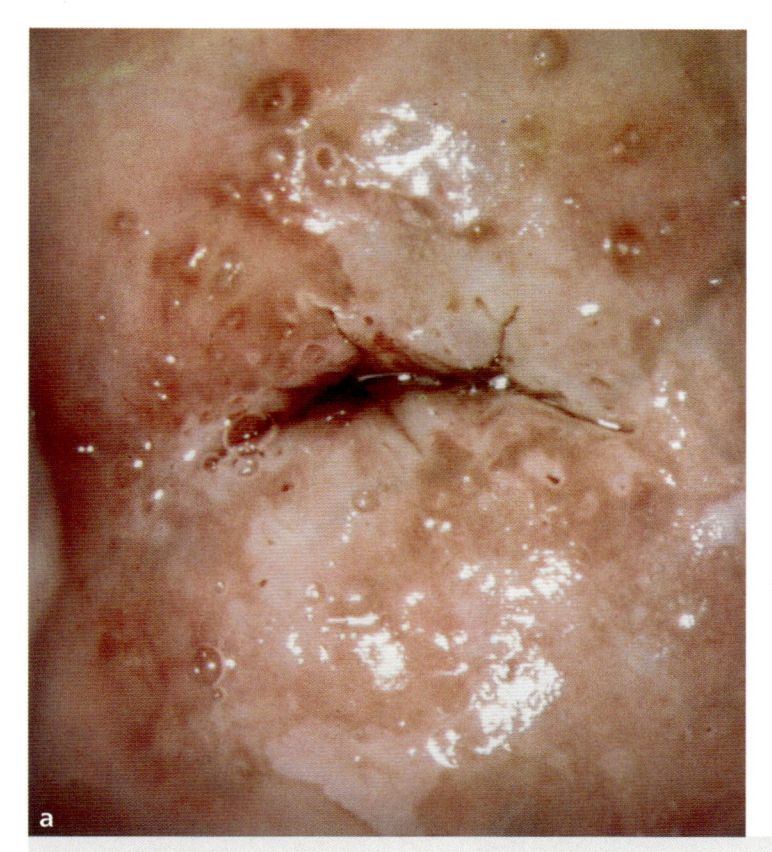

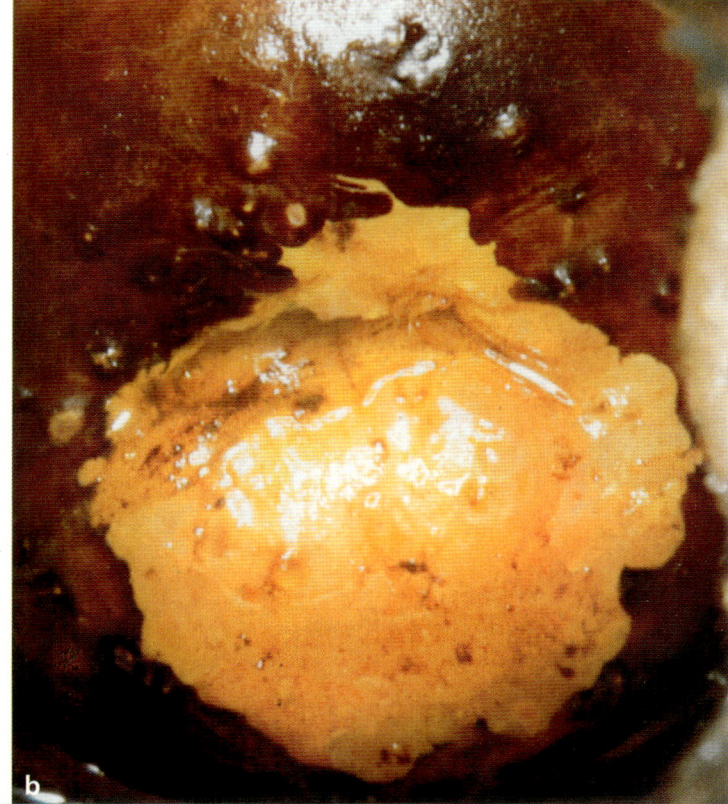

Fig. 8.35 (a) Epitélio acetobranco denso envolvendo todo o lábio posterior e o orifício externo entre 11 h e 1 h. Observar o branqueamento do epitélio e os orifícios glandulares, alguns espessados. A histologia mostrou HSIL (CIN 3). **(b)** Depois da aplicação da solução de iodo, o epitélio patológico salienta-se claramente contra o epitélio escamoso completamente maduro na zona de transformação.

Morfologia Colposcópica

8.2.2 Zona de Transformação Atípica

O termo *zona de transformação atípica* foi anteriormente usado como um prognóstico para praticamente todos os aspectos colposcópicos anormais, como leucoplasia, pontilhado e mosaico, pois estas alterações também ocorrem fora da TZ. O termo não faz mais parte da nomenclatura oficial.

8.2.3 Mosaico

O termo *mosaico* se refere a uma imagem colposcópica semelhante a uma pavimentação de ladrilhos, formada por diversos campos separados por capilares. Da mesma forma que no pontilhado, a imagem de mosaico é determinada por alterações epiteliais, que permitem distinguir entre *mosaico fino* (alteração menor) e *mosaico grosseiro* (alteração maior).

Mosaico Fino

Mosaico fino e pontilhado fino ocorrem em áreas nitidamente demarcadas no mesmo plano do epitélio de superfície. O achado dessa imagem antes da aplicação de ácido acético pode ser inespecífico e pode parecer uma TZ relativamente vascularizada, mas que não apresenta orifícios glandulares ou cistos (▶ Fig. 8.27, ▶ Fig. 8.36, ▶ Fig. 8.37, ▶ Fig. 8.38, ▶ Fig. 8.39, ▶ Fig. 8.40, ▶ Fig. 8.41, ▶ Fig. 8.42). Após a aplicação de ácido acético, pode-se observar uma alteração da cor para branco-cinzenta e a demarcação nítida das margens. Os vasos sanguíneos se tornam menos conspícuos (▶ Fig. 8.27b). A área de mosaico se encontra no mesmo plano que o epitélio normal. O padrão de mosaico é delineado pela fina rede de sulcos finos, avermelhados. O padrão de mosaico pode

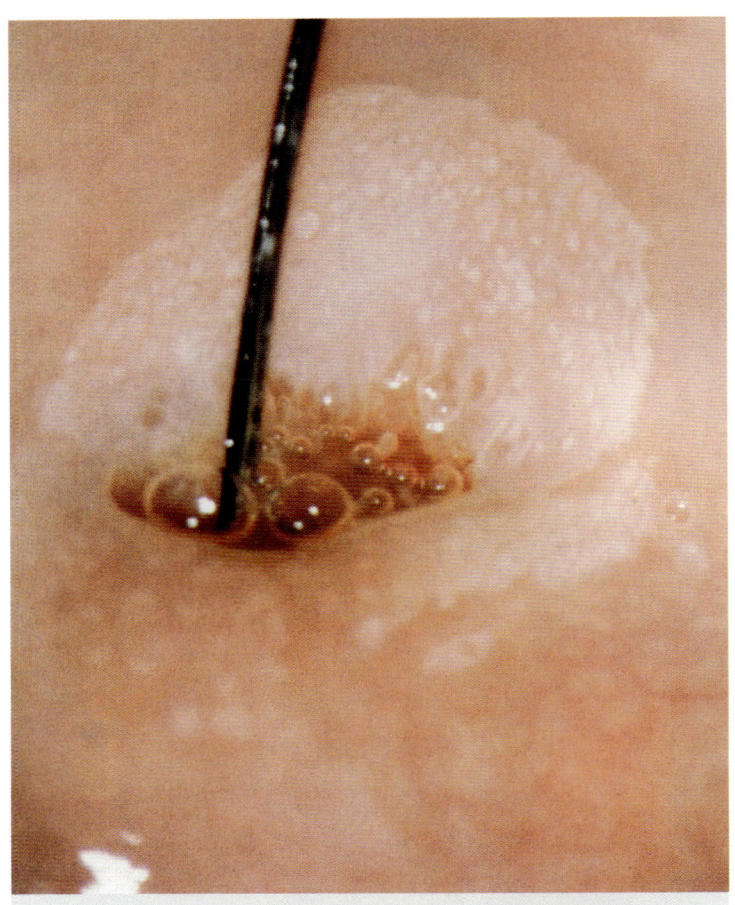

Fig. 8.36 Mosaico fino, principalmente no lábio anterior do orifício externo, após a aplicação de ácido acético. A histologia mostrou um epitélio metaplásico. Os fios de um dispositivo intrauterino são visíveis.

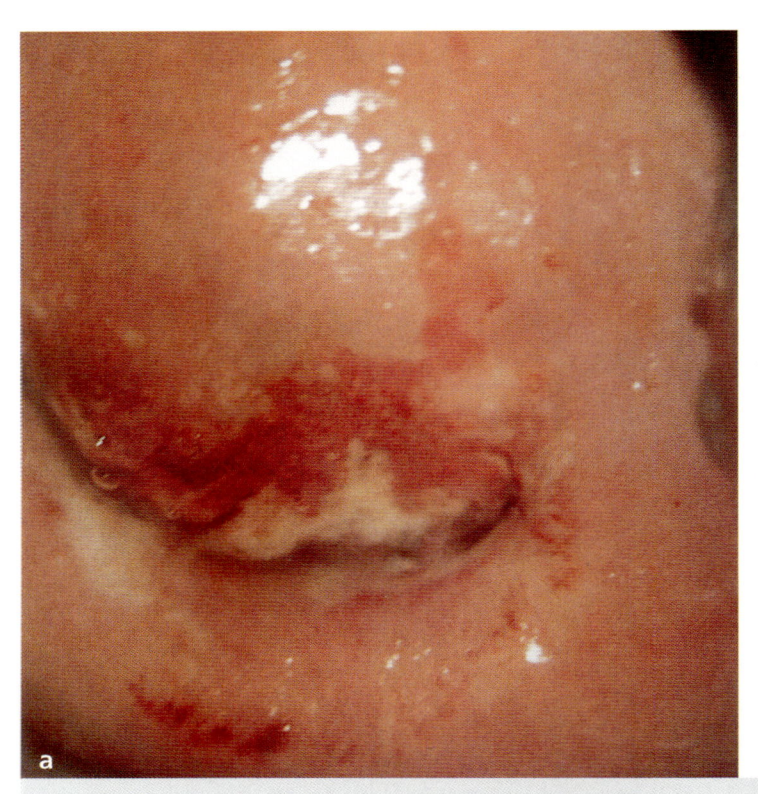

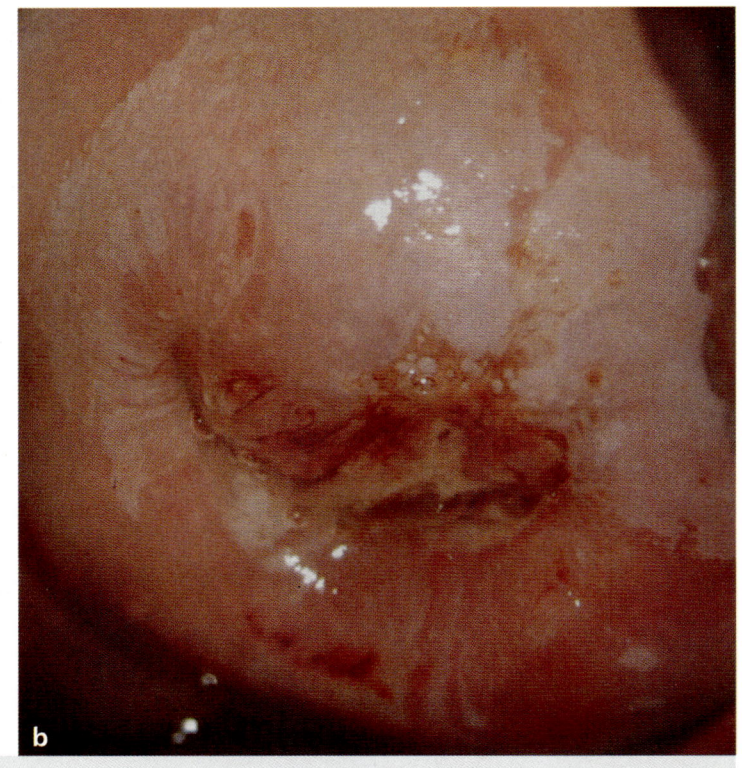

Fig. 8.37 (a) Lesão difusa fora de uma área intensamente vermelha em torno do orifício externo. O exame detalhado mostra aumento da vascularização no lábio posterior nas margens da área. **(b)** A aplicação de ácido acético mostra um mosaico fino, grande, não visto previamente, localizado principalmente no lábio anterior. Os pontos esbranquiçados na zona de transformação estreita são glândulas cobertas por epitélio escamoso. A histologia mostrou um epitélio metaplásico.

Morfologia Colposcópica

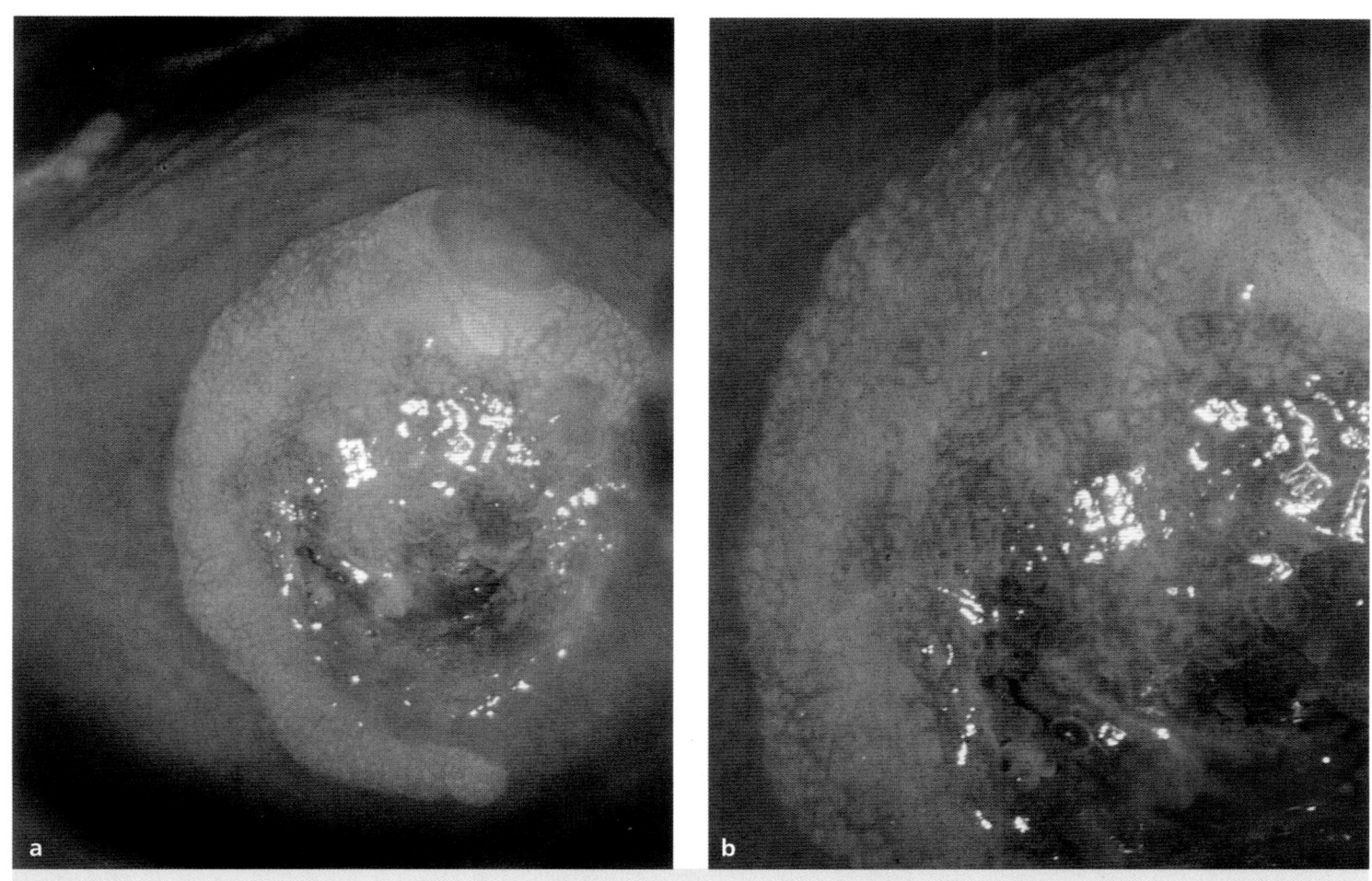

Fig. 8.38 (a) Zona de transformação rodeada por uma área semicircular esbranquiçada depois da aplicação de ácido acético e mostra um mosaico fino. **(b)** A visão com maior magnificação mostra mosaicos grosseiro e irregular ▶ Fig. 8.27, ▶ Fig. 8.36, ▶ Fig. 8.37. A histologia mostrou LSIL (CIN 1).

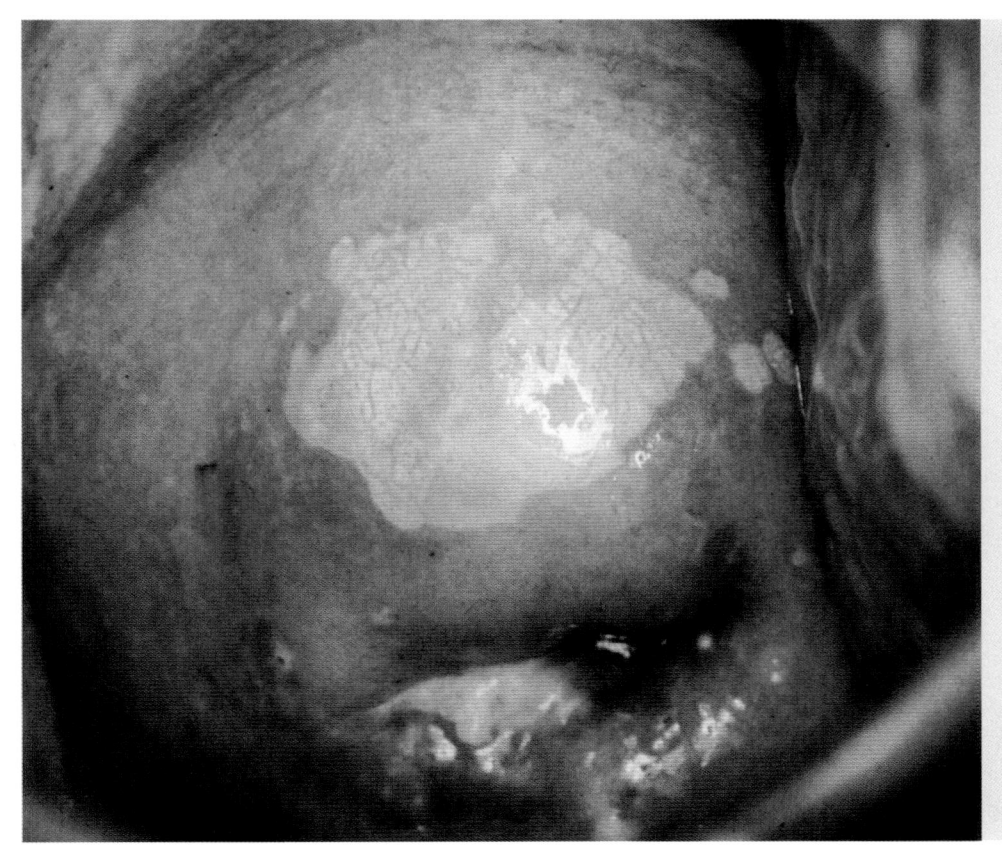

Fig. 8.39 Mosaico fino a grosseiro fora da zona de transformação comprometendo epitélio escamoso original. A histologia mostrou HSIL (CIN 2).

Morfologia Colposcópica

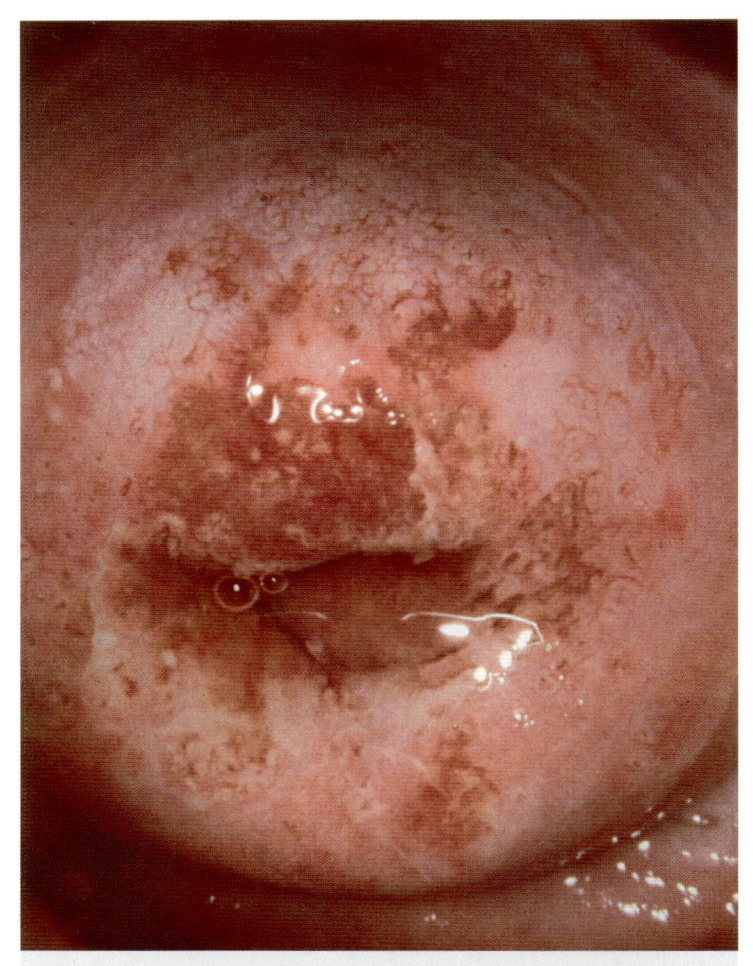

Fig. 8.40 Mosaico grosseiro em torno do orifício externo. A histologia mostrou HSIL (CIN 3).

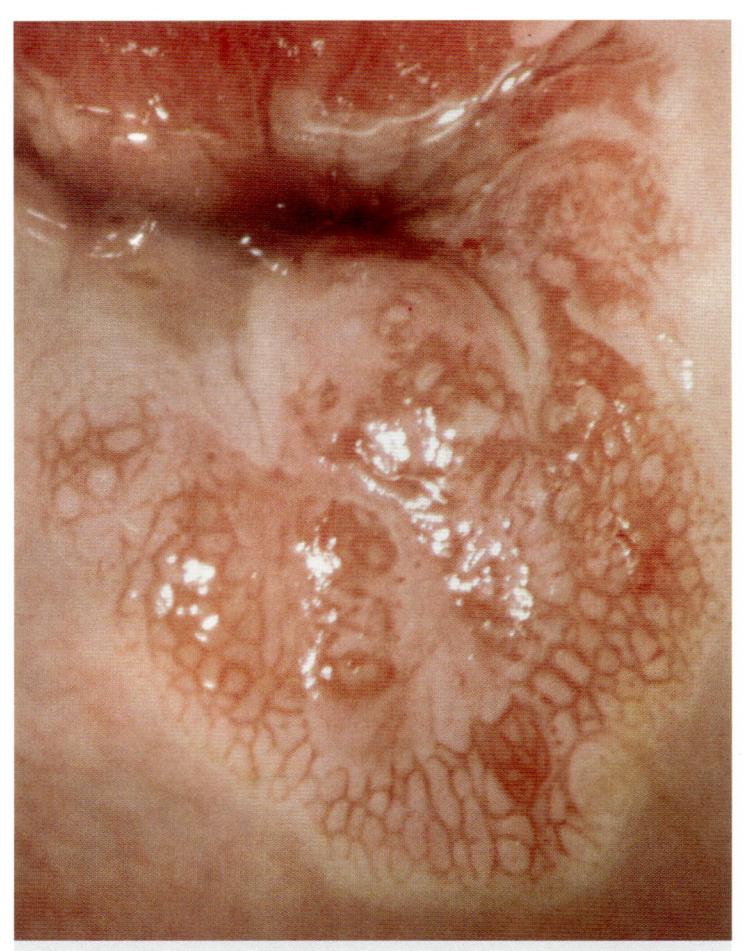

Fig. 8.41 Mosaico grosseiro entremeado com pontilhado grosseiro no lábio posterior. O limite do epitélio acetobranco é nítido. A histologia do pontilhado grosseiro mostrou uma HSIL (CIN 3), e o epitélio displásico anterior mostrou HSIL (CIN 2).

não estar presente em toda a área; em alguns lugares, a superfície pode ser uniforme e plana, porque não existem papilas estromais alongadas.

Pode ser difícil classificar mosaico como fino ou grosseiro (▶ Fig. 8.39, ▶ Fig. 8.42). Formas intermediárias são principalmente causadas por lesão intraepitelial escamosa de baixo grau (LSIL), que também pode produzir várias formas de pontilhado, dependendo do grau de atipia e da arquitetura epitelial.

Mosaico Grosseiro

O mosaico grosseiro caracteriza-se por maior irregularidade do padrão de mosaico. A rede de sulcos é mais proeminente e vermelha. O espaço entre os sulcos são mais espaçados, e os campos de "ladrilho" são maiores e apresentam formas variadas (▶ Fig. 8.38, ▶ Fig. 8.39, ▶ Fig. 8.40, ▶ Fig. 8.41). O edema causado pelo ácido acético faz o mosaico inchar. (▶ Fig. 8.41). O efeito máximo pode levar um minuto para se desenvolver. A metamorfose pode ser observada pelo colposcópio, à medida que a estrutura grosseira do mosaico e o pontilhado aparecem gradualmente. Em contrapartida, o efeito do ácido acético sobre o mosaico fino é imediato.

Em geral, não se observam orifícios glandulares e folículos de Naboth nas áreas de pontilhado ou de mosaico. Da mesma forma que na leucoplasia, os padrões de mosaico e de pontilhado também podem ser encontrados fora da TZ, no epitélio escamoso original (▶ Fig. 8.43, ▶ Fig. 8.44 ▶ Fig. 8.39; ver também ▶ Fig. 8.52). Isto é fundamental para a compreensão da morfogênese do pontilhado e do mosaico e da atipia epitelial.

Pontilhado e mosaico podem ocorrer em campos isolados (▶ Fig. 8.39, ▶ Fig. 8.43, ▶ Fig. 8.44, ▶ Fig. 8.45) e podem coexistir com outras lesões (ver ▶ Fig. 10.1, ▶ Fig.10.2). Neste último caso, as lesões localizadas mais perifericamente geralmente representam lesões de baixo grau (LSIL, CIN 1) ou apenas o epitélio metaplásico, e isto foi confirmado por estudos topográficos que mostraram que mosaico e pontilhado ocorrem mais comumente fora da TZ do que dentro da TZ (84 *vs.* 16%). A histologia, nos casos de mosaico e pontilhado fora da TZ, correspondeu a epitélio metaplásico benigno em 70% e a CIN em apenas 30% dos casos tratados. Quando estas alterações se encontravam dentro da TZ, a incidência foi respectivamente de 20 e 80%.[8] Assim, o achado de mosaico e pontilhado dentro da TZ representa com maior frequência uma CIN em comparação à mesma lesão fora da TZ.

8.2.4 Pontilhado

Pontilhado é um achado colposcópico causado pelas alças capilares que se localizam próximo à superfície epitelial e que são visualizadas como pontos, em um padrão de pontilhado. Frequentemente, o pontilhado ocorre em uma superfície uniforme que não apresenta orifícios glandulares ou cistos de Naboth, nem outros sinais de uma TZ. O grau de pontilhado depende da anormalidade epitelial subjacente. O tipo de pontilhado e de mosaico é importante na

Morfologia Colposcópica

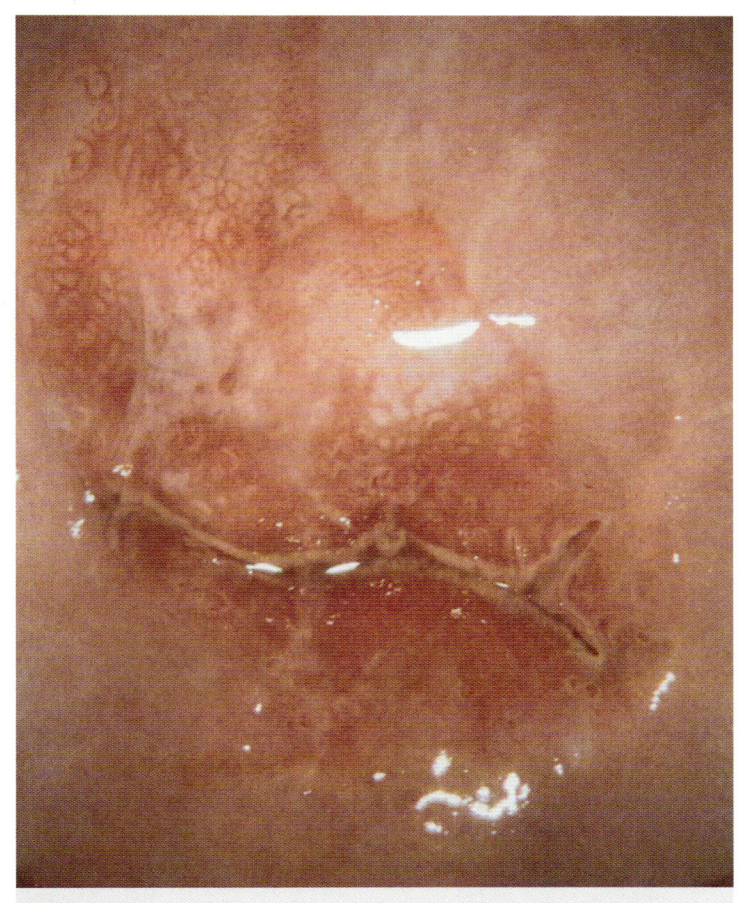

Fig. 8.42 Mosaico fino a grosseiro entremeado com pontilhado fino na margem de epitélio acetobranco com orifícios glandulares espessados e pontos brancos. Os pontos correspondem à HSIL (CIN 3).

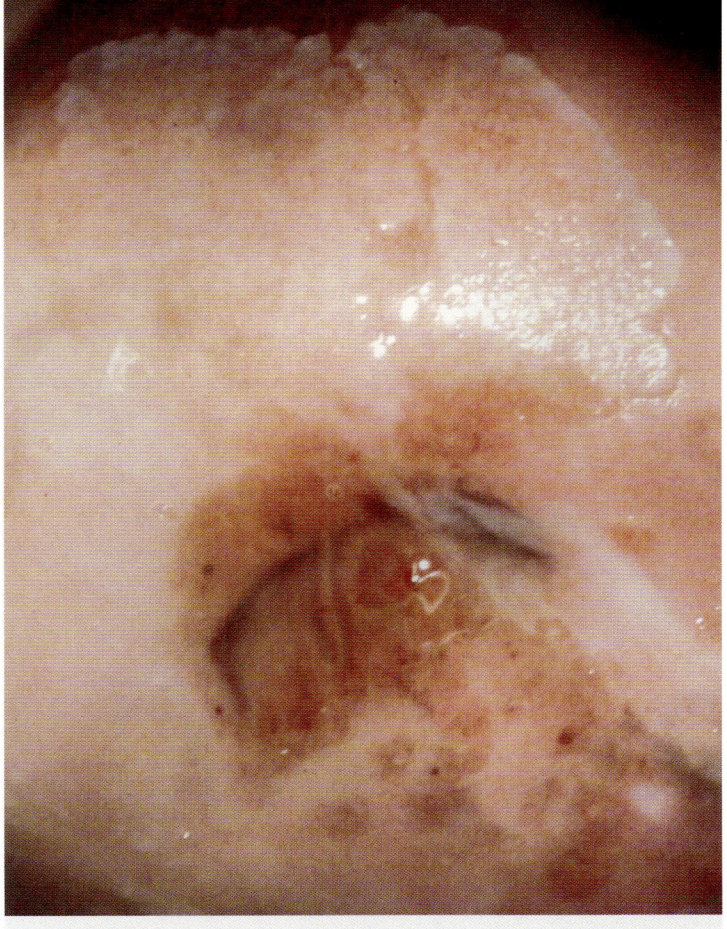

Fig. 8.43 Leucoplasia fora da zona de transformação, no lábio anterior do colo. A histologia mostrou epitélio metaplásico.

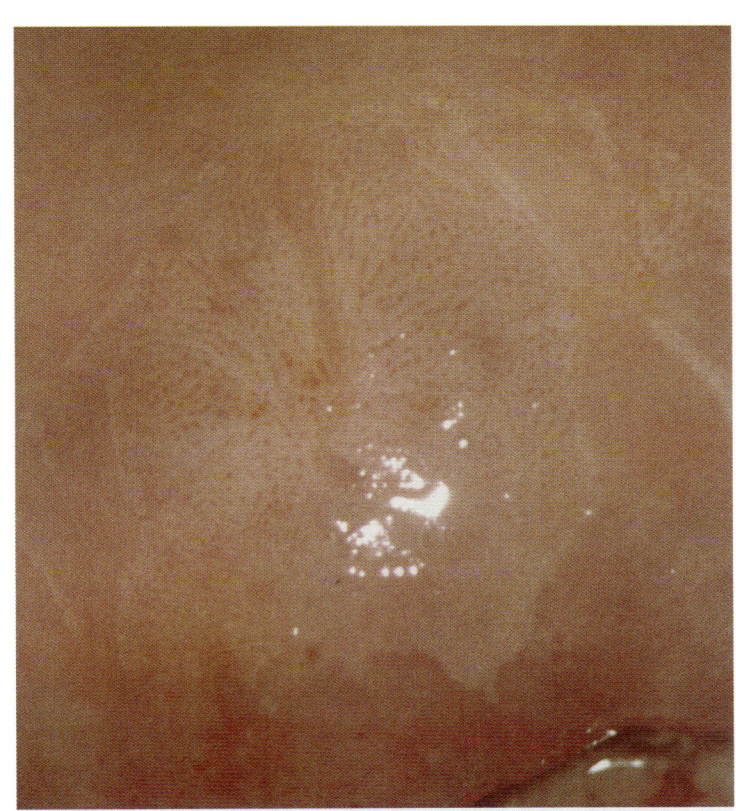

Fig. 8.44 Pontilhado levemente sobrelevado. A área inteira nitidamente demarcada está situada dentro de uma área de epitélio escamoso inalterado. A histologia mostrou HSIL (CIN 3).

avaliação colposcópica. O colposcopista deve estar atento para reconhecer aspectos colposcópicos semelhantes, que podem ocorrer no epitélio metaplásico benigno e no epitélio atípico e que se diferenciam apenas pelo tipo de arranjo e grau de expressão.

Dois tipos de pontilhado são de importância diagnóstica: *pontilhado fino* (alteração menor) e *pontilhado grosseiro* (alteração maior). Há bons critérios diagnósticos para distinguir entre os dois tipos, mas nem sempre é possível fazer esta distinção dos casos. Esses aspectos são sempre suspeitos, sendo necessário colher uma biópsia ou repetir a citologia.

Pontilhado Fino

Pontilhado fino caracteriza-se por se apresentar com pontos tênues em uma área circunscrita de coloração branco-acinzentada à avermelhada (▶ Fig. 8.45). Quando o epitélio é ceratinizado, os pontos podem parecer brancos, mas frequentemente são vermelhos e encontram-se no mesmo plano que o epitélio de superfície, mesmo depois da aplicação de ácido acético. A lesão do pontilhado fino se apresenta como pontos próximos uns dos outros (▶ Fig. 8.46). Pontilhado fino está muitas vezes associado a mosaico fino. Pontilhado focal final pode ocorrer em razão da inflamação, e, nestes casos, as margens após aplicação de iodo não ficam bem demarcadas (ver ▶ Fig. 8.47 e ▶ Fig. 8.48b). O pontilhado fino também pode estar associado à LSIL, causada por infecção por papilomavírus [HPV] humano. Com a aplicação do iodo do teste de Schiller, o pontilhado torna-se amarelo a ocre, e o epitélio adjacente, decorrente dos coilócitos, cora-se em castanho. Isto é conhecido como pontilhado iodo-positivo (▶ Fig. 8.45b).

Morfologia Colposcópica

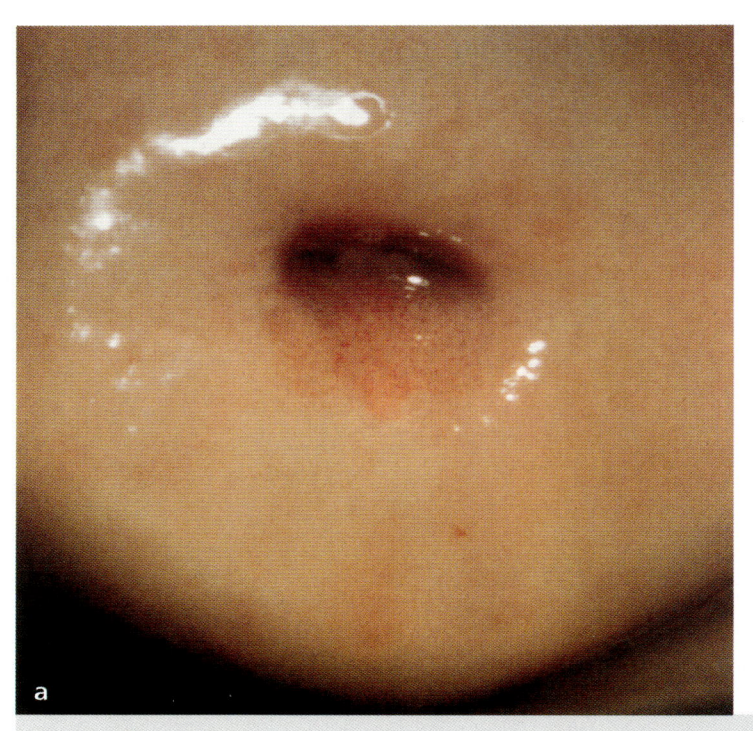

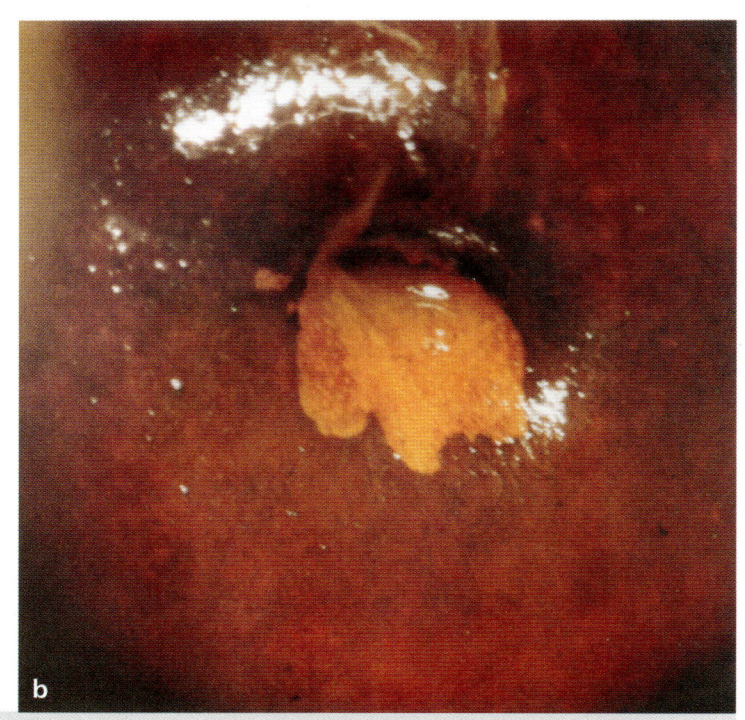

Fig. 8.45 (a) Um pontilhado fino no lábio posterior do colo estende-se para dentro do canal cervical. A junção escamocolunar não é visível (tipo 3). **(b)** Após a aplicação de iodo, o epitélio corou-se em castanho. Esta imagem, denominada como pontilhado iodo-positivo, é um sinal de infecção pelo papilomavírus humano. A histologia mostrou LSIL (CIN 1) com coilocitose.

Pontilhado Grosseiro

O pontilhado grosseiro geralmente está associado à HSIL. As petéquias são mais pronunciadas, maiores com maior distanciamento entre elas (▶ Fig. 8.44, ▶ Fig. 8.49, ▶ Fig. 8.50, ▶ Fig. 8.51). Em casos extremos, o pontilhado se assemelha a proeminências papilares (▶ Fig. 8.52). Com maior magnificação da imagem, os capilares em forma de saca-rolha podem ser vistos nas papilas. Após a aplicação de ácido acético, o pontilhado grosseiro fica elevado em relação ao plano do epitélio de superfície circundante (▶ Fig. 8.49a, b). O pontilhado grosseiro pode ocorrer com o mosaico grosseiro. Os dois padrões podem-se superpor, entremeando-se pontos e sulcos (▶ Fig. 8.50).

8.2.5 Leucoplasia (Ceratose)

A leucoplasia (ceratose) pode, frequentemente, ser vista a olho nu (▶ Fig. 8.53, ▶ Fig. 8.54a, b), mas, às vezes, é necessário o uso do colposcópio (▶ Fig. 8.55). Histologicamente, a leucoplasia corresponde à paraceratose ou à ceratinização verdadeira (▶ Fig. 4.6), mas não é possível diferenciá-las colposcopicamente. A imagem colposcópica de uma placa branca tênue, geralmente, corresponde à paraceratose, enquanto hiperceratose frequentemente produz uma placa espessa de superfície rugosa. A leucoplasia fina é bem delimitada (▶ Fig. 8.55), e sua superfície pode ser plana ou apresentar depressões finas. Quando existe ceratinização acentuada, as margens se tornam obscurecidas pela camada córnea sobrejacente. A superfície pode ser lisa, mas é mais comum apresentar-se rugosa e pode mesmo ter uma aparência de mosaico. Um aspecto semelhante à placa pode ser visto quando ocorre uma descamação parcial ou remoção da ceratina e, nestes casos, tem sido chamada como *leucoplasia semelhante à placa* ou *leucoplasia espessa*.

Se a camada de ceratina for completamente retirada, o epitélio subjacente pode exibir um padrão de pontilhado (▶ Fig. 8.46). A leucoplasia pode ser encontrada dentro ou fora da TZ, no último caso originando-se de epitélio escamoso original.

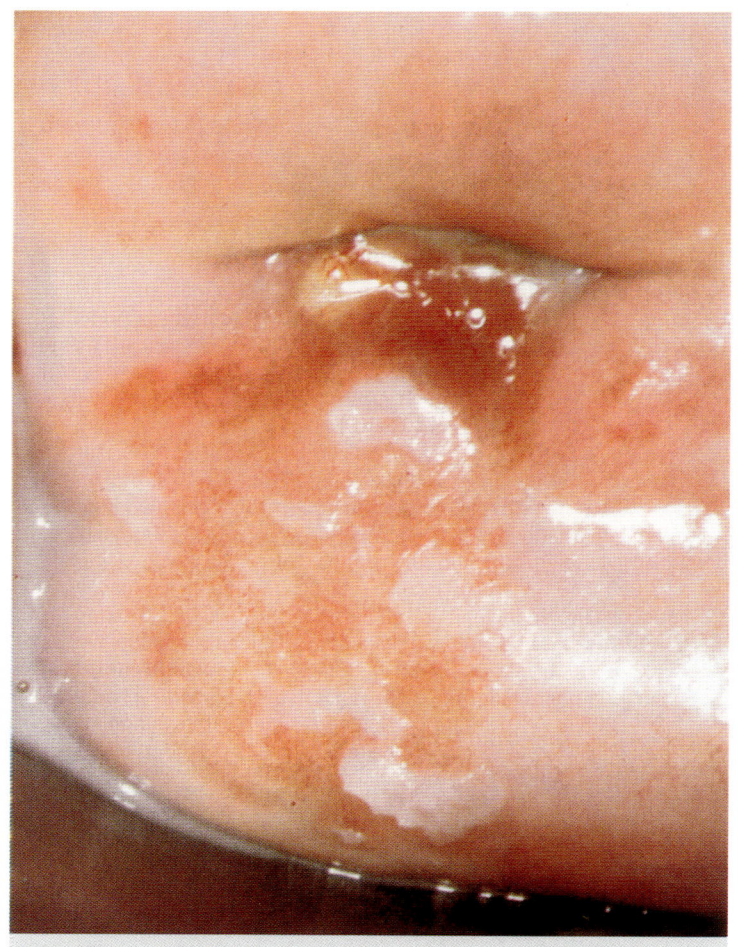

Fig. 8.46 Leucoplasia. Pontilhado aparece onde a camada de ceratina foi descolada. A histologia mostrou um epitélio metaplástico ceratinizado.

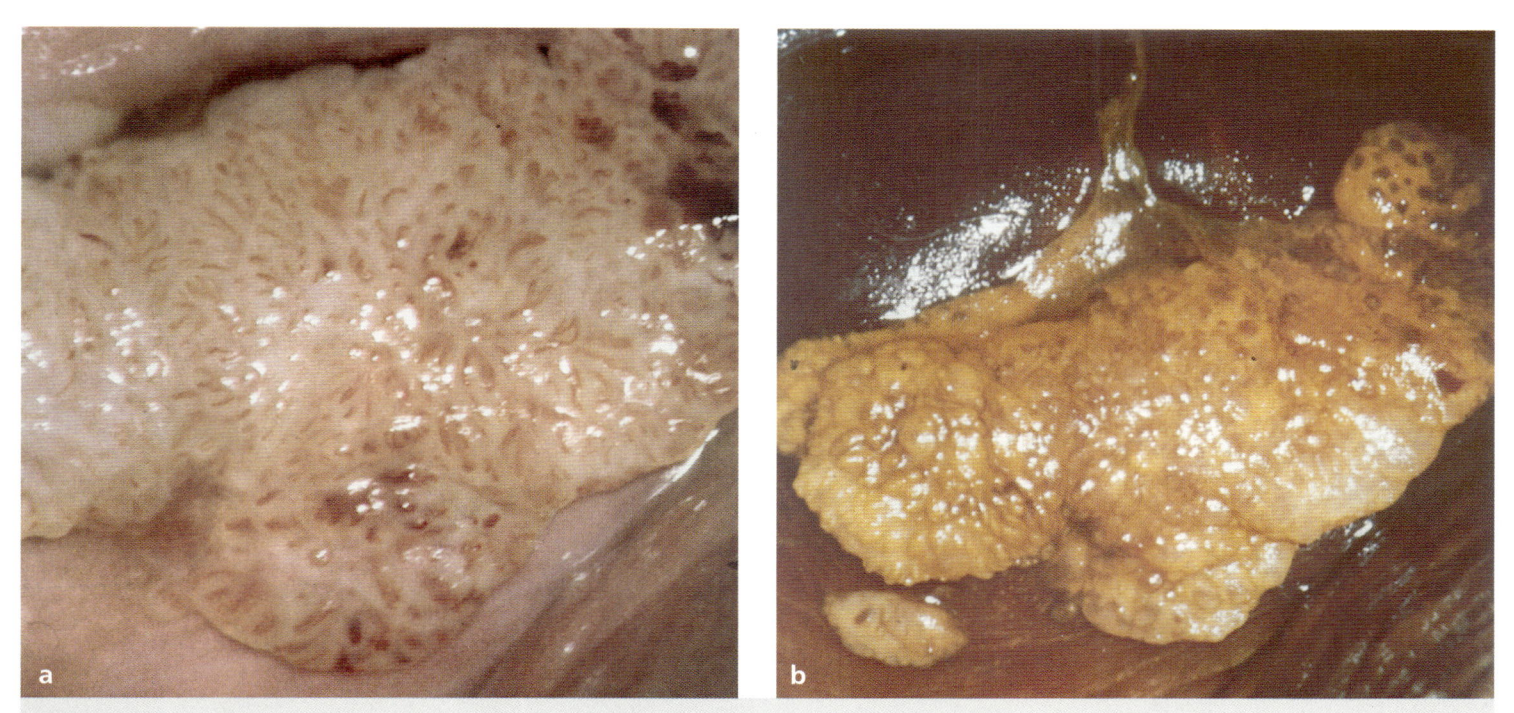

Fig. 8.47 (a) A magnificação aumentada mostra os vasos dentro das papilas com formato de vírgulas e galhos. São vasos grosseiros dando a impressão de atipia. **(b)** Condiloma. A cor acastanhada após a aplicação de iodo indica áreas contendo glicogênio dentro do condiloma e correlaciona-se bem com o quadro histológico.

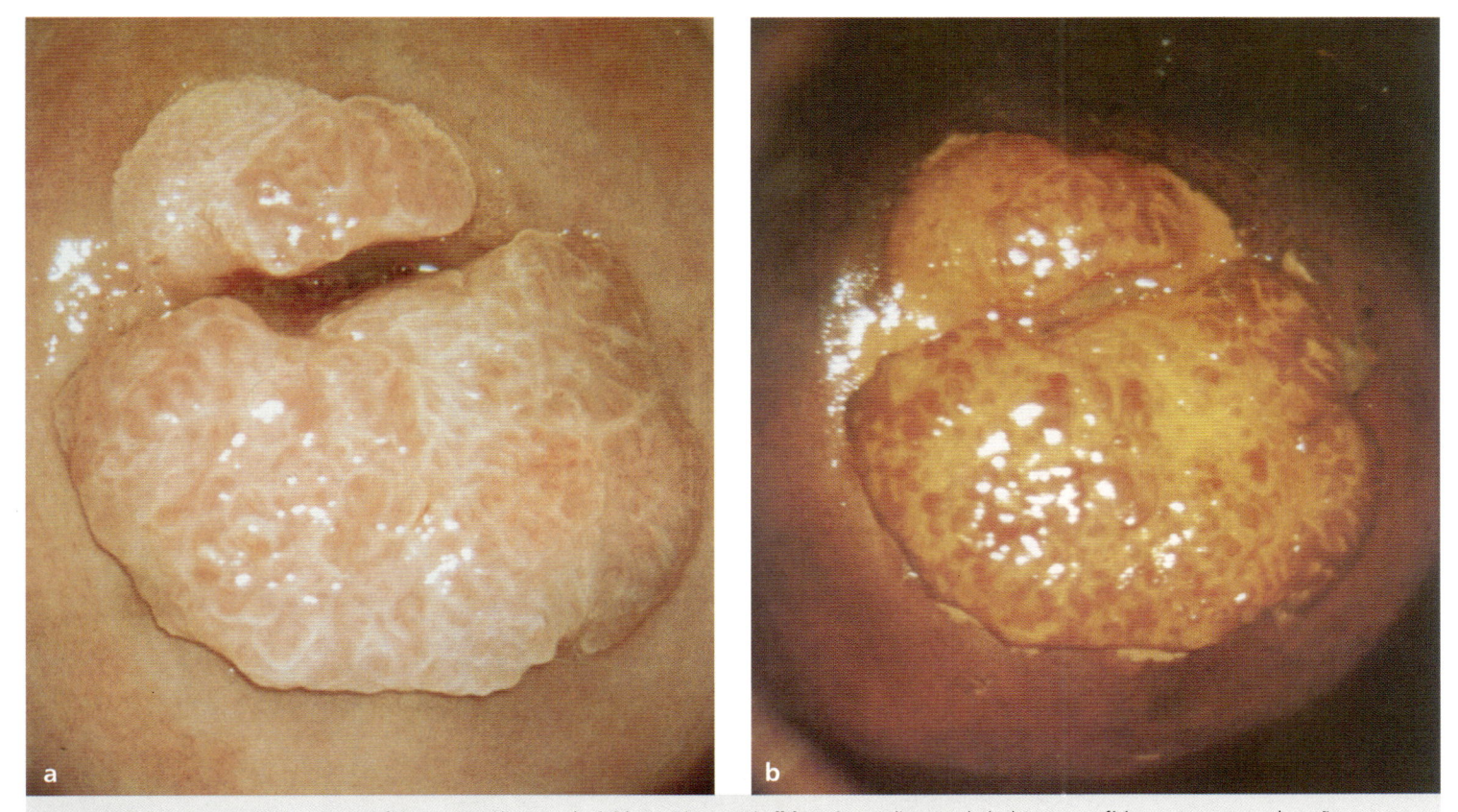

Fig. 8.48 (a) Lesão condilomatosa exofítica após aplicação de ácido acético a 3%. **(b)** Após a aplicação de iodo, a superfície mostra uma coloração castanha em flocos, típica dos condilomas e um epitélio de cor ocre.

Morfologia Colposcópica

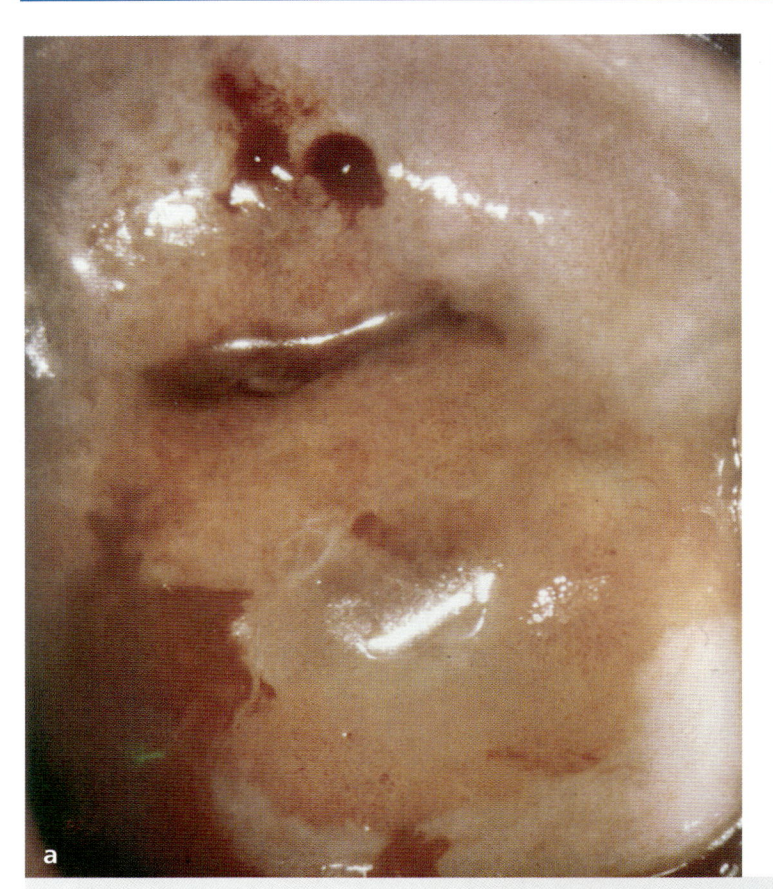

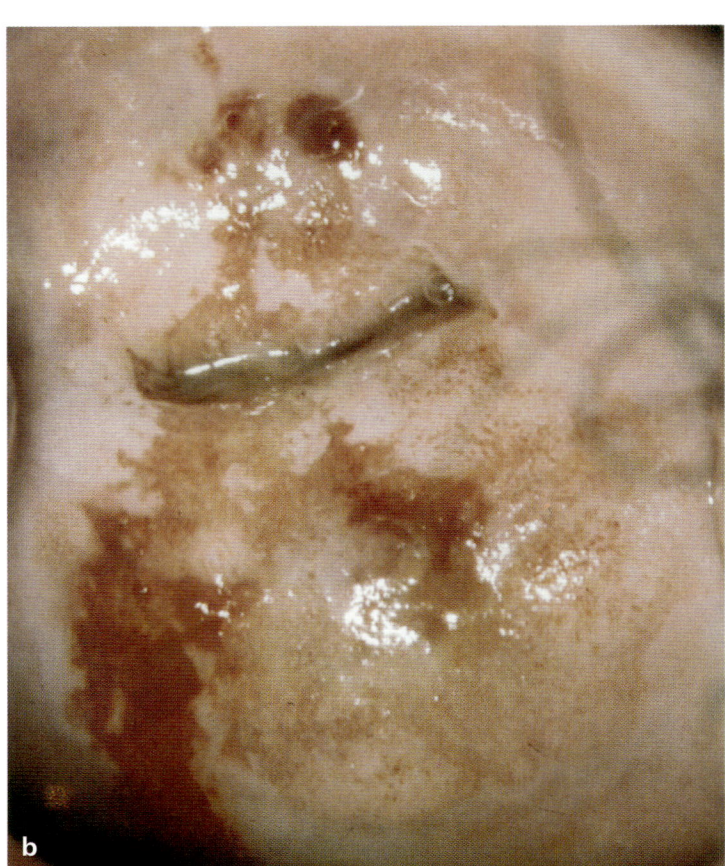

Fig. 8.49 (a) Área amarelada-avermelhada mostrando pontilhado grosseiro. **(b)** Após aplicação de ácido acético, a área de pontilhado fica edemaciada e salienta-se da superfície, e torna-se branca. A histologia mostrou HSIL (CIN 3). Há uma ilha de epitélio escamoso completamente maduro na zona de transformação no lábio anterior.

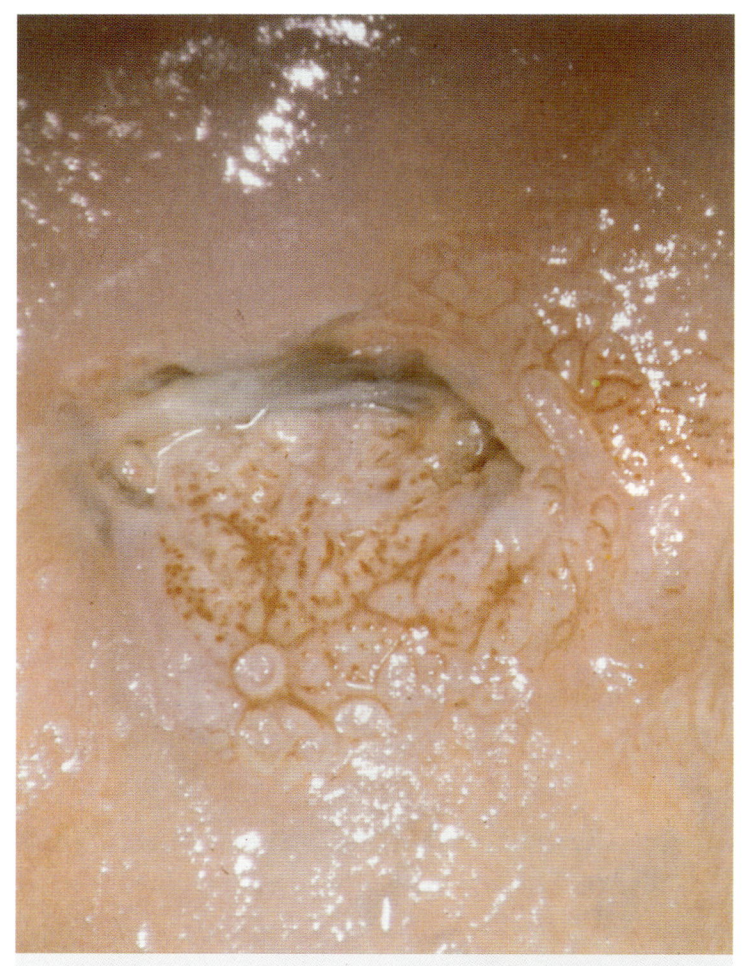

Fig. 8.50 Combinação de pontilhado grosseiro e mosaico grosseiro. A histologia mostrou HSIL (CIN 3).

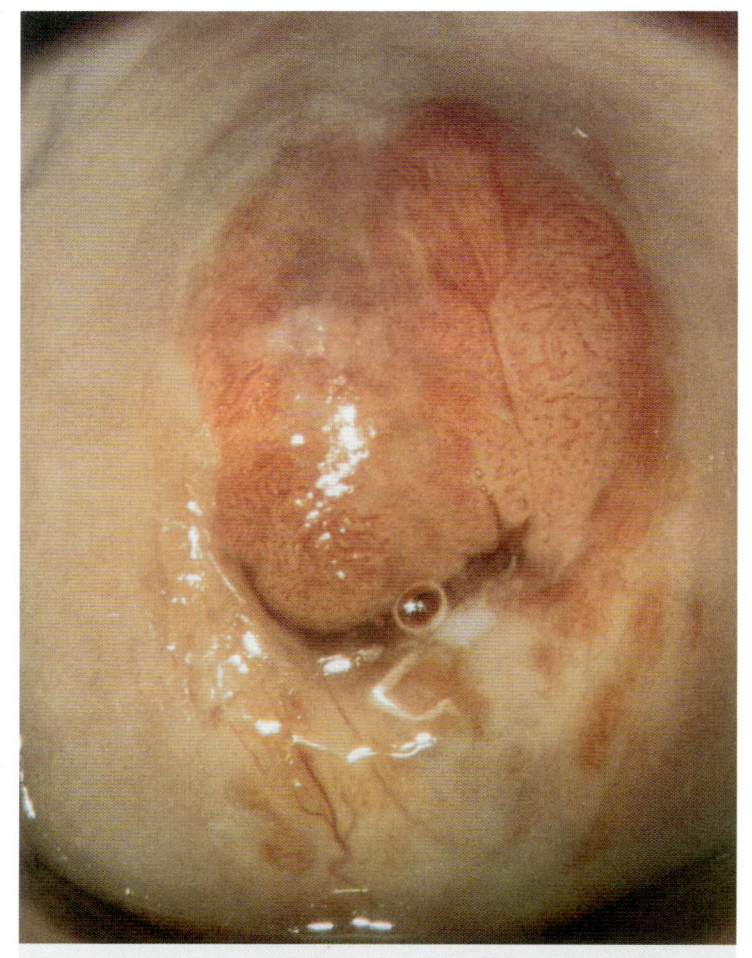

Fig. 8.51 Pontilhado grosseiro, irregular, antes da aplicação de ácido acético. A histologia mostrou HSIL (CIN 2). No lábio posterior há um padrão vascular regular em uma zona de transformação madura.

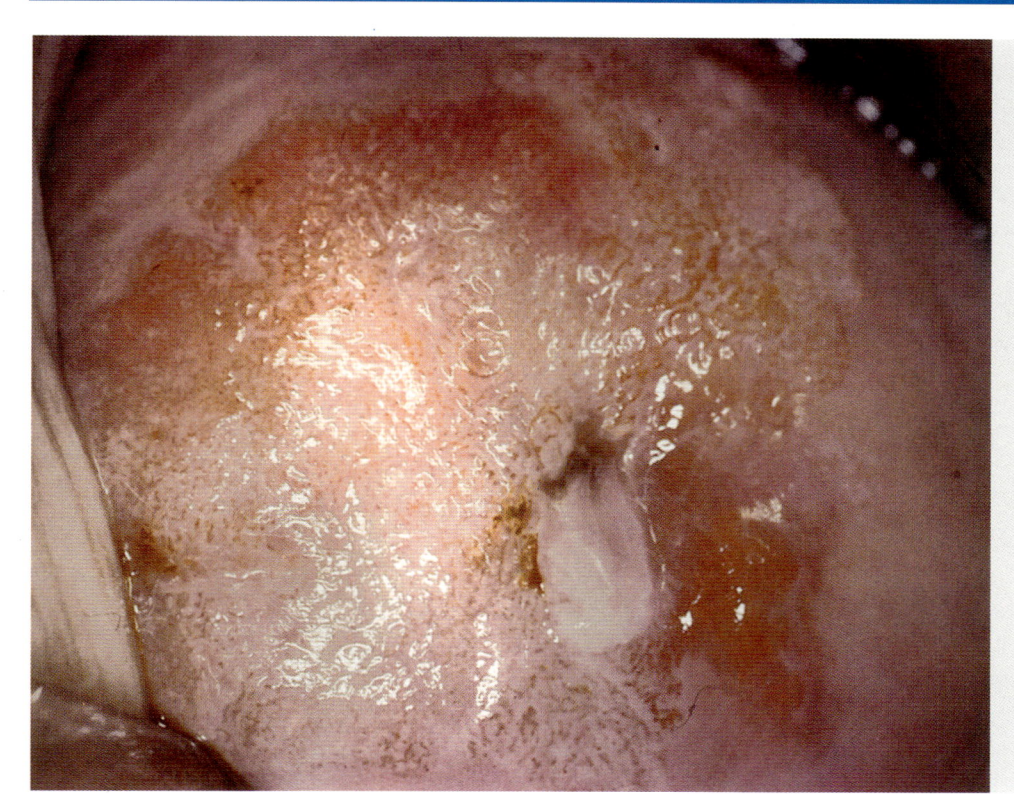

Fig. 8.52 Pontilhado grosseiro. Notar a aparência papilífera. A histologia mostrou HSIL com invasão inicial do estroma (estádio IA1 FIGO).

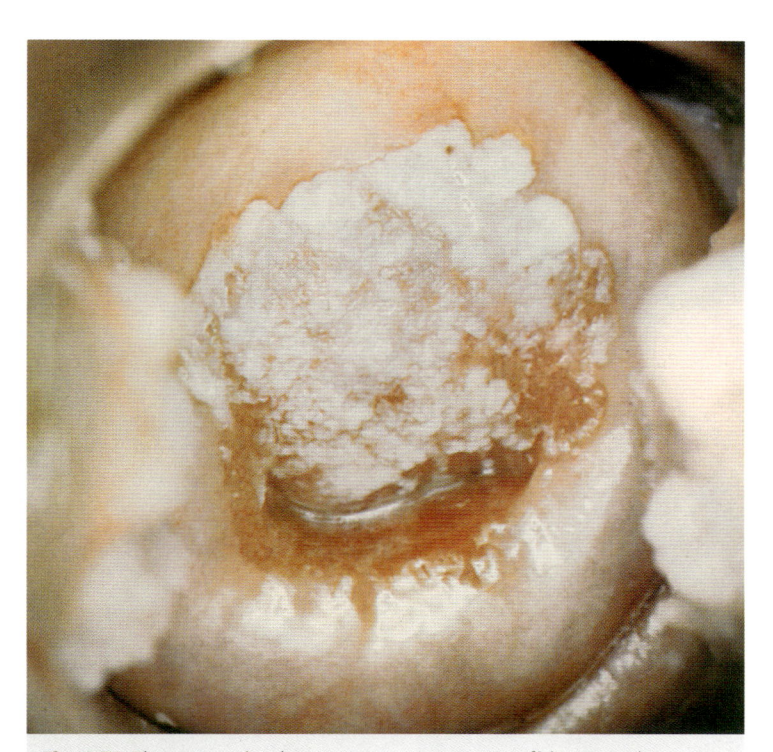

Fig. 8.53 Placa grosseira de ceratose com uma superfície com sulcos. A histologia mostrou HSIL (CIN 3).

É importante destacar que o tipo de epitélio subjacente à leucoplasia não pode ser predito colposcopicamente. Especialmente quando a leucoplasia é fina, o epitélio pode ser metaplásico. Quando a cornificação é mais proeminente, o epitélio subjacente pode apresentar HSIL (CIN 3) e até invasão inicial do estroma (▶ Fig. 8.54) ou uma invasão mais profunda ou apenas uma acantose (▶ Fig. 8.43). Mesmo a coloração com iodo (teste de Schiller) não permite um diagnóstico mais preciso (▶ Fig. 8.54b). As leucoplasias de tamanho moderado tipicamente se coram em cor amarelo-canário com a aplicação de iodo, que também salienta sua demarcação nítida.

As leucoplasias frequentemente devem ser avaliadas com biópsia. Nem o relevo de superfície, nem a localização da leucoplasia em relação à TZ são capazes de predizer se o epitélio subjacente é benigno ou neoplásico. A citologia não pode auxiliar no diagnóstico, porque o esfregaço contém material em grande parte cornificado e nada representativo de uma lesão subjacente. Estudos de topografia têm mostrado que a leucoplasia é frequentemente encontrada fora da TZ e que corresponde histologicamente a epitélio metaplástico benigno em 62% dos casos, e a SIL em 38%.[8]

8.2.6 Erosão, Úlcera

Erosões são defeitos epiteliais superficiais. Os defeitos mais profundos, com exposição do estroma, são chamados de *úlceras*. Erosões e ulcerações não são normais durante os anos reprodutivos, mas podem ocorrer de forma iatrogênica durante o exame ginecológico, especialmente ao colher o esfregaço no epitélio atrófico das mulheres na pós-menopausa. O epitélio atípico é particularmente vulnerável, uma vez que lhe falte coesão e apresente uma estrutura mais frouxa do que o epitélio escamoso normal. Esta alteração é responsável pela esfoliação das células nos esfregaços e pelo edema induzido pelo ácido acético. A fixação do epitélio ao estroma é menos firme, podendo-se destacar facilmente e provocar uma erosão.

A visualização das úlceras é mais difícil, quando elas ocorrem dentro de uma lesão colposcópica (▶ Fig. 8.56). A sua visualização pode ser feita com aplicação da solução de iodo, porque o estroma exposto não se cora (▶ Fig. 8.55b). Uma úlcera pode ser reconhecida pela sua cor vermelha intensa, pela superfície granular e pelas margens descoladas (▶ Fig. 8.57, ▶ Fig. 8.58). É importante não deixar de reconhecer as úlceras maiores, que resultam do descolamento de campos epiteliais inteiros (▶ Fig. 8.58). O exame cuidadoso das margens desses defeitos revela o epitélio residual diferente do epitélio normal circunvizinho pela sua cor e pela reação ao ácido acético. Uma biópsia deve ser colhida nesses rebordos epiteliais.

Os carcinomas endofíticos (▶ Fig. 8.59) podem-se apresentar com imagem semelhante às erosões ou às úlceras planas, e por isso as úlceras planas devem ser exploradas com uma sonda de Chrobak (▶ Fig. 5.5). O estroma infiltrado por tumor não oferece

Morfologia Colposcópica

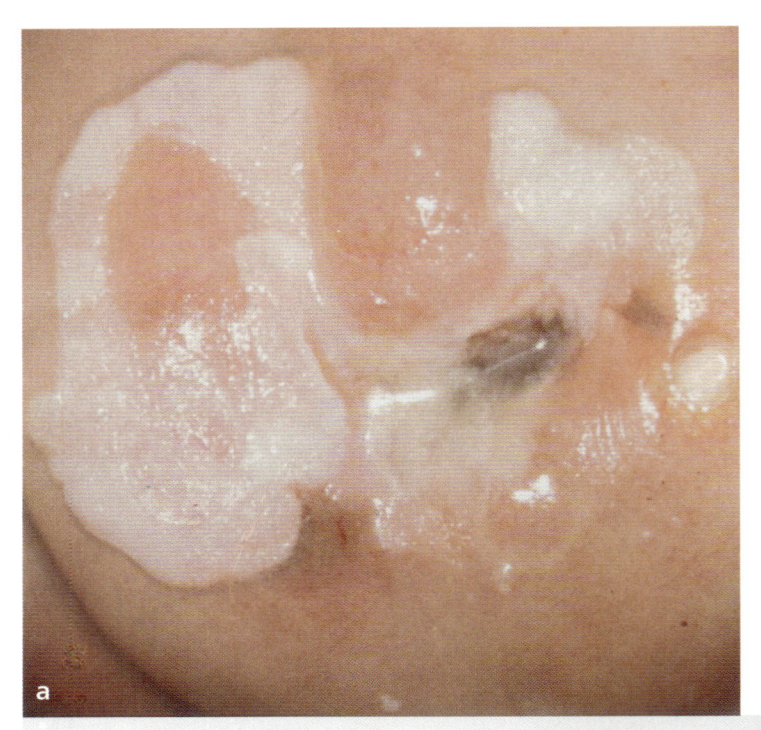

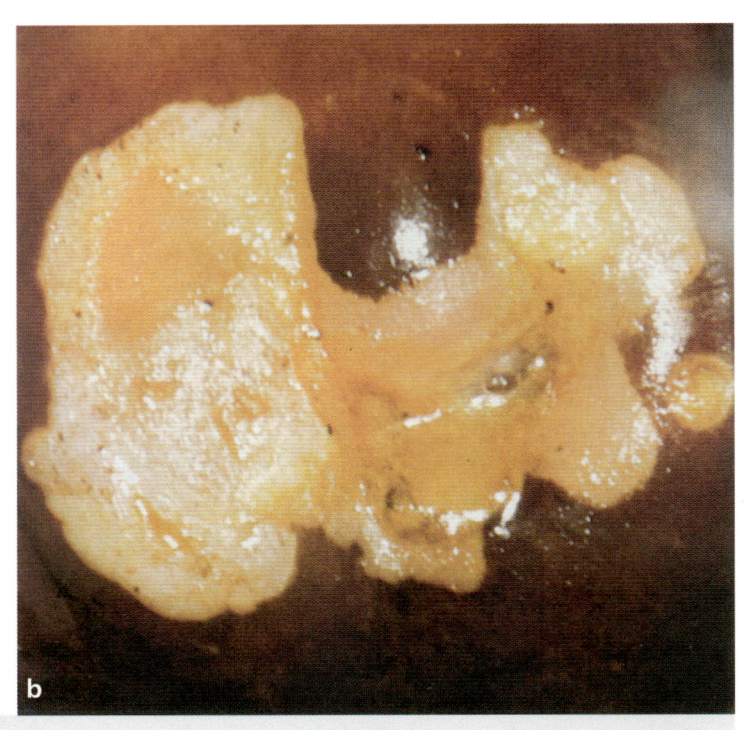

Fig. 8.54 (a) Leucoplasia pronunciada na maior parte de uma lesão bem demarcada. Observar o limite nítido junto do orifício externo às 11 h. A conização mostrou uma HSIL com invasão inicial do estroma (estádio IA1 FIGO). **(b)** Após aplicação de iodo, o limite visto em (a) fica acentuado. A leucoplasia localiza-se fora da zona de transformação. Uma disposição semelhante à placa de ceratina pode ser observada.

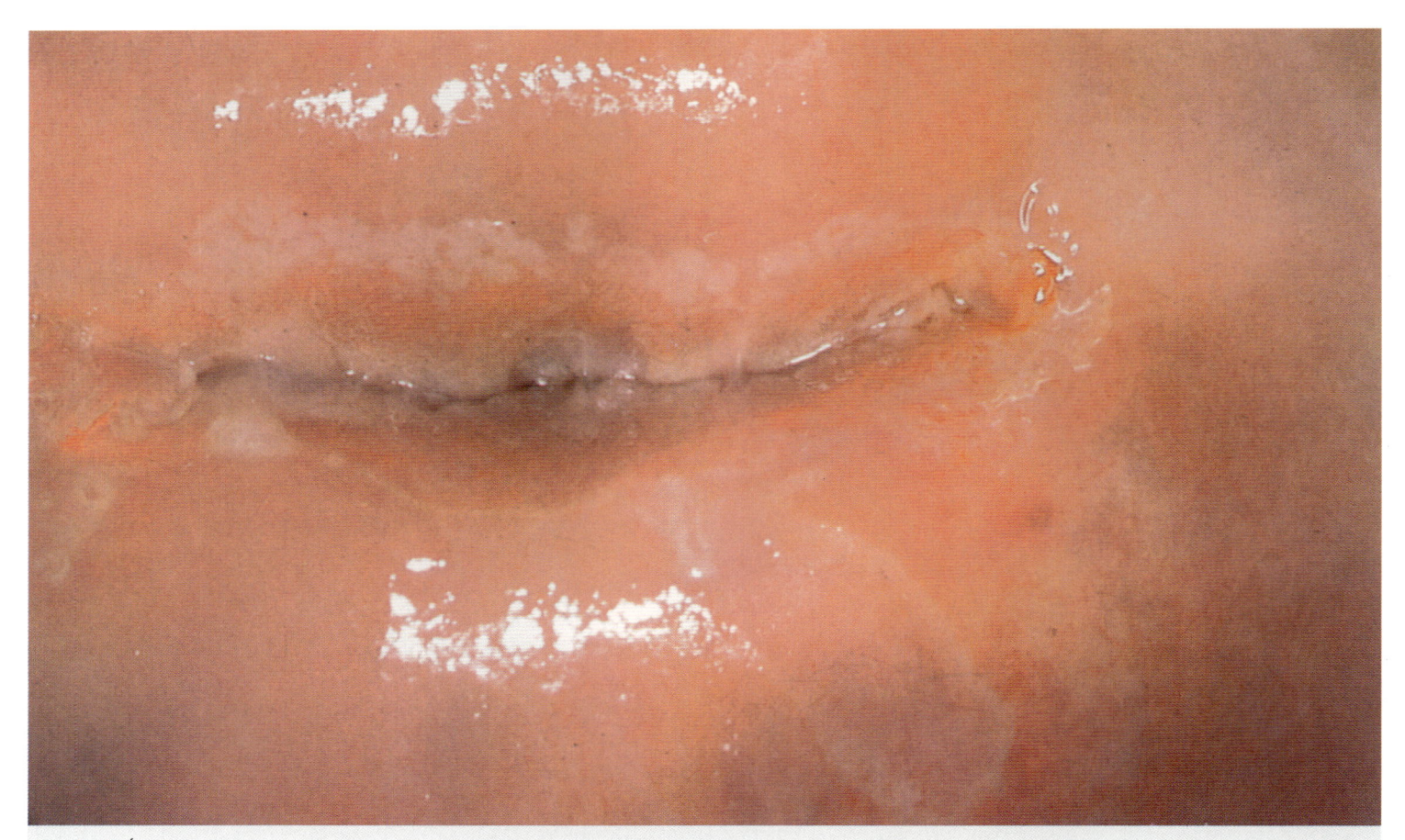

Fig. 8.55 Área nitidamente demarcada, mas com ceratose discreta no lábio posterior do colo. A histologia mostrou epitélio metaplásico com paraceratose. Observar a zona de transformação no lábio anterior.

Morfologia Colposcópica

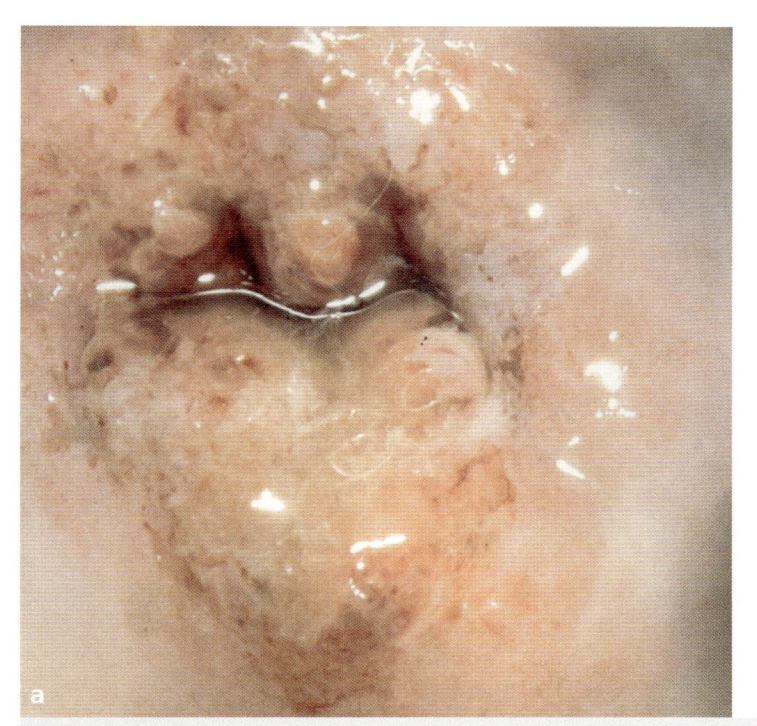

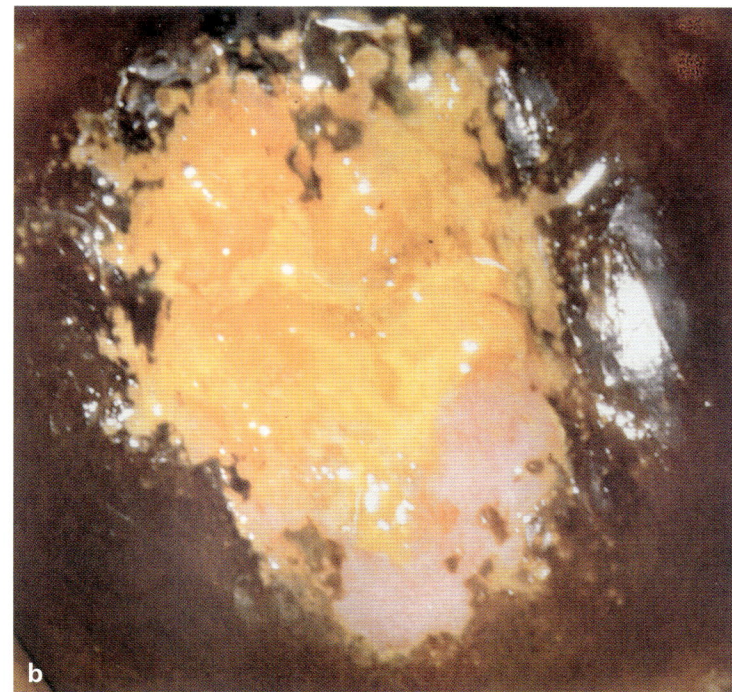

Fig. 8.56 (a) Erosão verdadeira na periferia de um epitélio acetobranco. Podem ser observadas as margens semelhantes a um degrau, com epitélio escamoso patológico e epitélio normal. A biópsia do epitélio esbranquiçado mostrou HSIL (CIN 2). **(b)** Após a aplicação de iodo, o epitélio patológico mostra-se tipicamente iodo-amarelo, enquanto a erosão não se cora.

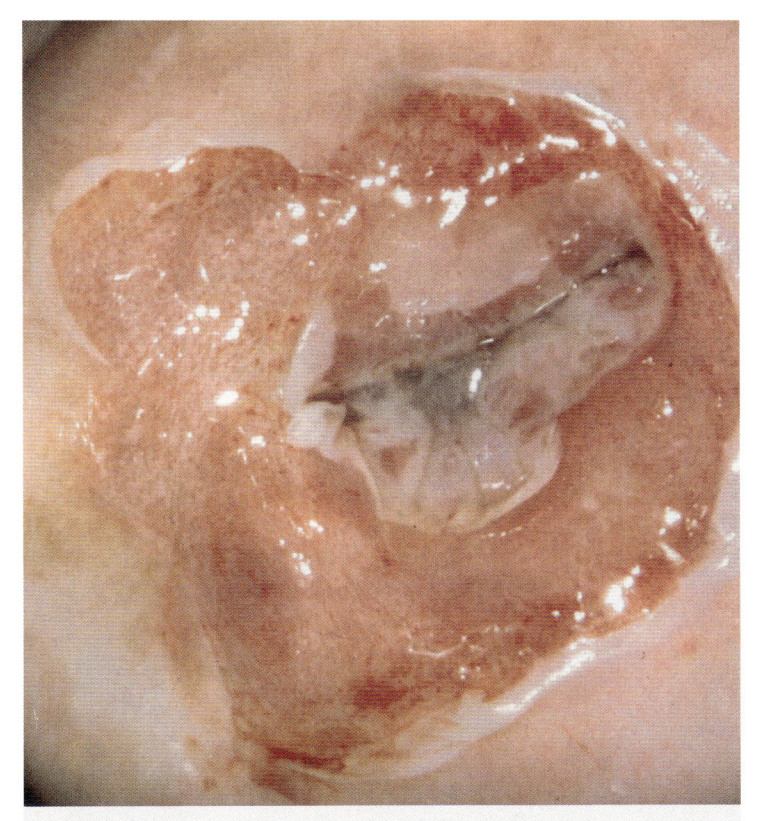

Fig. 8.58 Erosão extensa. Ilhas de HSIL (CIN 3) permanecem junto ao canal endocervical e marginando o epitélio escamoso periférico normal. O estroma está exposto.

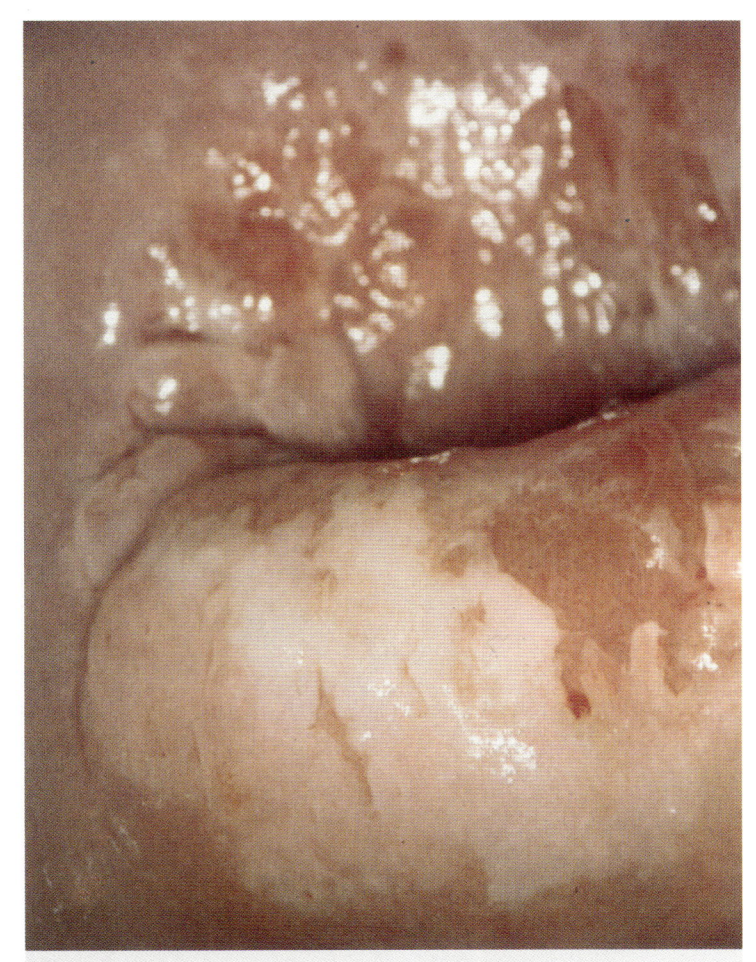

Fig. 8.57 Erosão típica em epitélio branco. A desnudação do epitélio revela o estroma intensamente vermelho. A histologia do epitélio esbranquiçado mostrou HSIL (CIN 3).

Morfologia Colposcópica

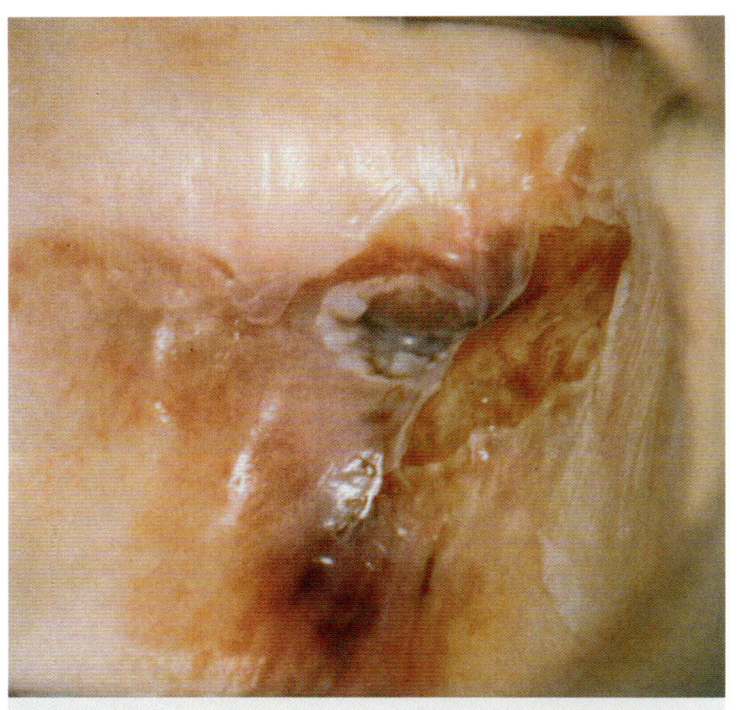

Fig. 8.59 Úlcera plana à esquerda do orifício externo. O fundo é desigual, e a coloração é amarelada a vermelho-escura. A histologia mostrou um carcinoma de células escamosas (estádio IB FIGO).

resistência, e a sonda avança como em manteiga aquecida. Nos tecidos normais, existe uma resistência firme e elástica.

8.2.7 Sinais do Carcinoma Invasivo Inicial

A detecção colposcópica de pequenas lesões invasivas depende do tamanho e da sua localização. Os focos de invasão inicial do estroma (ESI), que atingem apenas uma fração de milímetro dentro do estroma cervical, não podem ser vistos com o colposcópio. Por outro lado, esses focos se originam mais frequentemente em glândulas comprometidas por SIL do que no epitélio atípico de superfície (ver Capítulo 4). Neste último caso, a aparência colposcópica é a do epitélio-progenitor.

Os sinais colposcópicos de ESI são indiretos. A probabilidade de ESI aumenta com a extensão da superfície da lesão. A ESI também é mais comum quando são vistos simultaneamente diferentes tipos de epitélios. Alguns casos mostram todos estes aspectos. A vascularização aumentada também sugere invasão (▶ Fig. 8.60, ▶ Fig. 8.61),

Embora a probabilidade de ESI aumente com o tamanho de uma lesão, as lesões muito pequenas ou pouco vascularizadas também podem ser invasivas. Alguns casos de ESI possuem surpreendentemente poucas alterações colposcópicas (▶ Fig. 8.62, ▶ Fig. 8.63, ▶ Fig. 8.64).

Similarmente, a detecção colposcópica dos *carcinomas microinvasivos* depende do seu tamanho e da sua localização. Se um carcino-

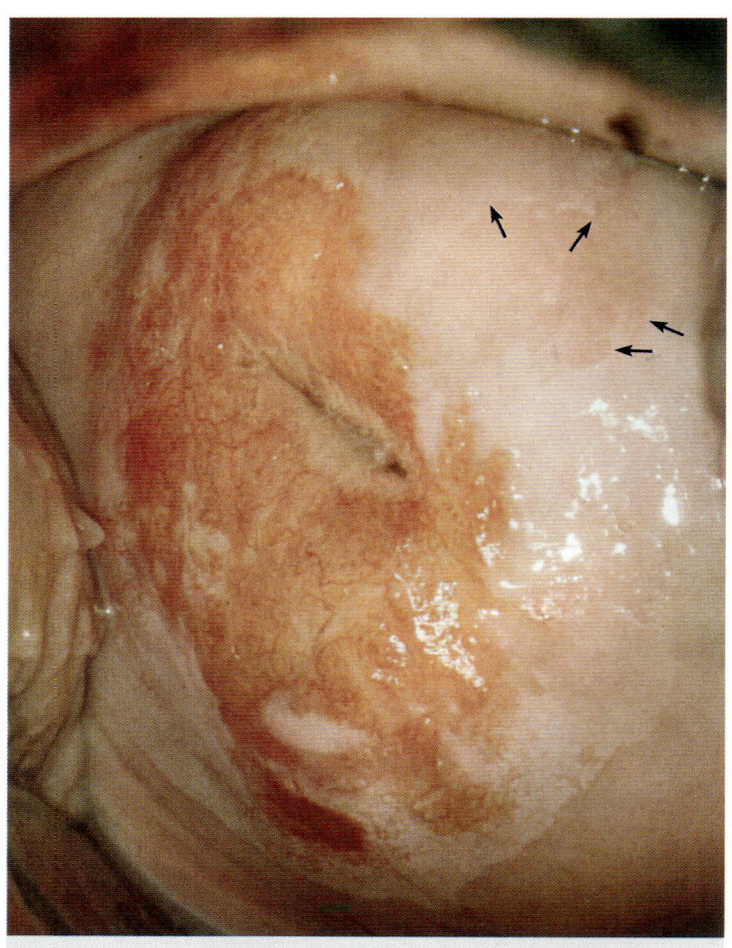

Fig. 8.60 Zona de transformação marcadamente vascularizada. Na periferia, entre 4 h e 6 h, há um mosaico moderadamente grosseiro e ceratose branda bem demarcada. A conização e a histologia de uma lesão escamosa e de epitélio metaplásico nas placas brancas mostraram uma invasão inicial do estroma (estádio IA1 FIGO).

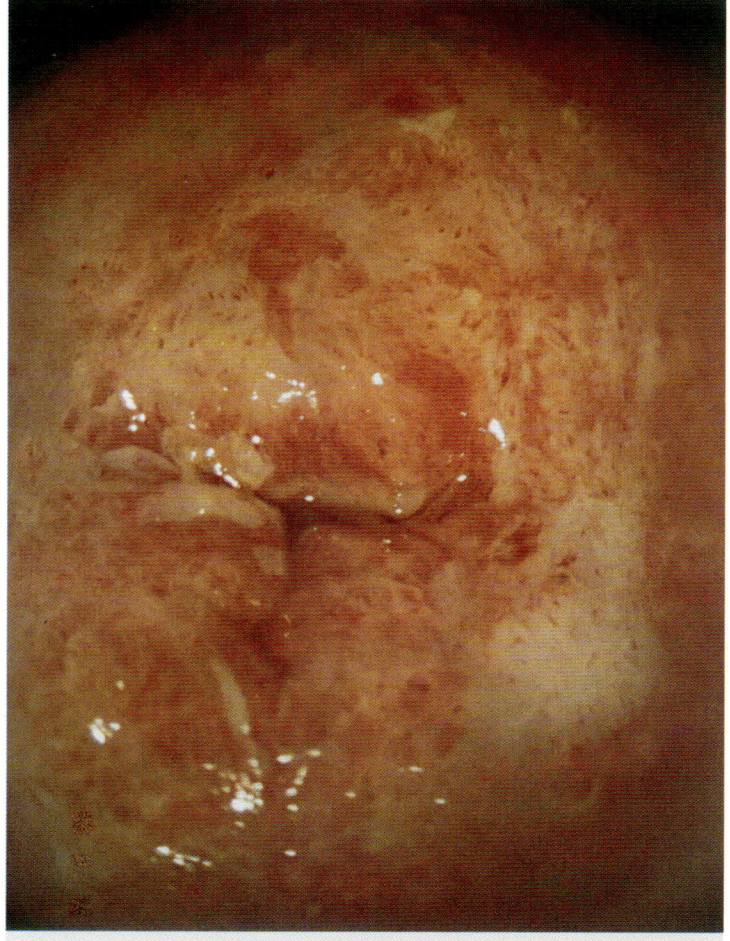

Fig. 8.61 Epitélio acetobranco denso com uma superfície notavelmente grosseira. Há vasos em forma de vírgula irregularmente localizados na área inteira. A peça de conização mostrou HSIL (CIN 2/3) e invasão inicial do estroma (1A1 FIGO).

Morfologia Colposcópica

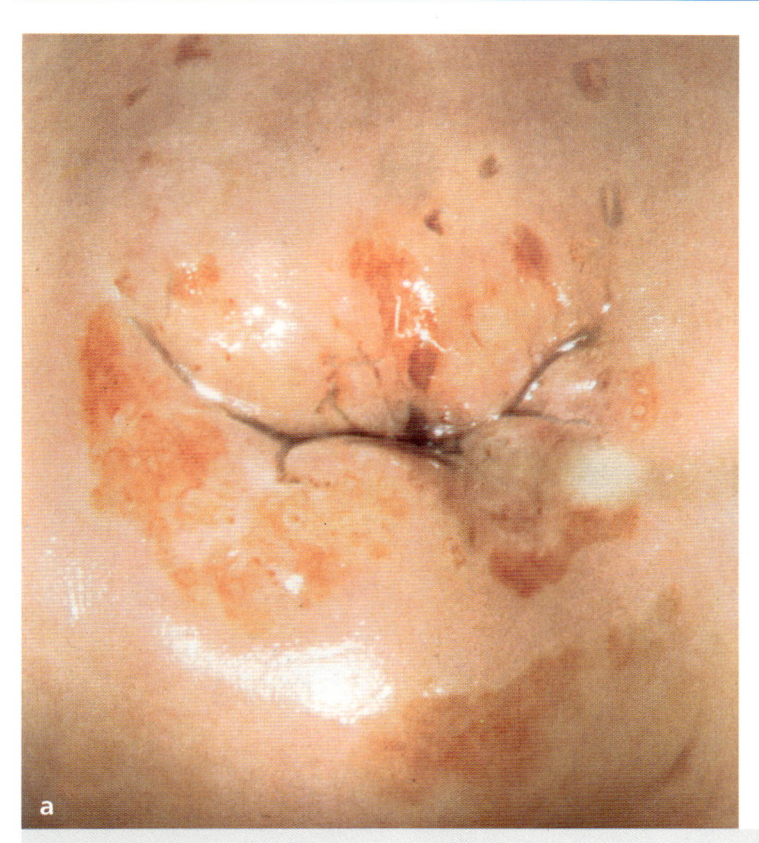

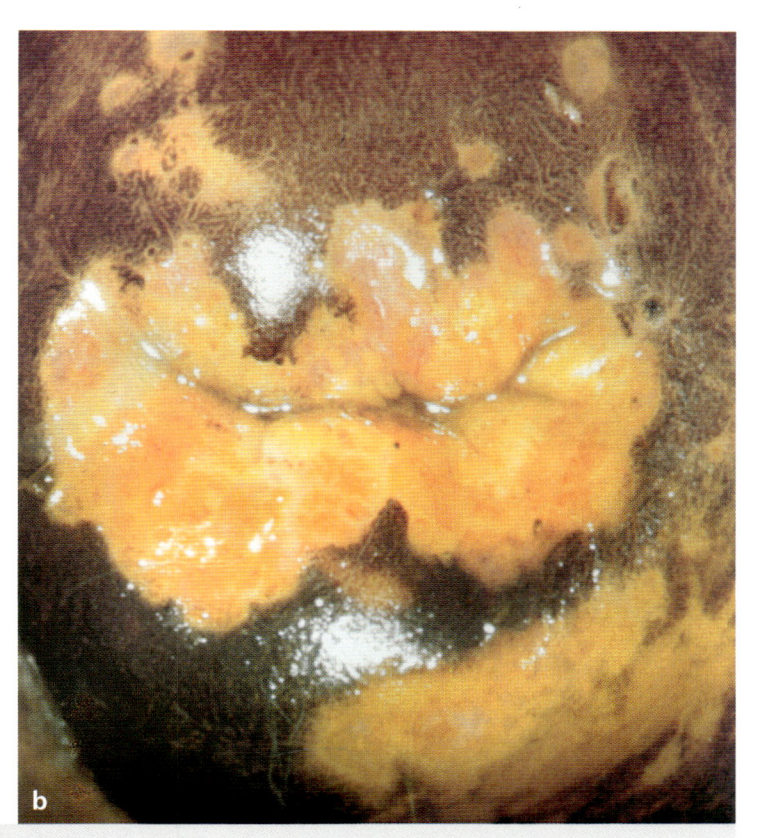

Fig. 8.62 (a) Epitélio acetobranco que se funde imperceptivelmente com a periferia. Observar a área avermelhada difusa no lábio posterior. **(b)** A área iodo-amarela em torno do orifício externo foi de HSIL (CIN 3) com invasão inicial do estroma (IA1 FIGO). A área isolada no lábio anterior correspondia a um processo inflamatório. A lesão de cor castanha pontilhada no lábio anterior corresponde à colpite condilomatosa (▶ Fig. 8.103).

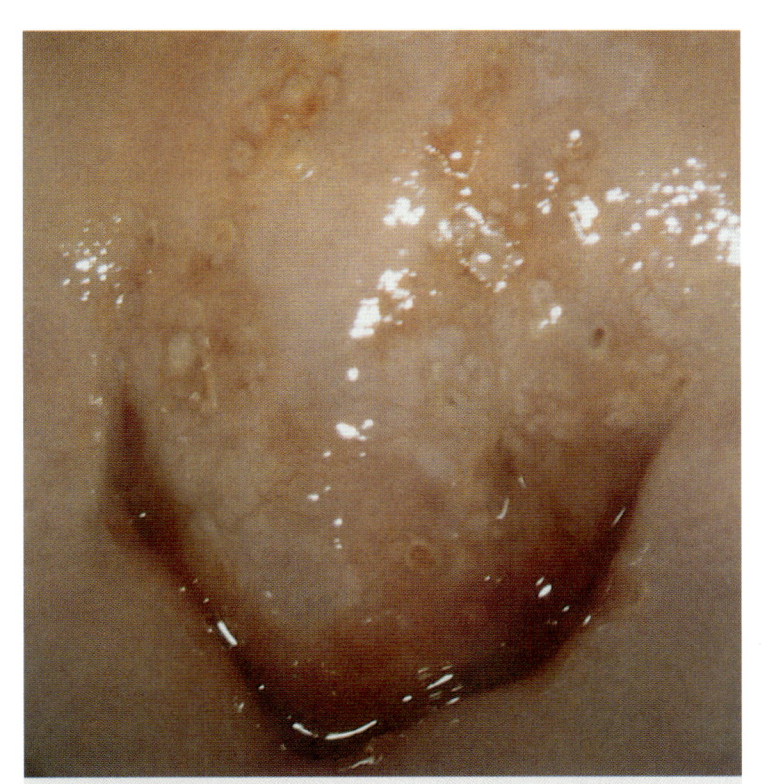

Fig. 8.63 Epitélio acetobranco com orifícios glandulares espessados após aplicação de ácido acético. O espécime de conização mostrou HSIL (CIN 3) com invasão inicial do estroma (estádio 1A1 FIGO).

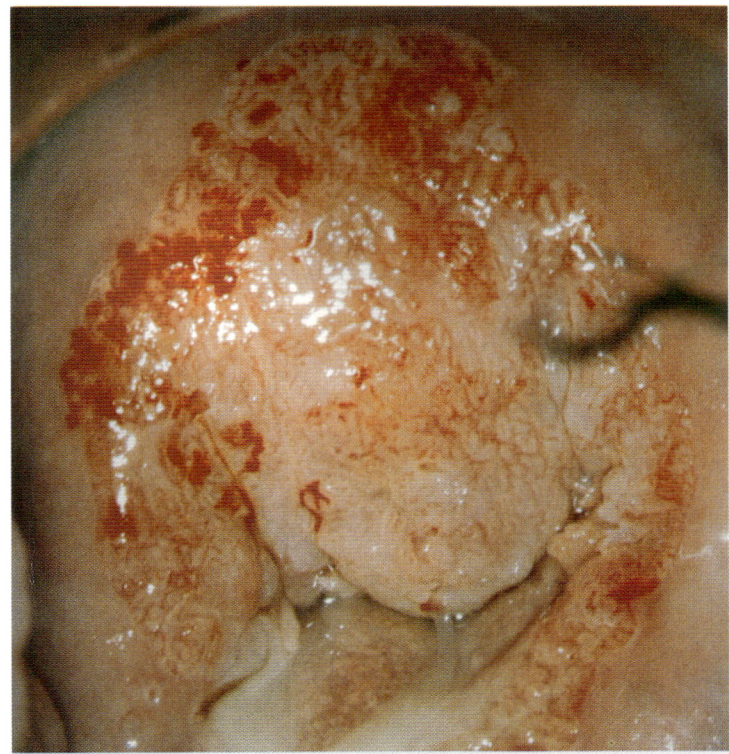

Fig. 8.64 Epitélio acetobranco e mosaico grosseiro após aplicação de ácido acético a 3%. Notar a extensa lesão friável. A histologia mostrou HSIL (CIN 3) com invasão inicial do estroma (estádio FIGO IA1).

Morfologia Colposcópica

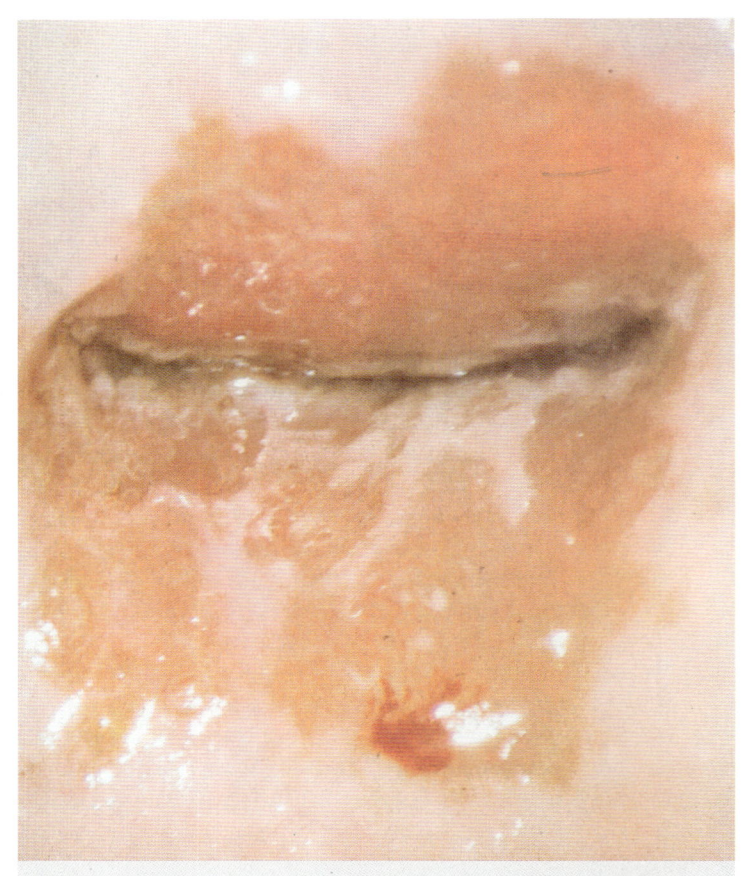

Fig. 8.65 Epitélio branco antes da aplicação de ácido acético abrigando um carcinoma de células escamosas microinvasivo estádio da FIGO IA2, localizado imediatamente acima do ponto sangrante. Observar os vasos com ramificação irregular. As áreas avermelhadas vizinhas corresponderam à HSIL (CIN 3). Erosão verdadeira e epitélio em regeneração podem ser vistos na vizinhança do orifício externo no lábio posterior, e epitélio em regeneração pode ser visto no lábio anterior.

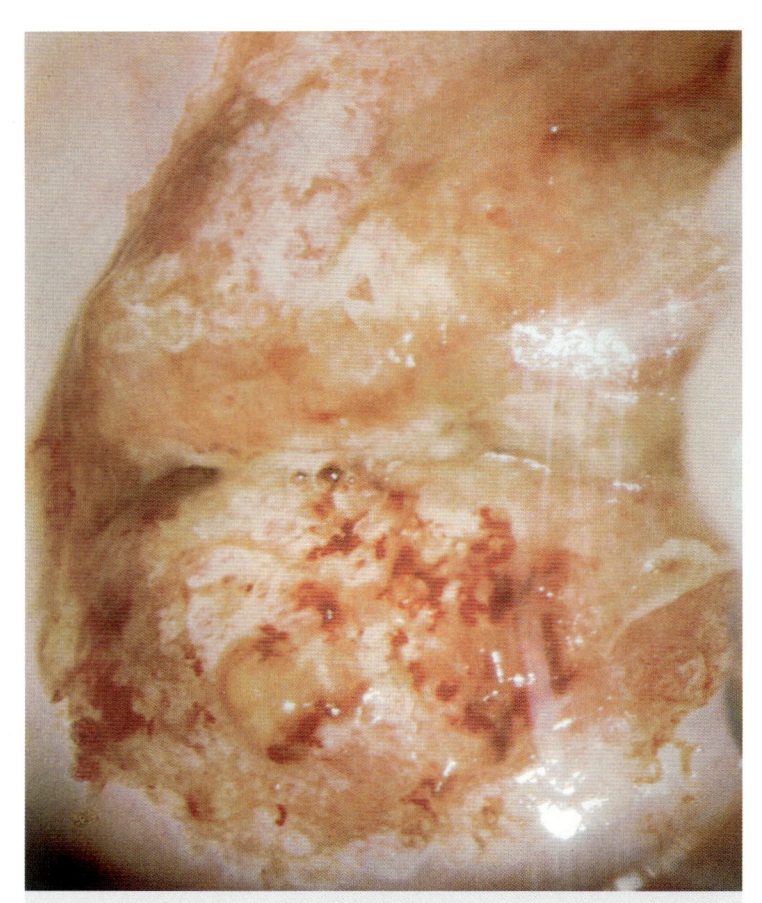

Fig. 8.66 Grande área de epitélio branco antes da aplicação de ácido acético. A superfície do lábio posterior está sobrelevada pela presença de um pequeno carcinoma com estádio da FIGO IB1. Notar o extravasamento de sangue, onde os vasos são atípicos.

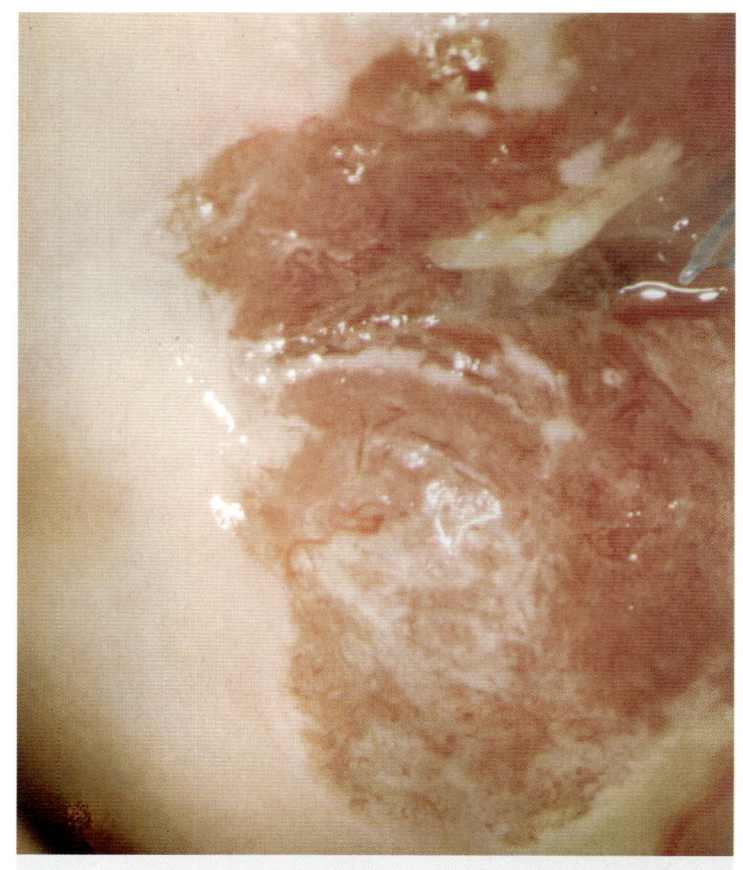

Fig. 8.67 Carcinoma microinvasivo IA2 (células escamosas) produzindo uma pequena saliência no lábio posterior. Vasos atípicos correm sobre a superfície branca.

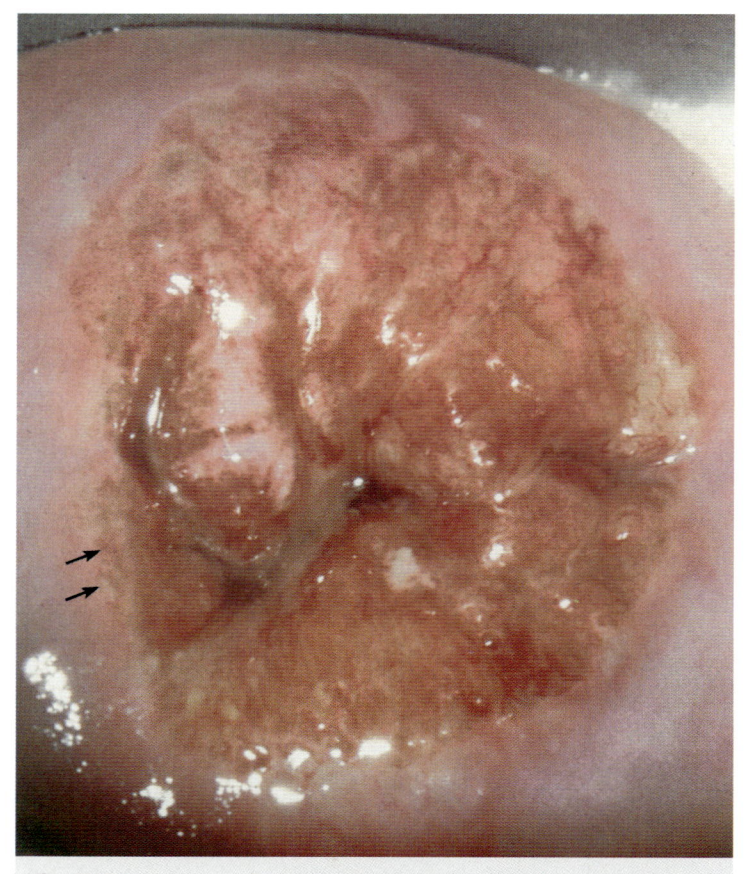

Fig. 8.68 Zona de transformação vascularizada mostrando hemorragias focais. O carcinoma microinvasivo (FIGO 1A2) ocupando o recesso lateral esquerdo do orifício externo é facilmente despercebido.

Morfologia Colposcópica

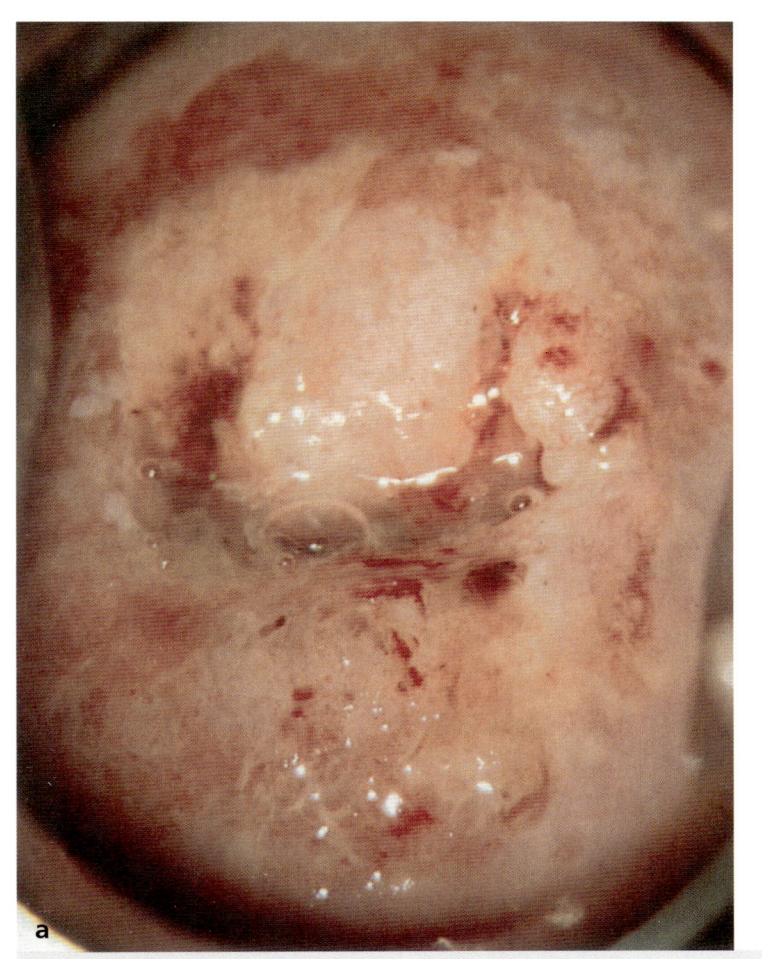

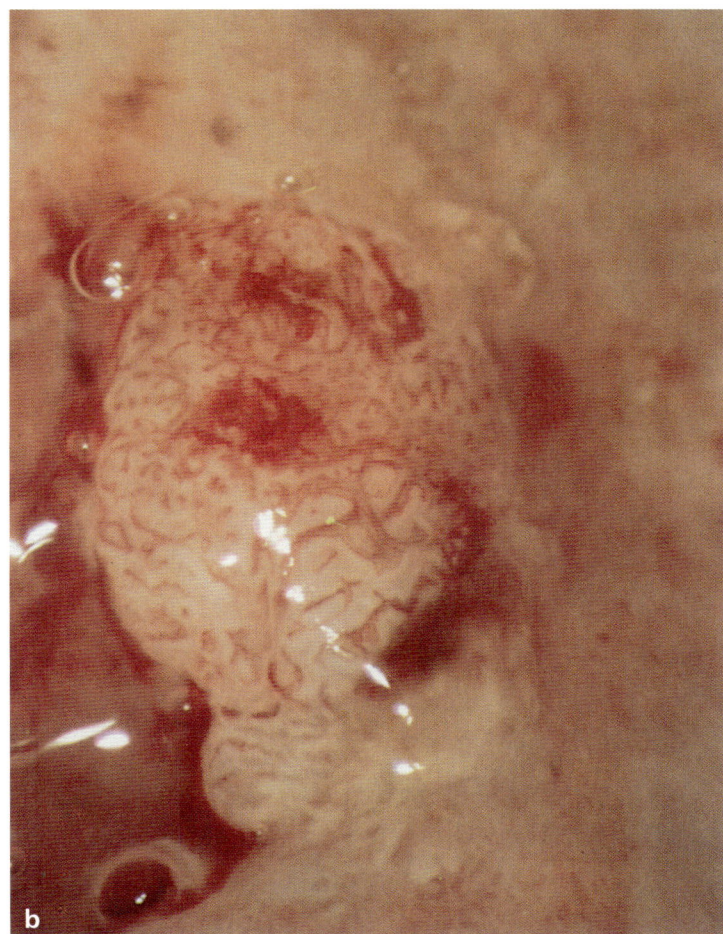

Fig. 8.69 (a) Epitélio acetobranco com uma superfície grosseira. O efeito do ácido acético é especialmente marcado no lábio anterior: epitélio branco com uma pequena lesão polipoide no canto esquerdo do orifício externo. **(b)** Com alta ampliação, o tumor mostra numerosos vasos atípicos. A estrutura polipoide é de um pequeno carcinoma exofítico estádio IB1 (de células escamosas).

ma microinvasivo estiver localizado inteiramente dentro do canal cervical, a ectocérvice não mostrará nenhum indício. As lesões ectocervicais caracterizadas por focos de vasos atípicos são altamente suspeitas de microinvasão. Os vasos atípicos se encontram restritos invariavelmente ao foco de invasão (▸ Fig. 8.65, ▸ Fig. 8.66, ▸ Fig. 8.67, ▸ Fig. 8.68). Os vasos são muitas vezes salientes, possuem um trajeto irregular e são friáveis com tendência ao sangramento.

O câncer cervical um pouco maior pode produzir uma ligeira proeminência na superfície que revela sua localização (▸ Fig. 8.66, ▸ Fig. 8.67) ou pode formar uma lesão polipoide limitada (▸ Fig. 8.69a, b). O diagnóstico de uma lesão invasiva originada dentro de uma TZ já vascularizada é difícil, se não impossível. Os indícios de invasão nesses casos podem ser identificados apenas retrospectivamente, correlacionando-se cuidadosamente os achados colposcópicos com a histologia do espécime de conização (▸ Fig. 8.68).

8.2.8 Carcinoma Invasivo

O carcinoma invasivo na ectocérvice pode ser visto a olho nu. Os tumores localizados inteiramente dentro do canal cervical podem ser mais bem avaliados com o uso do colposcópio, mas somente se o orifício externo estiver entreaberto. Em todos os outros casos, a colposcopia somente confirma os achados macroscópicos. O grau de distorção do contorno ectocervical depende do padrão de crescimento do tumor. Lesões exofíticas fazem protrusão para dentro da vagina sob forma de tumores vegetantes de tamanhos variados (▸ Fig. 8.70, ▸ Fig. 8.71, ▸ Fig. 8.76). Ao contrário, as neoplasias puramente endofíticas se apresentam simplesmente como áreas erodidas vermelhas ou brancas, cuja verdadeira natureza só pode ser reconhecida pela sua superfície papilífera e por vasos atípicos (▸ Fig. 8.75). Os carcinomas endofíticos planos com superfícies ulceradas podem ser difíceis de diagnosticar a olho nu e com o colposcópio (▸ Fig. 8.72).

Fig. 8.70 Carcinoma de células escamosas exofítico estádio IB1 no lábio posterior. A extremidade está ulcerada.

Morfologia Colposcópica

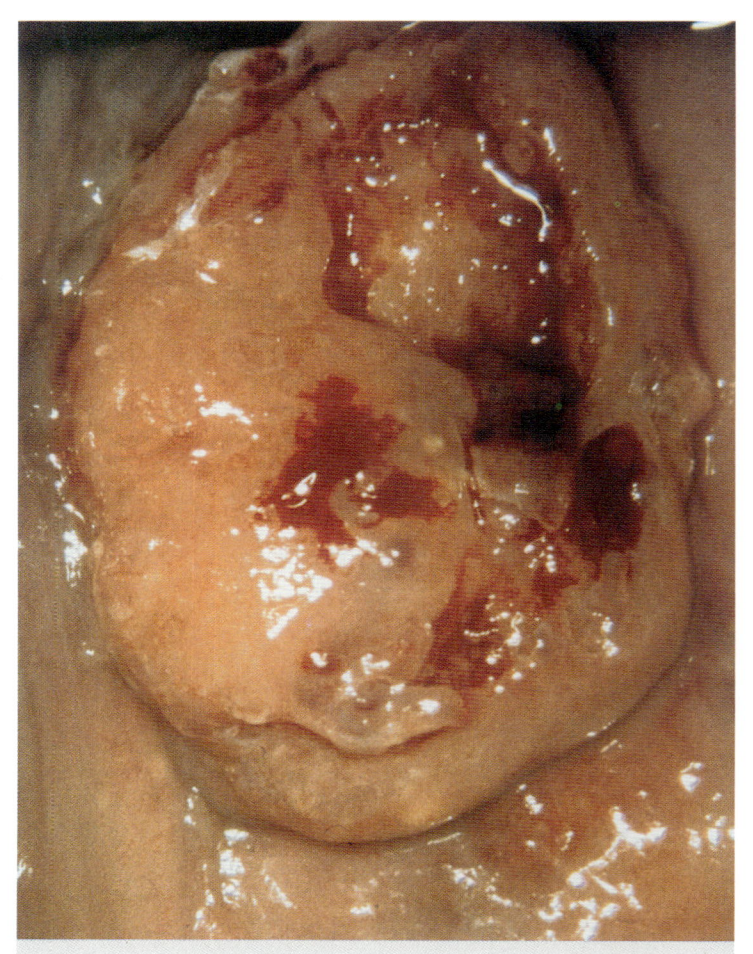

Fig. 8.71 Carcinoma cervical exofítico estádio da FIGO IB1 medindo 4 × 3 cm.

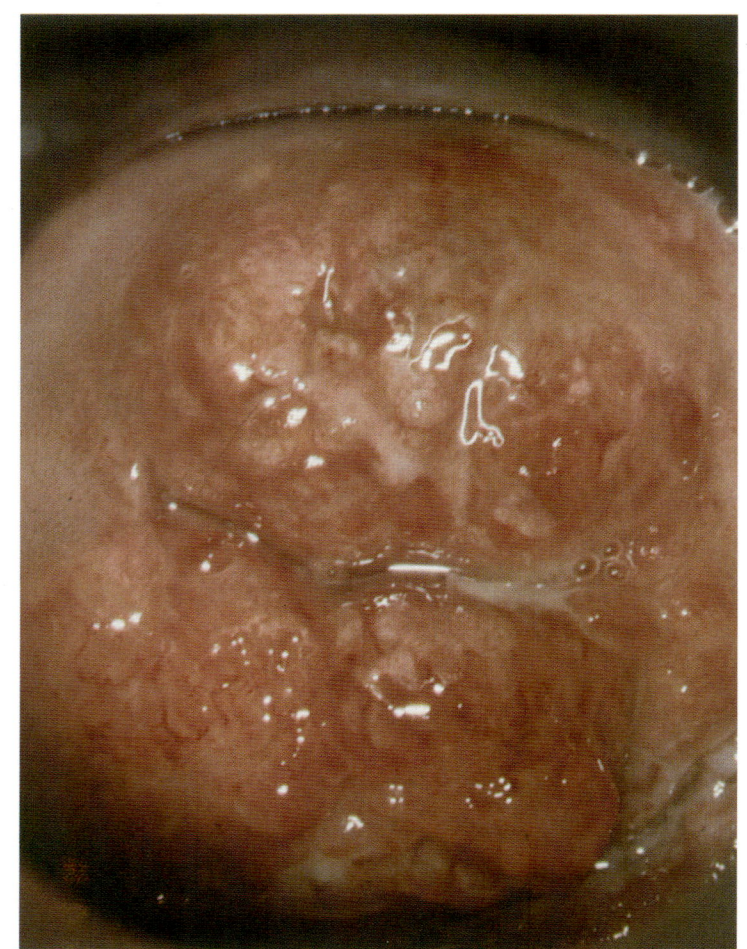

Fig. 8.73 Este carcinoma de células escamosas endofítico, estádio IB1 da FIGO, poderia ser confundido com epitélio branco. Os vasos sanguíneos marcadamente atípicos no lábio posterior estão associados a carcinoma invasivo.

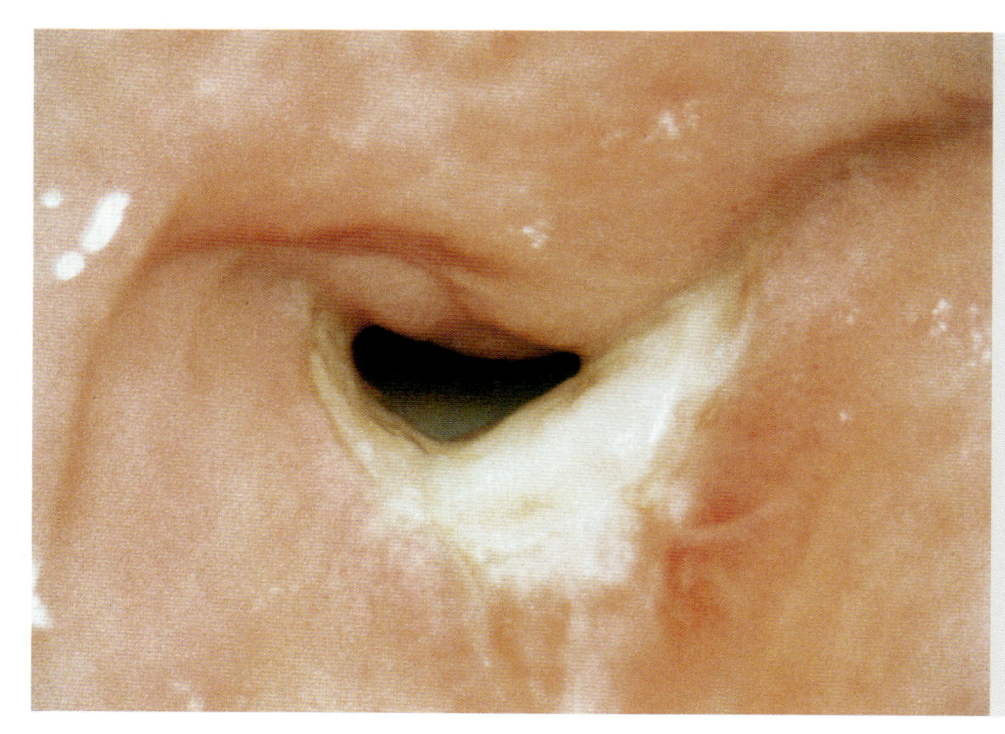

Fig. 8.72 Carcinoma escamoso endofítico, estádio IB2. A colposcopia mostra um orifício externo dilatado e leucoplasia no lábio posterior do colo.

Morfologia Colposcópica

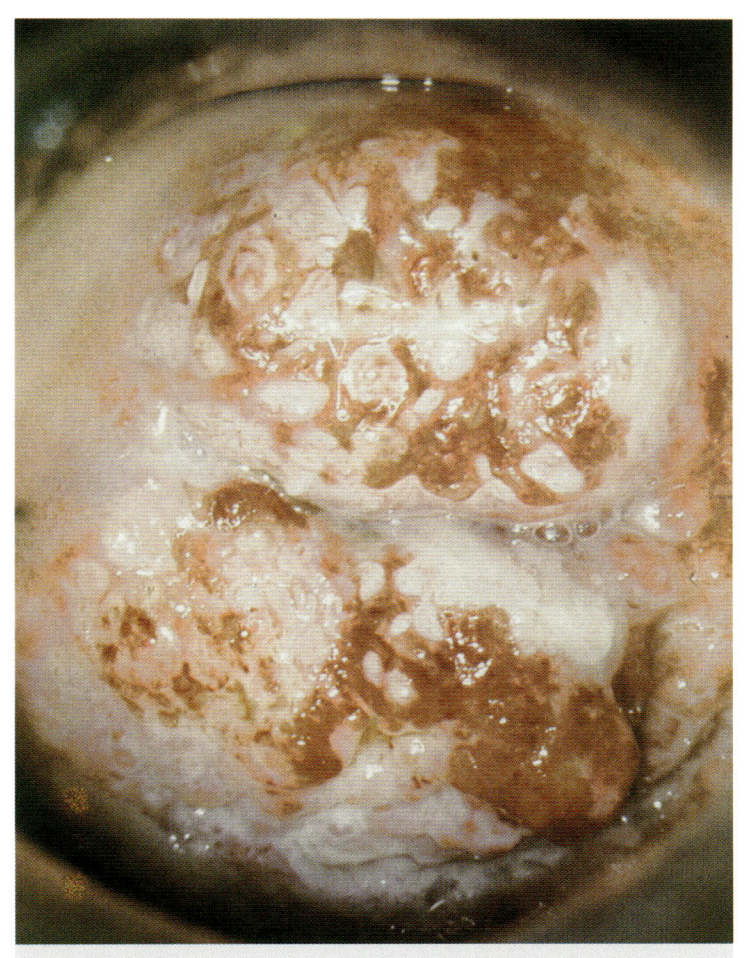

Fig. 8.74 Carcinoma exofítico de células escamosas, estádio IB1 da FIGO, com acentuada hiperceratose.

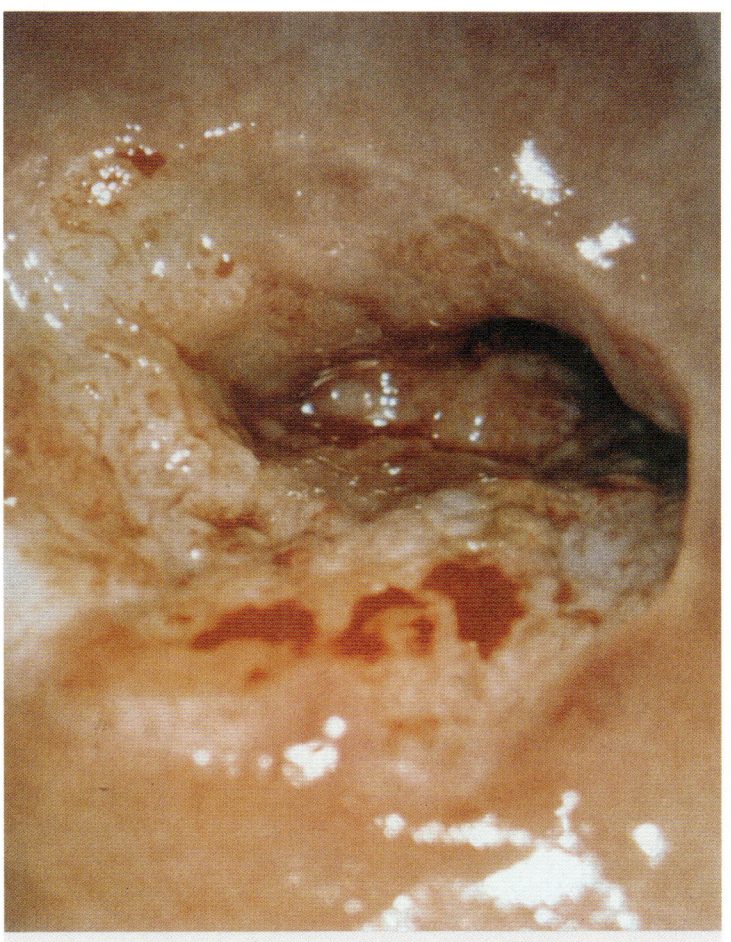

Fig. 8.75 Carcinoma de células escamosas, estádio IB1 da FIGO, após aplicação de ácido acético a 3%. Os vasos são atípicos e friáveis, e a superfície é irregular.

Nesses casos, a palpação e a exploração com uma sonda de Chrobak (▶ Fig. 5.5) são de valor. A maioria dos carcinomas invasivos é parcialmente exofítica, e parcialmente endofítica, e o seu diagnóstico não apresenta maior dificuldade. A maioria dos carcinomas se encontra ao redor do orifício externo (▶ Fig. 8.71, ▶ Fig. 8.78). Menos frequentemente, um lábio ou apenas parte de um lábio está comprometida (▶ Fig. 8.73, ▶ Fig. 8.80).

A superfície dos tumores invasivos, em geral, apresenta sulcos irregulares (▶ Fig. 8.79) como uma couve-flor. Se as papilas forem um pouco mais finas e regulares, podem ser confundidas com ectopia. O grau de ulceração e de destruição tecidual é maior nos cânceres mais avançados. Ocasionalmente, os tumores se apresentam como pólipos sésseis lisos (▶ Fig. 8.80), que devem ser diferenciados de pólipos benignos pela sua vascularização e com o uso da sonda de Chrobak (▶ Fig. 5.5).

Um tumor endofítico com uma superfície ceratótica pode representar uma dificuldade diagnóstica adicional (▶ Fig. 8.74). A realização de biópsias das lesões ceratóticas evita que estas lesões ocultas por ceratinização não sejam diagnosticadas.

O câncer invasivo representa uma excelente oportunidade para estudar todos os vasos atípicos (▶ Fig. 8.69, ▶ Fig. 8.141). Esta avaliação deve ser feita após a limpeza do colo com um chumaço de algodão seco e antes de aplicar ácido acético, que provoca o descoramento dos vasos (▶ Fig. 8.77a, b). Lesões invasivas também se tornam mais proeminentes e esbranquiçadas com a aplicação de ácido acético (▶ Fig. 8.77). Os critérios de avaliação do epitélio atípico, com aplicação de acido acético, devem ser empregados para avaliar as lesões pré-invasivas, que frequentemente se encontram ao redor de um tumor invasivo (▶ Fig. 8.79).

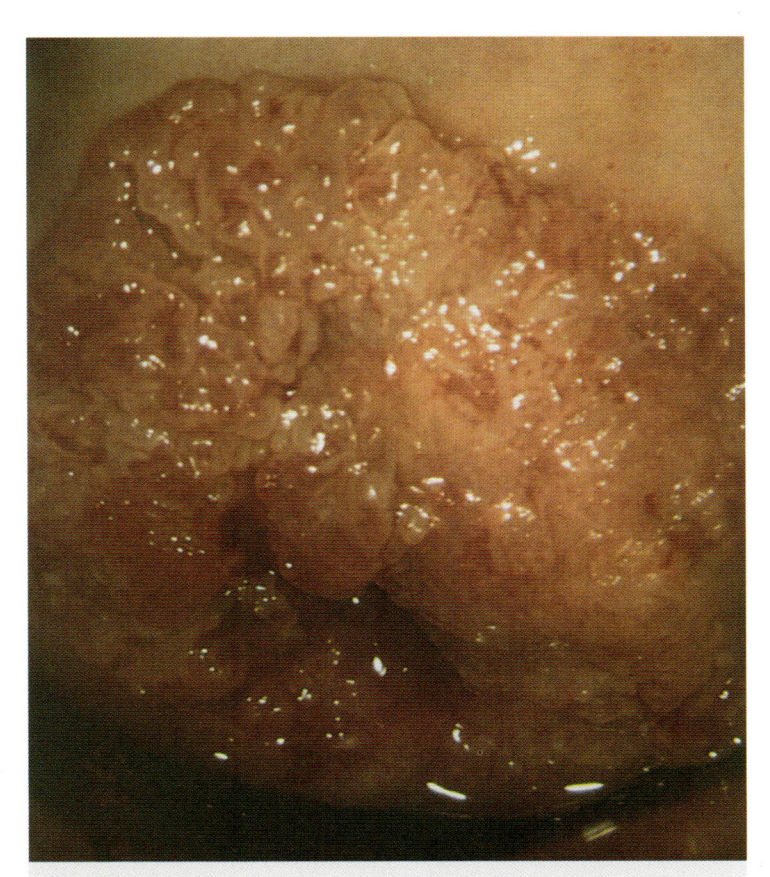

Fig. 8.76 Carcinoma exofítico, verrucoso, papilar, em torno do orifício externo (estádio IB1 da FIGO).

Morfologia Colposcópica

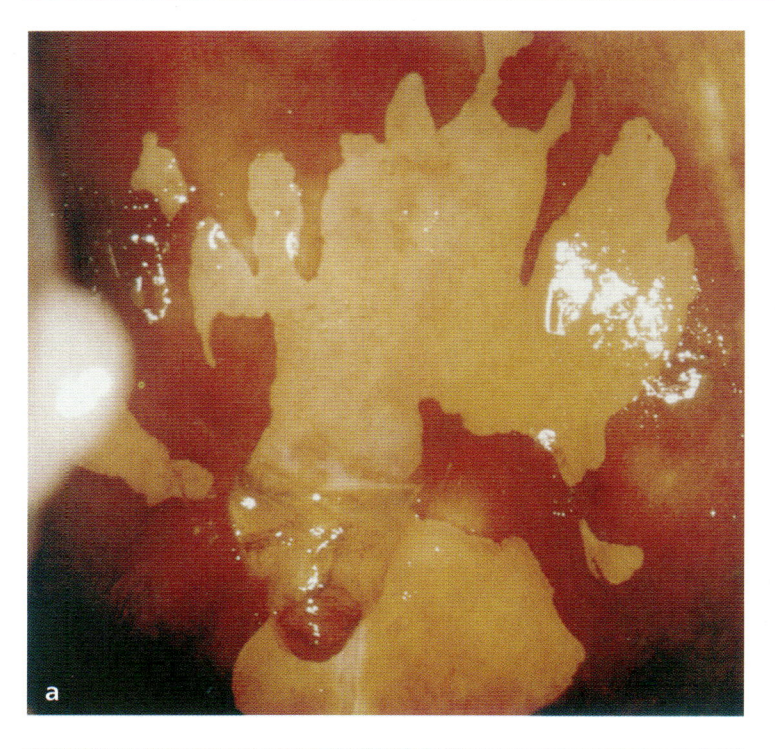

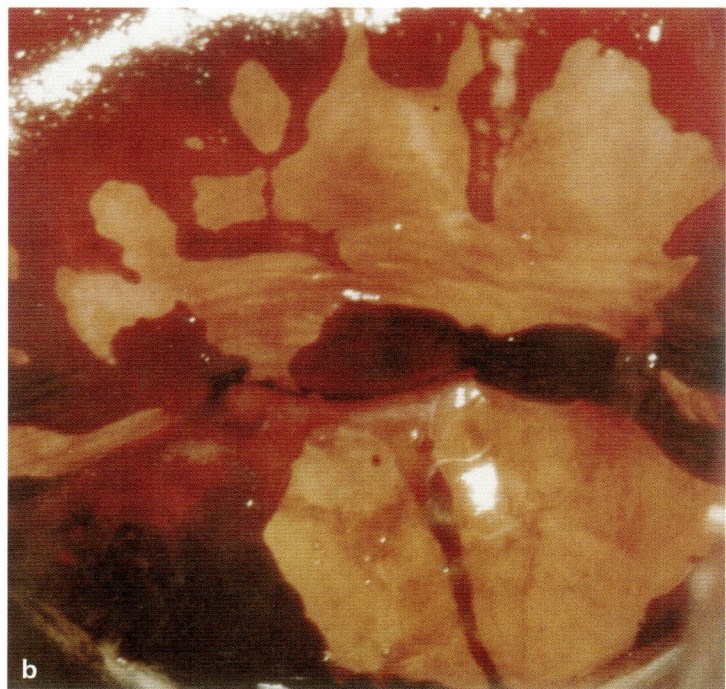

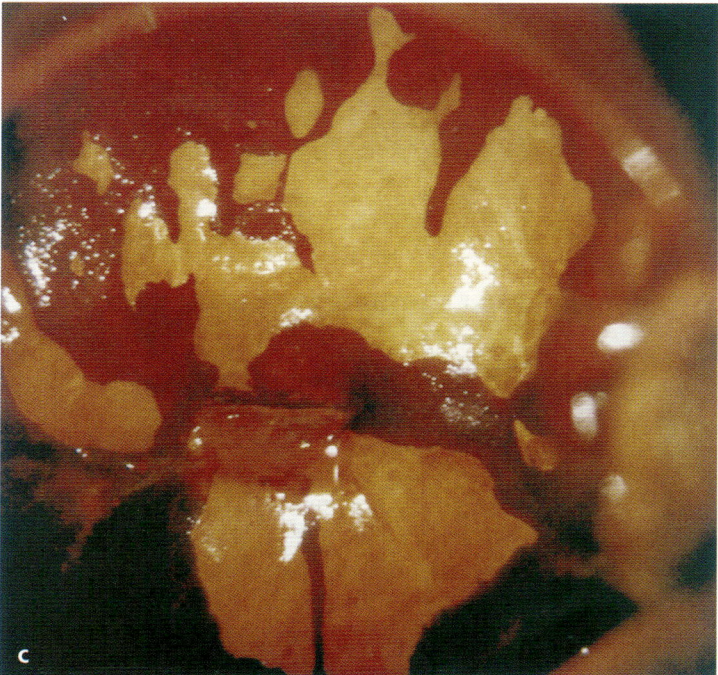

Fig. 8.86 Áreas iodo-amarelas não suspeitas com formas bizarras. Os contornos permaneceram inalterados por um período acima de 5 anos.

planos. Um padrão de mosaico iodo-positivo pode ser produzido por lesões colposcópicas que, antes do teste de Schiller, são inespecíficas, a não ser pela sua superfície aperolada. O resultado do teste de Schiller nesses casos causa surpresa (▶ Fig. 8.98a, b).

Colposcopistas experientes encontram colo e vagina normais, cujas superfícies são uniformemente tachonadas com numerosos pontos brancos (▶ Fig. 8.99, ▶ Fig. 8.100). Estes correspondem às extremidades das papilas estromais alongadas que perfuram o epitélio irregular, mas que contém glicogênio e está associado à infecção por HPV. Meisels et al.[13] chamaram esta alteração de *vaginite condilomatosa*.

8.3.4 Alterações Inflamatórias

A inflamação difusa da vagina tem um aspecto colposcópico inespecífico. A imagem das lesões focais tem algum significado associado à infiltração inflamatória focal do estroma acompanhada por capilares dilatados. O diagnóstico diferencial pode ser difícil, quando esses focos se tornam maiores e apresentam um arranjo irregular.

Infecção por tricômonas produz um corrimento espumoso típico. A remoção das secreções pode revelar numerosos pontos vermelhos, cobrindo o colo (▶ Fig. 8.101a). Os focos inflamatórios variam em forma e em distribuição. Depois da aplicação de ácido

Morfologia Colposcópica

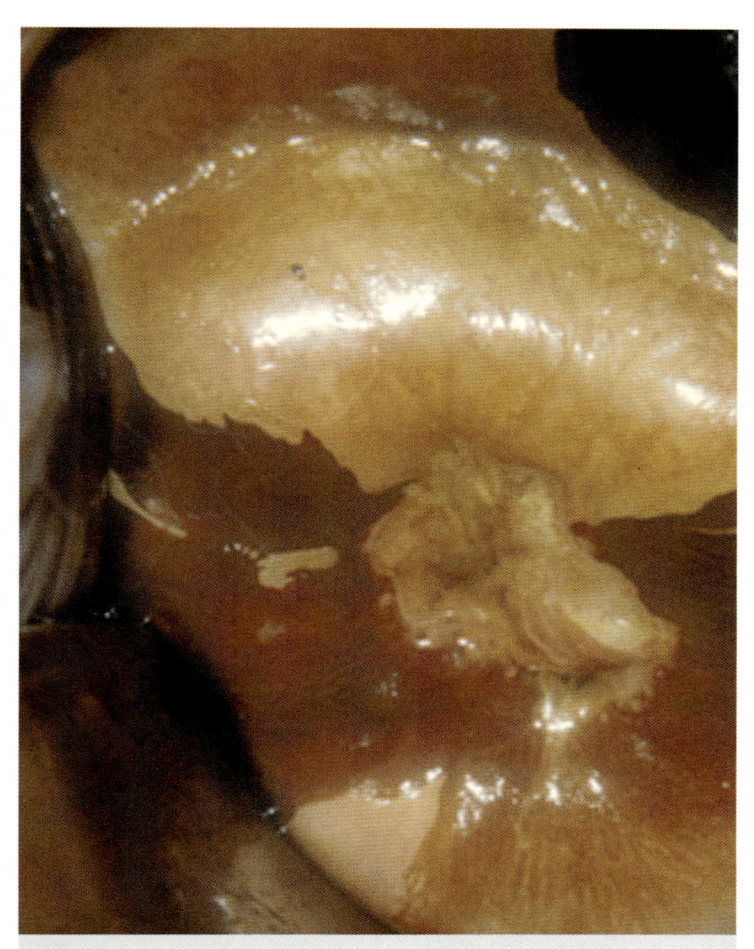

Fig. 8.87 Zona de transformação depois da aplicação de iodo.

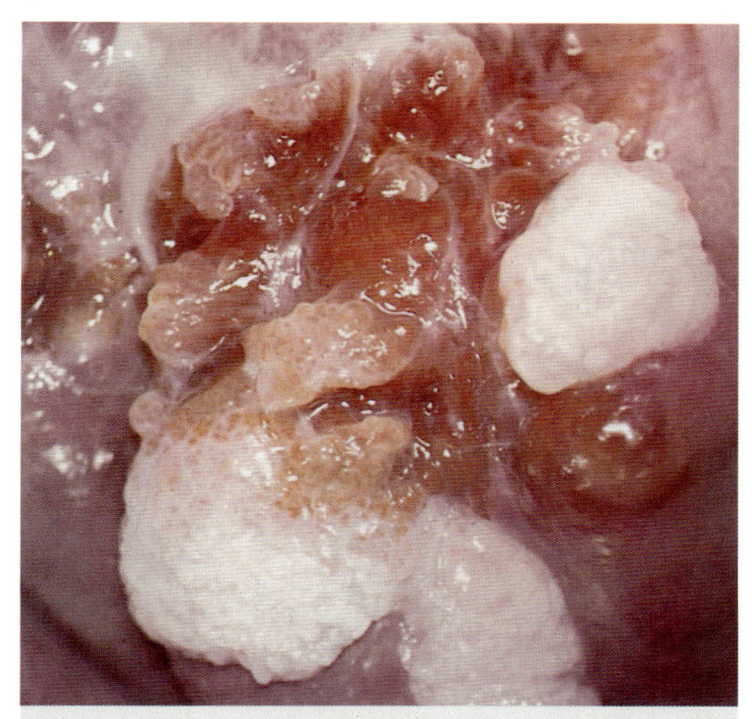

Fig. 8.88 Múltiplos condilomas em torno do orifício externo. Só as extremidades dos condilomas grandes mostram ceratinização avançada.

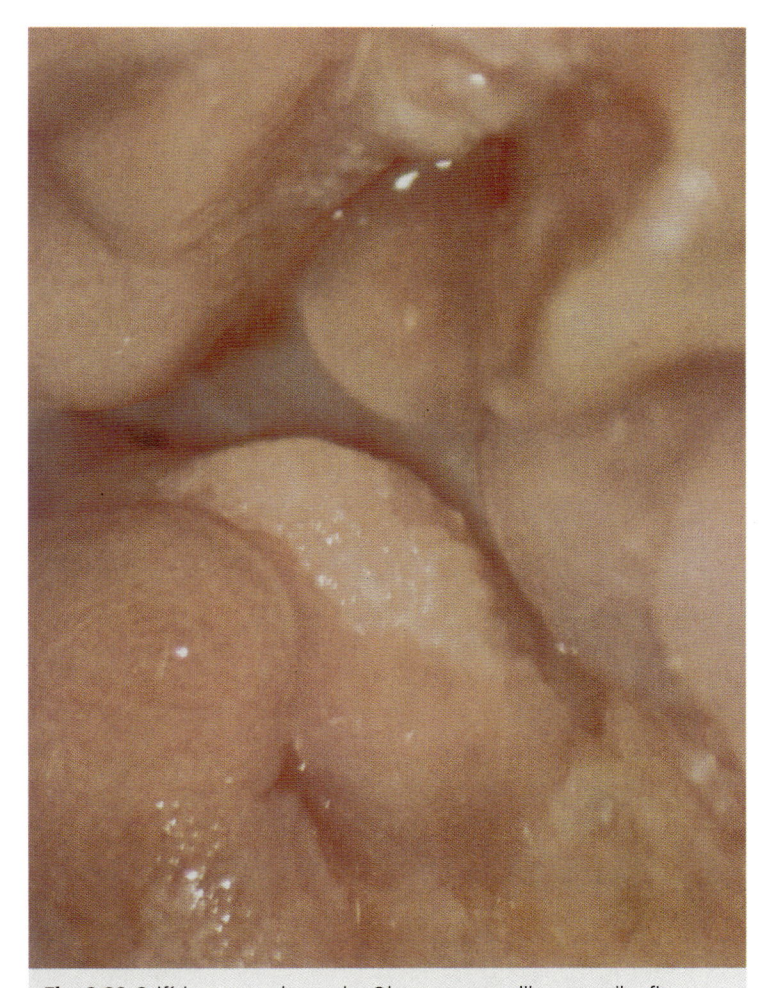

Fig. 8.89 Orifício externo lacerado. Observar o condiloma papilar fino ligeiramente elevado em um sulco, não facilmente visível a olho nu.

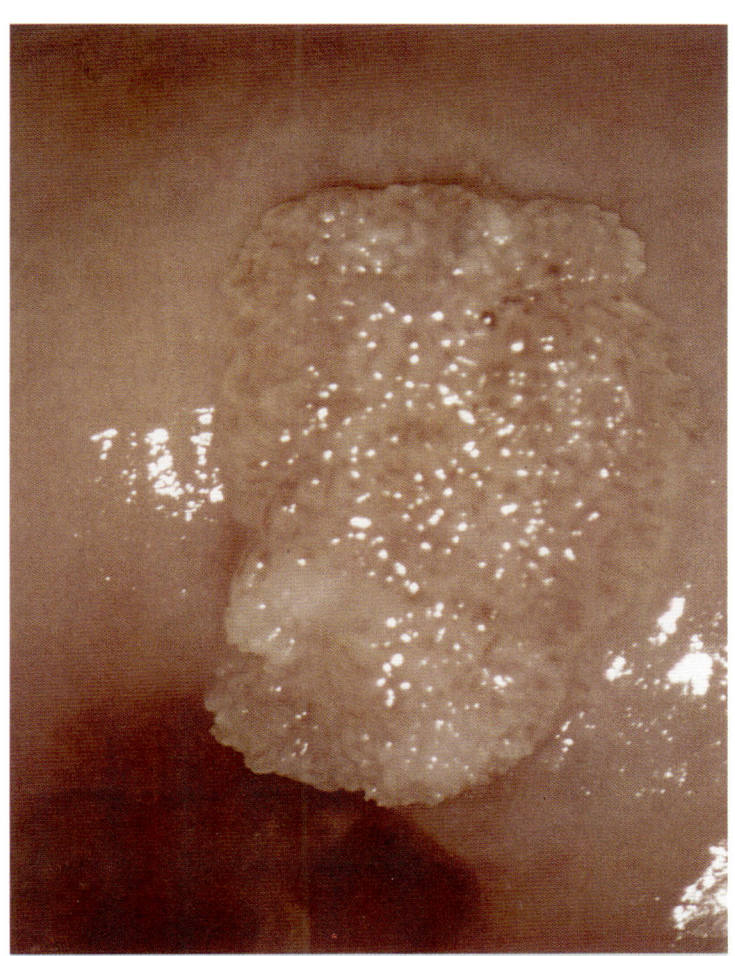

Fig. 8.90 Delicado condiloma papilar, HPV 16-positivo, como uma lesão isolada no lábio anterior do colo junto ao orifício externo. A histologia mostrou um condiloma sem atipia.

Morfologia Colposcópica

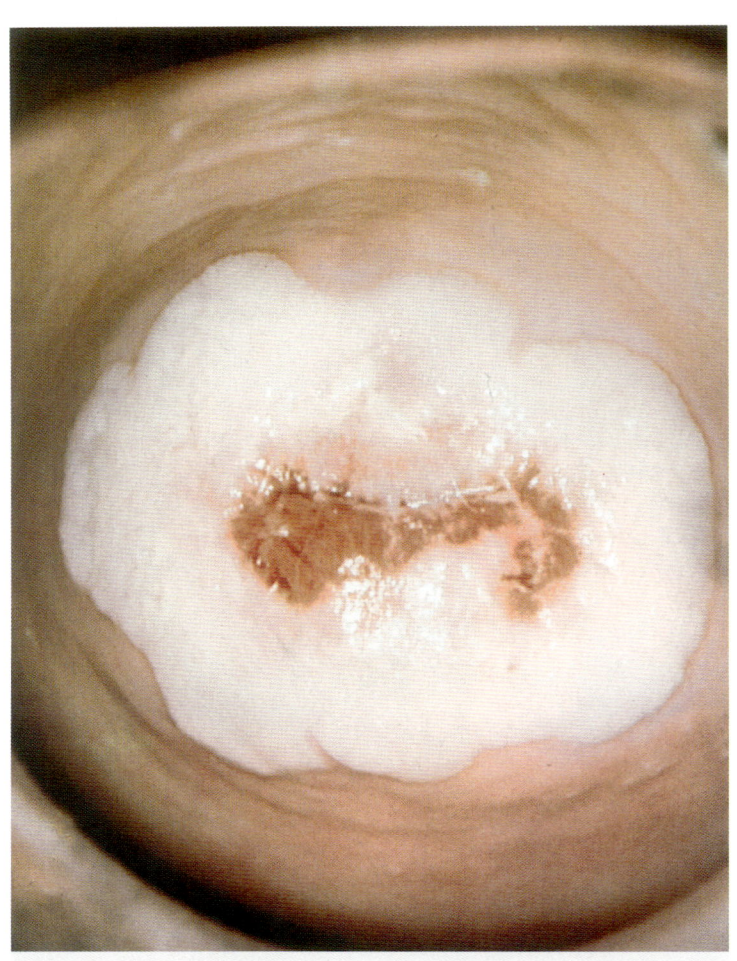

Fig. 8.91 Condiloma com acentuada ceratinização. A camada de ceratina é tão espessa, que a superfície dos sulcos se mantém visível apenas no lado esquerdo.

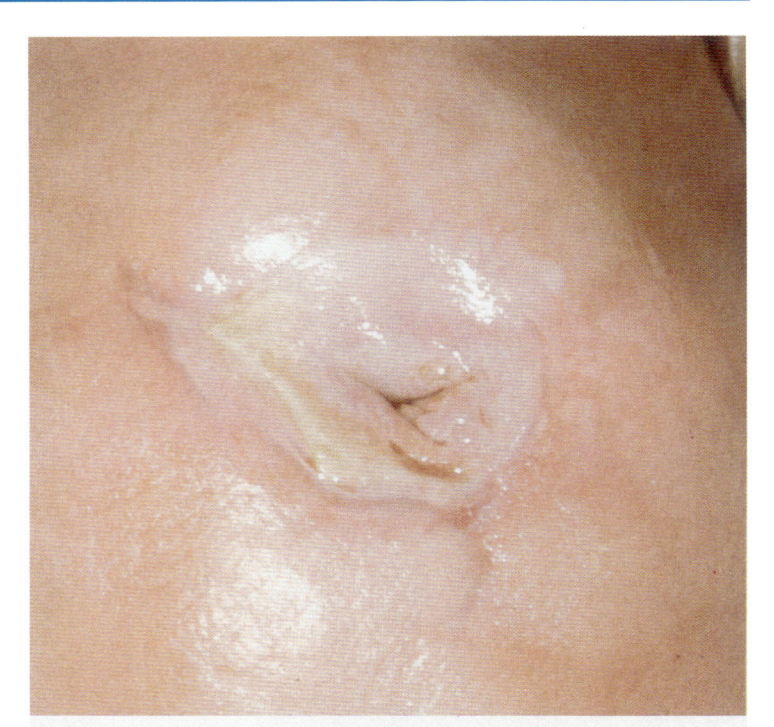

Fig. 8.92 Condiloma plano acentuadamente ceratinizado em torno do orifício externo. Observe a superfície plana, perolada característica.

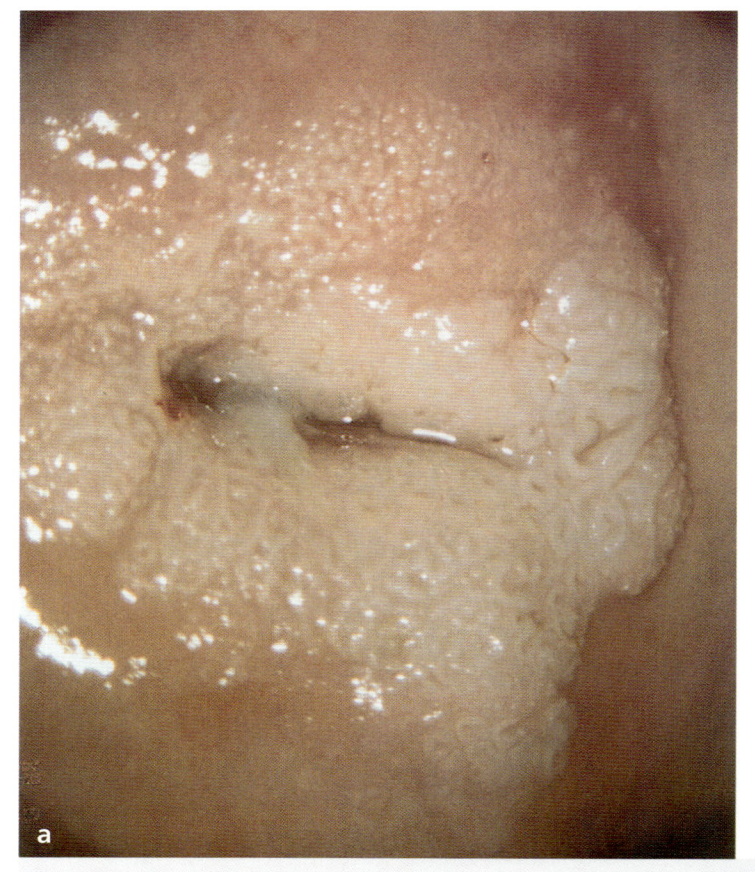

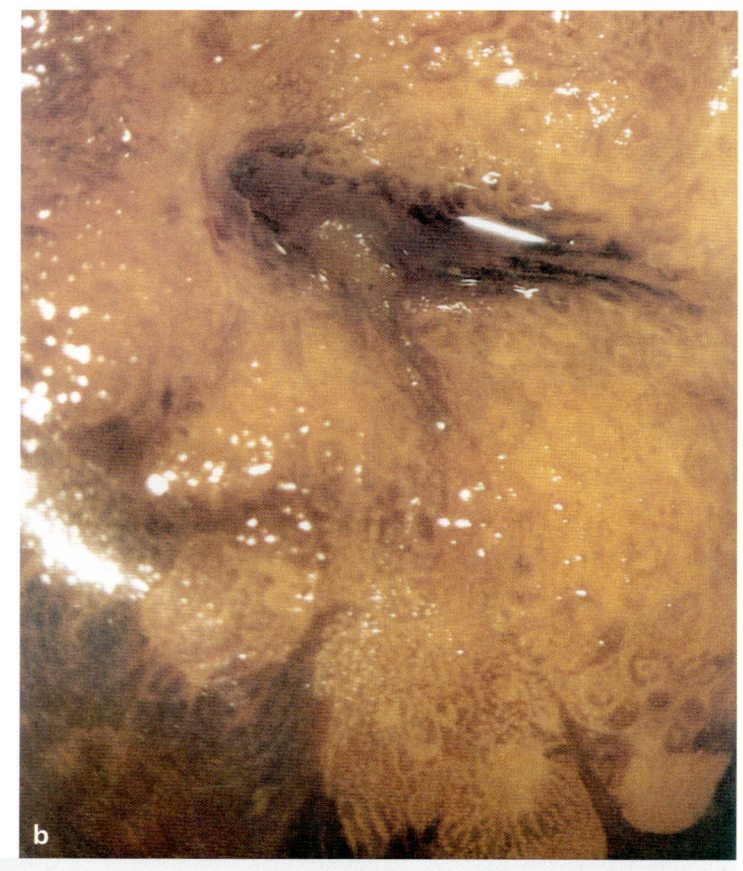

Fig. 8.93 (a) Condilomas planos e sobrelevados em torno do orifício externo e no canal cervical inferior. (Mesma paciente que na ▶ Fig. 8.84, 6 meses mais tarde). **(b)** Aplicação de iodo (teste de Schiller) mostra as áreas castanhas em flocos típicos, indicando armazenamento de glicogênio nos condilomas. A histologia mostrou LSIL (CIN 1) com coilocitose.

Morfologia Colposcópica

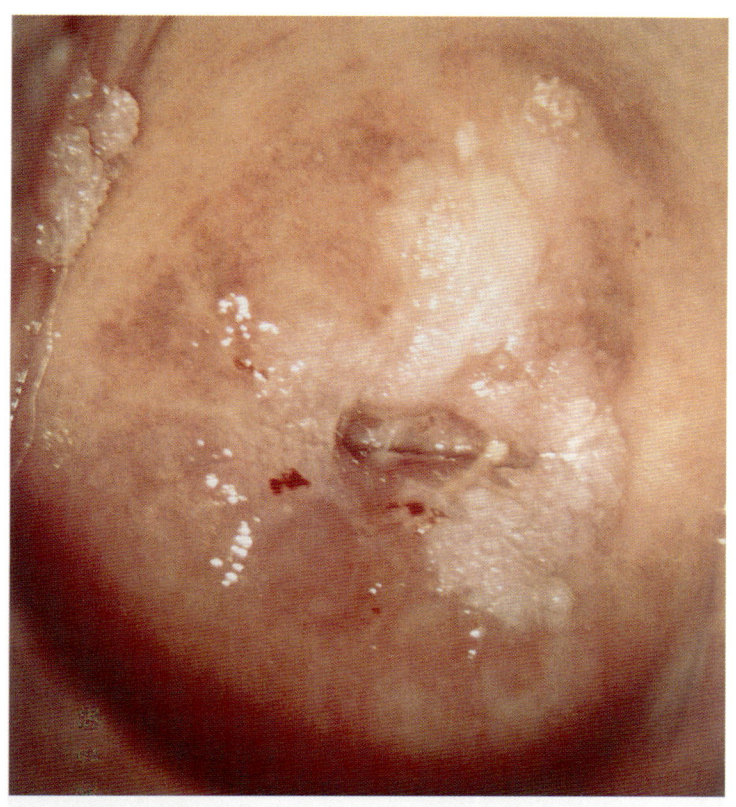

Fig. 8.94 Condilomas planos em torno do orifício externo em uma paciente HIV-positiva. A maior parte da sua superfície é finamente granular; algumas áreas são lisas. Pequenas lesões condilomatosas pontuam o colo e a vagina (HPV 16–positiva).

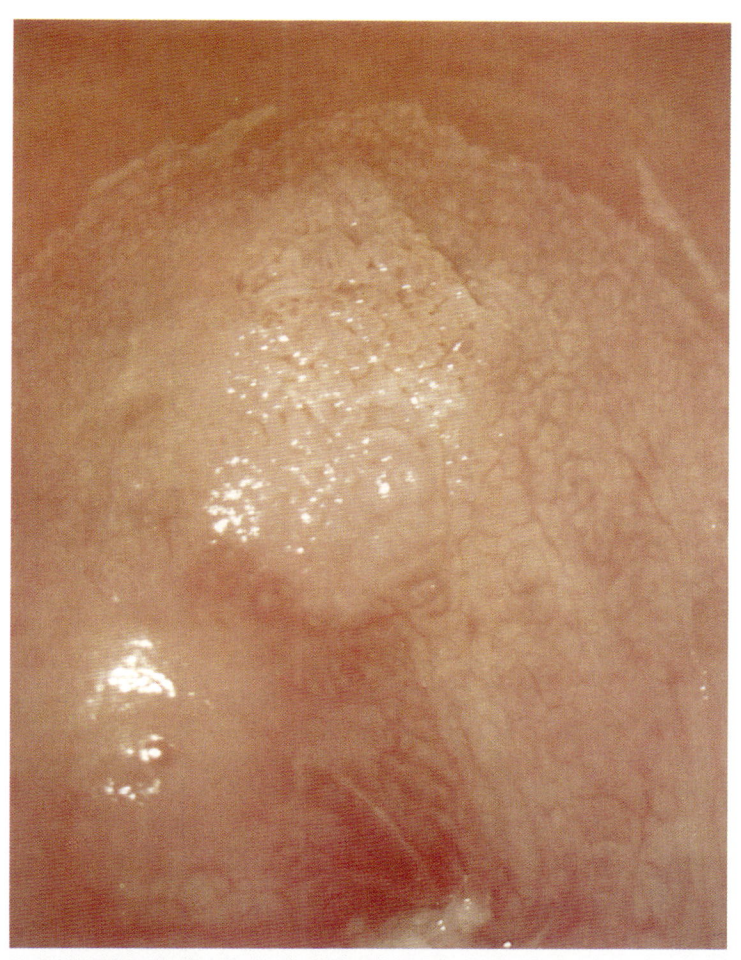

Fig. 8.95 Excrescências condilomatosas planas, papilares finas, dentro de um mosaico. A área de mosaico é HPV 16–positiva; a histologia mostrou LSIL (CIN 1).

acético, as áreas previamente vermelhas ficam esbranquiçadas, pois o epitélio escamoso apresenta-se afrouxado pela inflamação (▸ Fig. 8.101b). O epitélio danificado pode liberar glicogênio, com consequente falta de coloração após a aplicação de solução de iodo. A aplicação de iodo tipicamente confere uma aparência de pele de leopardo às lesões inflamatórias (▸ Fig. 8.102) e confirma a ausência de delimitação nítida das lesões maiores que poderiam ser confundias com anormalidades graves.

Colpite macular (colo em imagem de morangos) tem uma aparência colposcópica única, caracterizada por manchas vermelhas, de poucos milímetros de tamanho, uniformemente dispostas. Frequentemente, esta imagem se deve à infecção pelo *Trichomonas vaginalis* (▸ Fig. 8.103a). A área inflamada é sempre iodo-negativa, e sua margem é indistinta (▸ Fig. 8.103b). Em casos graves, a vagina também está comprometida.

8.3.5 Pólipos

Pólipos são facilmente visualizados pela colposcopia, mesmo quando estão localizados mais acima no canal endocervical. O objetivo da colposcopia é detectá-los e avaliar sinais de atipia em sua superfície. Pólipos altos podem ser compostos somente de epitélio colunar e neste caso apresentam uma imagem típica semelhante a cacho de uvas. Mais frequentemente, o pólipo está coberto por epitélio escamoso liso (▸ Fig. 8.104, ▸ Fig. 8.105, ▸ Fig. 8.106, ▸ Fig. 8.107, ▸ Fig. 8.108, ▸ Fig. 8.109a, b). Se a maturação desse epitélio escamoso histogeneticamente metaplásico for irregular, então os vários campos são claramente demarcados uns dos outros (▸ Fig. 8.105, ▸ Fig. 8.106a, b). Raramente, o epitélio esca-

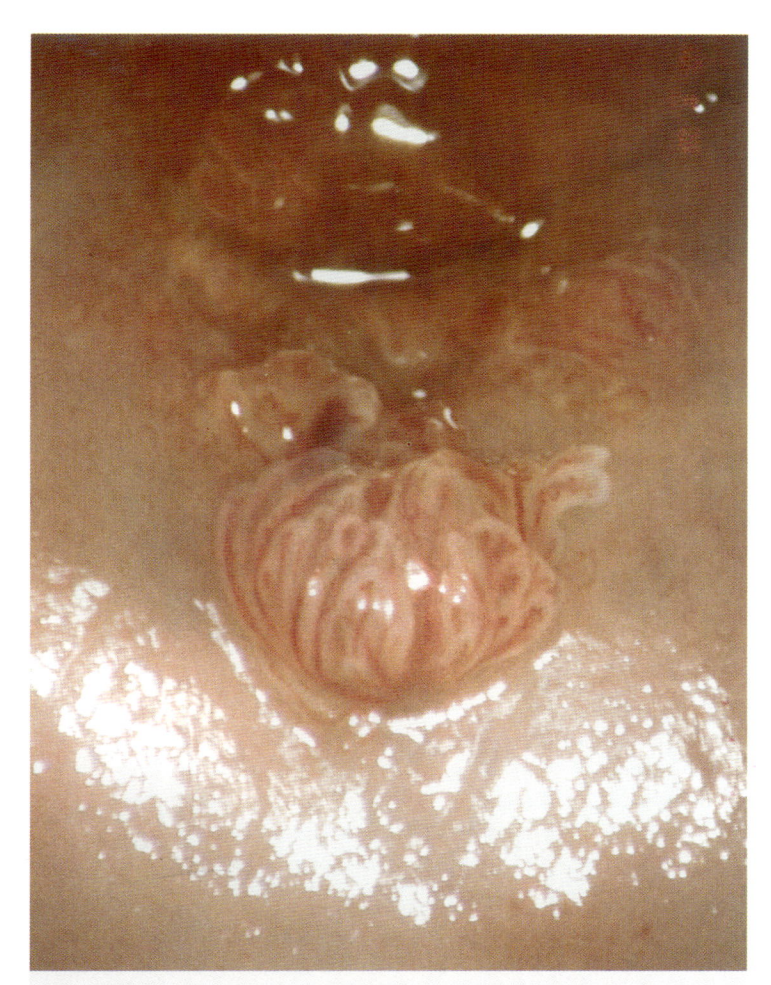

Fig. 8.96 Condiloma caracterizado por processos digitiformes com pouca ceratinização.

Morfologia Colposcópica

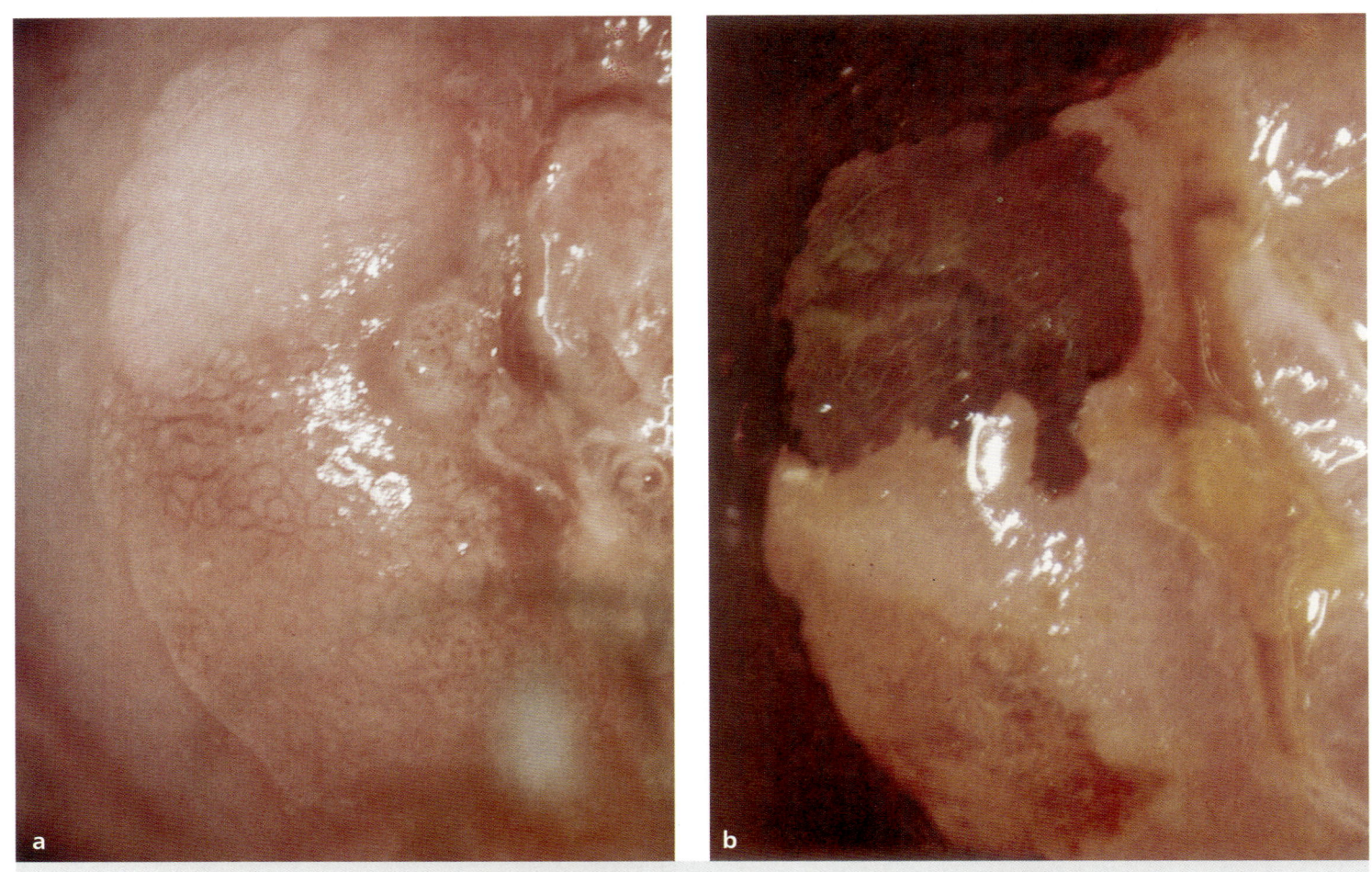

Fig. 8.97 (a) Uma superfície brilhante como madrepérola de uma lesão que mostra mosaico e pontilhado finos. Histologicamente, a área branca correspondeu a condiloma plano, o mosaico mostrou LSIL (CIN 1). **(b)** Após a aplicação de iodo (teste de Schiller), a lesão previamente branca exibe um mosaico iodo-positivo. A histologia mostrou condiloma plano. O mosaico e o pontilhado, claramente visíveis antes do teste de Schiller, coram-se precariamente. Áreas menos estruturadas são castanho-claras.

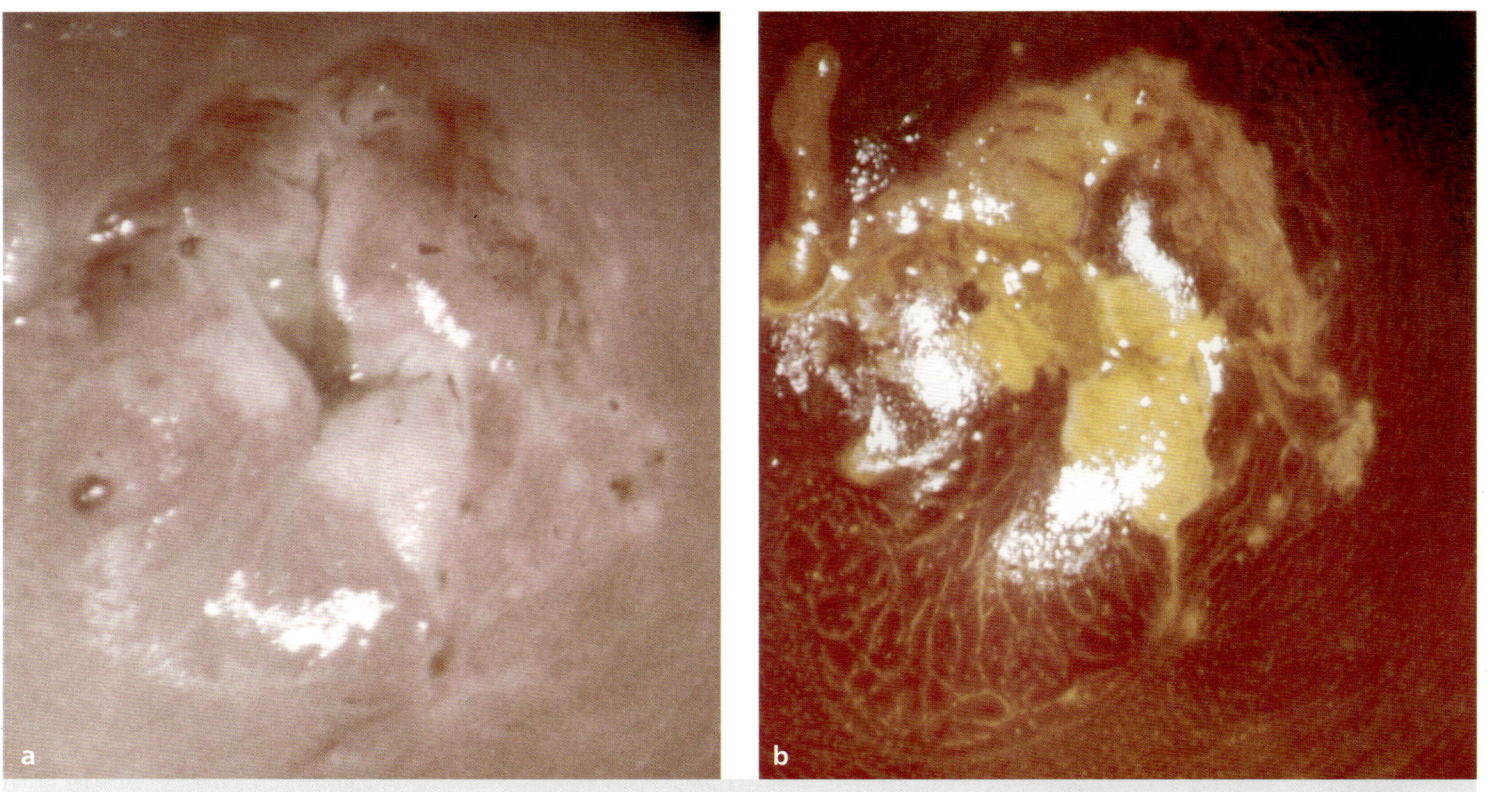

Fig. 8.98 (a) Lesão aperolada brilhante em torno do orifício externo. O epitélio branco era HSIL com coilocitose. **(b)** O teste de Schiller mostra uma outra lesão e, embaixo dela, um mosaico iodo-positivo fino.

Morfologia Colposcópica

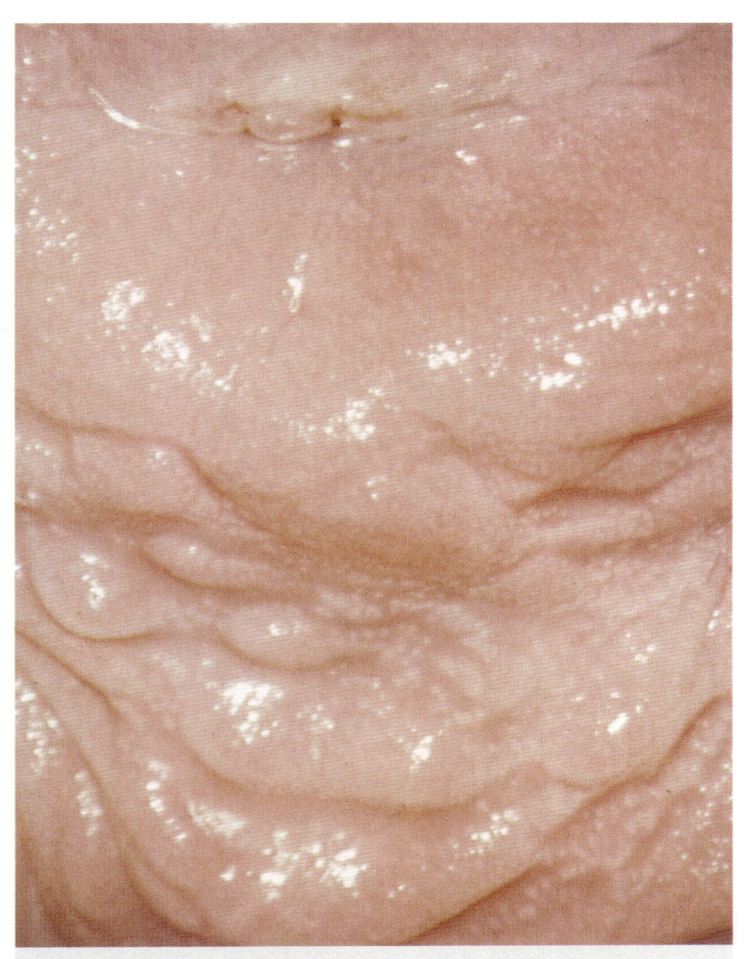

Fig. 8.99 Colpite condilomatosa. O colo e a vagina mostram numerosas manchas brancas.

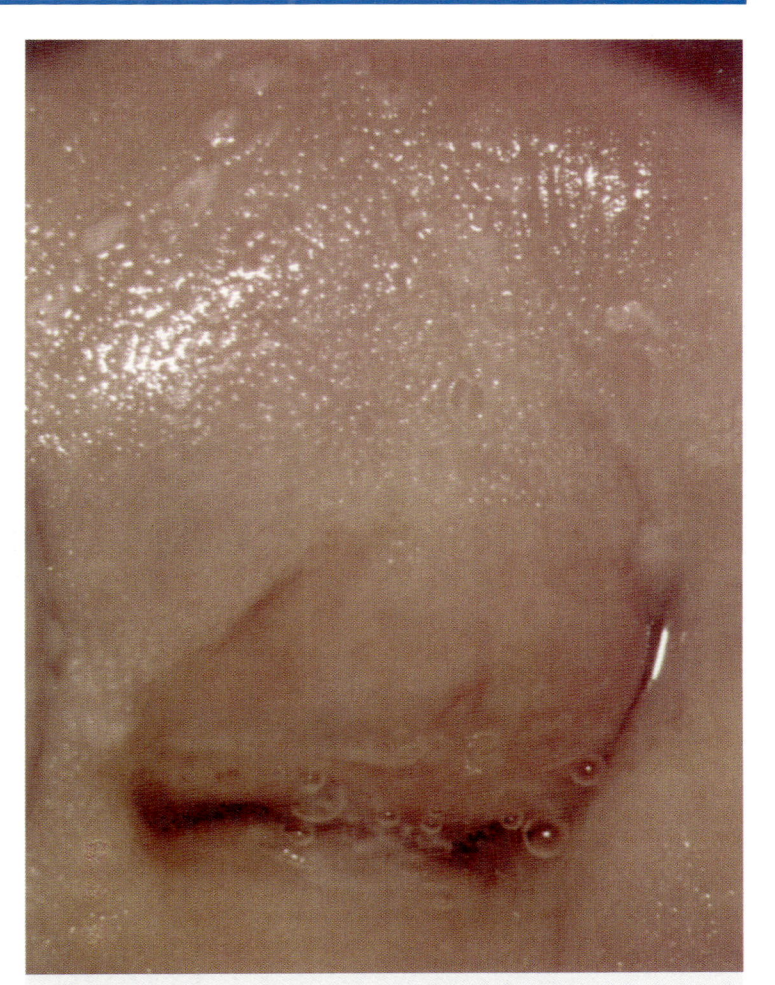

Fig. 8.100 Vaginite condilomatosa. Há condilomas circunscritos, ligeiramente elevados, dentro da área granular.

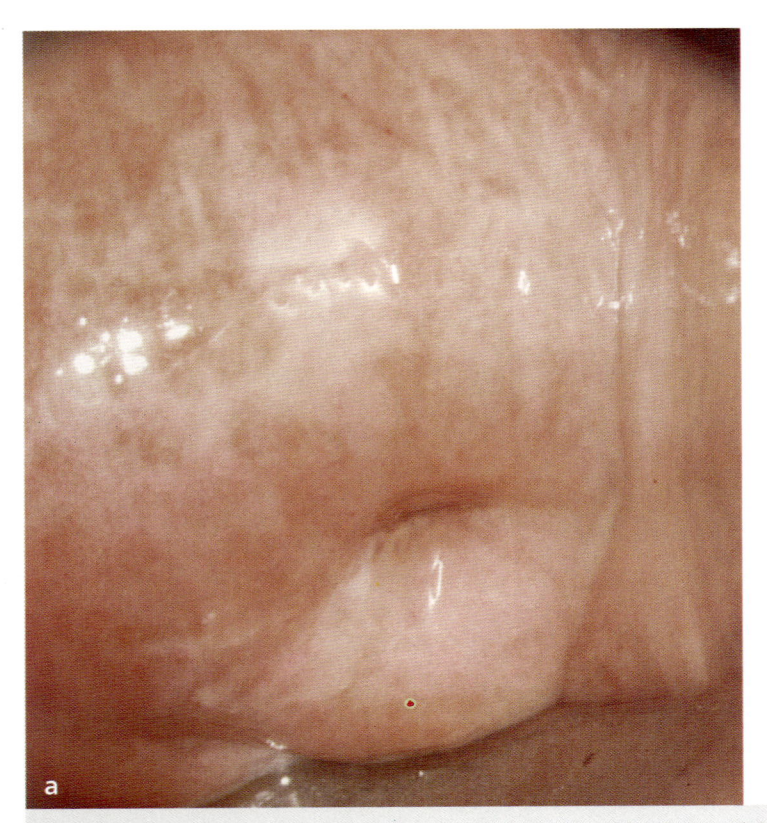

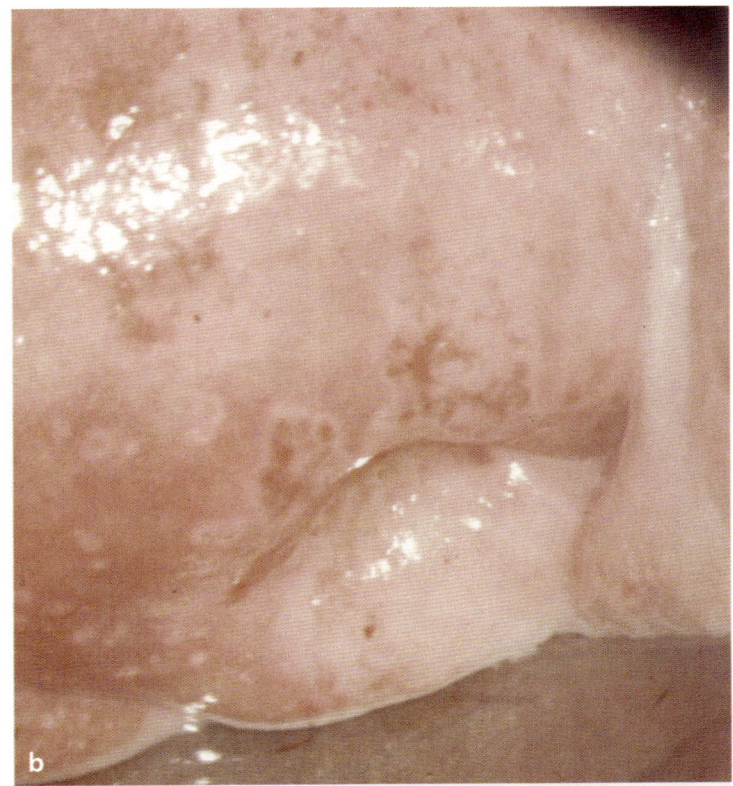

Fig. 8.101 (a) Pontilhado avermelhado irregular do colo com infecção por tricômonas. **(b)** A área inflamada torna-se branca em alguma extensão após a aplicação de ácido acético; suas margens são difusas.

Morfologia Colposcópica

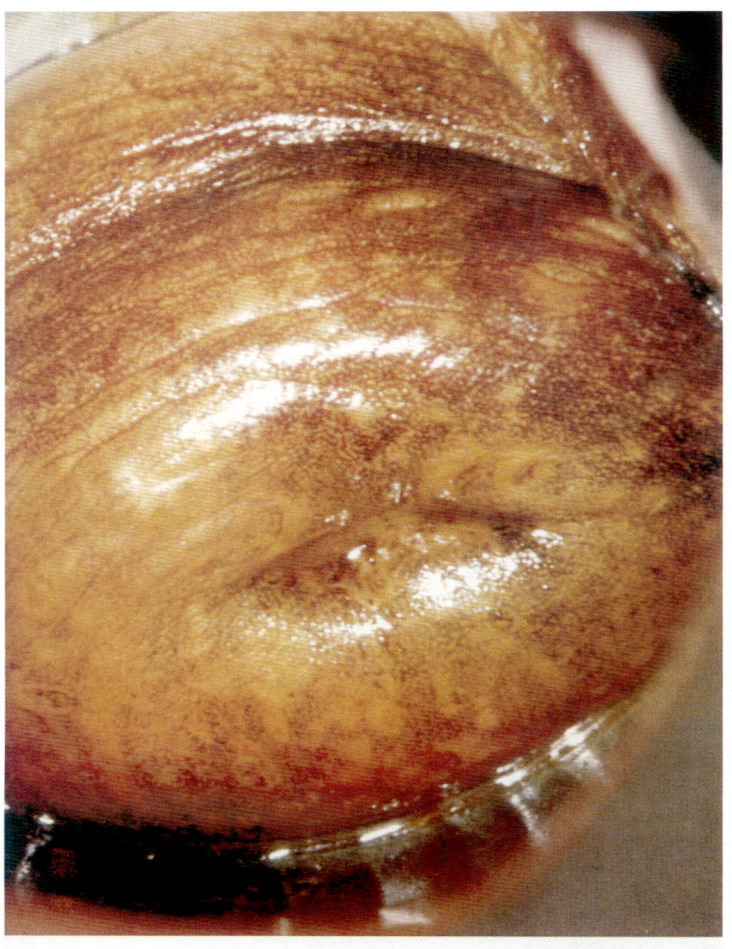

Fig. 8.102 As margens difusas das áreas inflamadas são bem observadas após aplicação de iodo (teste de Schiller).

moso é atípico. Nesses casos, as alterações colposcópicas são similares as que ocorrem em outros locais no colo. Pólipos podem ser isolados ou múltiplos e podem originar-se de ectopias e das TZs (▶ Fig. 8.104, ▶ Fig. 8.106, ▶ Fig. 8.107) ou do colo (▶ Fig. 8.108, ▶ Fig. 8.109a, b). Ocasionalmente, um câncer endometrial pode-se apresentar como uma massa polipoide sangrante, projetando-se no colo (▶ Fig. 8.110). Um mioma "parido" está apresentado na ▶ Fig. 8.111.

8.3.6 Alterações Pós-Conização

Após uma conização, o colo se apresenta liso e coberto por epitélio escamoso normal. A SCJ fica novamente situada no orifício externo. Ocasionalmente, a cicatriz após uma conização se localiza claramente no colo residual (▶ Fig. 8.112a) e pode ser erroneamente diagnosticada como uma anormalidade. Mas, com a aplicação da solução de iodo (teste de Schiller), a área se cora em castanho como o restante do colo (▶ Fig. 8.112b) e qualquer nuance em cor se deve ao tecido cicatricial embaixo do epitélio. Este é um bom exemplo de como o estroma pode influenciar o aspecto colposcópico. Seis semanas após a conização, a cicatrização pode estar completa (▶ Fig. 8.113).

As alterações após a conização com alça são as mesmas que após os procedimentos com bisturi a frio. Com emprego da técnica correta toda a SCJ frequentemente é visível, o que é útil para colposcopia de acompanhamento (▶ Fig. 8.114 ▶ Fig. 8.115). Técnicas de vaporização a *laser* dão excelentes resultados plásticos (▶ Fig. 12.9b).

As lesões residuais de uma excisão incompleta por conização podem ser detectadas na colposcopia de acompanhamento na área do orifício externo reconstituído (▶ Fig. 8.116). As suturas de Sturm-

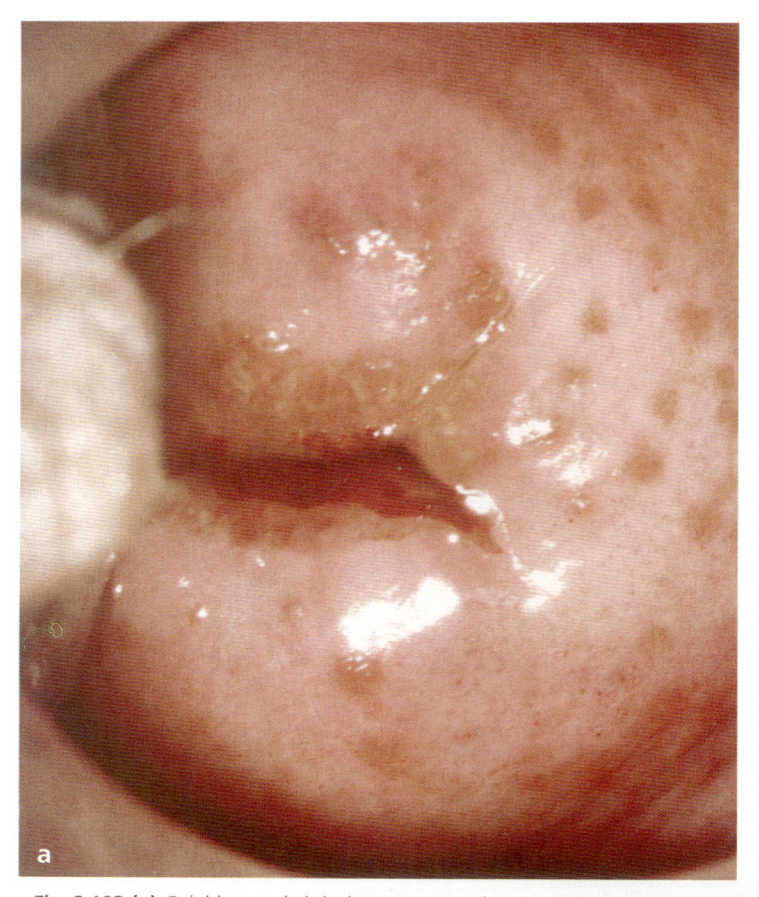

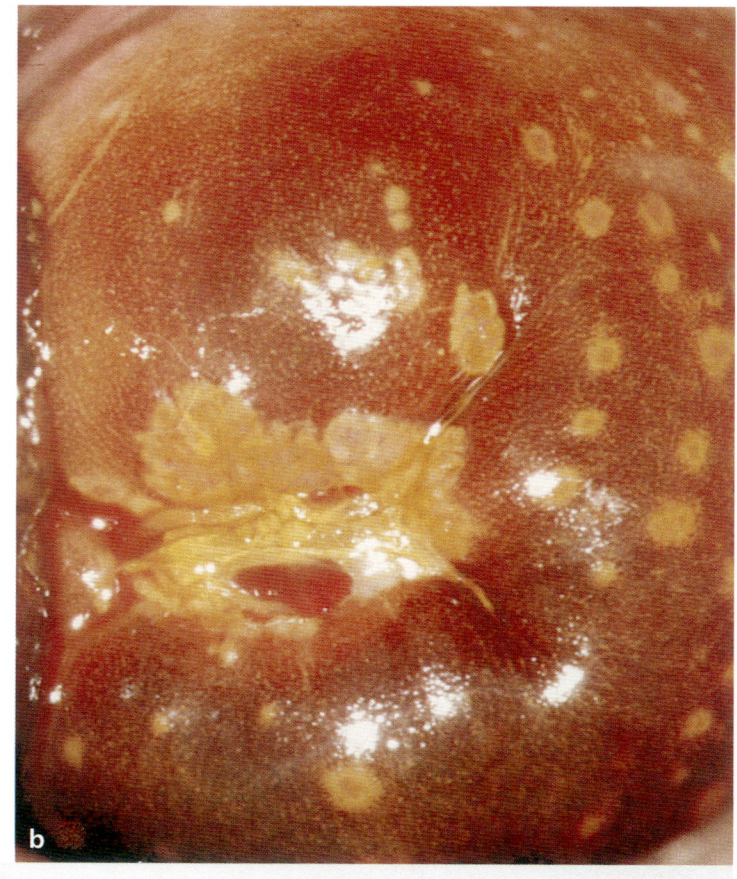

Fig. 8.103 (a) *Colpitis macularis* (colo em morango). Numerosas manchas redondas no colo e na vagina são decorrentes da infiltração focal por células redondas. **(b)** Após o teste de Schiller, as áreas inflamadas estão pouco demarcadas e são separadas por campos que mostram a denominada colpite condilomatosa.

Morfologia Colposcópica

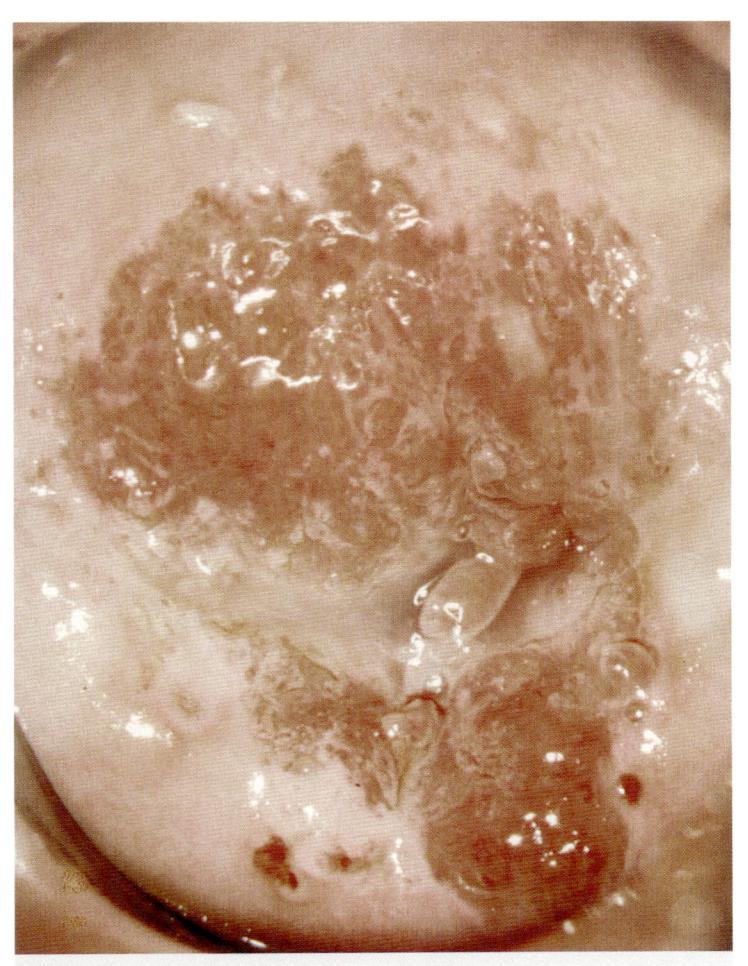

Fig. 8.104 Pólipo cervical na zona de transformação. O pólipo é coberto por epitélio escamoso metaplásico.

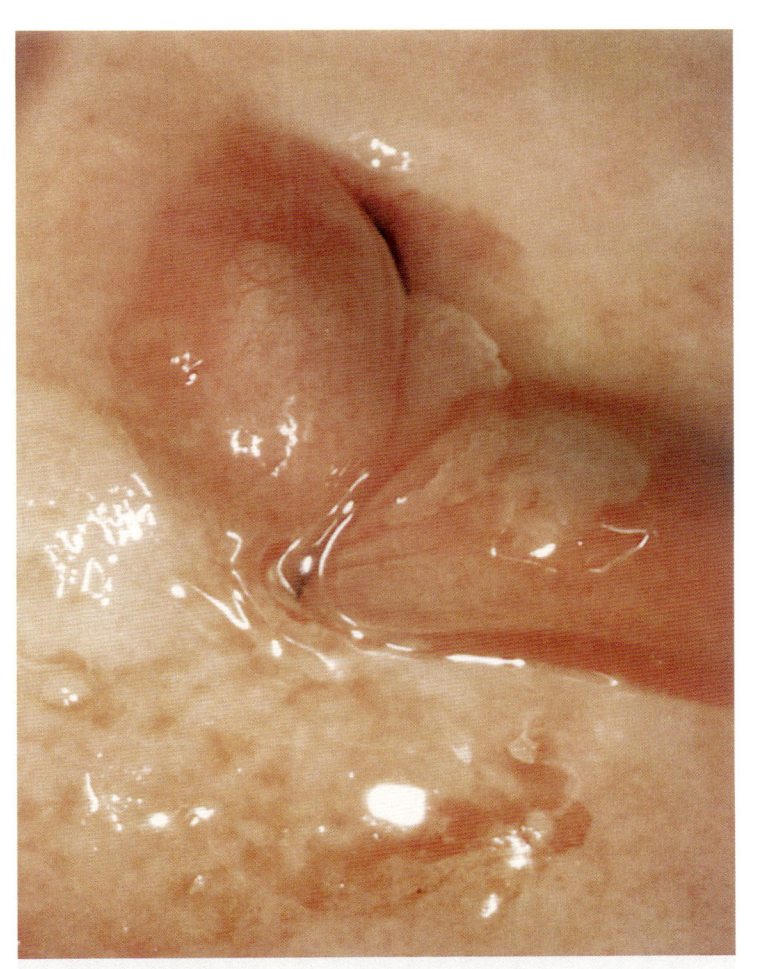

Fig. 8.105 Pólipos endocervicais que sofreram metaplasia. Um cisto de Naboth desenvolveu-se dentro de um dos pólipos. O pólipo inferior mostra um processo metaplásico que se desenvolveu separadamente.

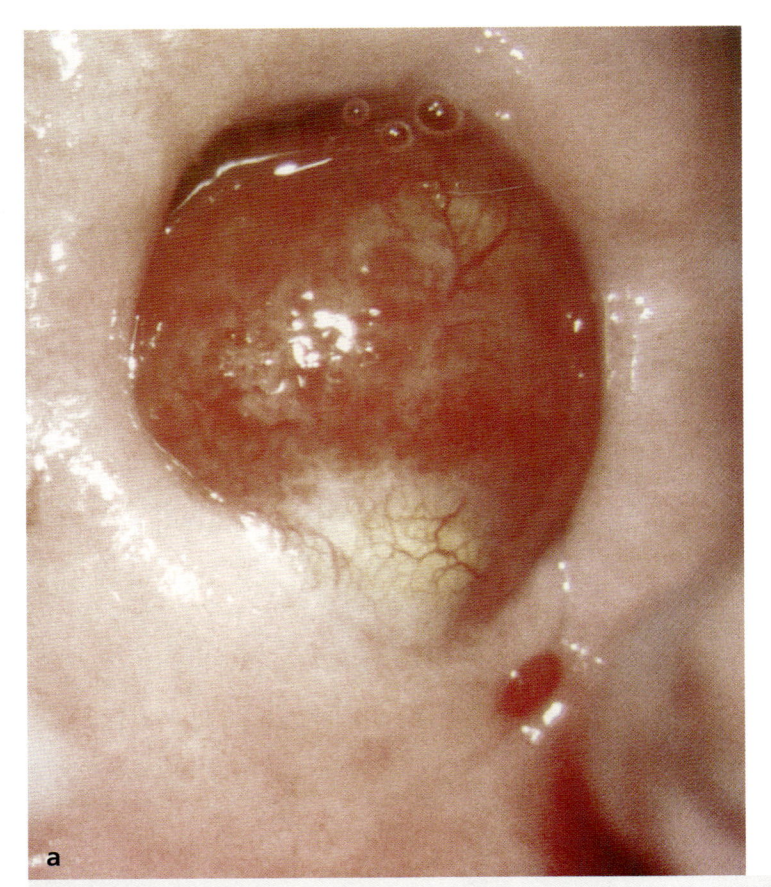

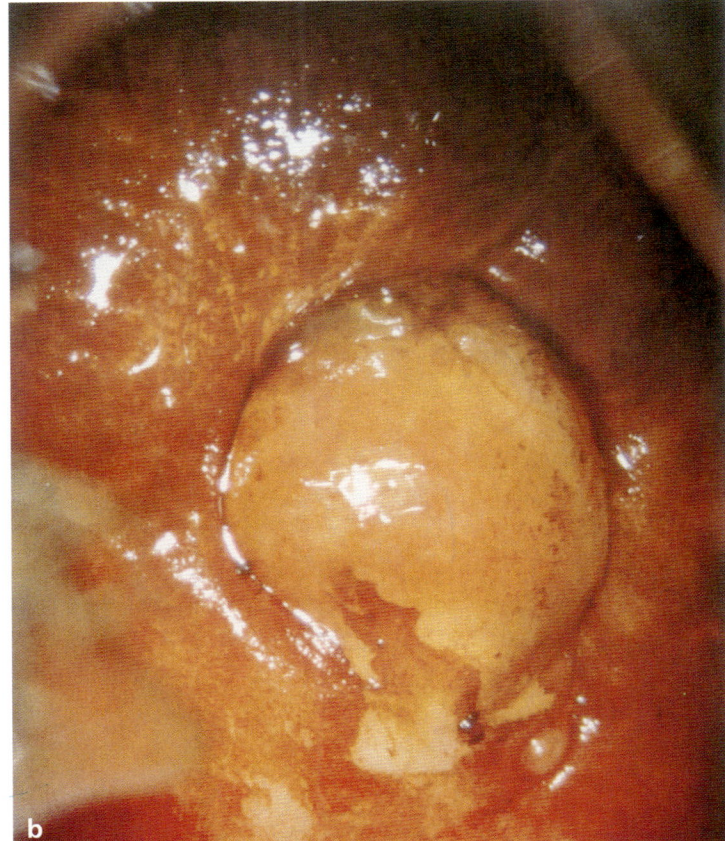

Fig. 8.106 (a) Estrutura polipoide de base larga correspondendo a um cisto de Naboth. **(b)** Após aplicação de iodo, o colo cora-se em castanho, e o cisto de Naboth cora-se em amarelo.

Morfologia Colposcópica

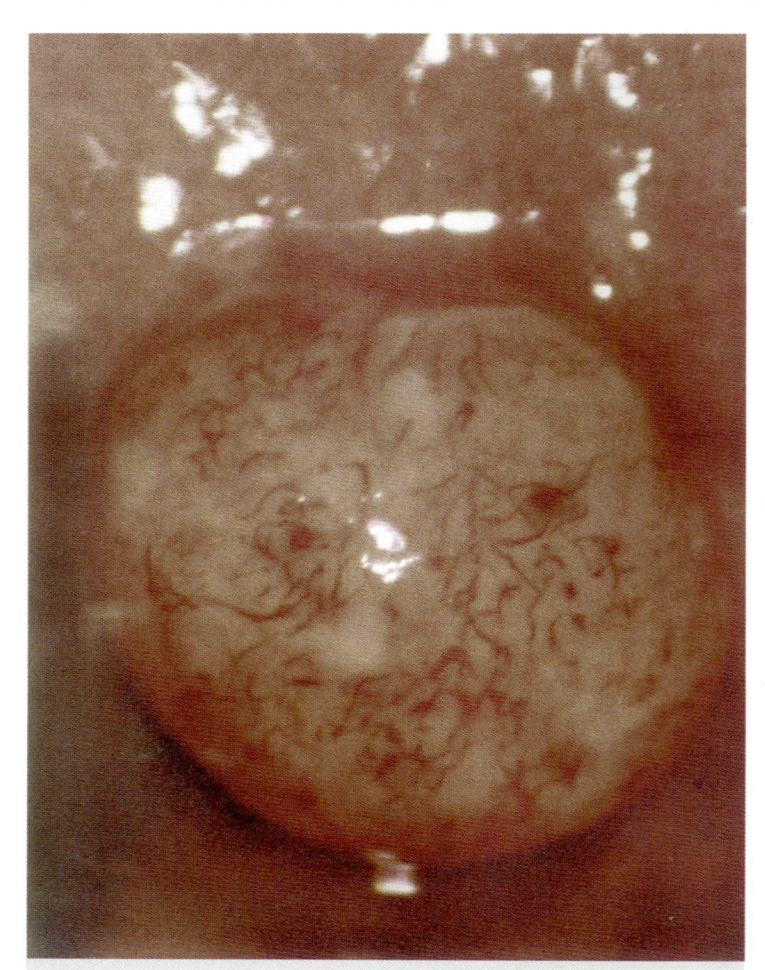

Fig. 8.107 Cisto de Naboth com delicados vasos normais na sua superfície.

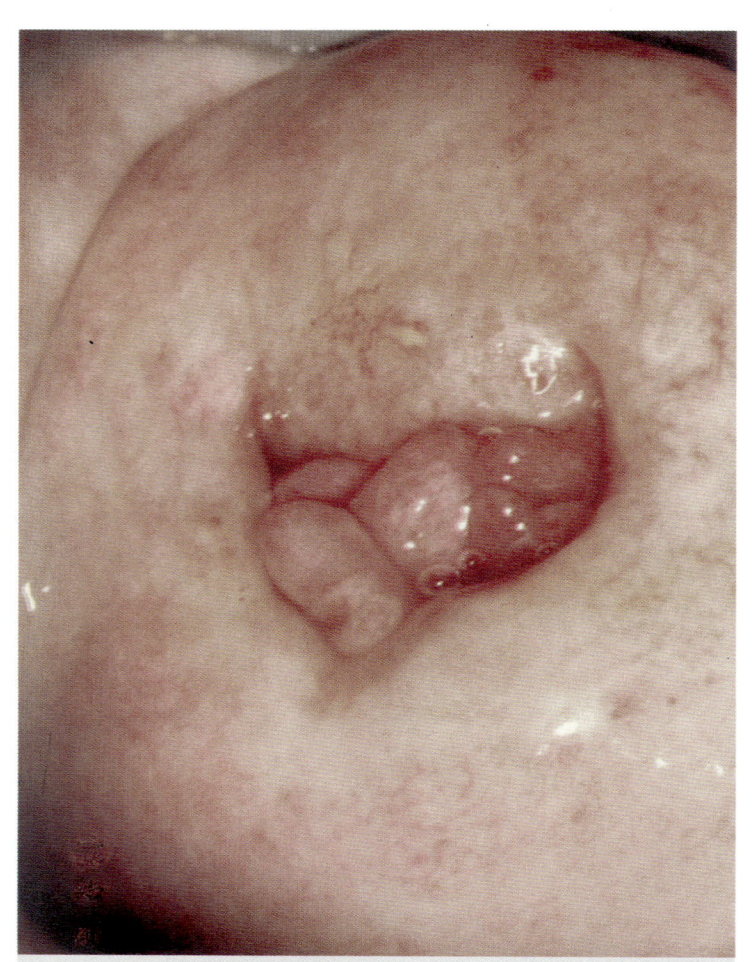

Fig. 8.108 Múltiplos pólipos em um colo atrófico. O epitélio metaplásico que cobre os pólipos também surgiu em campos separados.

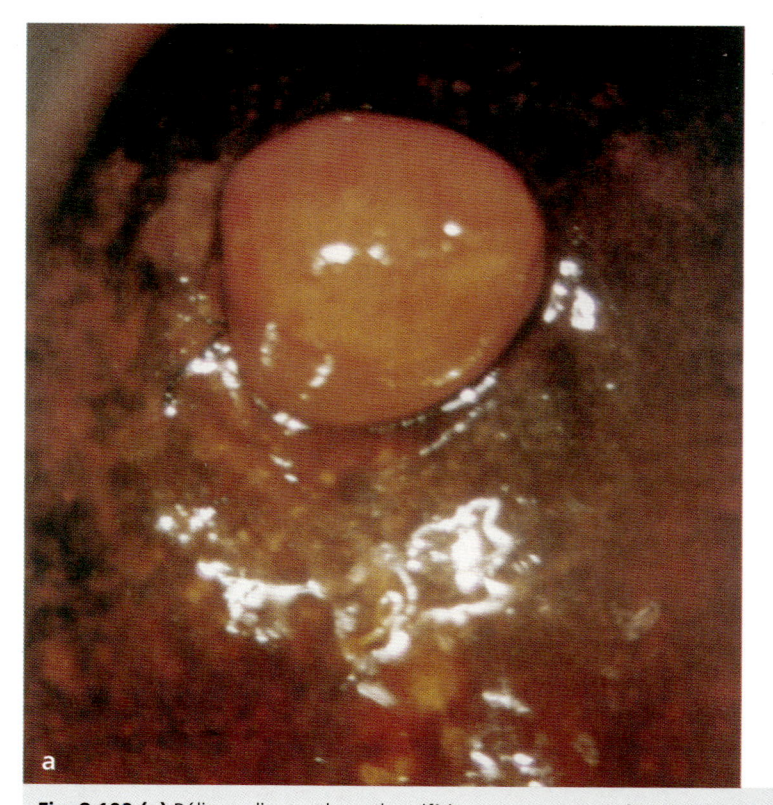

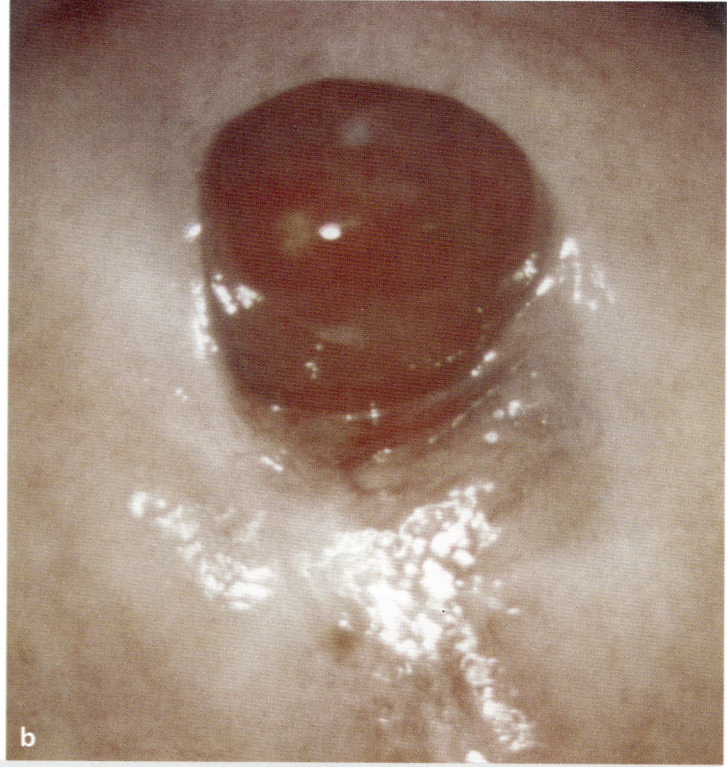

Fig. 8.109 (a) Pólipo salientando-se do orifício externo. A superfície é lisa, e a origem não é clara. **(b)** Após aplicação de iodo (teste de Schiller), o colo cora-se de castanho, e o pólipo cora-se em amarelo. A histologia mostrou um pólipo da mucosa cervical com epitélio metaplásico.

Morfologia Colposcópica

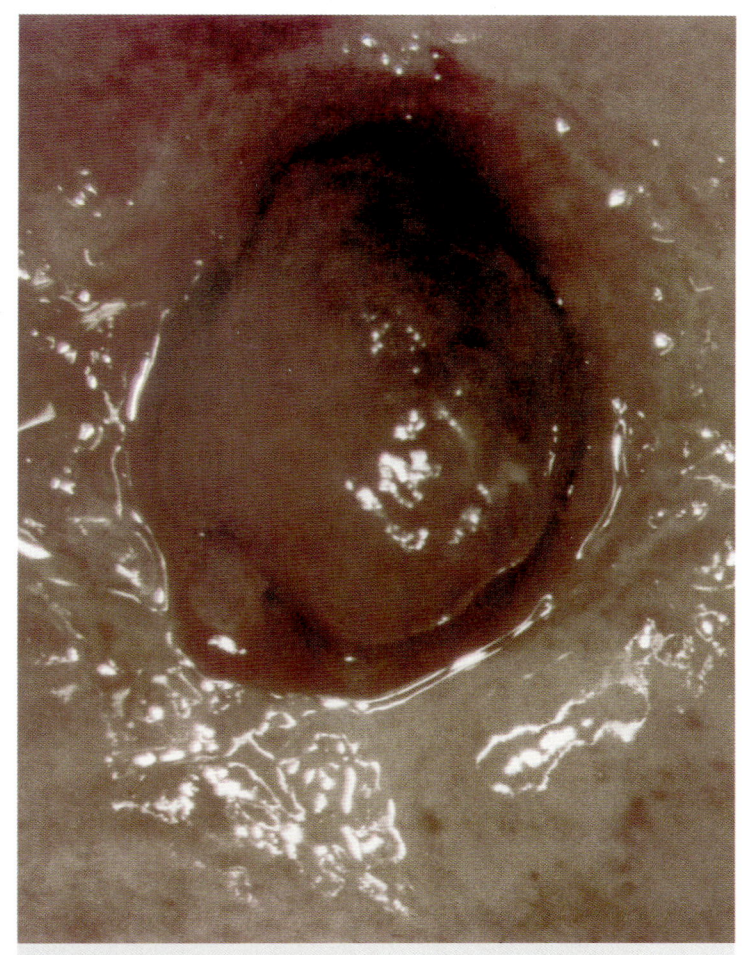

Fig. 8.110 Pólipo sangrante salientando-se no canal cervical. A superfície do colo mostra sinais de atrofia. A histologia mostrou carcinoma endometrial G1.

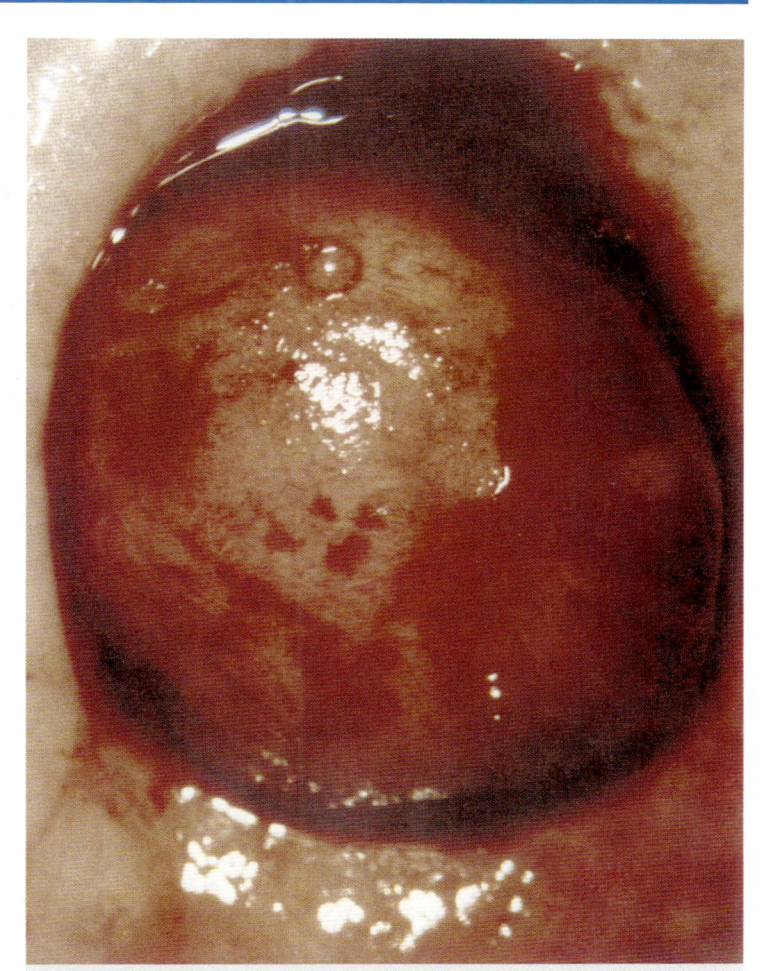

Fig. 8.111 Mioma parido.

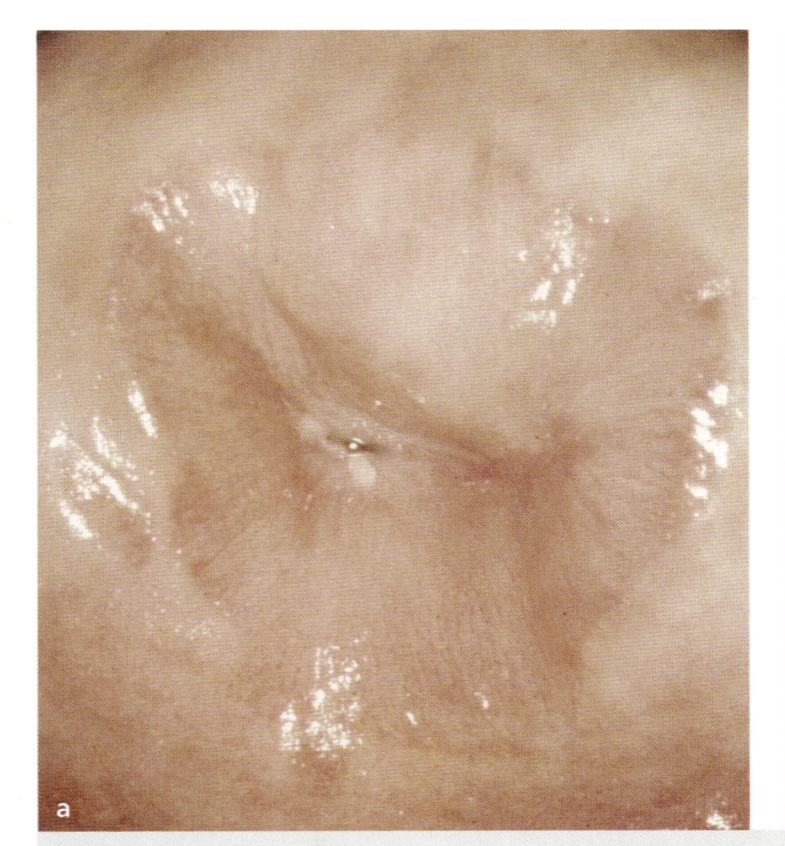

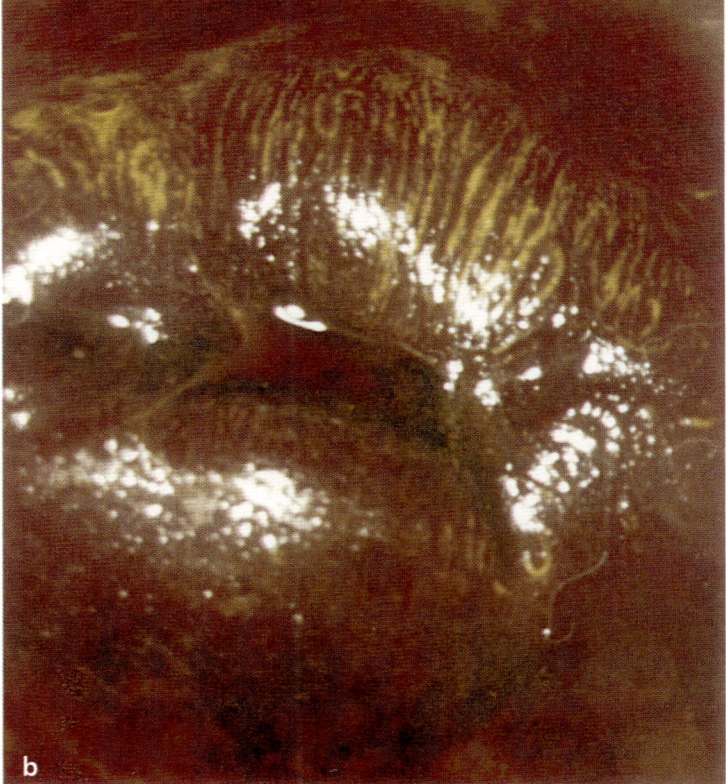

Fig. 8.112 (a) Colo 1 ano após conização. O local da excisão mostra a área de cicatriz e vascularização fina. **(b)** Coloração com iodo mostra a natureza uniforme do epitélio. As estrias amarelo-claras correspondem à fibrose.

Morfologia Colposcópica

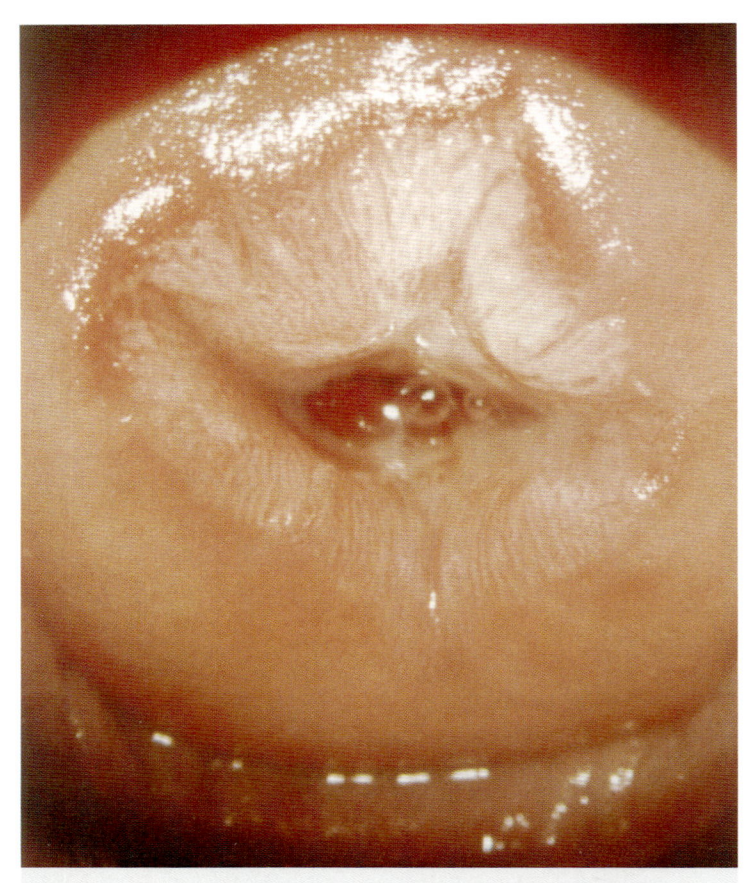

Fig. 8.113 Colo 6 semanas após uma conização com bisturi a frio. A cicatrização é claramente evidente. Há um pequeno pólipo no canal cervical, e a junção escamocolunar é totalmente visível.

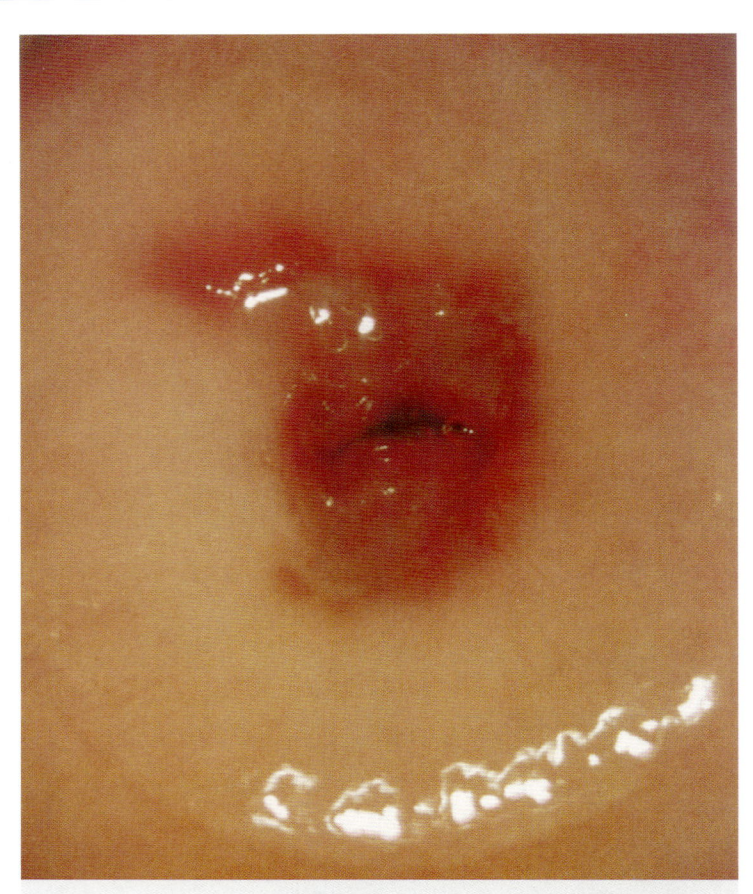

Fig. 8.114 Colo 6 semanas após uma excisão com alça. Uma pequena cicatriz pode ser vista. A junção escamocolunar é totalmente visível.

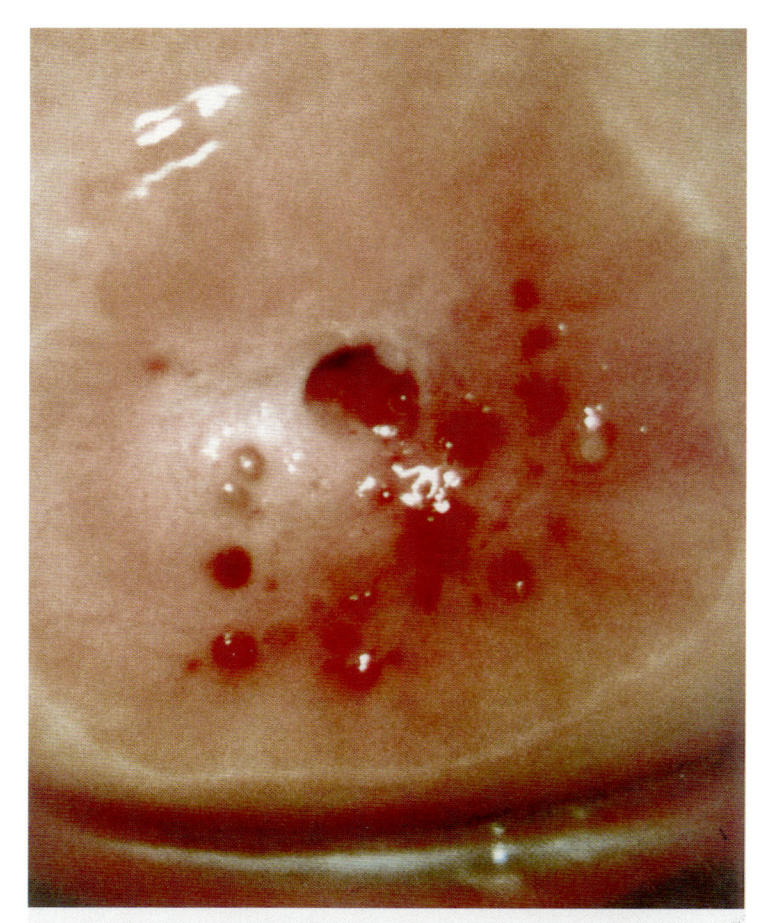

Fig. 8.115 Colo 6 semanas após excisão com alça. Há um processo de cicatrização inicial no orifício externo com formação fibrótica entre 3 e 7 h. Glândulas cervicais com vasos normais.

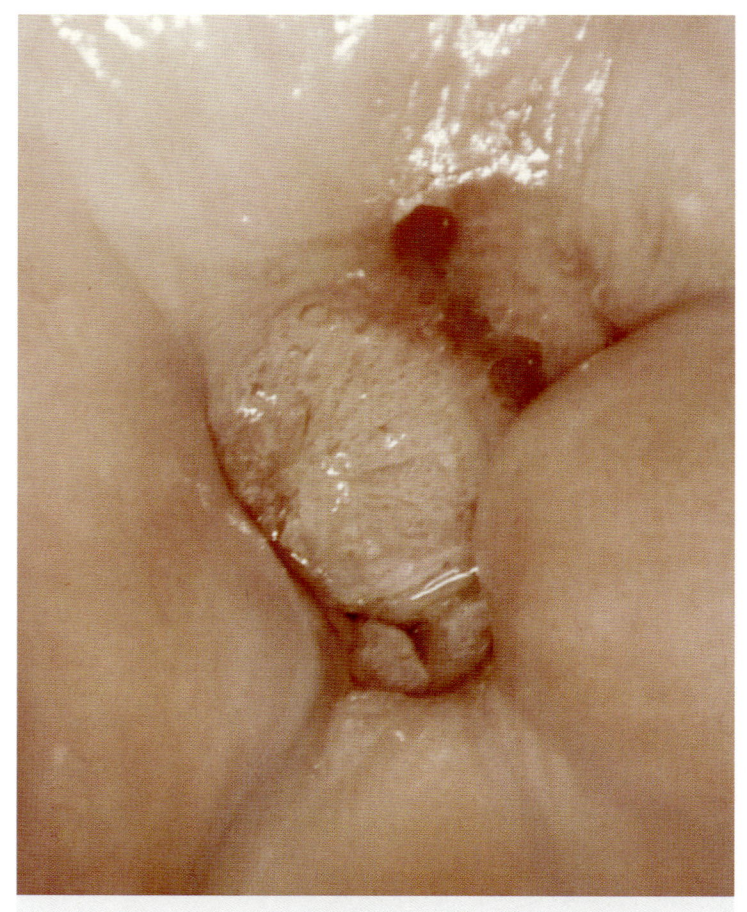

Fig. 8.116 Colo após excisão incompleta de HSIL (CIN 3) por conização. Observar no tecido cicatricial uma área de pontilhado grosseiro com epitélio displásico residual.

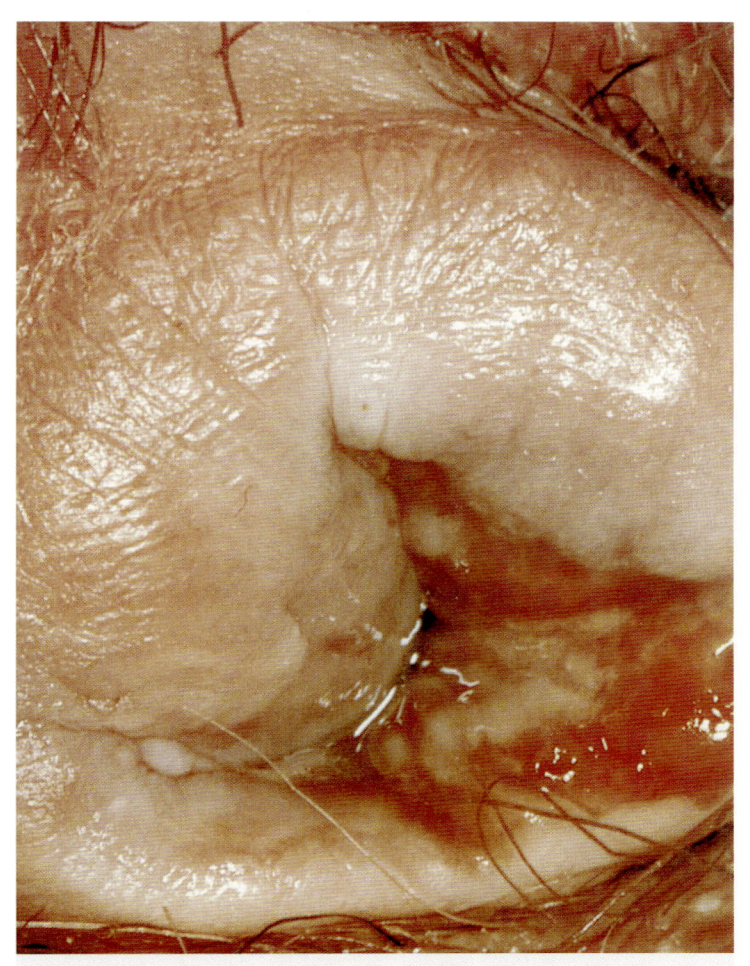

Fig. 8.117 Ceratinização de prolapso genital uterovaginal. O epitélio ectocervical assume o caráter de pele enrugada.

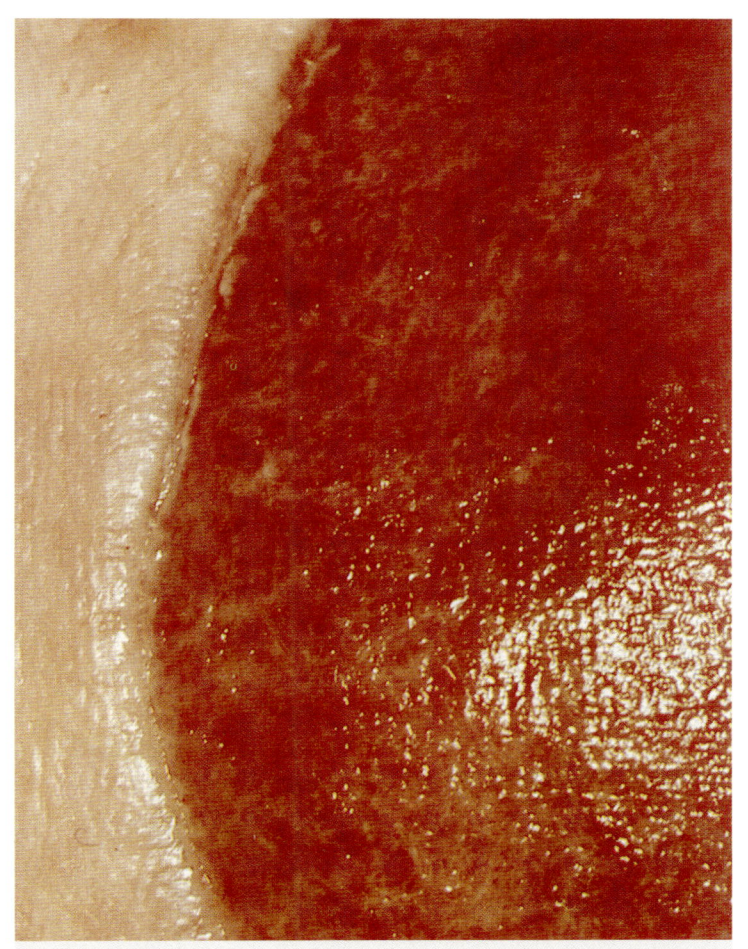

Fig. 8.118 Úlcera associada a prolapso uterovaginal. Observar o fundo tipicamente plano e as margens descoladas.

dorf para hemostasia após a conização são obsoletas, não somente porque produzem um mau resultado plástico (▶ Fig. 12.7).

8.3.7 Alterações Resultantes de Prolapso

O prolapso provoca a exteriorização do epitélio escamoso do colo uterino e das paredes da vagina. O epitélio escamoso contendo glicogênio sofre alterações e se torna semelhante à pele. A histologia mostra acantose e hiperceratose. Este processo demonstra que o epitélio não ceratinizado, contendo glicogênio, pode-se tornar semelhante à epiderme, este processo é chamado de *epidermização*. Colposcopicamente, encontramos muito mais frequentemente a *forma regenerativa* de epitélio metaplásico que se origina de metaplasia em campos claramente definidos, e é de grande importância colposcópica. A diferença importante entre os tipos reativo e regenerativo é a natureza reversível do primeiro: depois que o estímulo cessa, depois da redução do prolapso, o epitélio reassume sua forma original. Em contrapartida, o tipo regenerativo bem circunscrito de epitélio metaplásico mantém suas modificações e contornos. O epitélio metaplásico do tipo regenerativo, portanto, é anormal e assemelha-se às dermatoses crônicas.

O aspecto colposcópico do colo epidermizado lembra a pele na cor e no seu relevo enrugado de superfície (▶ Fig. 8.117). É óbvio, mesmo a olho nu, que este tipo de epitélio é mais resistente. Uma complicação bem reconhecida do prolapso é a ulceração da parte exteriorizada do colo ou da vagina. Estas úlceras apresentam um fundo plano e frequentemente muito vermelho (▶ Fig. 8.118), mas podem apresentar uma cor cinza-sujo, se estiverem infectadas. Úlceras causadas por prolapso não devem ser confundidas com câncer cervical, coexistindo com procidência uterovaginal (▶ Fig. 8.119).

8.3.8 Endometriose, Fístulas, Anomalias Anatômicas

Endometriose do colo é incomum (▶ Fig. 8.120). O fórnice vaginal posterior é comprometido mais frequentemente (▶ Fig. 8.121). Os focos endometrióticos aparecem como manchas azuladas brilhando através do epitélio e podem ser mais evidentes antes da menstruação, podendo desaparecer completamente durante a fase proliferativa do ciclo. Fístulas podem ocasionalmente se desenvolver nas pacientes após cirurgia ou radioterapia do trato genital inferior.

Fístulas (▶ Fig. 8.122) e anomalias anatômicas, como septos (▶ Fig. 8.123), podem ocasionalmente ser documentadas na colposcopia.

8.4 Avaliação dos Achados Colposcópicos

Os colposcopistas gostariam de predizer a histologia subjacente aos achados colposcópicos. Isto é simples, no que diz respeito ao epitélio escamoso original, ectopia ou TZ normal. A tarefa se torna mais difícil, quando os achados colposcópicos são anormais e

Morfologia Colposcópica

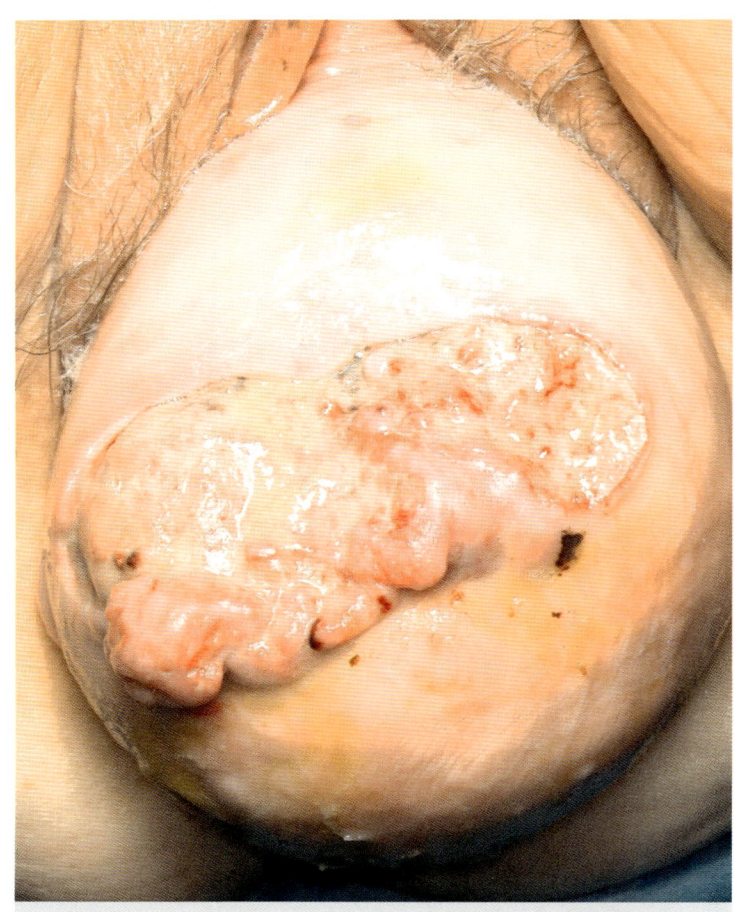

Fig. 8.119 Grande câncer cervical em uma paciente com procidência uterovaginal.

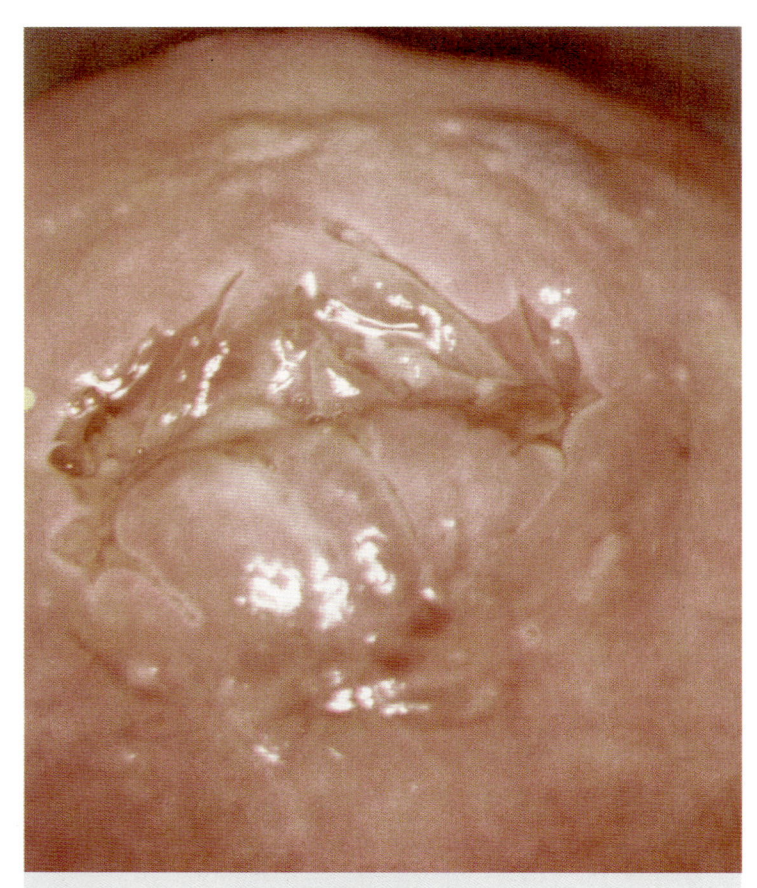

Fig. 8.120 Pequeno foco azulado de endometriose no lábio anterior às 2 h em uma zona de transformação com rugosidades ainda reconhecíveis do ectrópio.

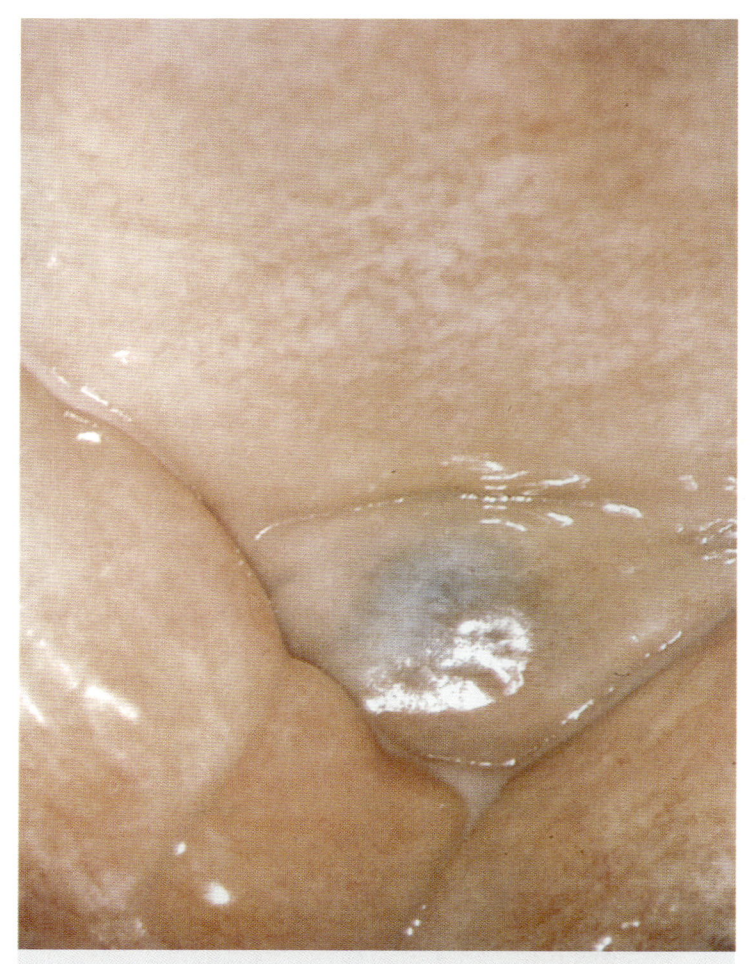

Fig. 8.121 Depósito endometriótico azulado no fórnice posterior da vagina em uma mulher com 38 anos de idade, no 24ª dia do ciclo menstrual.

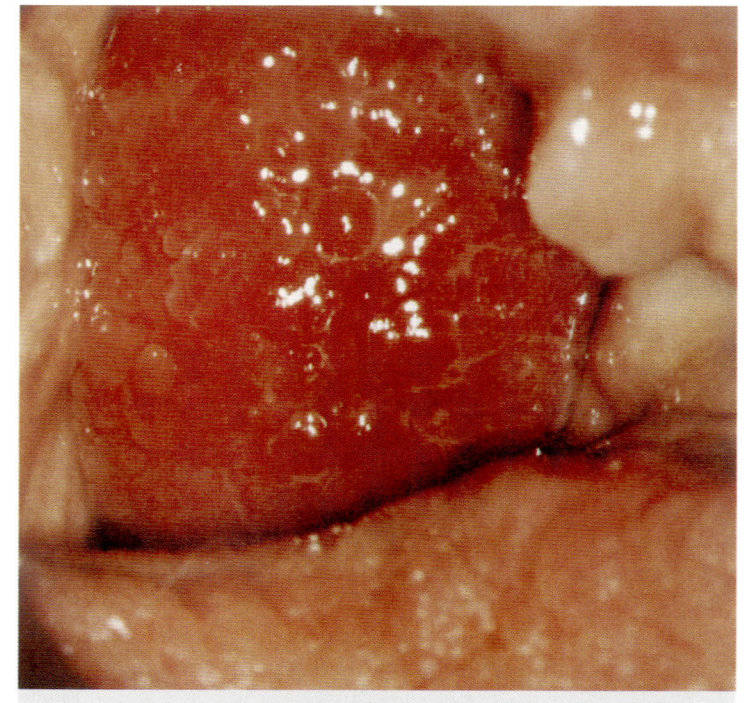

Fig. 8.122 Fístula vesicovaginal após radioterapia para tratamento primário de carcinoma do colo. A mucosa vesical é vermelha e semelhante a cacho de uvas antes da aplicação de ácido acético.

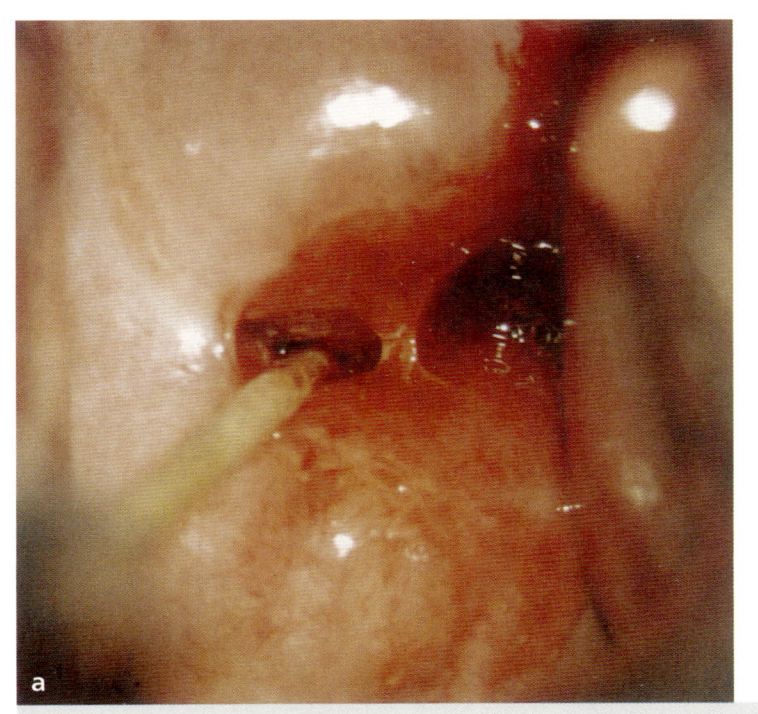

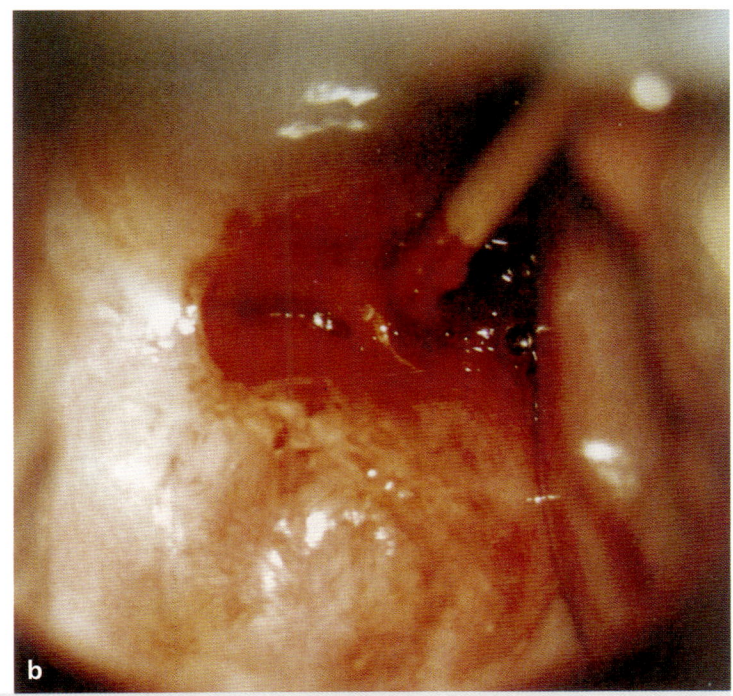

Fig. 8.123 Zona de transformação em um colo dividido por um septo do canal cervical. **(a)** A sonda está à esquerda. **(b)** A sonda está à direita.

surge a questão sobre o caráter benigno ou neoplásico. É mais difícil, quando os achados colposcópicos normais e anormais diferem apenas em características sutis.

É importante destacar que nenhum achado colposcópico é patognomônico de malignidade. Na prática, o colposcopista deve distinguir entre dois padrões: *achados insuspeitos* e *achados suspeitos*. Com a experiência, o colposcopista poderá mais facilmente distinguir os achados suspeitos e não suspeitos, e poderá reduzir o número de biópsias. *Achados suspeitos* não são sinônimos de *achados anormais*, porque estes últimos não são sempre decorrentes de lesões pré-malignas.

8.4.1 Epitélio Metaplásico Benigno e Neoplasia Intraepitelial Escamosa

A variabilidade na interpretação dos achados colposcópicos está associada ao fato de que a colposcopia muitas vezes é realizada apenas para avaliar as pacientes com esfregaços anormais. A seleção das pacientes assegura que, na maioria dos casos, os achados colposcópicos anormais correspondam a epitélios histologicamente atípicos. Aqueles que usam colposcopia rotineiramente adotam uma visão diferente. As alterações histológicas da leucoplasia, pontilhado, mosaico ou do epitélio acetobranco estão mais frequentemente associadas a um epitélio metaplásico do que com o displásico.

▶ A Tabela 8.1 mostra a frequência de SIL ou ESI encontradas em espécimes de conização de pacientes com lesões colposcopicamente suspeitas.[8,16] A frequência de SIL ou de microinvasão foi de 38% em casos de leucoplasia, de 30% em casos de mosaico e pontilhado fora da TZ e de 80% em casos de mosaico e pontilhado dentro da TZ. Avaliação histológica de epitélio branco revelou uma taxa de 80% de SIL ou de microinvasão, em comparação a menos de 6% em áreas iodo-amarelas insuspeitas.

O epitélio metaplásico é um grande imitador. Ele se origina na TZ. O processo metaplásico pode resultar em um epitélio escamoso normal maduro, em um epitélio metaplásico imaturo ou em SIL. Como a epiderme, o epitélio metaplásico é composto predominantemente de células espinhosas e apresenta paraceratose (ver Capítulo 4). Esta característica é importante para o diagnóstico colposcópico, porque epitélio metaplásico pode-se desenvolver em campos claramente demarcados. O epitélio normal contendo glicogênio também pode-se transformar em epitélio metaplásico difusamente ceratinizado, como no caso dos prolapsos genitais.

Se o epitélio metaplásico for focal, os campos individuais apresentam limites nítidos. A superfície frequentemente mostra paraceratose ou hiperceratose. O epitélio metaplásico forma frequentemente invaginações (*pegs*), sendo subdividido por papilas estromais altas. Estas interdigitações ou sulcos podem aparecer como colunas isoladas ou podem mostrar um arranjo em cristas semelhantes a uma rede entrelaçada.

Estas alterações do epitélio metaplásico podem-se apresentar na TZ, como leucoplasia, pontilhado, mosaico ou mesmo como um epitélio acetobranco.

Tabela 8.1 Achados colposcópicos e histologia correspondente em 118 pacientes com SIL (CIN) que se submeteram à conização

Achados colposcópicos	HSIL (CIN 2/3) ou microinvasão	LSIL (CIN 1)
Área iodo-amarela normal	0%	6%
Mosaico ou pontilhado dentro da TZ	76%	4%
Mosaico ou pontilhado fora da TZ	20%	9%
Epitélio acetobranco	76%	4%
Leucoplasia	30%	8%

Morfologia Colposcópica

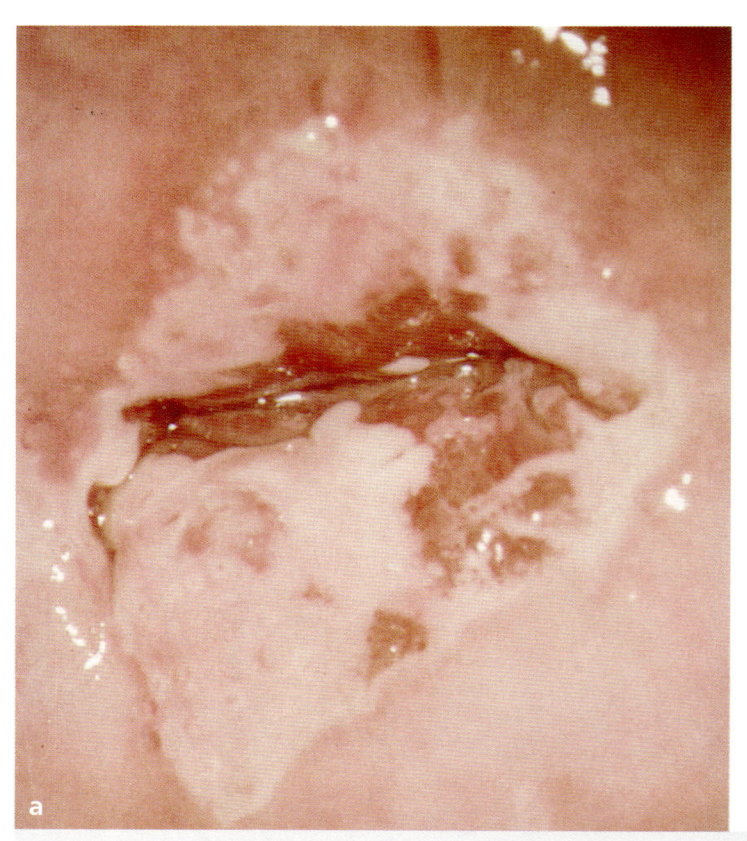

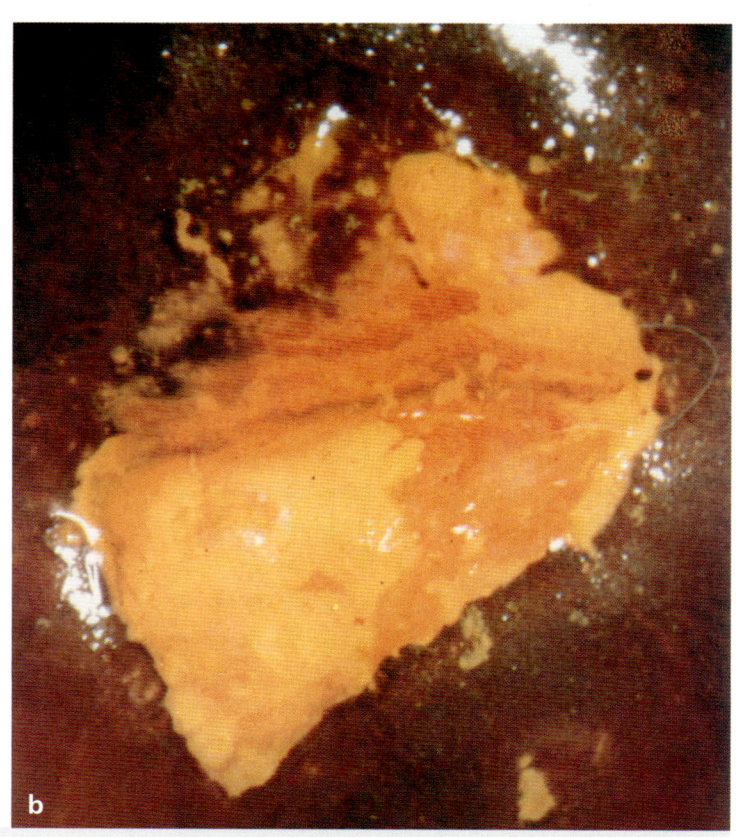

Fig. 8.124 (a) Epitélio acetobranco denso após aplicação de ácido acético a 3%. Observar a aparência uniforme e os orifícios glandulares espessados.
(b) A aplicação de solução de iodo revela áreas focais de cor amarelada típica e a margem bem demarcada segmentada. Entre as posições de 9 h e 12 h, a margem é difusa. A área iodo-amarela mostrou uma HSIL (CIN 3).

8.5 Critérios para o Diagnóstico Diferencial

O diagnóstico diferencial dos achados colposcópicos é fundamentado em várias características:

- Limites nítidos
- Resposta ao ácido acético (epitélio branco)
- Relevo da superfície
- Aspecto dos orifícios glandulares
- Aspecto dos vasos sanguíneos
- Área de superfície (tamanho)
- Associação de anormalidades
- Captação de iodo
- Ceratinização

8.5.1 Margens Nítidas

A presença de margens nítidas é uma das características mais importantes na colposcopia, porém muitas vezes este achado é subvalorizado nas literaturas colposcópica e histológica. Quase todas as lesões colposcopicamente importantes possuem margens bem demarcadas. Estas margens também são encontradas dentro de lesões grandes, especialmente após a aplicação de iodo (teste de Schiller).

Todo epitélio nitidamente circunscrito desenvolveu-se por um processo metaplásico de transformação. As alterações reativas, como aquelas induzidas por inflamação, são usualmente difusas. As margens nítidas são frequentemente identificáveis no exame colposcópico direto sem uso de ácidos acéticos. Após a aplicação de ácido acético iodo as margens ficam demarcadas (▶ Fig. 8.124). Ao contrário, com as lesões de pontilhado e mosaico, que são sempre nitidamente circunscritas, o pontilhado e o arranjo vascular com aspecto de mosaico causados por inflamação apresentam margens indistintas. Na maioria dos casos, o critério de limites nítidos isoladamente permite diferenciar as lesões colposcópicas importantes das lesões inespecíficas. Este aspecto, no entanto, não pode ser usado para diferenciar entre o epitélio metaplásico e SIL, porque ambos possuem limites nítidos.

8.5.2 Resposta ao Ácido Acético (Epitélio Branco)

A aplicação de ácido acético torna a imagem colposcópica mais clara pela remoção do muco. O ácido acético também induz edema da SIL decorrente de pouca coesão intercelular. Ocorre também a mudança de coloração do epitélio de vermelho para branco. Se, além disso, a lesão mostrar pontilhado ou mosaico, os campos epiteliais brancos se projetam acima da superfície. As estruturas vasculares permanecem vermelhas, intensificando o contraste. A TZ atípica permanece não estruturada, exceto pela presença de orifícios glandulares, e exibe uma superfície branca (▶ Fig. 8.33). Este aspecto é chamado de "epitélio branco", se não houver mosaico nem pontilhado. A coesão do epitélio é diretamente proporcional à sua diferenciação, e o efeito do ácido acético é maior no indiferenciado. Assim, o efeito do ácido acético sobre o epitélio com displasia leve é consideravelmente menor do que sobre a HSIL (▶ Fig. 8.125, ▶ Fig. 8.126). Condilomas, especialmente os planos, mostram uma tonalidade de madrepérola branca, cintilante, característica (▶ Fig. 8.91, ▶ Fig. 8.93a).

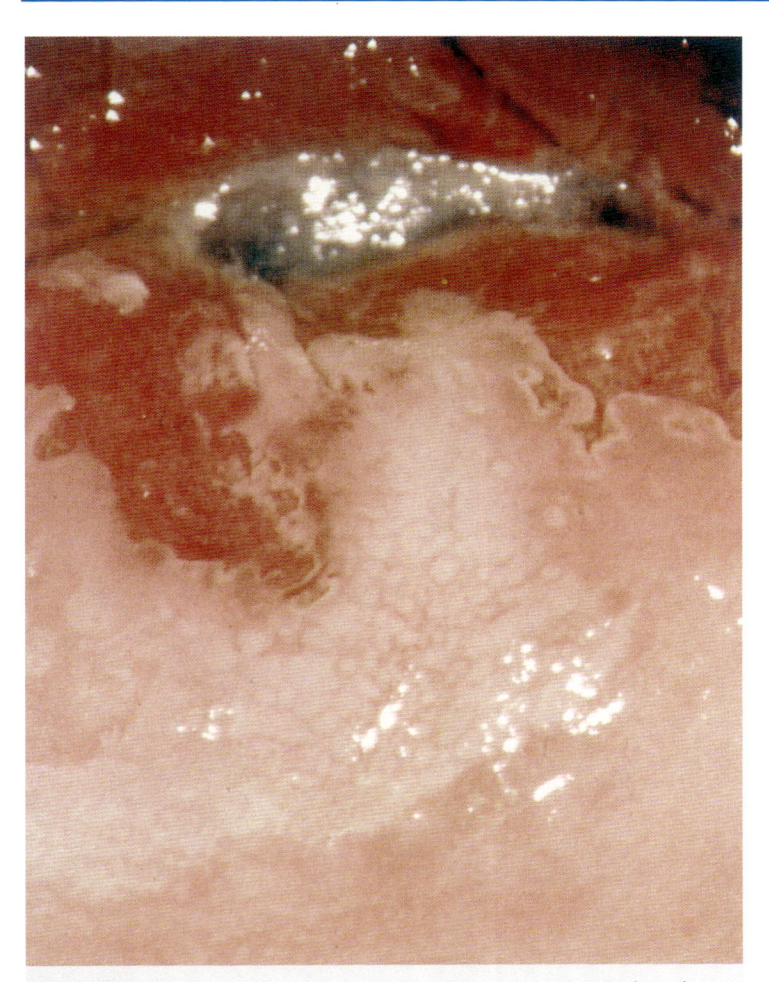

Fig. 8.125 Mosaico moderadamente grosseiro com acentuação branda do relevo de superfície após a aplicação de ácido acético. A histologia mostrou uma HSIL (CIN 2).

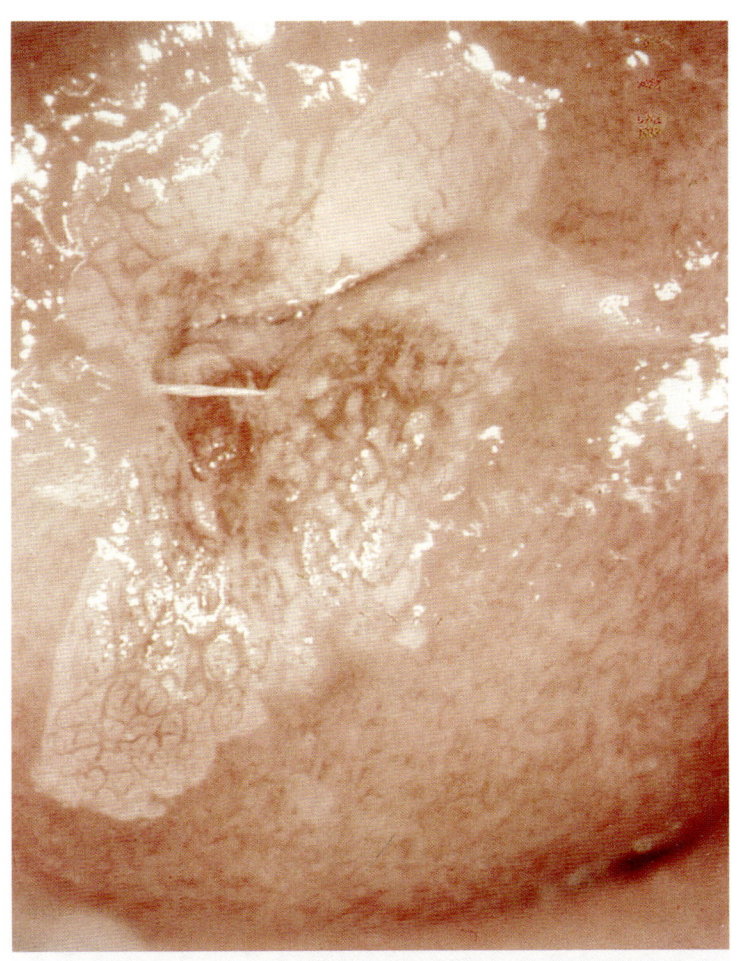

Fig. 8.126 Mosaico grosseiro com edema acentuado e elevação do epitélio após a aplicação de ácido acético. A histologia mostrou uma HSIL (CIN 3).

8.5.3 Relevo de Superfície

As lesões de pontilhado e mosaico produzidas pelo epitélio metaplásico apresentam padrão fino, os pontos são pequenos, e as linhas são finas. A distância entre os campos não é grande, e os campos epiteliais são pequenos e regulares. Estas características se tornam mais distintas após aplicação de ácido acético (▶ Fig. 8.127), mas não se projetam acima da superfície. O pontilhado associado à SIL pode aparecer (HSIL) sob a forma de *papilas elevadas* nos casos mais graves (▶ Fig. 8.128), e as linhas de mosaico podem se apresentar como *cristas grosseiras* (▶ Fig. 8.126). O pontilhado (ou papilas) da SIL apresenta um distanciamento maior entre os pontos, e os "ladrilhos" na área pavimentada" do mosaico são maiores. Após a aplicação de ácido acético, estas estruturas se tornam mais proeminentes e elevadas acima da superfície. Em alguns casos, é fácil diferenciar entre os padrões de mosaico e pontilhados fino e grosseiro. Há um espectro de imagens entre os dois extremos, cuja categorização adequada depende da avaliação de todos os outros critérios.

Os condilomas planos, são essencialmente benignos, podem mostrar padrões grosseiros de pontilhado e mosaico com uma configuração irregular da superfície (▶ Fig. 8.129). Sua superfície aperolada pode distingui-los de HSIL, cuja superfície é caracteristicamente opaca. Uma vez que o condiloma plano frequentemente coexista com condilomas papilares ou espiculados, a presença de uma ou mais pontas em cima ou próximo da lesão constitui uma característica diagnóstica útil.

8.5.4 Orifícios Glandulares Espessados

A presença de orifícios glandulares é um aspecto característico da TZ. Constituem uma prova visível de que o epitélio colunar foi substituído por epitélio escamoso. A metaplasia está frequentemente restrita às bordas dos orifícios glandulares, deixando a abertura pérvia. A metaplasia também pode afetar as criptas glandulares, e nesta situação as aberturas glandulares são completamente revestidas por epitélio escamoso (▶ Fig. 4.27). Colposcopicamente, estes eventos são identificados pelo aparecimento de halos brancos após aplicação de ácido acético (▶ Fig. 8.19). A imagem de halo branco se torna mais pronunciada após a aplicação de ácido acético (▶ Fig. 8.33) na HSIL em comparação a epitélio normal ou metaplásico (▶ Fig. 8.19, ▶ Fig. 8.23). Esta imagem é chamada de "orifícios glandulares espessados".

8.5.5 Vascularização

Ao longo dos anos, muita importância foi dada ao padrão vascular.[17,18,19,20] A natureza dos vasos sanguíneos é uma característica diagnóstica importante. Durante os anos reprodutivos, os vasos sanguíneos nem sempre são visíveis sob o epitélio escamoso bem desenvolvido. O padrão vascular é intensificado pelos processos inflamatórios e pelo adelgaçamento do epitélio de cobertura, e é uma característica importante das lesões epiteliais bem circunscritas.

Os vasos sanguíneos podem ser mais bem avaliados no início do exame colposcópico. A aplicação de ácido acético pode supri-

Morfologia Colposcópica

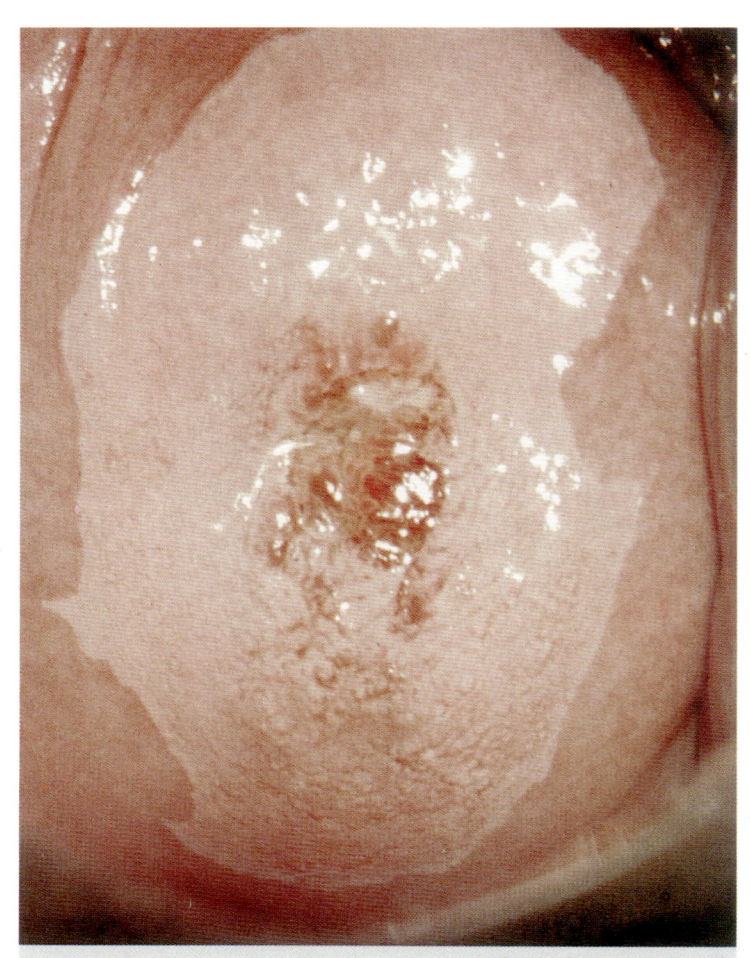

Fig. 8.127 Mosaico regular, fino. O epitélio acetobranco bem demarcado está no mesmo plano das áreas adjacentes. A histologia mostrou epitélio metaplásico.

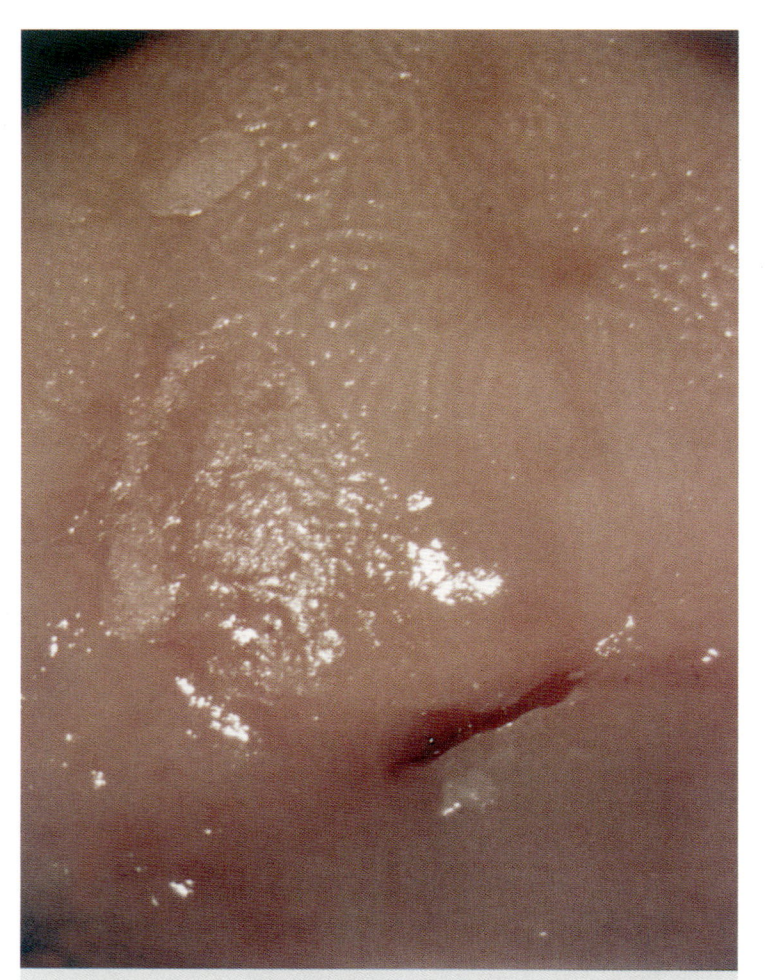

Fig. 8.129 Numerosos condilomas planos com a superfície elevada e ondulada irregular. Nos espaços há pequenas áreas com cornificação acentuada.

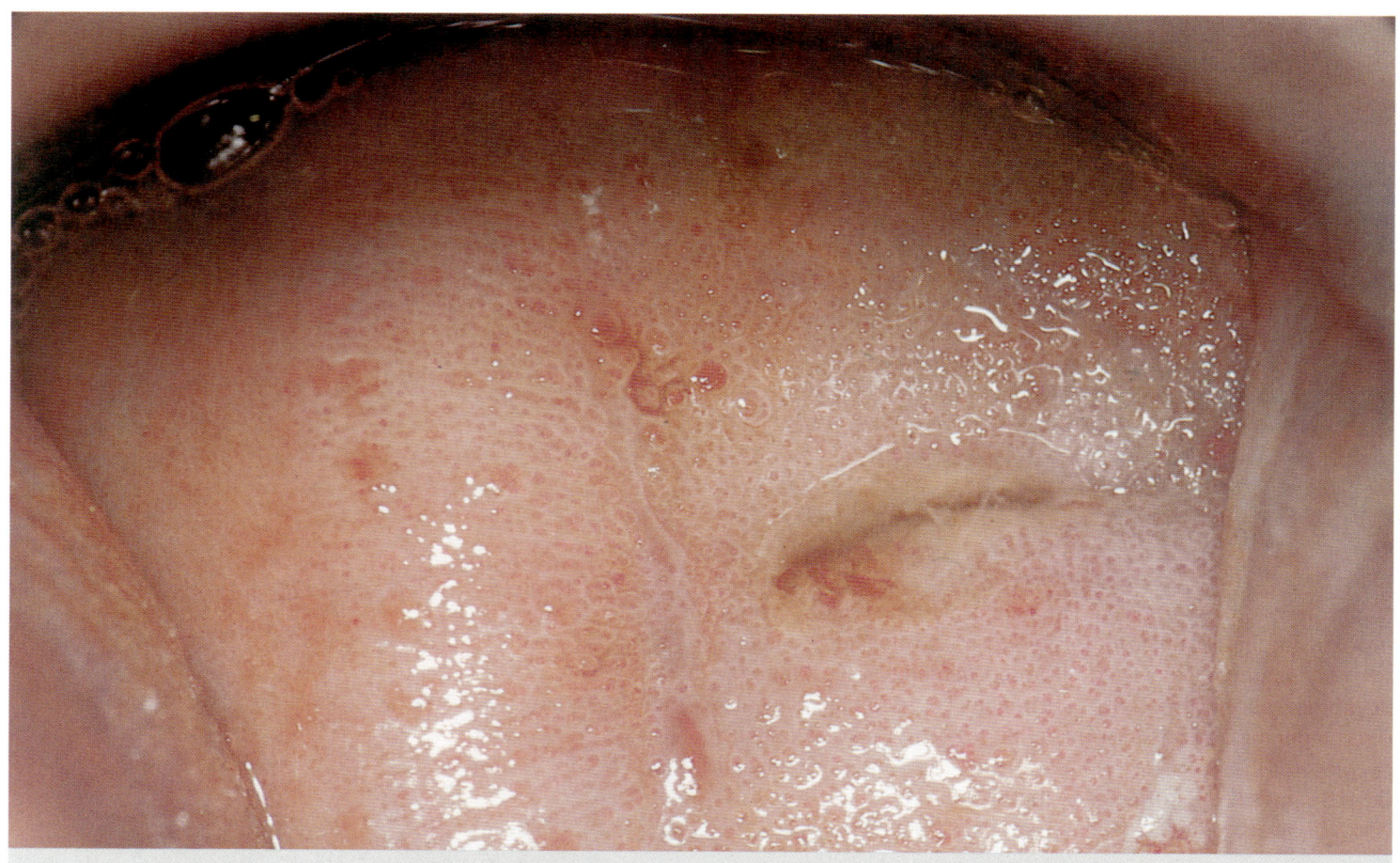

Fig. 8.128 Pontilhado papilar pronunciado. A histologia mostrou HSIL (CIN 3) com invasão inicial do estroma (estádio IA1 da FIGO).

mir a vascularização, reduzindo quase completamente a sua visualização (▶ Fig. 8.27). O uso de um filtro verde, que filtra a cor vermelha, facilita a avaliação do padrão vascular que se apresenta mais escuro e favorece a visualização. Como outros,[21,22] nós distinguimos entre os vários padrões vasculares.

8.5.6 Padrão Vascular Normal

O trajeto e a ramificação dos vasos são regulares, com gradual redução do calibre. A distância entre as alças capilares terminais, a chamada *distância intercapilar,* é normal (▶ Fig. 8.130a-f). A distribuição destes vasos é frequentemente difusa, e eles não aparecem nas lesões bem demarcadas. Nos processos inflamatórios do colo, os vasos normais podem dar uma imagem de pontilhado característica. As alças capilares podem ser visualizadas com grande magnificação em forma de grampo de cabelo ou em forma de vírgula, quando vistas parcialmente.

O diagnóstico pode ser mais difícil, quando os focos inflamatórios não se distribuem difusamente e variam em tamanho e distribuição, como na colpite macular (▶ Fig. 8.101). Os vasos sanguíneos nessas lesões podem estar sobrelevados e apresentar formas variadas de garfo ou de formiga, mas a distância intercapilar permanece normal. A imagem pode ser semelhante a de um pontilhado. Estas lesões são sempre difusas, e isto pode ser visualizado após aplicação de iodo.

A rede fina dos vasos sanguíneos do epitélio escamoso pós-menopáusico atrófico é bem característica (▶ Fig. 8.131).

Os vasos da rede vascular da TZ normal tendem a ser longos e regularmente arborizados, sem nenhuma alteração abrupta de direção ou calibre. O calibre dos vasos diminui de forma gradativa com a ramificação. Os cistos de Naboth mostram padrões vasculares normais. Os longos vasos sanguíneos que atravessam estas estruturas amareladas são relativamente grandes e mostram ramificação regular e perda gradual de calibre (▶ Fig. 8.132). Eles são tão característicos que podem sugerir a presença dos cistos de Naboth, que não são visíveis porque estão situados profundamente (▶ Fig. 8.133).

8.5.7 Padrão Vascular Suspeito

O primeiro indício de atipia é a presença de vasos sanguíneos em áreas bem demarcadas (especialmente com iodo) (▶ Fig. 8.130 g, h). Os vasos sanguíneos no pontilhado variam entre finos e grosseiros, e apresentam-se em forma de grampo de cabelo, vírgula, ou tortuosos (saca-rolha), mas ainda mantêm um arranjo regularmente. As imagens deste padrão vascular mostram uma grande variação. As alças capilares no pontilhado do epitélio metaplástico são delicadas e regulares, sem aumento na distância intercapilar (▶ Fig. 8.133). Os vasos tortuosos, como saca-rolha, e em forma de vírgula associados à SIL são mais grosseiros, mostram ramificação aleatória, apresentam variação do calibre e têm uma distância intercapilar aumentada (▶ Fig. 8.134, ▶ Fig. 8.135, ▶ Fig. 8.136).

Uma variedade semelhante de imagens pode ser vista nas várias expressões de mosaico. O padrão de mosaico delicado associado ao epitélio metaplástico é produzido por pequenos campos epiteliais uniformemente distribuídos, subdivididos por cristas vermelhas finas (▶ Fig. 8.127). No mosaico grosseiro, as linhas divisórias são mais bem definidas, e os campos resultantes maiores e mais irregulares (▶ Fig. 8.126).

Mesmo os vasos relativamente regulares e mais ou menos paralelos podem parecer suspeitos, quando estão dilatados (comparar ▶ Fig. 8.131, ▶ Fig. 8.137) e apresentam alteração abrupta do calibre (▶ Fig. 8.134).

O padrão vascular pode eventualmente mimetizar o aspecto de mosaico. A avaliação detalhada pode mostrar que esses vasos apresentam ramificação arboriforme e uma redução uniforme do calibre e se encontram difusos no epitélio.

8.5.8 Vasos Atípicos

A terminologia colposcópica, de 2011, incluiu vasos atípicos como uma entidade diagnóstica separada. Os vasos atípicos mostram uma disposição completamente irregular e aleatória, têm uma grande variação de calibre e apresentam mudanças abruptas de direção, muitas vezes formando ângulos agudos (▶ Fig. 8.130i-k). A distância intercapilar é aumentada e tende a ser variável (▶ Fig. 8.138). Os vasos altamente atípicos são característicos de carcinomas invasivos (▶ Fig. 8.69b, ▶ Fig. 8.139, ▶ Fig. 8.140). Quando lesões achatadas exibem coleções focais desses vasos, a microinvasão deve ser suspeitada (▶ Fig. 8.141).

8.5.9 Área de Superfície (Tamanho)

Estudos morfométricos de peças de conização mostraram que a extensão em superfície de SIL aumenta com a gravidade da lesão.[23] Assim, as lesões causadas por ESI são maiores do que aquelas causadas por HSIL, que são maiores do que aquelas causadas por LSIL. Isto não significa que os campos de HSIL sejam maiores do que os campos da LSIL, por si próprios, mas indica que as lesões de HSIL apresentam uma probabilidade maior de estarem associadas a lesões de LSIL, de modo que a área total é maior. O aumento acentuado na extensão da superfície comprometida nas lesões invasivas iniciais também se deve à coalescência de campos de LSIL e HSIL. Existe uma relação direta entre tamanho e probabilidade de invasão.

As mesmas inferências se aplicam às lesões colposcópicas. Lesões colposcopicamente suspeitas, porém pequenas, frequentemente, não têm significado histológico, enquanto as lesões colposcopicamente suspeitas são constantemente extensas. As lesões pequenas têm maior probabilidade se representar uma LSIL do que HSIL ou um carcinoma invasivo. Isto não contradiz os princípios de avaliação das lesões intraepiteliais, conforme detalhado no Capítulo 3. Pelo contrário, a coexistência de diferentes epitélios mostra que o potencial invasivo é adquirido pela sua coalescência e não pela progressão de um tipo para outro.

Estas características não se aplicam à avaliação do epitélio metaplásico, que pode afetar apenas pequenas áreas ou pode se estender por todo o colo e mesmo atingir partes da vagina (TZ congênita). Consequentemente, o tamanho isoladamente não é um critério diagnóstico. O tamanho deve ser considerado juntamente a outros critérios. Se os outros critérios indicarem a presença de uma atipia, o tamanho grande da lesão deve aumentar ainda mais o grau de suspeição. Isto foi levado em consideração na nomenclatura de 2011 (ver Capítulo 7), e foi feita a inclusão do tamanho da lesão (expressado sob a forma do número de quadrantes do colo ou porcentagem coberta do colo).[6]

8.6 Associação de Anormalidades

▶ A Tabela 8.1 (seção 8.4.1) mostra a frequência de SIL ou de microinvasão em biópsias cônicas, de acordo com os achados colposcópicos anormais. A frequência de SIL ou de microinvasão é menor do que 50% para todos os achados de lesões isoladas, porém se os padrões de leucoplasia, mosaico e pontilhado se apresentarem associados, a probabilidade de encontrar SIL ou microinvasão sobe para 80%. Estes fatos são inteiramente consistentes com a observação

Morfologia Colposcópica

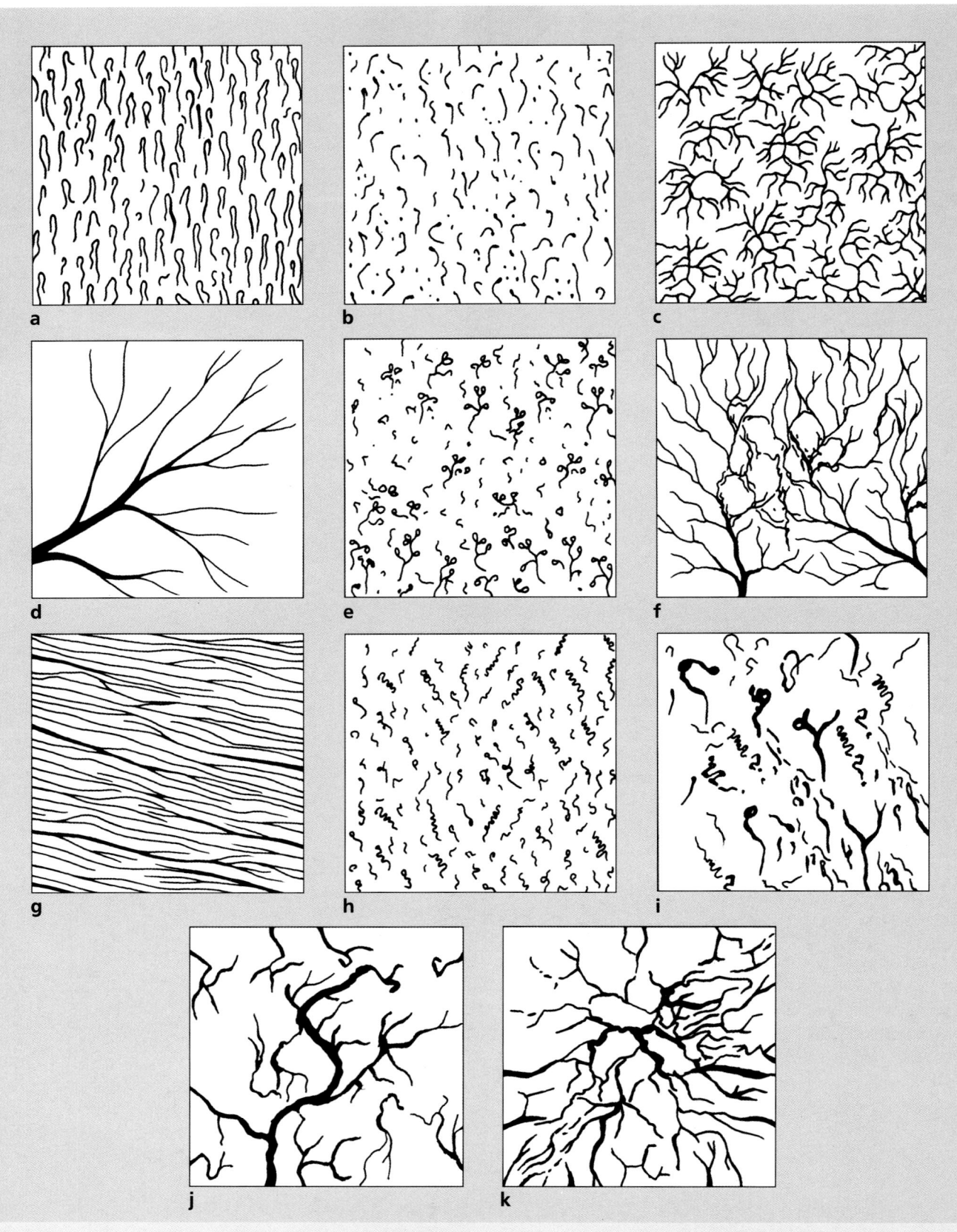

Fig. 8.130 Padrões vasculares normais e atípicos no colo do útero. **(a)** Alças capilares em forma de grampo de cabelo. **(b)** Capilares em forma de vírgula. **(c)** Vasos sanguíneos com ramificação regular. **(d)** Vascularização arboriforme com vasos alongados e regulares e redução gradual do calibre. **(e)** Vasos em forma de corais, vistos especialmente em processos inflamatórios. **(f)** Rede vascular regular, simulando mosaico. **(g)** Vasos sanguíneos com longo trajeto paralelo, com alguma variação em calibre. **(h)** Vasos em saca-rolha irregulares, com variabilidade discreta dos calibres. **(i)** Vasos bizarros, tortuosos, atípicos, com marcada variação do calibre. **(j)** Vasos sanguíneos atípicos com variação grosseira do calibre e alterações abruptas do arranjo e da direção. **(k)** Vasos irregulares com grande alteração do calibre.

Morfologia Colposcópica

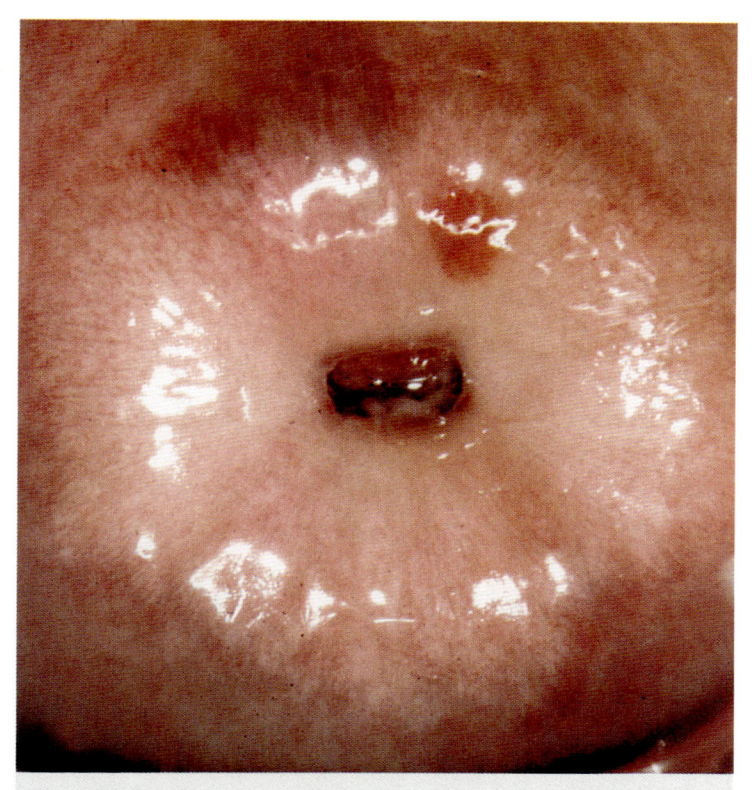

Fig. 8.131 Epitélio escamoso fino, atrófico, que permite a visualização por transparência da fina rede de vasos sanguíneos dispostos radialmente. Este padrão é normal (comparar com ▶ Fig. 8.12).

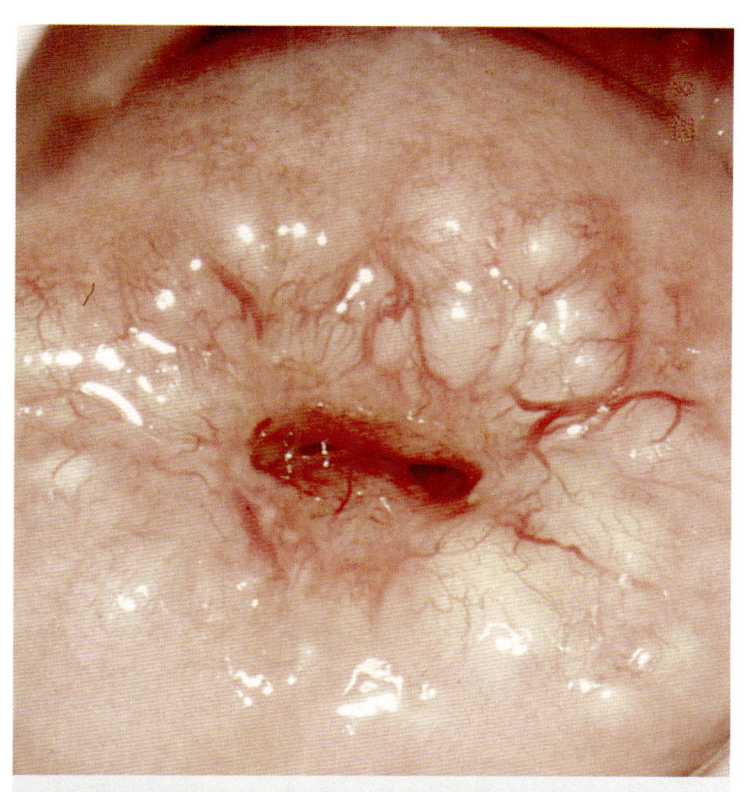

Fig. 8.132 Vascularização arboriforme típica sobre um cisto de Naboth. Notar a ramificação regular.

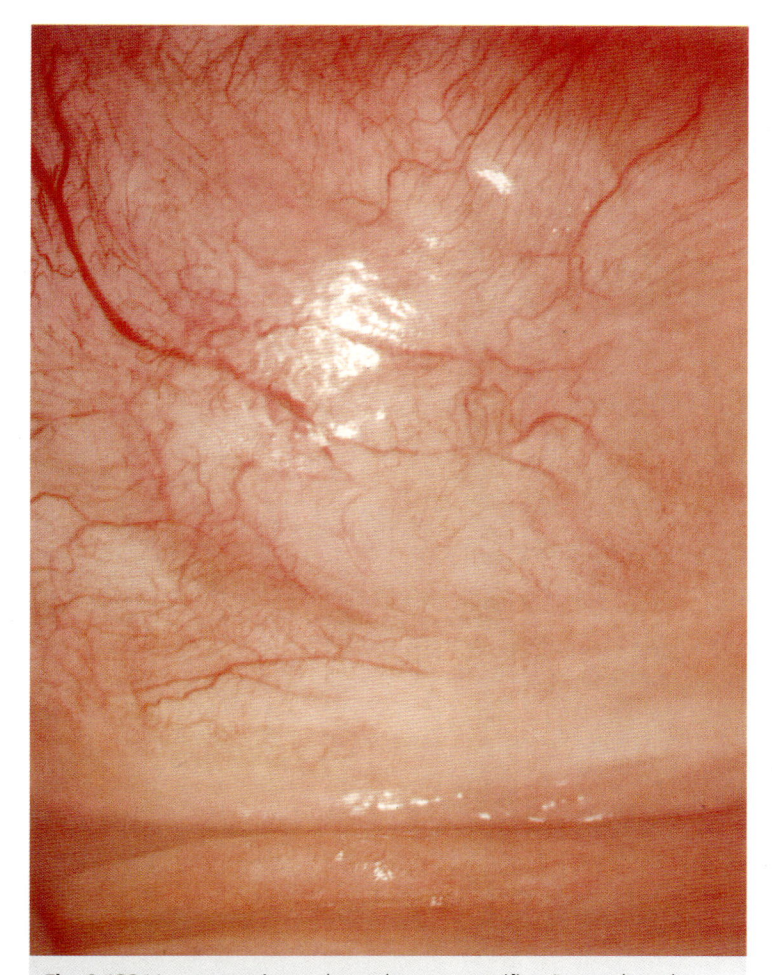

Fig. 8.133 Vasos sanguíneos alongados, com ramificação regular sobre a superfície de um cisto de Naboth situado profundamente. Observar a diminuição gradual do calibre.

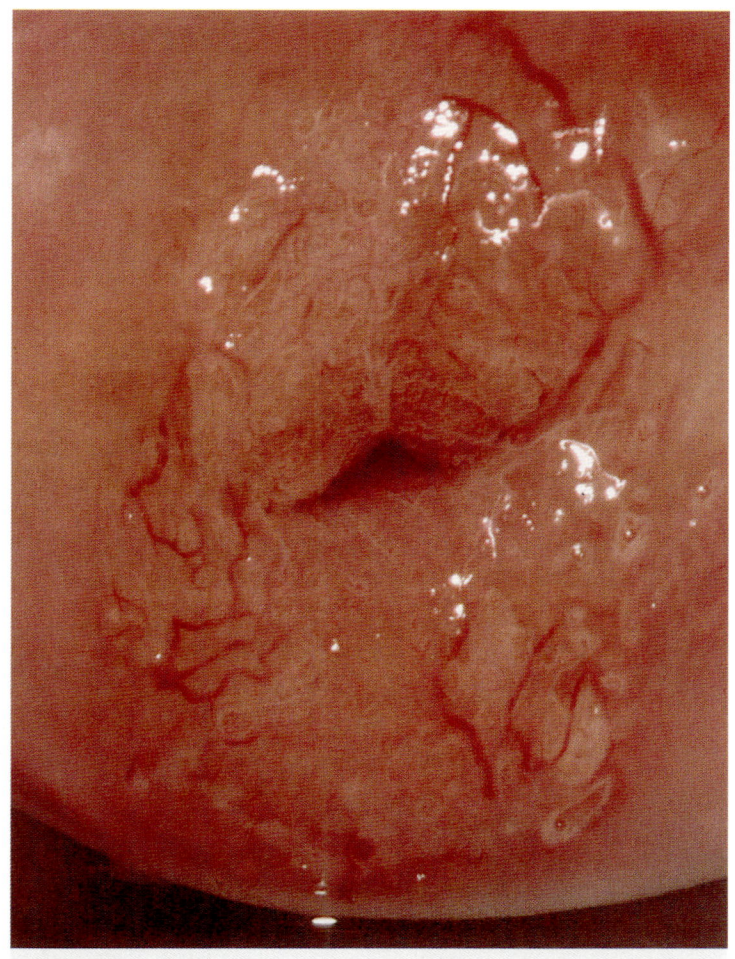

Fig. 8.134 Vasos suspeitos alongados no epitélio branco. O calibre dos vasos varia discretamente e há algumas mudanças abruptas de direção. A histologia mostrou LSIL (CIN 1) com coilocitose.

Morfologia Colposcópica

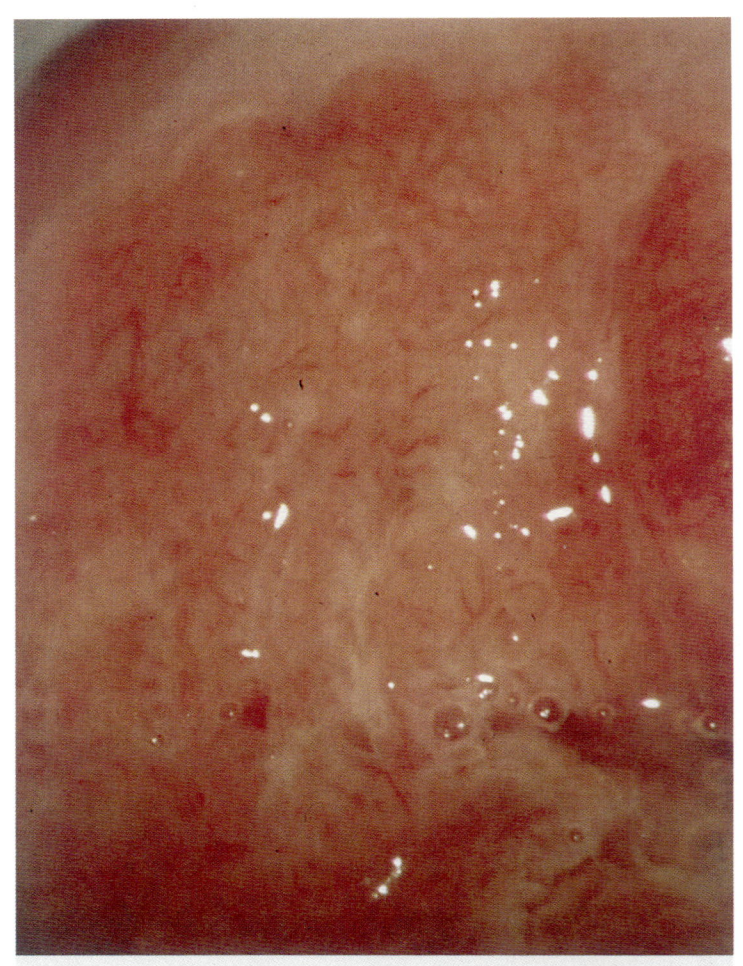

Fig. 8.135 Vasos suspeitos em um epitélio branco. A histologia mostrou HSIL (CIN 3).

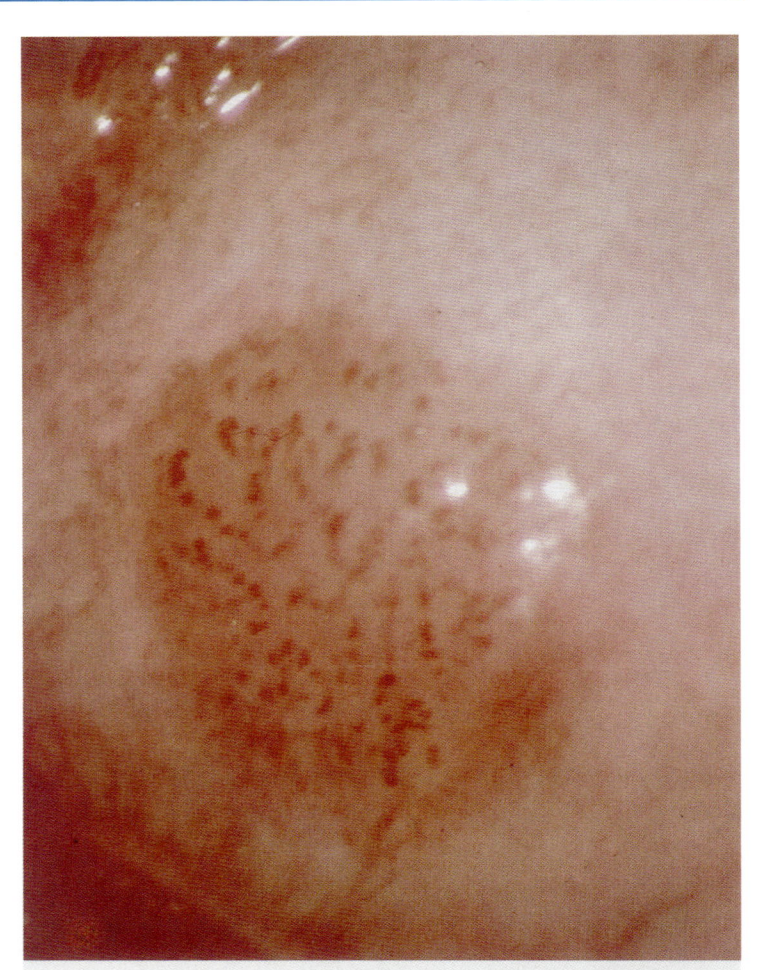

Fig. 8.136 Vasos atípicos. Os vasos grosseiros, em forma de vírgula e em forma de saca-rolha, variam distintamente em calibre. A distância intercapilar está marcadamente aumentada. A histologia mostrou HSIL com invasão inicial do estroma (estádio 1A1 da FIGO).

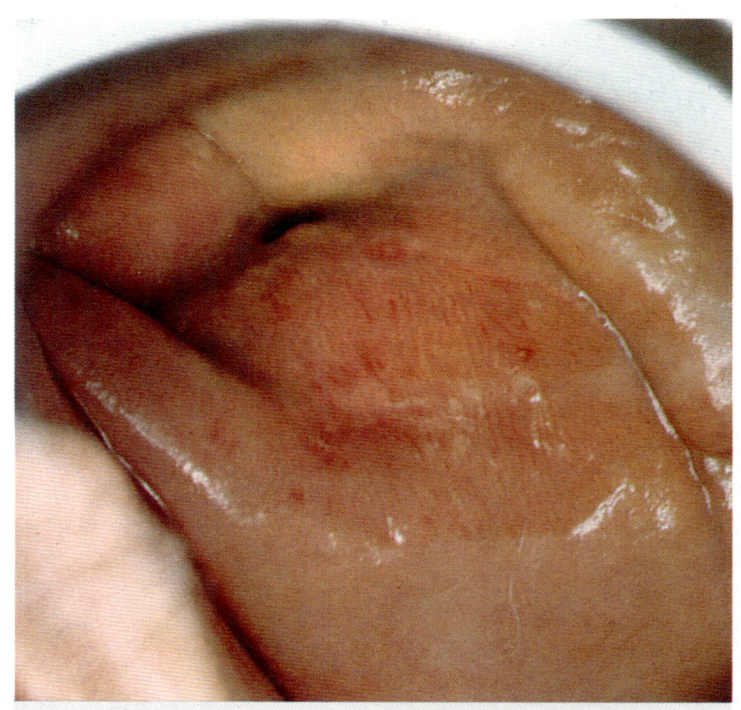

Fig. 8.137 Vasos grosseiros com disposição paralela, mostrando grande variação do calibre, localizados ao redor de um carcinoma de células escamosas invasivo.

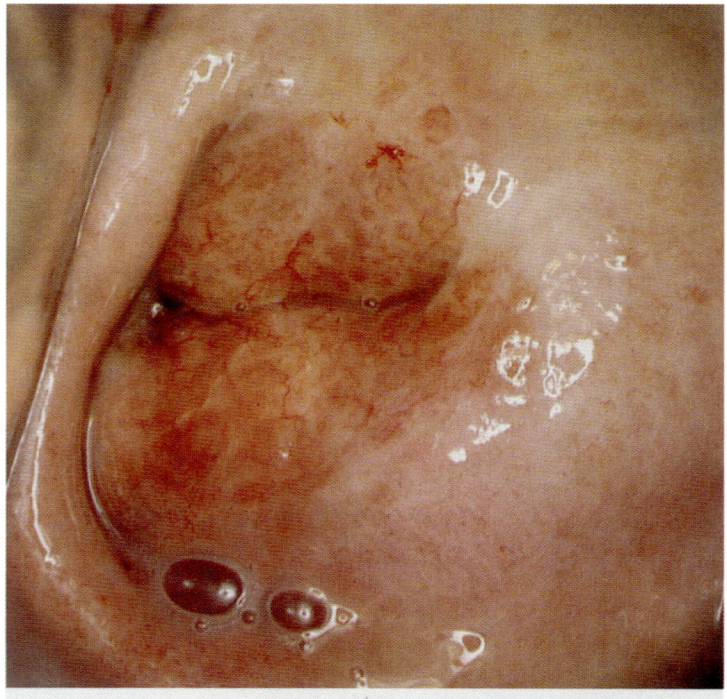

Fig. 8.138 Vasos atípicos mostrando grande variação da largura e mudanças abruptas de direção na margem de um carcinoma de células escamosas localizado no canal.

Morfologia Colposcópica

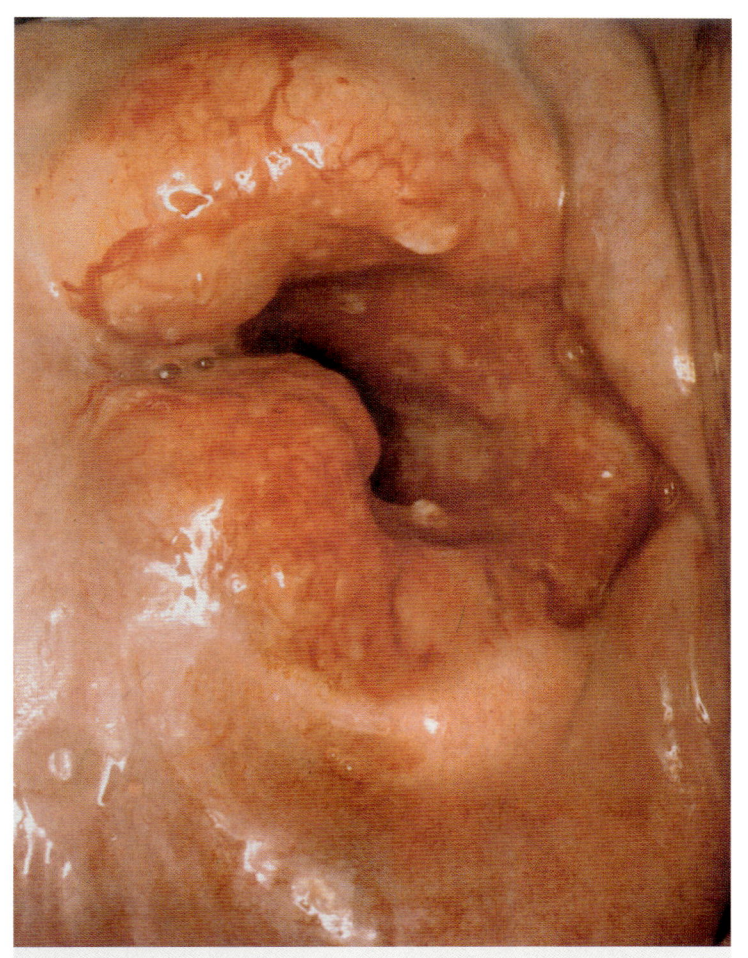

Fig. 8.139 Vasos altamente atípicos no lábio anterior em um carcinoma de células escamosas parcialmente exofítico e parcialmente endofítico. Observar a completa irregularidade e as grandes variações na largura.

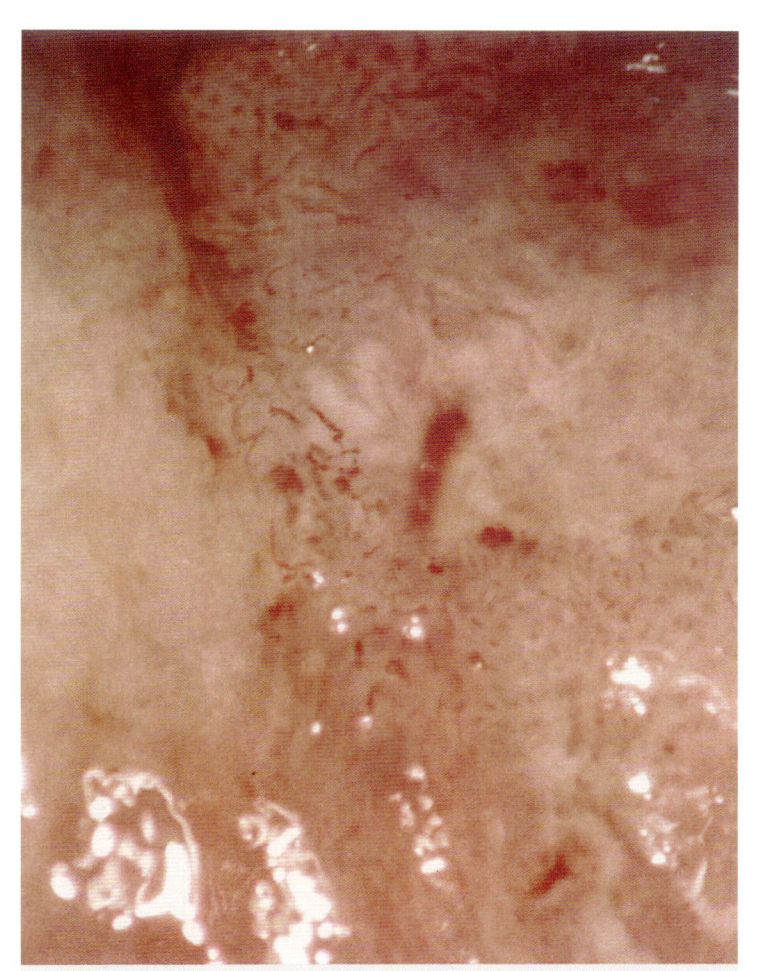

Fig. 8.140 Uma grande variedade de vasos atípicos em um carcinoma de células escamosas atípico.

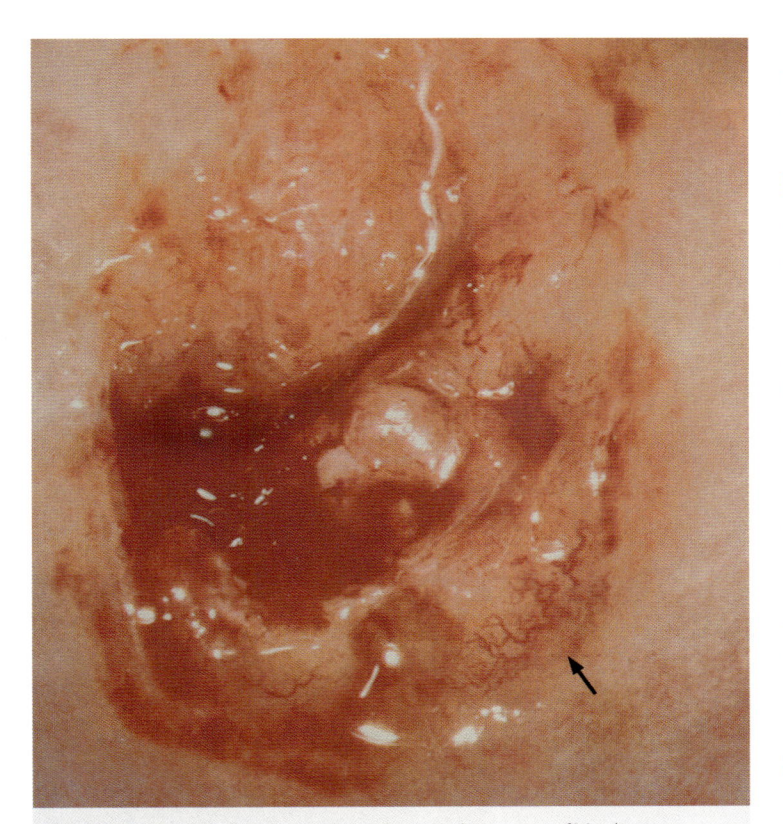

Fig. 8.141 Coleção focal de vasos atípicos sobre a superfície de um microcarcinoma no lábio posterior (*seta*).

de que as lesões importantes são uma colcha de retalhos de vários tipos epiteliais, incluindo aqueles que mostram vários graus de atipia (▶ Fig. 10.1, ▶ Fig. 10.2, ▶ Fig. 10.3, ▶ Fig. 10.4).[8]

8.6.1 Captação de Iodo

Os achados colposcópicos diferem pronunciadamente na intensidade de coloração com iodo (solução de Lugol, teste de Schiller). A coloração com iodo intensifica as margens colposcópicas das lesões. A coloração acastanhada decorrente da presença de glicogênio diminui o risco de SIL ou de doença invasiva (▶ Fig. 8.142a, b). Uma área que não capta iodo absolutamente pode conter epitélio colunar ou epitélio fino inespecífico, em regeneração. O epitélio metaplásico bem desenvolvido cora-se, caracteristicamente, de modo uniforme em amarelo-canário e permanece plano (▶ Fig. 8.143). SIL também se cora em amarelo-canário, mas se torna mosqueada, e sua superfície não é tão lisa. Em casos de pontilhado e mosaico, o relevo da superfície fica mais claramente visível, quando o epitélio é displásico e não metaplásico, uma vez que este último seja essencialmente plano. O mesmo se aplica quando seja usado o teste de Schiller.

8.6.2 Ceratinização

A ceratinização não é um critério diagnóstico particularmente útil. Todos os graus de ceratinização, desde a paraceratose leve, até a hiperceratose acentuada, apresentam-se colposcopicamen-

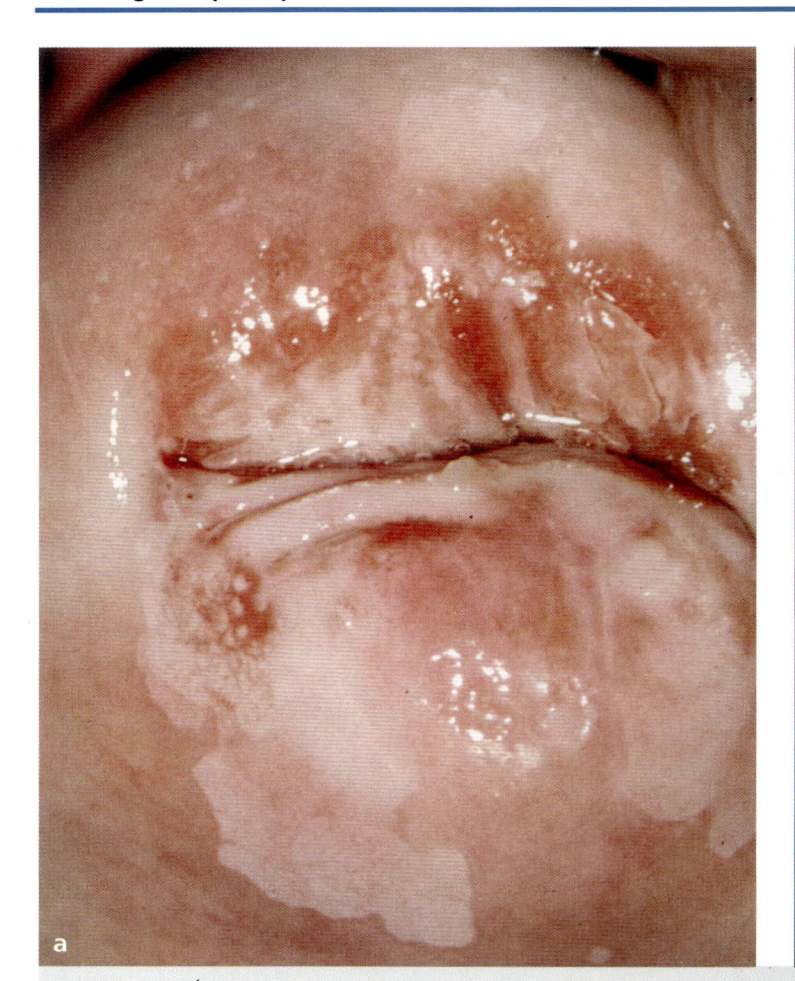

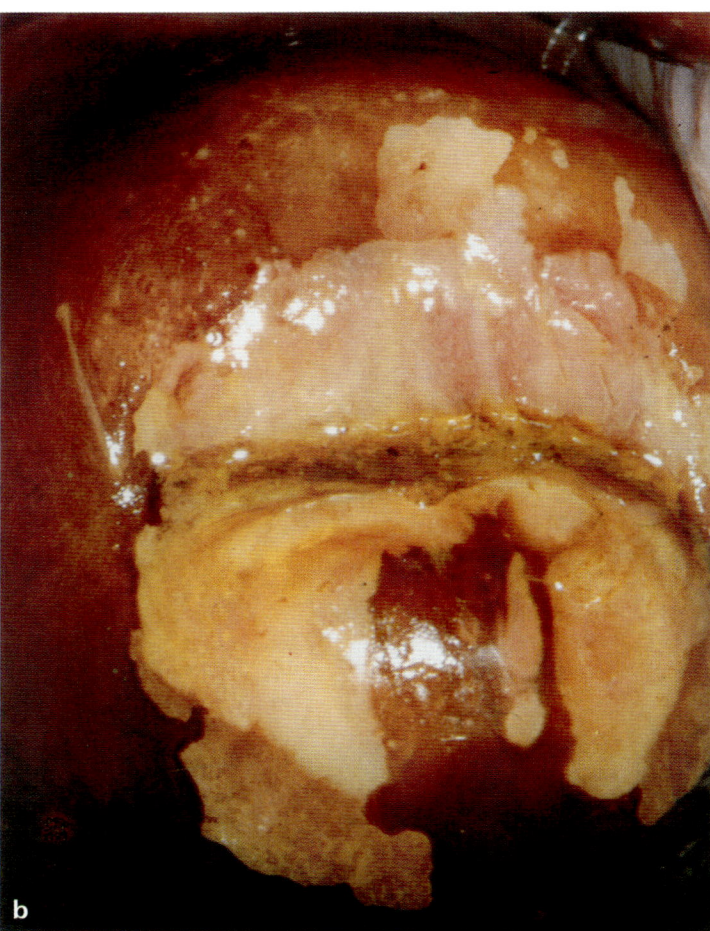

Fig. 8.142 (a) Ácido acético revela uma lesão elevada com imagens sobrelevadas entre 6 h e 8 h (o chamado sinal da crista). Entre 3 h e 6 h há dois campos distintos de epitélio acetobranco (o chamado sinal do limite interno). Notar o mosaico moderadamente grosseiro entre 8 h e 9 h. **(b)** A coloração com iodo permite uma análise mais detalhada de um quadro colposcópico já complexo. A área vista em (a), agora de cor acastanhada, é provavelmente um condiloma plano. A área de cor castanha no lábio posterior representa epitélio escamoso metaplásico maduro. A área iodo-amarela, igualmente bem demarcada às 12 h, é decorrente do epitélio metaplásico. As áreas amarelas restantes são de HSIL (CIN 3).

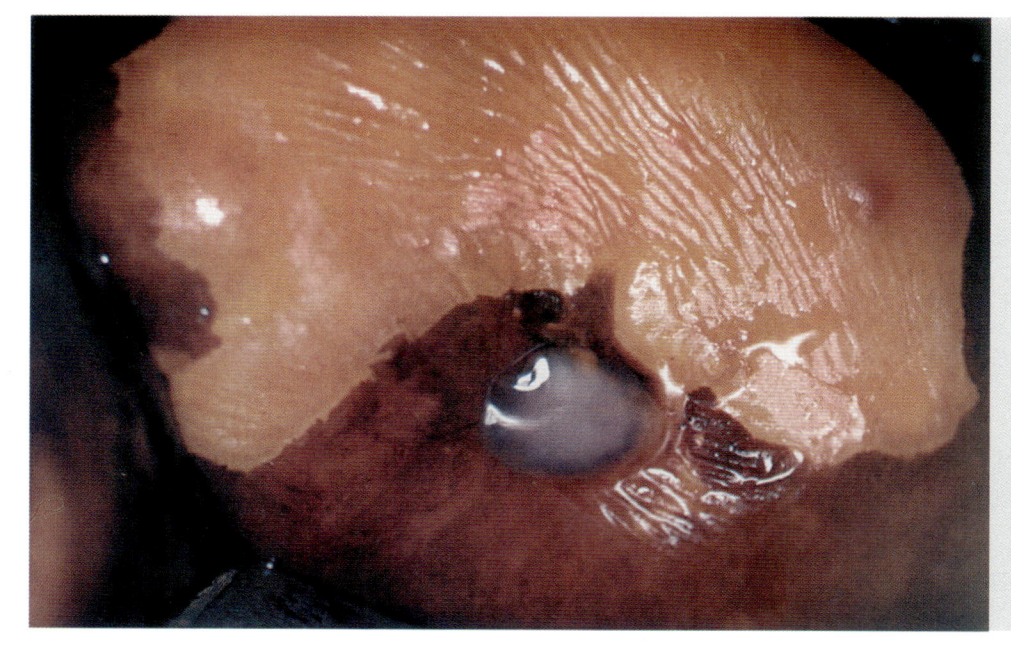

Fig. 8.143 Lesão iodo-amarela lisa nitidamente circunscrita no epitélio escamoso metaplásico.

te como leucoplasia e podem ser vistos no epitélio metaplásico e na SIL. Entretanto, um grau leve de ceratinização frequentemente corresponde a um epitélio metaplásico, enquanto a presença de ceratina em flocos sugere atipia. A camada de ceratina obscurece não apenas o relevo da superfície, mas também as margens e inibe o efeito do ácido acético. A captação de iodo é fraca, resultando em uma cor amarela clara. Se a camada de ceratina puder ser descolada, podem aparecer aspectos de importância diagnóstica. Todos os casos de leucoplasia devem ser avaliados por biópsia.

8.6.3 Ponderação dos Critérios de Diagnóstico Diferencial

As características diagnósticas descritas neste capítulo podem ser expressas em graus variáveis e podem ser encontradas isoladamente ou em combinação. Quanto mais distinto for um aspecto e quanto maior a variedade de aspectos vistos em combinação, mais alto o índice de suspeição. As lesões devem ser vistas com um grau de suspeita pelos principiantes, que devem avaliar seus achados com biópsia, como parte do processo de aprendizado. A qualidade da avaliação também pode ser melhorada pela repetição do esfregaço citológico, se ele foi inicialmente negativo. Com o aumento da habilidade prática, o colposcopista será capaz de distinguir entre os achados benignos e suspeitos com alguma confiança. Entretanto, a colposcopia não é capaz de distinguir confiavelmente entre as várias formas de neoplasia intraepitelial.

Referências

1. Graham J, Graham R, Hirabayashi K. Reversible "cancer" and the contraceptive pill. Report of a case. Obstet Gynecol 1968; 31: 190–192
2. Baader O. Hormonell bedingte kolposkopische Befunde [Colposcopic findings due to hormonal changes]. Arch Gynakol 1981; 232: 17
3. Baader O. Comparative and long-term colposcopic observation. In: Burghardt E, Holzer E, Jordan JA. Cervical pathology and colposcopy. Stuttgart: Thieme, 1978
4. Saunders N, Anderson D, Gilbert L, Sharp F. Unsatisfactory colposcopy and the response to orally administered oestrogen: a randomized double blind placebo controlled trial. Br J Obstet Gynaecol 1990; 97: 731–733
5. Critchlow CW, Wölner-Hanssen P, Eschenbach DA *et al.* Determinants of cervical ectopia and of cervicitis: age, oral contraception, specific cervical infection, smoking, and douching. Am J Obstet Gynecol 1995; 173: 534–543
6. Bornstein J, Bentley J, Bösze P *et al.* 2011 colposcopic terminology of the International Federation for Cervical Pathology and Colposcopy. Obstet Gynecol 2012; 120: 166–172
7. Burghardt E. Über die atypische Umwandlungszone [On the atypical transformation zone]. Geburtshilfe Frauenheilkd 1959; 19: 676
8. Girardi F. The topography of abnormal colposcopy findings. Cervix Low Female Genit Tract 1993; 11: 45–52
9. Wright VC. Colposcopy of adenocarcinoma in situ and adenocarcinoma of the uterine cervix: differentiation from other cervical lesion. J Low Genit Tract Dis 1999; 3: 83–97
10. Jordan JA. Colposcopy of the normal transformation zone. Obstet Gynecol Clin North Am 1993; 20: 69–81
11. Fritsch H, Hoermann R, Bitsche M *et al.* Development of epithelial and mesenchymal regionalization of the human fetal utero-vaginal anlagen. J Anat 2013
12. Martens JE, Smedts F, van Muyden RC *et al.* Reserve cells in human uterine cervical epithelium are derived from müllerian epithelium at midgestational age. Int J Gynecol Pathol 2007; 26: 463–468
13. Meisels A, Fortin R, Roy M. Condylomatous lesions of the cervix. II. Cytologic, colposcopic and histopathologic study. Acta Cytol 1977; 21: 379–390
14. Meisels A, Roy M, Fortier M *et al.* Human papillomavirus infection of the cervix: the atypical condyloma. Acta Cytol 1981; 25: 7–16
15. Reid R, Stanhope CR, Herschman BR, Crum CP, Agronow SJ. Genital warts and cervical cancer. IV. A colposcopic index for differentiating subclinical papillomaviral infection from cervical intraepithelial neoplasia. Am J Obstet Gynecol 1984; 149: 815–823
16. Navratil E. Colposcopy. In: Gray LA, ed. Dysplasia, carcinoma in situ and microinvasive carcinoma of the cervix uteri. Springfield, IL: Thomas, 1964
17. Ganse R. Atypische Gefässentwicklung beim Portiokarzinom [Atypical vascularization in cervical carcinoma]. Zentralbl Gynakol 1952; 74: 749–752
18. Ganse R. Die atypische Gefässneubildung bei Karzinom [Atypical revascularization in carcinoma]. Zentralbl Gynakol 1957; 79: 519–524
19. Koller O. The vascular pattern of the uterine cervix. Oslo: Universitetsforlaget, 1963
20. Madej J. Die Bedeutung der Gefässveränderungen bei der kolposkopischen Diagnostik der Vor-und Frühstadien des Zervixkarzinoms [Significance of vascular changes in the colposcopic diagnosis of precancerous and early stages of cervical cancer]. Geburtshilfe Frauenheilkd 1983; 43: 606–610
21. Mateu-Aragonés JM. Atlas de colposcopia. Barcelona: JIMS, 1973
22. Kolstad P, Stafl A. Atlas of colposcopy. Oslo: Universitetsforlaget, 1982
23. Holzer E, Pickel H. Die Ausdehnung des atypischen Plattenepithels an der Zervix [The extent of the atypical squamous epithelium of the cervix uteri]. Arch Geschwulstforsch 1975; 45: 79–91

Capítulo 9
Colposcopia na Gravidez

9.1	Efeitos da Gravidez nos Achados Colposcópicos	141
9.2	Alterações Benignas na Gravidez	141
9.3	Alterações Suspeitas	143
9.4	Puerpério	143
9.5	Biópsia durante Gravidez	145

9 Colposcopia na Gravidez

Um exame ginecológico deve ser feito no início da gravidez, se a paciente não tiver feito um recentemente. Esta avaliação deve incluir um esfregaço de Papanicolaou e, acreditamos nós, uma colposcopia. O câncer cervical diagnosticado na gravidez, que ocorria principalmente nas mulheres sem a consulta ginecológica padrão, é agora incomum.

O achado colposcópico mais importante, que ocorre na gravidez, é o aumento do tamanho e do número dos vasos sanguíneos, levando a uma hiperemia do colo.[1] O estroma se torna amolecido e edematoso, e o colo se torna aumentado. A mucosa endocervical é hiperplásica. A proliferação das células colunares leva ao aumento e à ramificação das criptas glandulares, com formação de numerosos sulcos secundários e túneis.[2,3] A mucosa endocervical se torna aveludada como resultado da penetração mais profunda no estroma. O resultado final é uma aparência de favo de mel do campo glandular.

Outra alteração característica na gravidez é a reação decidual do estroma. Esta alteração pode ser limitada e focal ou pode ser extensa e pode ocasionalmente produzir lesões polipoides, denominadas *pólipos deciduais* (▶ Fig. 9.1, ▶ Fig. 9.2, ▶ Fig. 9.3).

Uma ectocérvice completamente coberta por epitélio escamoso não mudará muito durante o curso de gravidez. Entretanto, ocasionalmente, uma mulher grávida pode desenvolver ectopia, ou uma ectopia preexistente pode aumentar em tamanho como resultado do aumento do volume do colo. (Fora da gravidez a ectopia não se desenvolve de novo.) Uma pseudoectopia pode ocorrer no final da gravidez em razão da eversão do canal cervical durante o exame com espéculo.

O muco cervical se altera caracteristicamente durante a gravidez, tornando-se viscoso e opaco, esbranquiçado ou amarelado e contendo filamentos ou partículas (▶ Fig. 9.4, ▶ Fig. 9.5). O muco pode-se tornar mais aderente e difícil de remover com ácido acético.

Não existem achados colposcópicos específicos da gravidez, a não ser os pólipos deciduais (▶ Fig. 9.1). As alterações que ocorrem durante gravidez são as mesmas descritas nos Capítulos 3 e 4. As alterações reativas de inflamação e infecções também estão descritas nestes capítulos.

No passado, houve dúvidas sobre a possibilidade de regressão da lesão intraepitelial escamosa (SIL), também conhecida como neoplasia intraepitelial cervical (CIN), após a gravidez e puerpério.[4,5] Evidentemente, a lesão intraepitelial escamosa de baixo grau (LSIL) pode regredir independentemente da gravidez. Vários estudos mostraram que a lesão intraepitelial escamosa de alto grau (HSIL; CIN 3), detectada durante a gravidez, não regride no pós-parto.[6,7,8,9,10] O exame sistemático do colo uterino no começo da gravidez tem mostrado uma incidência surpreendentemente alta de HSIL (CIN 3).[10] Estes resultados são relevantes para a epidemiologia e destacam a importância da realização da consulta ginecológica padrão durante a gravidez.[11]

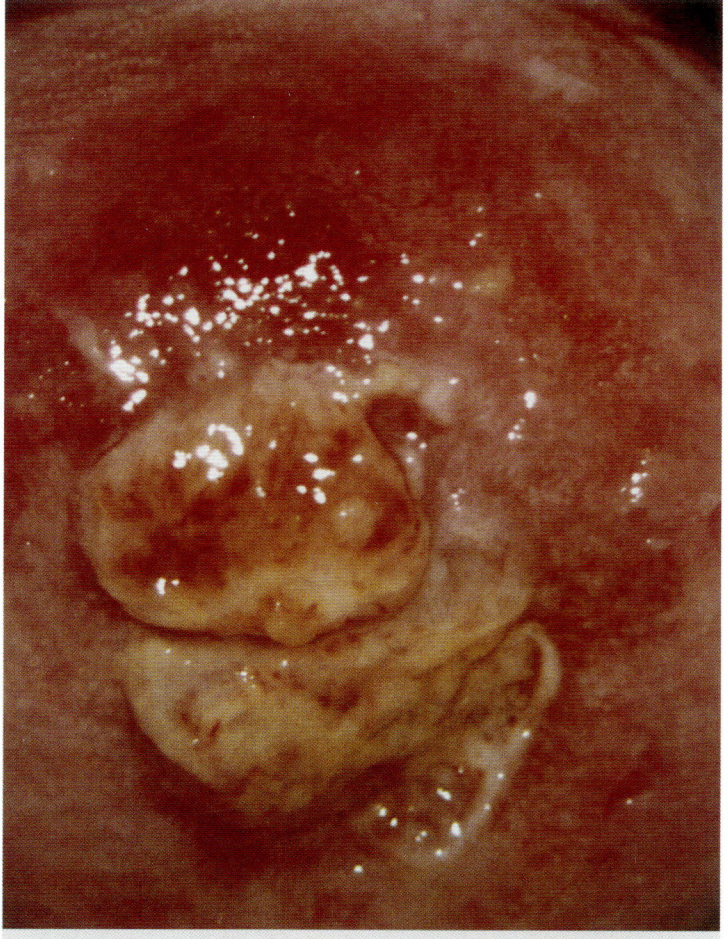

Fig. 9.1 Gesta 3, idade gestacional de 20 semanas. Deciduose. Formação cinzenta sólida no orifício externo. A formação é coberta por fibrina, não epitélio. A histologia mostrou uma reação decidual do estroma.

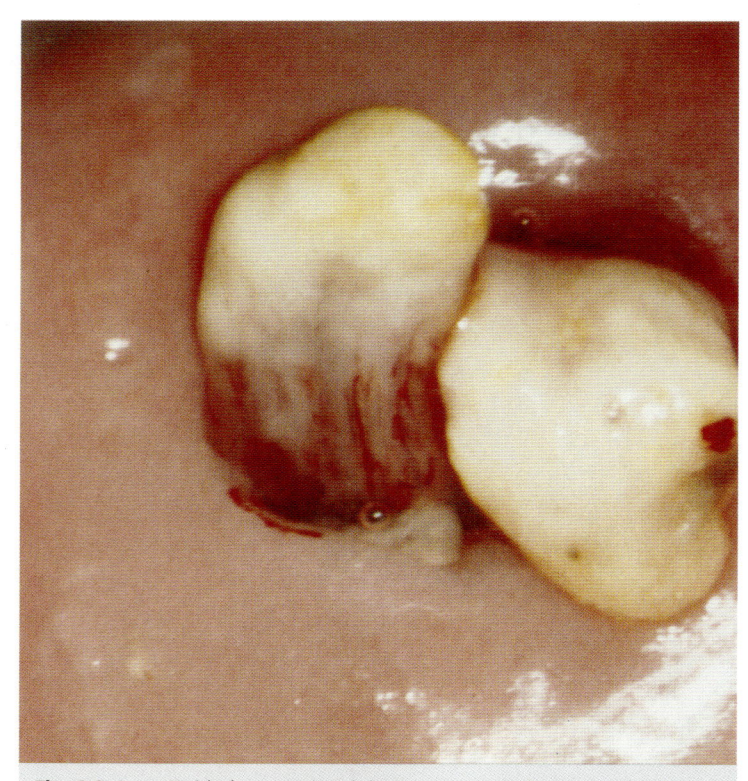

Fig. 9.2 Gesta 2, idade gestacional de 8 semanas. Dois pólipos deciduais no canal cervical. Sua superfície é coberta com fibrina, que obscurece o epitélio. Observar o padrão vascular típico dos pólipos deciduais.

Colposcopia na Gravidez

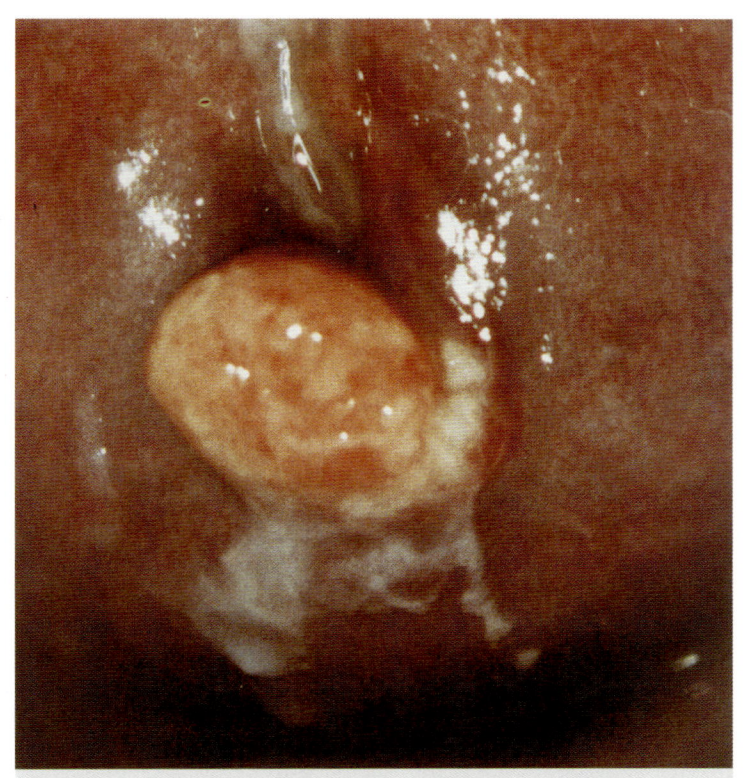

Fig. 9.3 Gesta 2, idade gestacional de 16 semanas, pólipo decidual no canal cervical. O colo é violáceo.

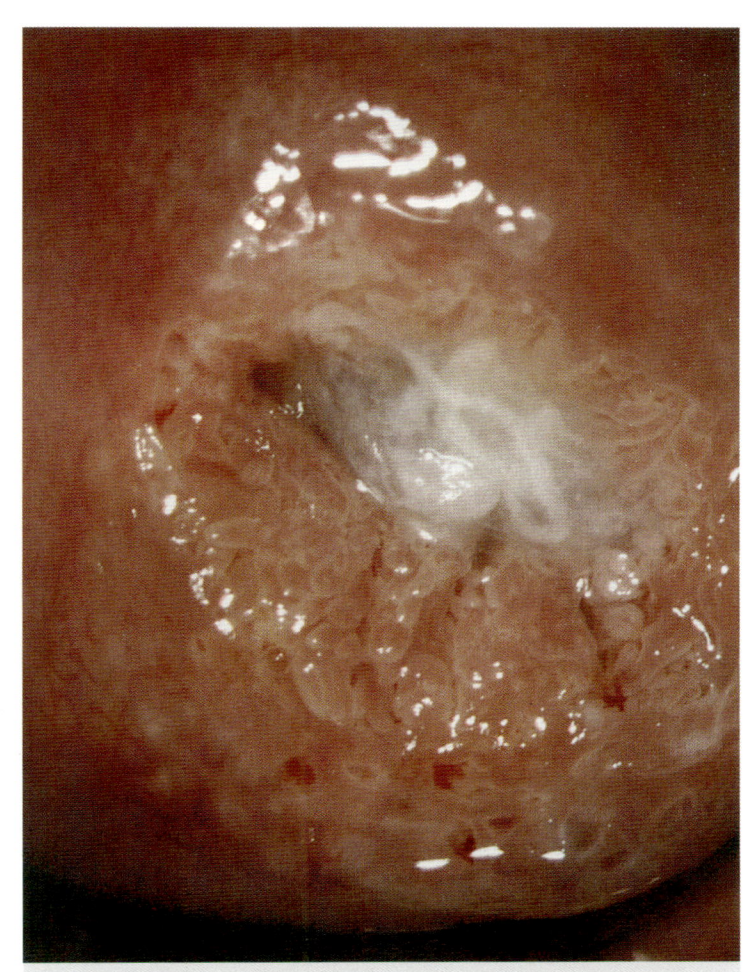

Fig. 9.4 Gesta 3, idade gestacional de 17 semanas. Ectopia com uma textura mais grosseira e sulcos longitudinais profundos. No lábio posterior, o processo de transformação metaplásico está completo, com orifícios glandulares e pequenos cistos de Naboth brilhando através da superfície. Coloração violácea de toda a mucosa cervical. No orifício, há muco viscoso com fios e grânulos esbranquiçados típicos de gravidez.

9.1 Efeitos da Gravidez nos Achados Colposcópicos

A coloração violácea da mucosa cervicovaginal era um sinal clínico de gravidez muito antes do desenvolvimento do ultrassom e dos testes imunológicos. A coloração violácea se deve ao aumento da vascularização dos órgãos pélvicos, especialmente dos plexos venosos. Retenção acentuada de líquido dá ao colo uma consistência mole, e ele se torna mais mole, à medida que a gravidez avança. A fragilidade aumentada e uma tendência a sangramento de contato são observadas durante a realização do exame especular, especialmente ao colher um esfregaço ou biópsia.

A lividez e a maciez produzem alterações na imagem colposcópica. Estas alterações são grosseiras e podem dar um aspecto suspeito e alarmante às alterações benignas (▶ Fig. 9.5, ▶ Fig. 9.6, ▶ Fig. 9.7, ▶ Fig. 9.8, ▶ Fig. 9.9). Isto se aplica especialmente à resposta ao ácido acético.

9.1.1 Teste do Ácido Acético

O efeito do ácido acético é mais pronunciado durante a gravidez, e o branqueamento mesmo de lesões benignas pode parecer suspeito (▶ Fig. 9.5b, ▶ Fig. 9.7, ▶ Fig. 9.9b). Assim, a resposta ao ácido acético pode ser difícil de interpretar durante gravidez. Ver também Capítulo 5.

9.1.2 Teste de Schiller (do Iodo)

O teste de Schiller é afetado pela gravidez, pois o epitélio escamoso cervicovaginal adquire um tom negro acastanhado mais intenso com iodo (▶ Fig. 9.6b, ▶ Fig. 9.10, ▶ Fig. 9.11b). O teste de Schiller é particularmente útil, quando uma área que se torna branca após ácido acético exibe uma aparência salpicada, mas não uniforme, com iodo (▶ Fig. 9.9c). Este achado sugere uma lesão condilomatosa em vez de atipia. Ver também Capítulo 5.

No pós-parto, especialmente em mães que estão amamentando, a colposcopia pode mostrar áreas no colo e na vagina que não se coram com iodo. Este epitélio não contém glicogênio como resultado da atrofia pós-parto (▶ Fig. 9.12b). Após a suspensão do aleitamento, as condições se normalizam e é possível visualizar uma coloração usual uniforme da vagina e do colo.

9.2 Alterações Benignas na Gravidez

No começo da gravidez, o colo não apresenta alterações (▶ Fig. 9.13) e mostra uma ectopia com uma imagem proeminente semelhante a cacho de uvas. As pregas longitudinais da mucosa cervical são particularmente características (▶ Fig. 9.4). Estes aspectos podem ser visualizados com a simples eversão do canal endocervical com o espéculo. O relevo mais grosseiro da superfície da zona de transformação (TZ) pode ocorrer precocemente na gravidez (▶ Fig. 9.6a). O teste de Schiller pode apresentar outros aspectos diagnósticos, incluindo ilhas de epitélio maduro, rico em glicogênio. O limite difuso entre a TZ e o colo circundante iodo-positivo é também sugestivo de uma lesão benigna (▶ Fig. 9.6b). Depois da aplicação do ácido acético, uma TZ normal frequentemente se torna mais intensamente acetobranca do que o usual, com orifícios glandulares mais proeminentes (▶ Fig. 9.7, ▶ Fig. 9.14).

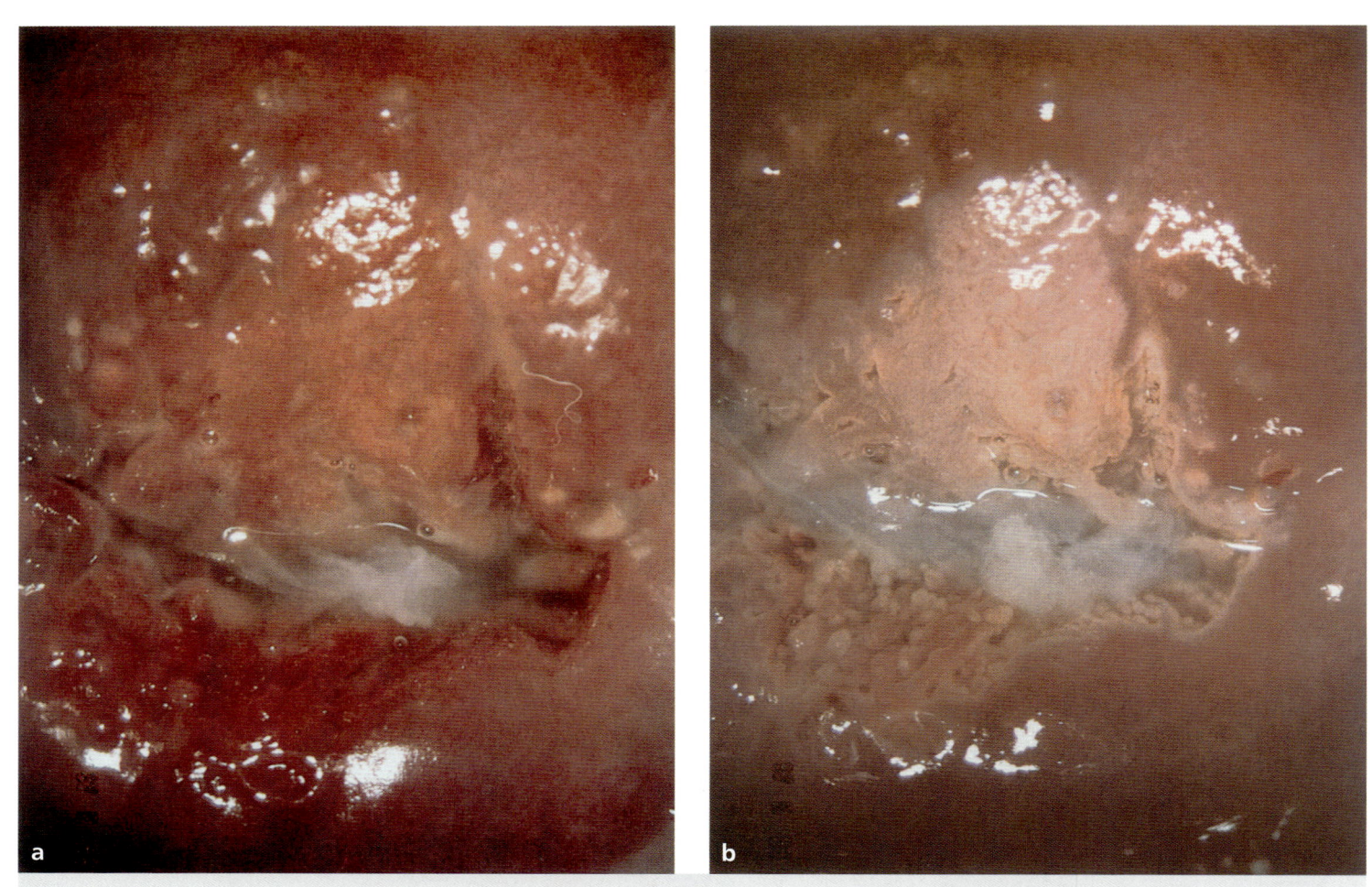

Fig. 9.5 (a) Gesta 2, idade gestacional de 18 semanas de gestação. Há uma área claramente circunscrita, quase não estruturada, dentro de uma zona de transformação sem outras alterações no lábio anterior. **(b)** Após aplicação de ácido acético, alguns orifícios glandulares e um mosaico fino aparecem dentro da área descrita. A histologia mostrou epitélio metaplásico.

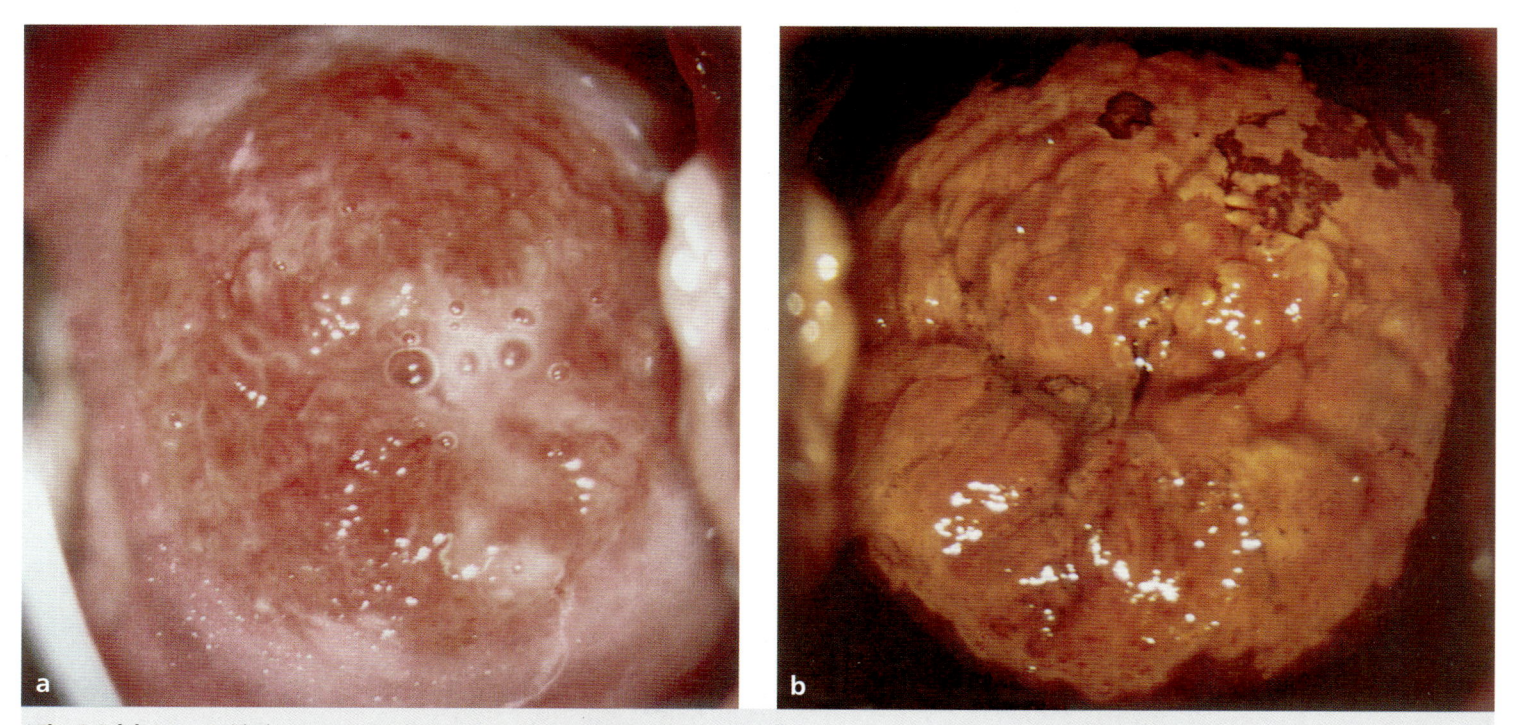

Fig. 9.6 (a) Gesta 2, idade gestacional de 11 semanas. Zona de transformação (TZ) preexistente mostrando uma superfície discretamente grosseira e vascularização aumentada. Coloração ligeiramente violácea do epitélio cervical original. **(b)** Após a aplicação de iodo (teste de Schiller), o epitélio escamoso é corado em castanho-escuro. Dentro da TZ, há ilhas de epitélio metaplásico maduro, contendo glicogênio.

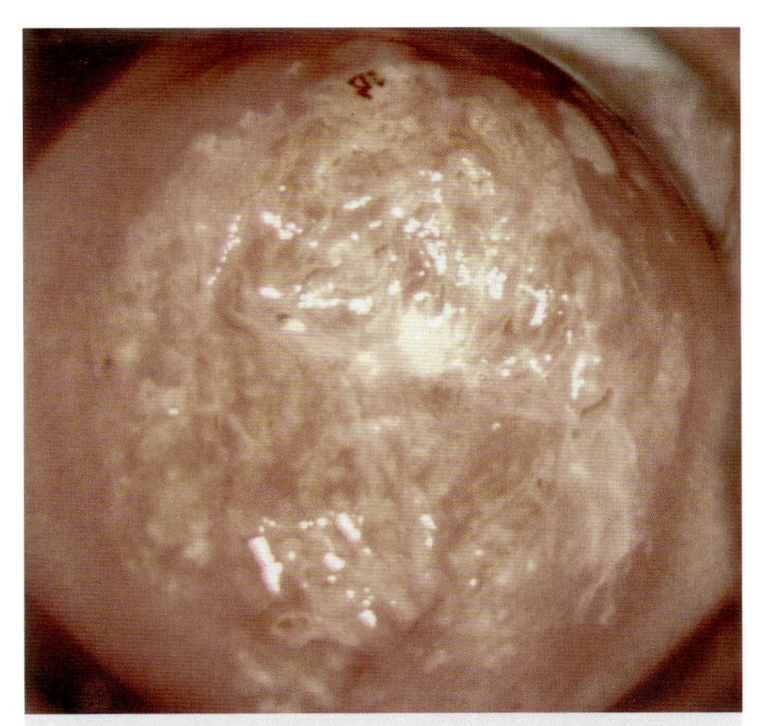

Fig. 9.7 Gesta 1, idade gestacional de 8 semanas. Zona de transformação, com uma reação esbranquiçada ao ácido acético. Orifícios glandulares espessados. Condilomas planos entre 12 h e 2 h.

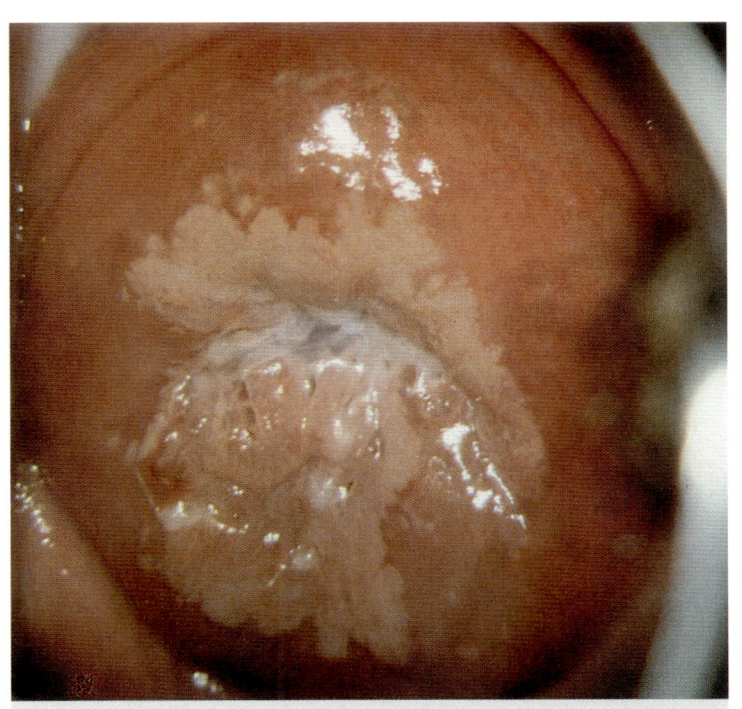

Fig. 9.8 Gesta 1, idade gestacional de 11 semanas. Após a aplicação de ácido acético, uma área branca com mosaico e pontilhado finos aparece nos lábios anterior e posterior dentro da zona de transformação. O limite com o epitélio original discretamente violáceo é nítido. A histologia mostrou epitélio metaplásico.

Quando o processo de metaplasia está completo, podem ser vistos os cistos de retenção e orifícios glandulares brilhando através do epitélio transparente (▶ Fig. 9.4).

Glândulas claramente delineadas dentro de uma TZ normal podem parecer suspeitas, especialmente quando exibem uma reação intensa e rápida ao ácido acético (▶ Fig. 9.5 a, b). Na gravidez, isto se aplica especialmente ao epitélio metaplásico, que se torna bem demarcado do epitélio escamoso original e pode mostrar imagem de mosaico, pontilhado ou ambos (▶ Fig. 9.8). Nesses casos, o tamanho pequeno e a aparência regular do mosaico ou o pontilhado fino e regular são importantes para fazer o diagnóstico diferencial. No caso de algumas lesões com aparência mais grosseira e de algumas associações de alterações, pode ser difícil ou impossível fazer um diagnóstico colposcópico exato (▶ Fig. 9.9 a-c).

A reação decidual pode ser discreta colposcopicamente, pois ocorre no estroma cervical mais profundo. Os pólipos deciduais, no entanto, podem ser facilmente distinguidos dos pólipos endocervicais. Estes últimos frequentemente estão cobertos por epitélio escamoso metaplásico liso, rosado (▶ Fig. 8.108) ou exibem o padrão semelhante a cacho de uvas típico do epitélio colunar, enquanto os pólipos deciduais são amarelados e não estão cobertos por epitélio (▶ Fig. 9.1, ▶ Fig. 9.2, ▶ Fig. 9.3).

As lesões condilomatosas são relativamente comuns na gravidez. Exceto por uma certa maciez, são semelhantes àquelas da paciente não grávida (▶ Fig. 9.15). As lesões inflamatórias são similares na gravidez e fora da gravidez. Como o epitélio escamoso normal tem uma cor castanho intensa, estas lesões se destacam após a aplicação de iodo (▶ Fig. 9.10; ver também ▶ Fig. 8.103b).

9.3 Alterações Suspeitas

Achados colposcópicos correspondendo à SIL (CIN) são bastante uniformes na gravidez. A distinção entre LSIL e epitélio metaplásico é difícil (▶ Fig. 9.5, ▶ Fig. 9.8, ▶ Fig. 9.9, ▶ Fig. 9.16). Uma aparência irregular, mais grosseira de mosaico, por exemplo, sugere HSIL, da mesma forma que fora da gravidez. As lesões podem ocorrer fora da TZ (▶ Fig. 9.11, ▶ Fig. 9.17). O tom violáceo do colo pode mascarar uma imagem colposcópica anormal, em razão de uma matiz de cor diferente (▶ Fig. 9.18), o que pode causar um falso diagnóstico ou ser interpretado como uma alteração inocente. Em outros casos, pode-se encontrar uma aparência anormal com forte coloração da TZ nitidamente circunscrita (▶ Fig. 9.19). Lesões vermelho-vivas são particularmente notáveis e são sempre suspeitas e, nos casos de HSIL, apresentam uma resposta característica ao ácido acético (▶ Fig. 9.20a, b).

Os condilomas podem perder seu aspecto branco-aperolado típico (▶ Fig. 8.98) durante a gravidez. Eles podem assumir um tom vermelho-escuro velado, que dificulta o seu reconhecimento (▶ Fig. 9.21a). Um auxílio diagnóstico importante nesses casos é a aplicação de solução de iodo (teste de Schiller), provocando uma coloração castanha, característica, com aparecimento de pequenas manchas brancas (▶ Fig. 9.21b). Este aspecto corresponde ao mosaico iodo-positivo na ▶ Fig. 8.98b. Durante o curso da gravidez, este aspecto pode-se tornar mais grosseiro, mais lívido e mais edemaciado (▶ Fig. 9.21c, d). Depois do puerpério, muitas vezes pode ser observada a regressão dos condilomas (▶ Fig. 9.21e), permanecendo apenas ilhas de epitélio, que se coram em castanho na periferia (▶ Fig. 9.21f).

9.4 Puerpério

As lesões, que ocorrem durante a gravidez, permanecem essencialmente inalteradas durante o puerpério, mas perdem os aspectos característicos da gravidez (▶ Fig. 9.12a, ▶ Fig. 9.21a-f). O teste de Schiller pode revelar achados surpreendentes: partes do colo e extensões variadas da superfície corrugada da vagina permane-

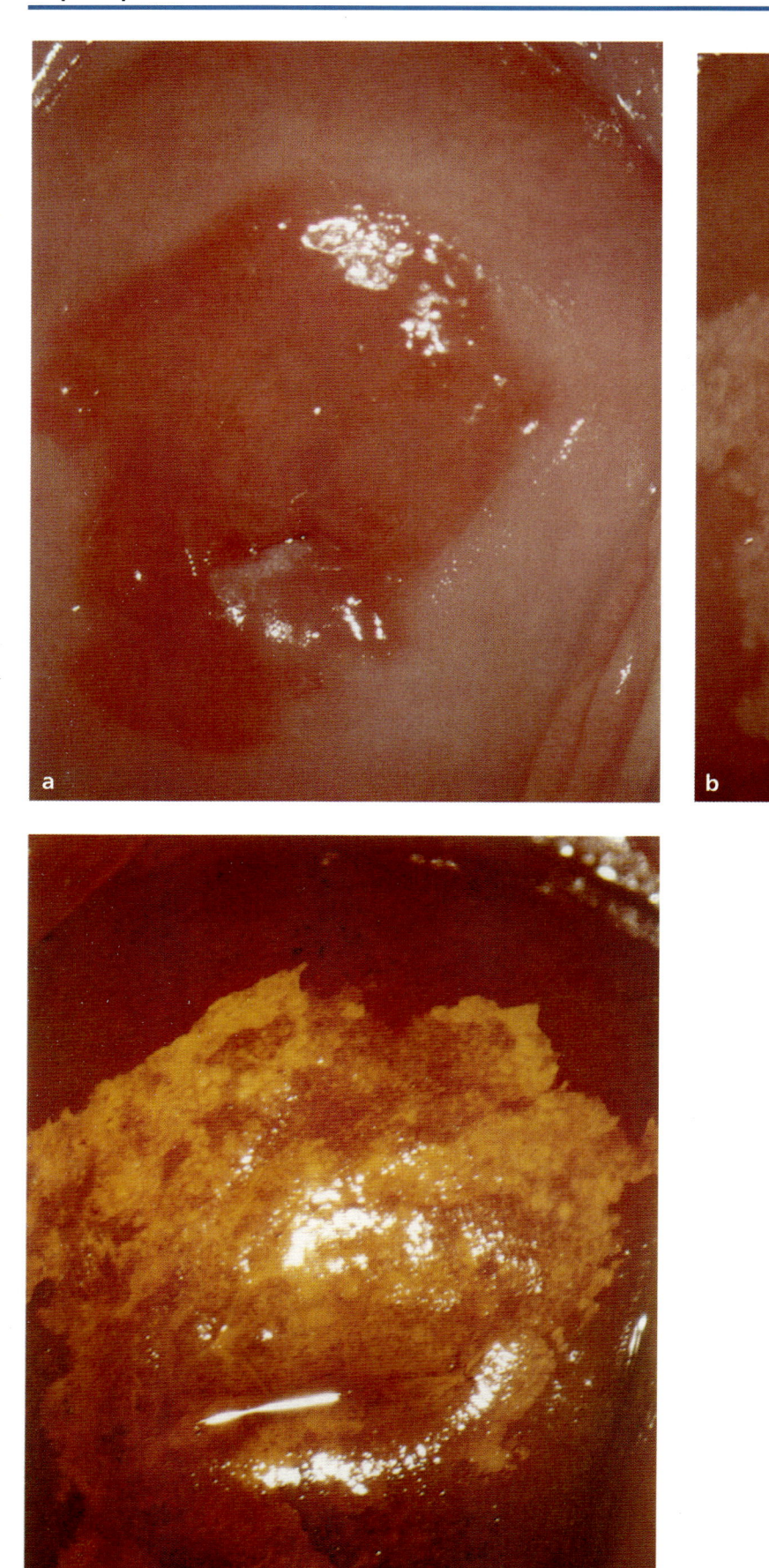

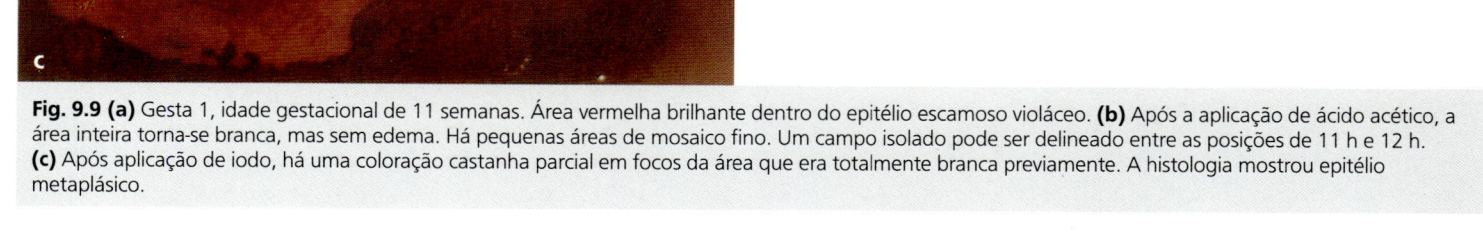

Fig. 9.9 (a) Gesta 1, idade gestacional de 11 semanas. Área vermelha brilhante dentro do epitélio escamoso violáceo. **(b)** Após a aplicação de ácido acético, a área inteira torna-se branca, mas sem edema. Há pequenas áreas de mosaico fino. Um campo isolado pode ser delineado entre as posições de 11 h e 12 h. **(c)** Após aplicação de iodo, há uma coloração castanha parcial em focos da área que era totalmente branca previamente. A histologia mostrou epitélio metaplásico.

Colposcopia na Gravidez

cem não coradas, pois estão livres de glicogênio (▶ Fig. 9.12a, b), particularmente nas mulheres que estão amamentando. As imagens provavelmente são causadas pelo estado hipoestrogênico induzido pela lactação e revertem após a cessação da lactação.

9.5 Biópsia durante Gravidez

A colposcopia na gravidez é usada para excluir câncer cervical invasivo. É inteiramente possível efetuar uma biópsia com *punch* do colo durante a gravidez (▶ Fig. 5.14). O sangramento pode ser controlado por tamponamento (▶ Fig. 5.13), que deve ser deixado durante algumas horas. Uma curetagem endocervical cuidadosa também pode ser realizada, quando indicada. Naturalmente, isto não deve atingir os limites superiores do canal endocervical, onde as lesões são raras durante gravidez.

A conização durante gravidez será discutida na seção 12.4.

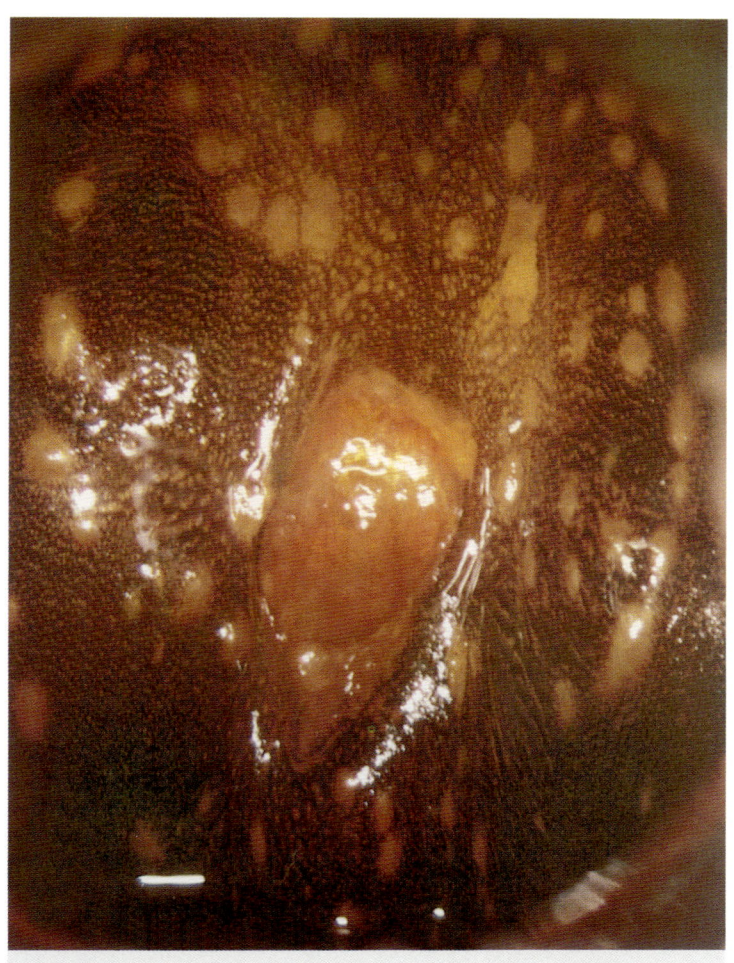

Fig. 9.10 Gesta 8, idade gestacional de 20 semanas. Colo após conização. O orifício externo é semelhante a uma fenda; a mucosa no lábio anterior está discretamente evertida. As placas de colpite macular são distintas do epitélio escamoso cervical castanho-escuro.

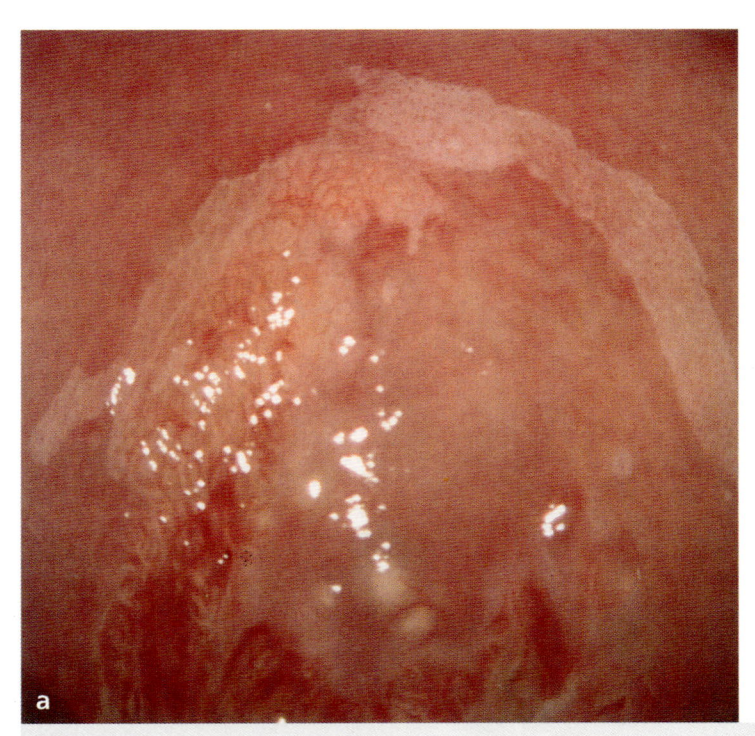

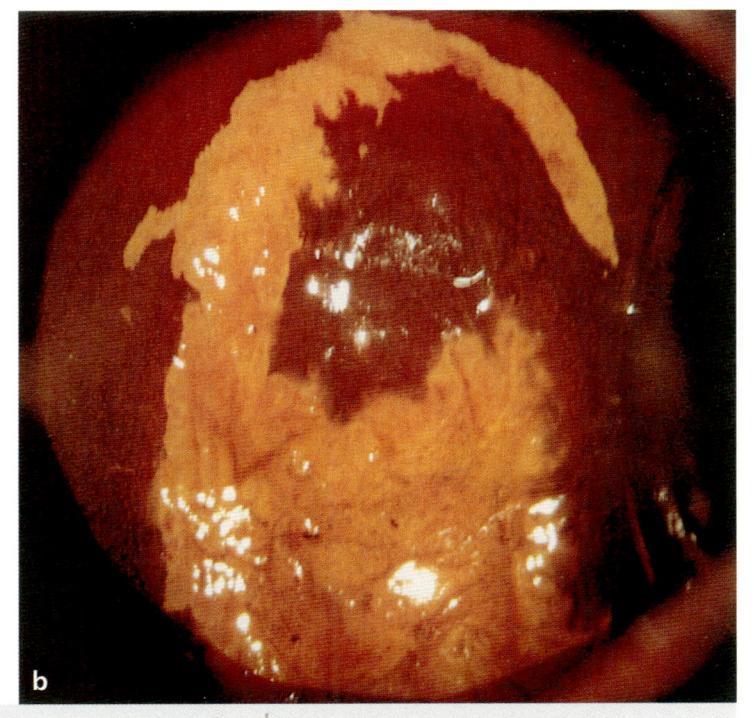

Fig. 9.11 (a) Gesta 2. Uma zona de transformação (TZ) violácea no lábio anterior, com epitélio escamoso metaplásico maduro e cistos de retenção brilhando através do epitélio. A TZ está circundada parcialmente por uma faixa estreita de mosaico grosseiro, irregular. A histologia mostrou HSIL (CIN 2). **(b)** Com ampliação mais baixa da imagem e após aplicação de iodo (teste de Schiller), a faixa estreita de mosaico ficou nitidamente demarcada. O epitélio na TZ madura, no lábio anterior está corado em castanho-escuro. No lábio posterior, há uma TZ incipiente com um limite difuso.

Colposcopia na Gravidez

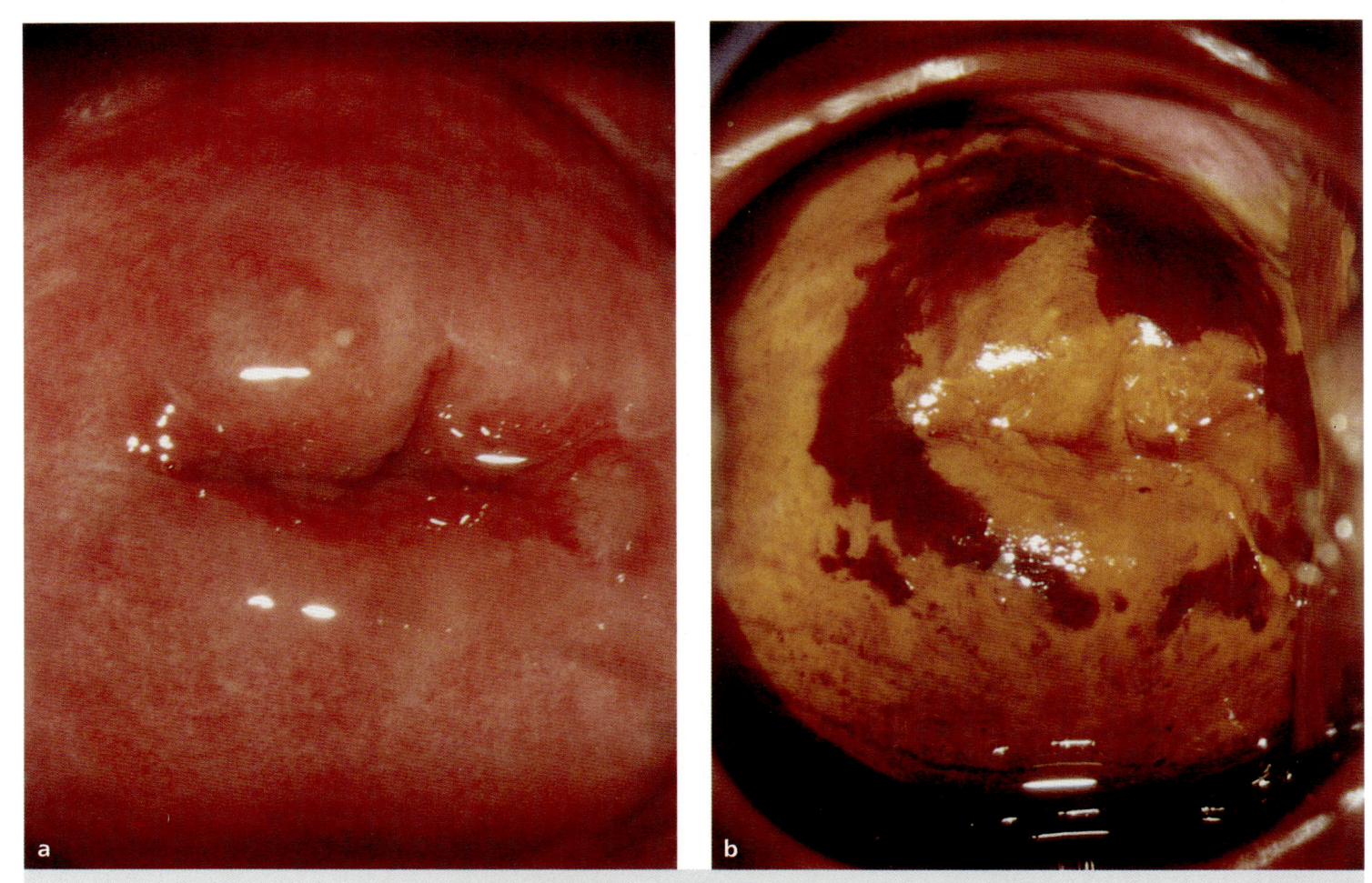

Fig. 9.12 (a) Quatro semanas após o parto. O colo ainda está discretamente avermelhado e edematoso, com uma fina zona de transformação. **(b)** Depois do teste de Schiller, áreas surpreendentemente grandes do colo e da vagina não são coradas (estão livres de glicogênio). Ilhas de coloração castanha aparecem dentro destas áreas.

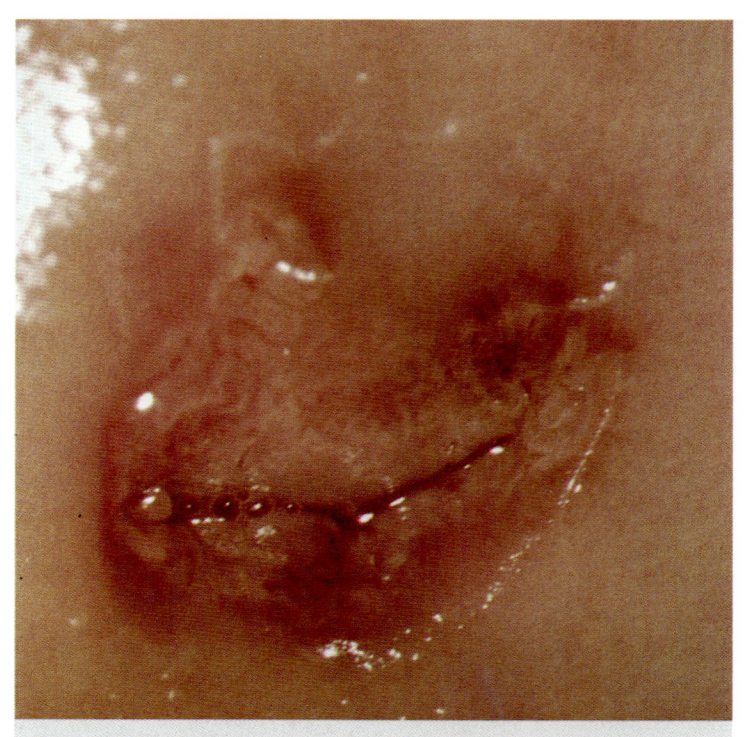

Fig. 9.13 Gesta 5, idade gestacional de 10 semanas. Zona de transformação estreita, lividez discreta.

Colposcopia na Gravidez

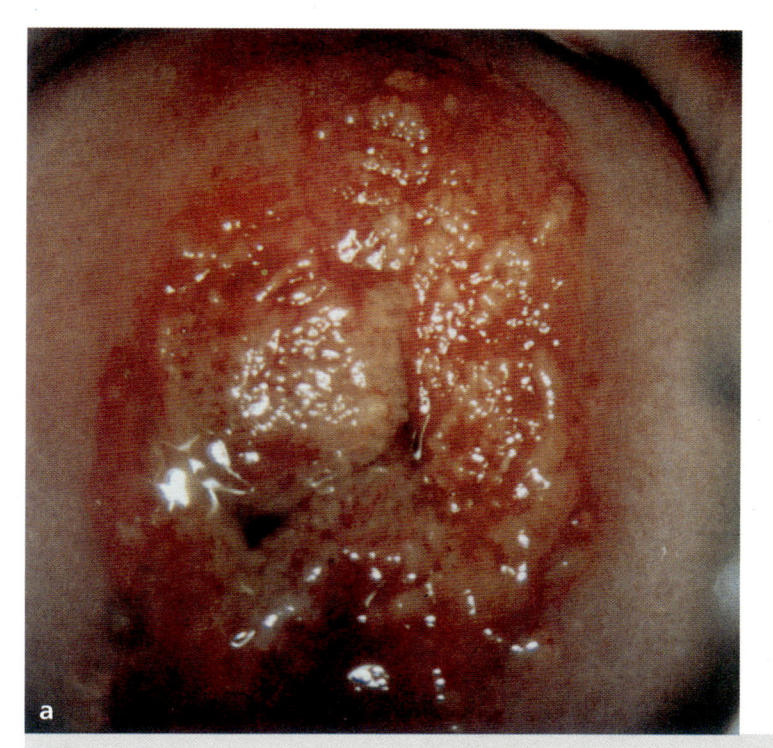

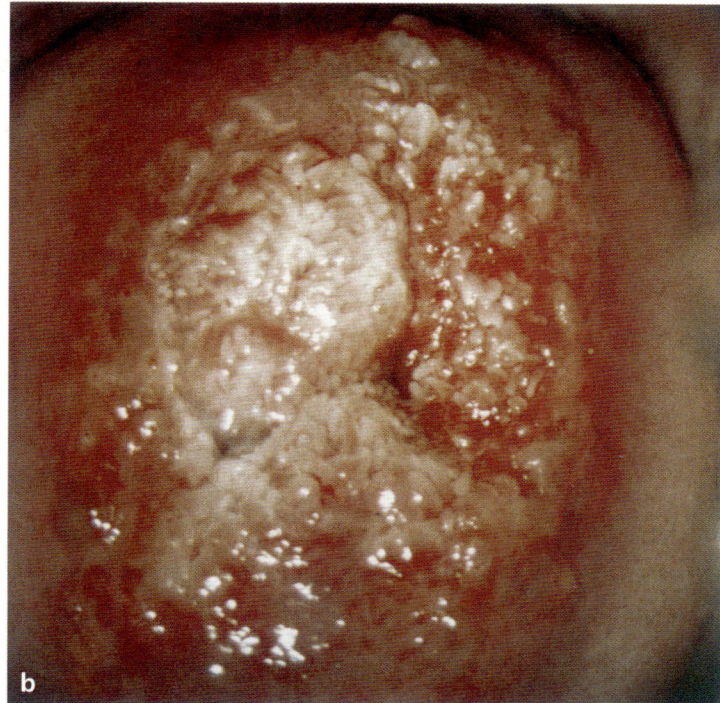

Fig. 9.14 (a) Gesta 2, 13 semanas de idade gestacional. Ectopia e zona de transformação (TZ) com focos deciduais elevados no lábio posterior do colo.
(b) Após aplicação de ácido acético a 3%, o epitélio colunar fica marcadamente edemaciado, mas a TZ e os focos deciduais permanecem em grande parte inalterados.

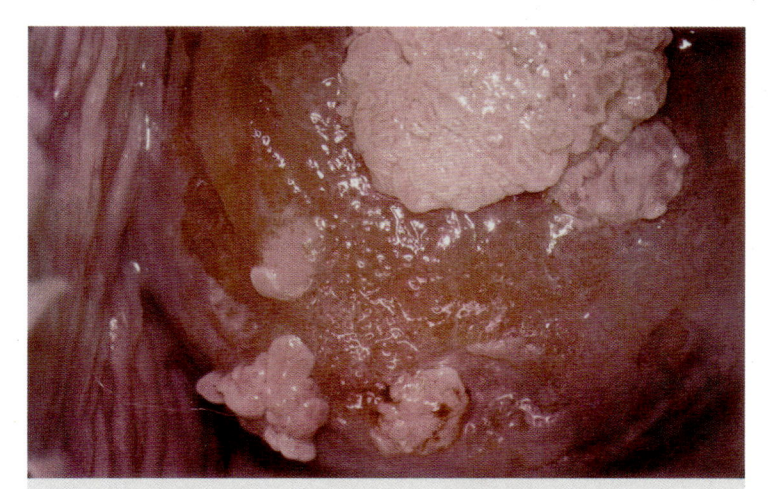

Fig. 9.15 Gestação de 30 semanas. Condilomas papilíferos em torno do orifício externo. A vagina e o colo estão congestos. Dentro desta lesão e na sua margem há excrescências condilomatosas que também apresentam uma cor vermelho profunda.

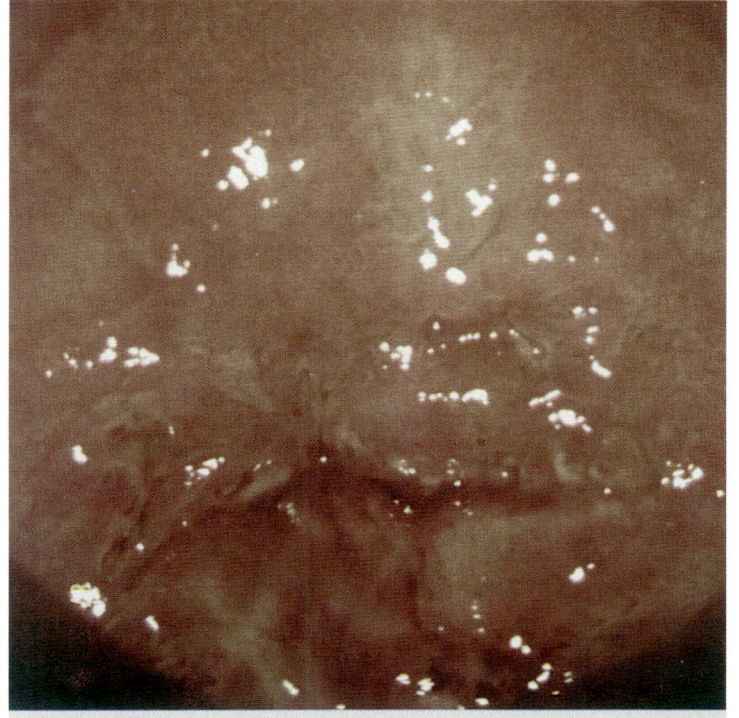

Fig. 9.16 Gesta 1, idade gestacional de 20 semanas. Ácido acético foi aplicado. Fora da zona de transformação, no lábio anterior do orifício externo, há um mosaico fino, nitidamente demarcado. A histologia mostrou LSIL (CIN 1).

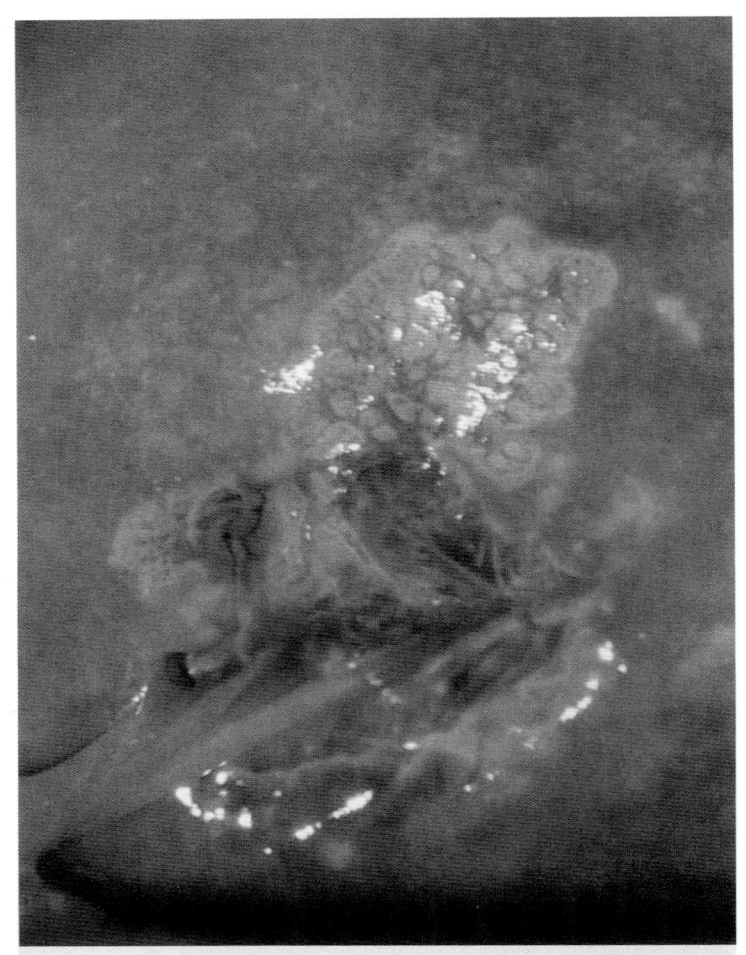

Fig. 9.17 Gesta 1, idade gestacional de 16 semanas. Após aplicação de ácido acético, um mosaico grosseiro irregular aparece na margem da ectopia e fora da zona de transformação. A histologia mostrou HSIL (CIN 2).

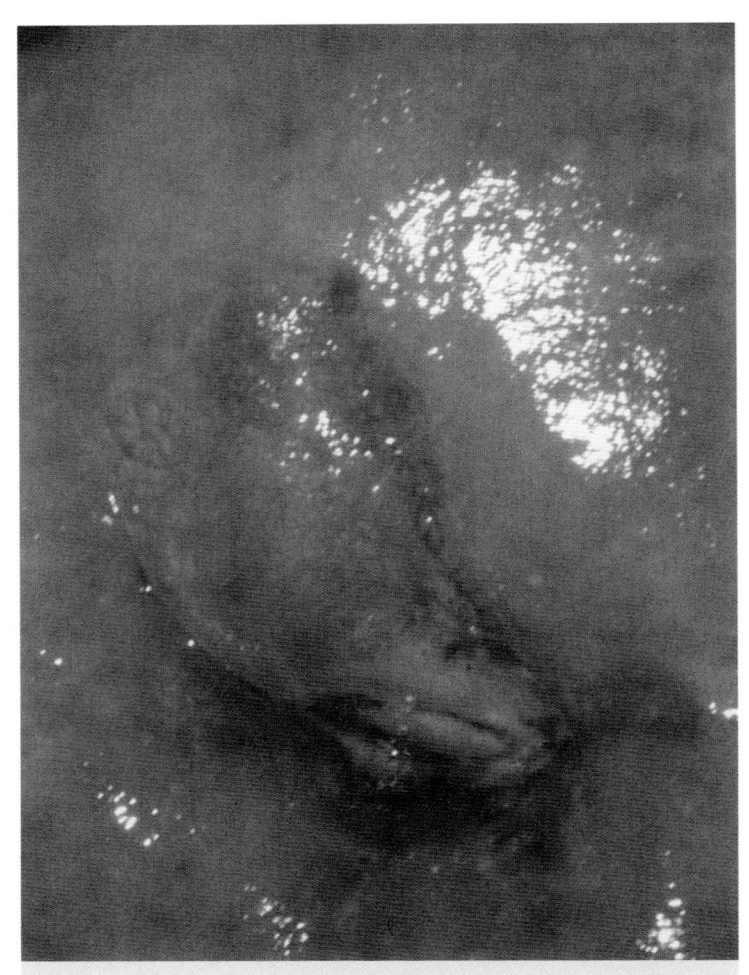

Fig. 9.18 Gesta 2, idade gestacional de 10 semanas. Após a aplicação de ácido acético, uma lingueta de coloração violácea aparece no lábio posterior. Dentro desta área, há apenas orifícios glandulares isolados; na sua margem, há uma faixa estreita com mosaico grosseiro. A histologia mostrou HSIL (CIN 2).

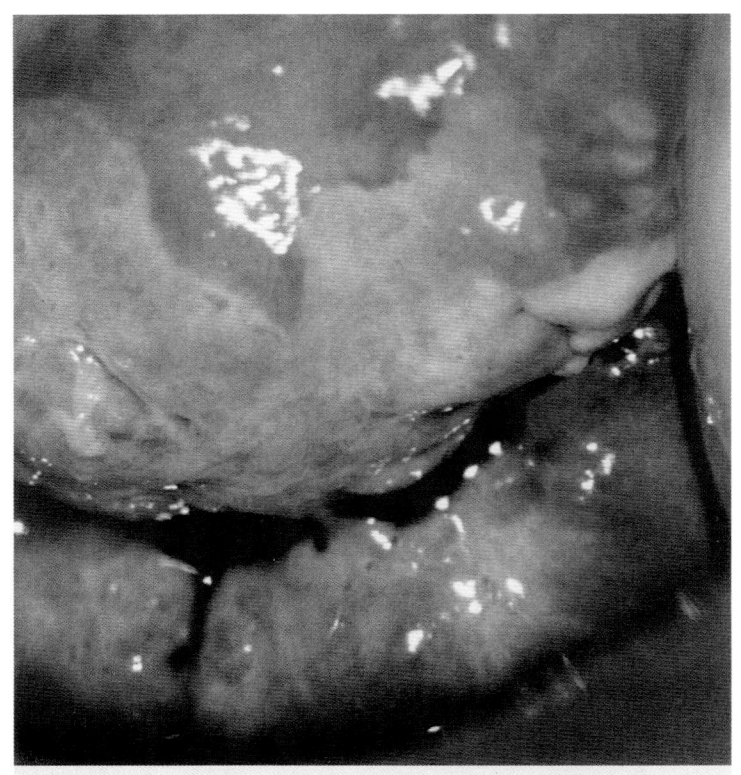

Fig. 9.19 Gesta 4, idade gestacional de 40 semanas. A zona de transformação com orifícios glandulares isolados é corada intensamente de branco pelo ácido acético e fica fortemente demarcada. Sinal de crista às 4 h. A histologia mostrou HSIL (CIN 3), e a conduta foi de observação cuidadosa durante a gravidez. O sangramento ocorreu em razão da realização de um esfregaço colhido com espátula de Ayre.

Colposcopia na Gravidez

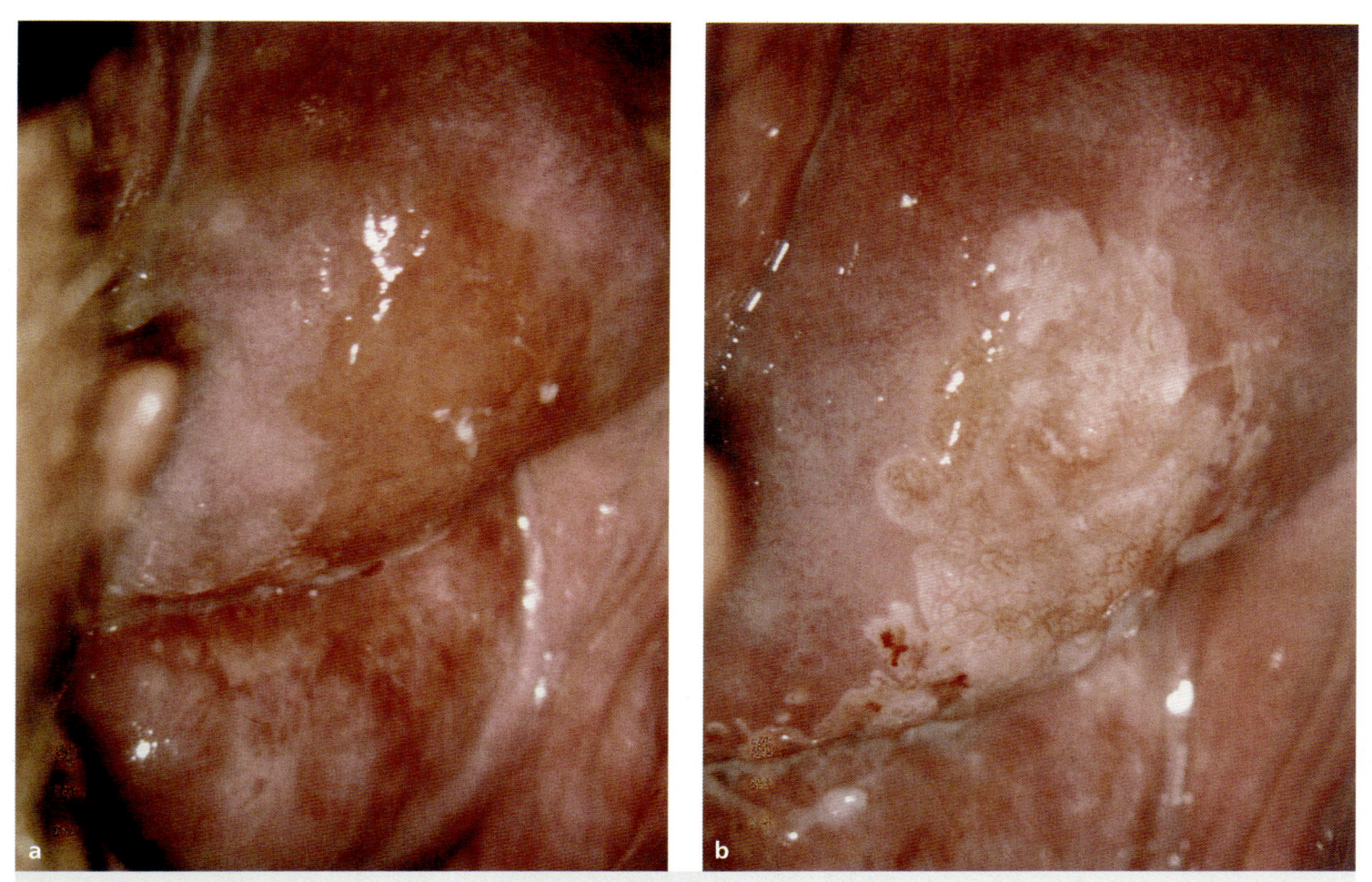

Fig. 9.20 (a) Gesta 7, idade gestacional de 29 semanas. Dentro do epitélio lívido e suculento há uma área vermelha nitidamente demarcada sem qualquer estrutura de superfície identificável. **(b)** Após a aplicação de ácido acético, a área fica inchada, e um mosaico grosseiro aparece. A histologia mostrou HSIL (CIN 3).

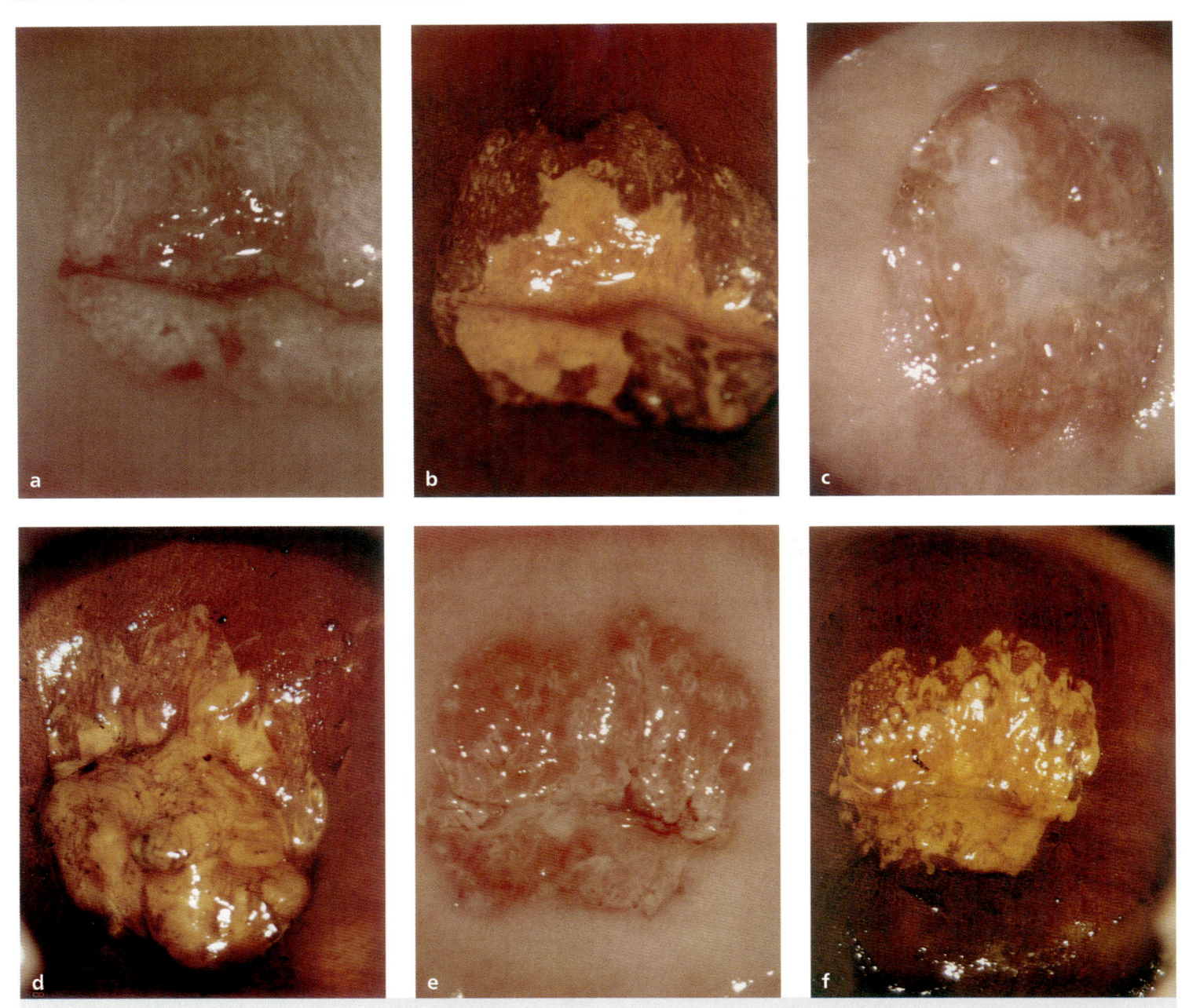

Fig. 9.21 (a) Gesta 2, idade gestacional de 8 semanas. Na margem de uma ectopia em processo de metaplasia, há um epitélio variando de cor branca à violácea, com orifícios glandulares e pontos brancos. Os pontos correspondem ao comprometimento das criptas do epitélio escamoso. A histologia mostrou HSIL (CIN 2) com coilocitose. **(b)** Coloração castanha após aplicação de iodo confirma um condiloma plano (LSIL). Os pequenos pontos claros poderiam ser chamados pontilhado iodo-positivo. **(c)** Com 24 semanas de gestação, a lesão tornou-se mais grosseira e inchada. **(d)** Com o teste de Schiller, a coloração do epitélio no lábio anterior ficou inalterada. A presença de muco impede captação de iodo e coloração do lábio posterior. **(e)** Seis semanas após o parto, a zona de transformação (TZ) mostra-se normal e vermelho-brilhante. A lesão tornou-se menor. A histologia mostrou epitélio escamoso metaplásico. **(f)** Aplicação de iodo produz somente coloração em flocos na margem da TZ.

Referências

1. Stieve H. Der Halsteil der menschlichen Gebärmutter, seine Veränderungen während der Schwangerschaft, der Geburt und des Wochenbettes und ihre Bedeutung. The cervical portion of the human uterus, its changes during pregnancy, delivery and the puerperium. Z Mikrosk Anat Forsch 1927; 11: 291
2. Fluhmann CF. The cervix uteri and its disease. Philadelphia: Saunders, 1961.
3. Freeman-Wang T., Walker P. Colposcopy in Special Circumstances: Pregnancy, Immunocompromise, Adolescence and Menopause. Best Pract Res Clin Obstet Gynecol 2011; 25: 653–665
4. Epperson JWW, Hellman LM, Galvin GA, Busby T. The morphological changes in the cervix during pregnancy, including intraepithelial carcinoma. Am J Ob-stet Gynecol 1951; 61: 50–61
5. Nesbitt REL, Hellman LM. The histopathology and cytology of the cervix in pregnancy. Surg Gynecol Obstet 1952; 94: 10–20
6. Greene RR, Peckham BM. Preinvasive cancer of the cervix and pregnancy. Am J Obstet Gynecol 1958; 75: 551–561, discussion 561–564
7. Hamperl H, Kaufmann C, Ober KG. Histologische Untersuchungen an der Cervix schwangerer Frauen; die Erosion und das Carcinoma in situ Histological examination of the cervix of pregnant women; erosion and carcinoma in situ. Arch Gynakol 1954; 184: 181–280
8. Fitzgerald PJ, Marsh M. Carcinoma in situ of the human uterine cervix in pregnancy; prevalence and postpregnancy persistence. Cancer 1956; 9: 1195–1207
9. Moore DB, Gusberg SB. Cancer precursors in pregnancy. Obstet Gynecol 1959; 13: 530–538
10. Ahdoot D, Van Nostrand KM, Nguyen NJ et al. The effect of route of delivery on regression of abnormal cervical cytologic findings in the postpartum period. Am J Obstet Gynecol 1998; 178: 1116–1120
11. Morice P, Uzan C, Gouy S, Verschraegen C, Haie-Meder C. Gynaecological cancers in pregnancy. Lancet 2012; 379: 558–569

Leitura Sugerida

Fader AN, Alward EK, Niederhauser A et al. Cervical dysplasia in pregnancy: a multiinstitutional evaluation. Am J Obstet Gynecol 2010; 203: e1–e6

Fleury AC, Birsner ML, Fader AN. Management of the abnormal Papanicolaou smear and colposcopy in pregnancy: an evidenced-based review. Minerva Ginecol 2012; 64: 137–148

Hunter MI, Monk BJ, Tewari KS. Cervical neoplasia in pregnancy. Part 1: screening and management of preinvasive disease. Am J Obstet Gynecol 2008; 199: 3–9

Stonehocker J. Cervical cancer screening in pregnancy. Obstet Gynecol Clin North Am 2013; 40: 269–282

Morice P, Uzan C, Gouy S, Verschraegen C, Haie-Meder C. Gynaecological cancers in pregnancy. Lancet 2012; 379: 558–569

Trutnovsky G, Kolovetsiou-Kreiner V, Reich O. P16/Ki-67 dual stained cytology testing may predict postpartum outcome in patients with abnormal Papanicolaou cytology during pregnancy. Acta Cytol 2014

Wetta LA, Matthews KS, Kemper ML et al. The management of cervical intraepithelial neoplasia during pregnancy: is colposcopy necessary? J Low Genit Tract Dis 2009; 13: 182–185

Capítulo 10
Correlação entre a Colposcopia e a Histologia

10.1 Topografia dos Achados Colposcópicos Anormais 159

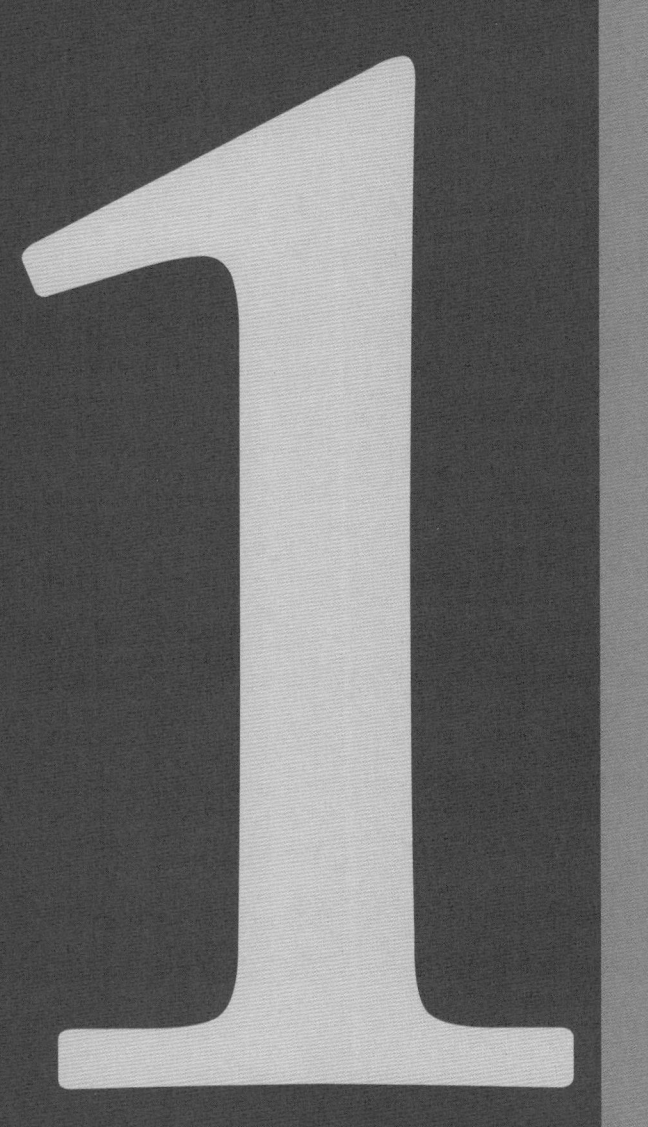

10 Correlação entre a Colposcopia e a Histologia

A colposcopia procura prever a histologia correspondente aos achados colposcópicos. Todos os achados colposcópicos devem ter um achado histológico correspondente, mas essa correlação nem sempre pode ser feita completamente e não deve ser procurada na colposcopia feita de rotina. Na clínica diária, o objetivo é distinguir entre achados normais, anormais e suspeitos.

A correlação precisa entre os achados colposcópicos e histológicos exige a realização de biópsias dirigidas,[1] mas a realização de numerosas biópsias para analisar os achados colposcópicos complexos não é nem exequível e nem adequado para a paciente. A correlação entre a colposcopia e a histologia exige uma colpofotografia de boa qualidade e uma avaliação histológica meticulosa com cortes seriados dos espécimes de conização (▶ Fig. 10.1). Realizamos numerosos destes estudos. Muitas legendas nas colpofotografias neste livro salientam detalhes revelados pela comparação entre os achados colposcópicos e histológicos em espécimes de conização. Para ilustrar o tipo de informação que pode ser obtido com este tipo de análise, este capítulo mostra casos

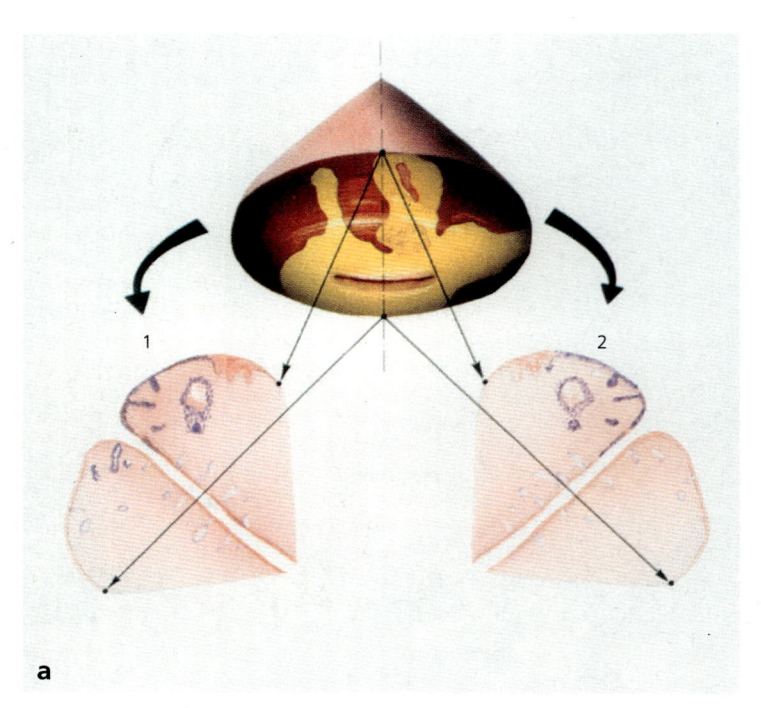

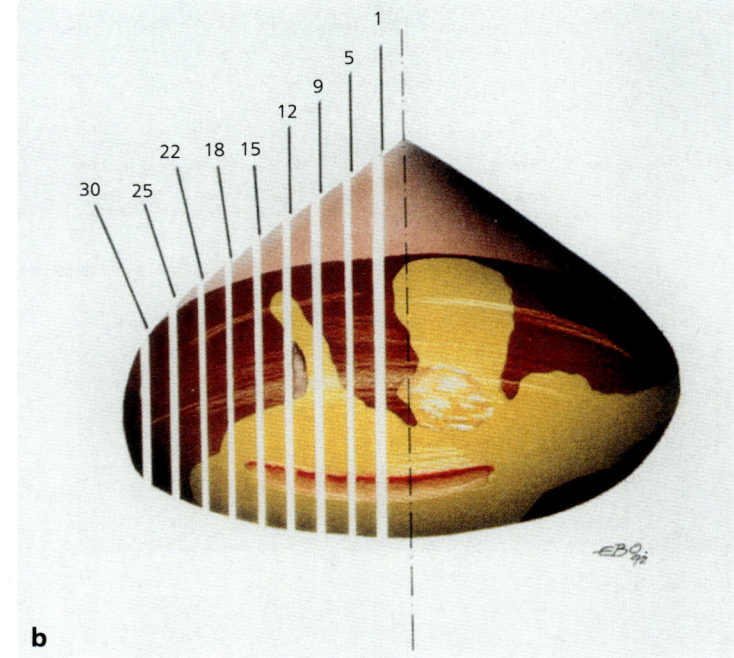

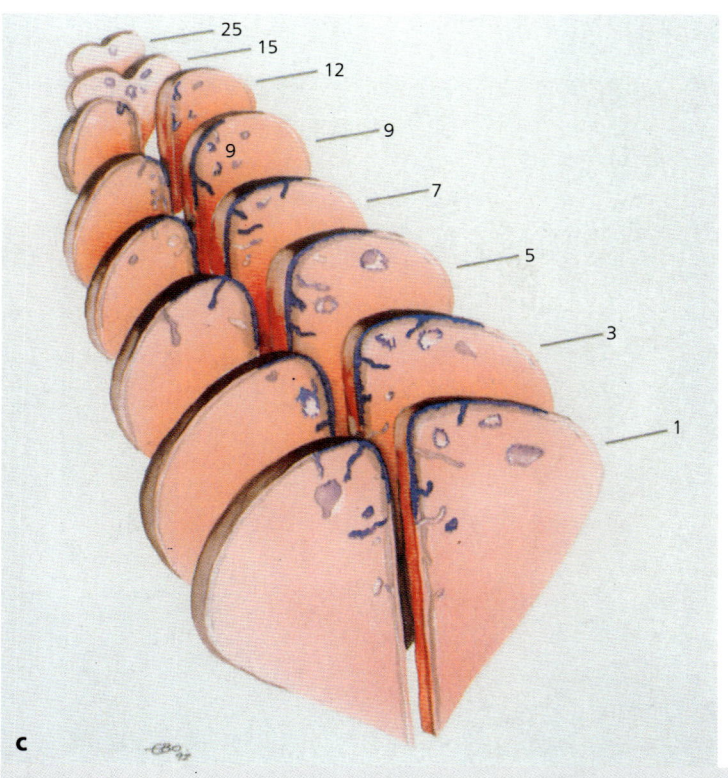

Fig. 10.1 Representação esquemática do processamento histológico de um espécime de conização. O cone é dividido ao meio no plano sagital **(a)** e processado em cortes seriados graduados a intervalos de 400-µm **(b, 1–30)**. O campo glandular é reconstruído conectando-se à posição da última glândula **(c, 1–25)**. As lesões epiteliais e os limites entre elas são, então, relacionados com os achados colposcópicos.

Correlação entre a Colposcopia e a Histologia

	Epitélio escamoso normal		HSIL (CIN 3) com invaginações papilares
	Epitélio metaplásico (sem invaginações papilares)		Erosão
	Epitélio metaplásico com invaginações papilares		Epitélio em regeneração
	LSIL (sem invaginações papilares)		Carcinoma microinvasivo
	LSIL com invaginações papilares		HSIL (CIN 3) com invasão inicial
	HSIL (sem invaginações papilares)		HSIL com invasão inicial do estroma

••••••••••• Limite da zona de transformação (última glândula)

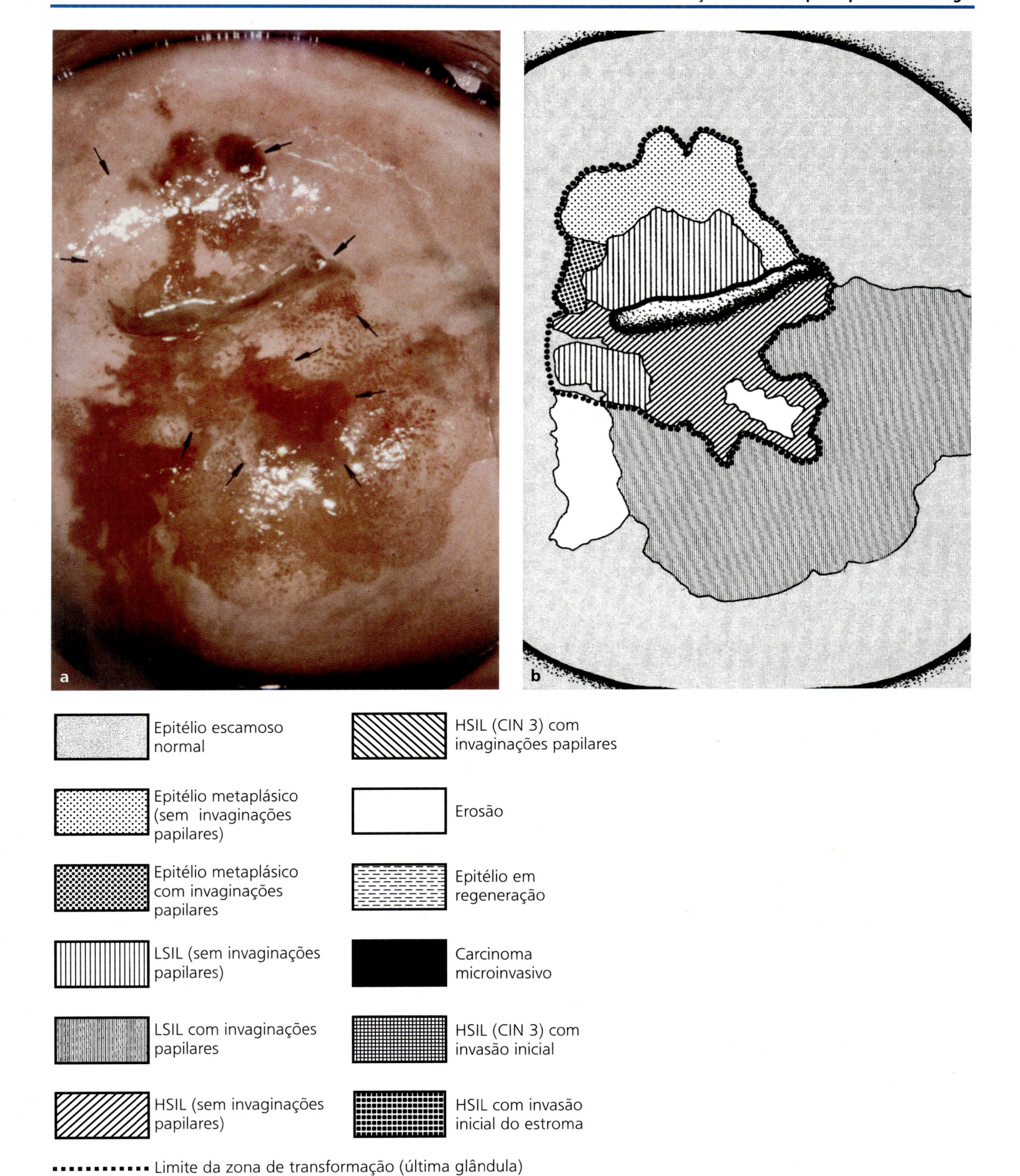

Fig. 10.2 Correlação da imagem colposcópica com os achados histológicos em cortes seriados dos espécimes de conização. As setas apontam os limites entre as lesões colposcópicas.

Correlação entre a Colposcopia e a Histologia

	Epitélio escamoso normal		HSIL (CIN 3) com invaginações papilares
	Epitélio metaplásico (sem invaginações papilares)		Erosão
	Epitélio metaplásico com invaginações papilares		Epitélio em regeneração
	LSIL (sem invaginações papilares)		Carcinoma microinvasivo
	LSIL com invaginações papilares		HSIL (CIN 3) com invasão inicial
	HSIL (sem invaginações papilares)		HSIL com invasão inicial do estroma

●●●●●●●●●●● Limite da zona de transformação (última glândula)

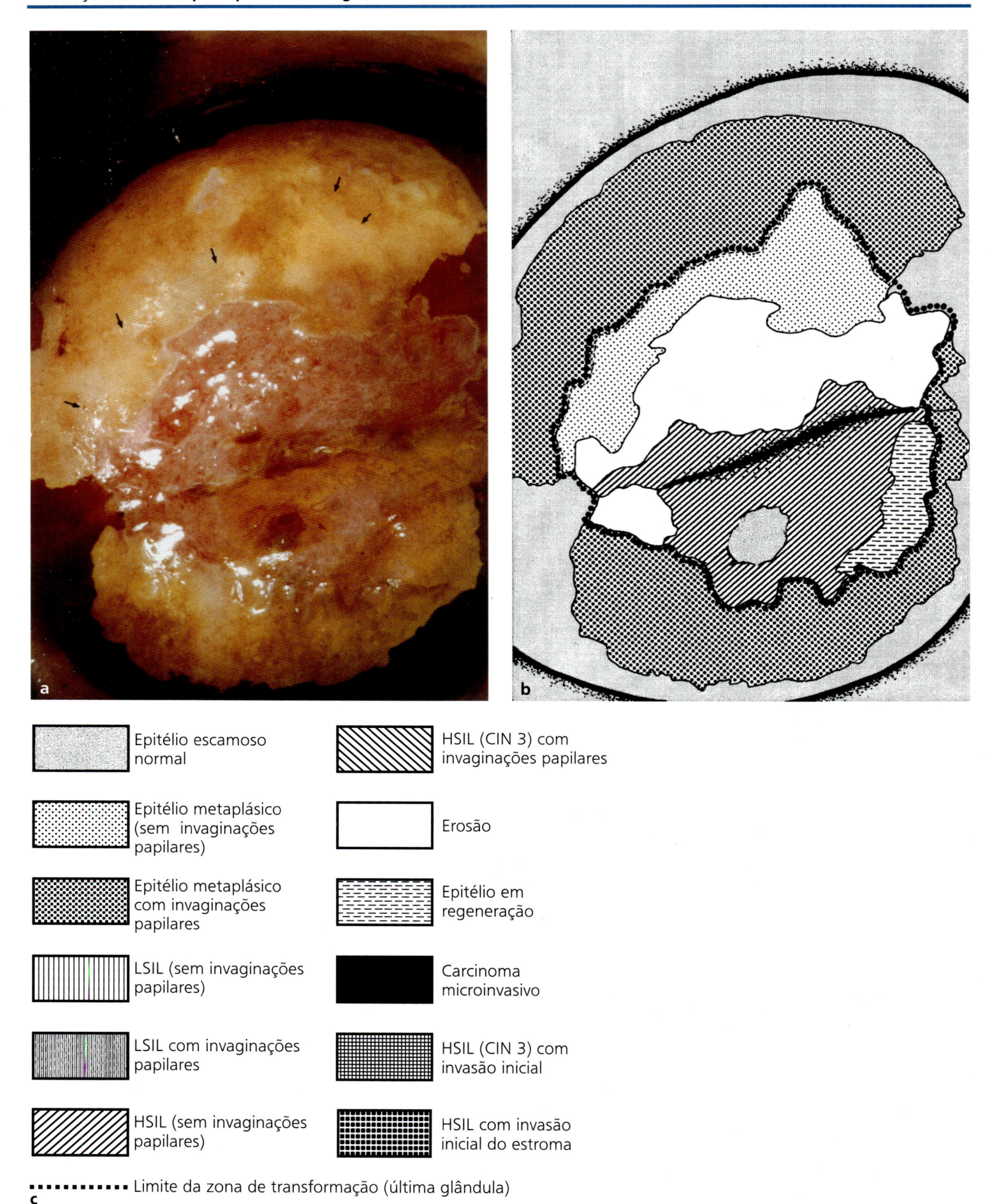

Fig. 10.3 Correlação da imagem colposcópica após aplicação de solução de iodo (teste de Schiller) com os achados histológicos em cortes seriados da peça de conização. As setas apontam os limites entre as lesões colposcópicas.

Correlação entre a Colposcopia e a Histologia

	Epitélio escamoso normal		HSIL (CIN 3) com invaginações papilares
	Epitélio metaplásico (sem invaginações papilares)		Erosão
	Epitélio metaplásico com invaginações papilares		Epitélio em regeneração
	LSIL (sem invaginações papilares)		Carcinoma microinvasivo
	LSIL com invaginações papilares		HSIL (CIN 3) com invasão inicial
	HSIL (sem invaginações papilares)		HSIL com invasão inicial do estroma

·············· Limite da zona de transformação (última glândula)

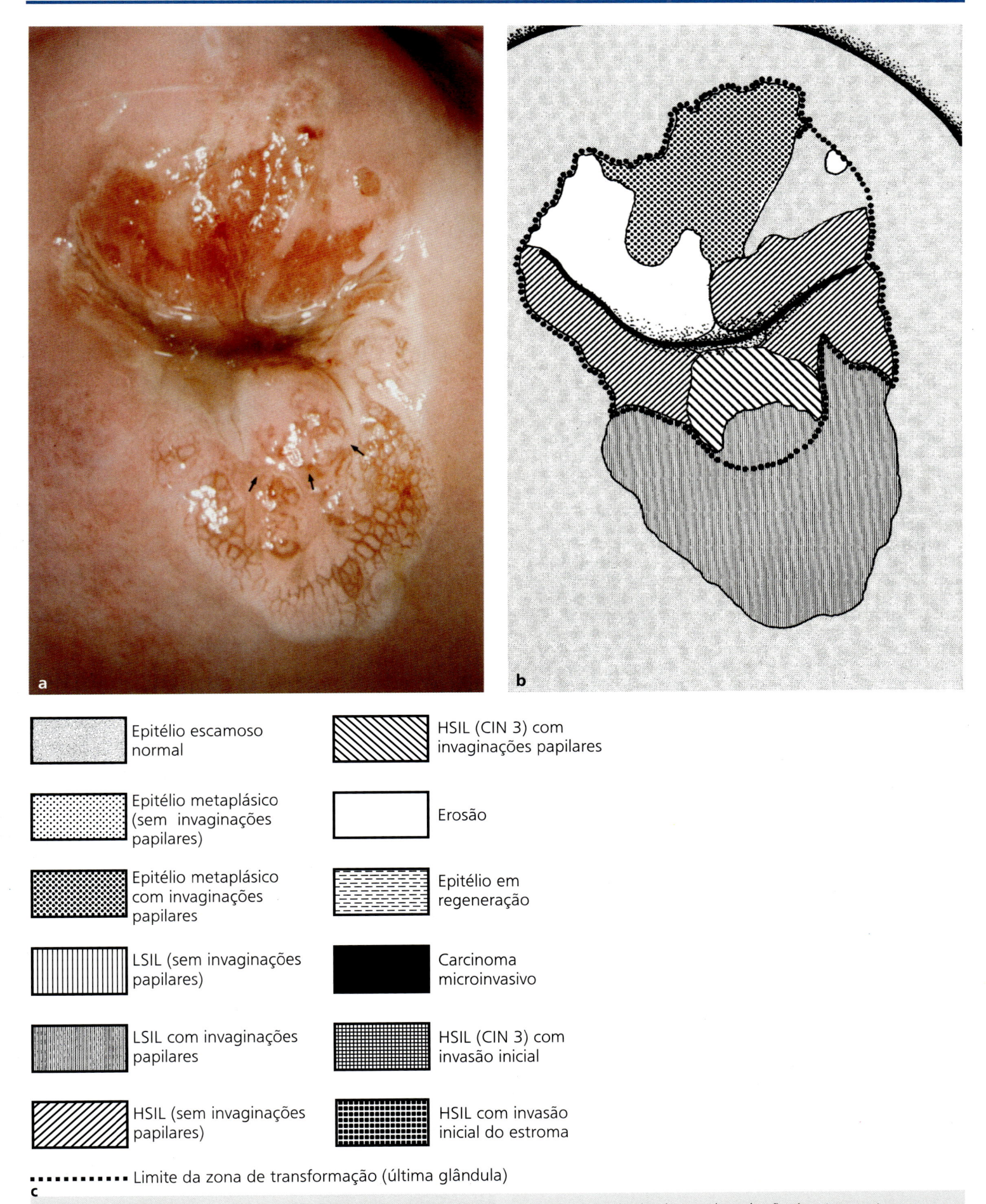

Fig. 10.4 Correlação da imagem colposcópica com os achados histológicos em cortes seriados graduados da peça de conização. As setas apontam os limites entre as lesões colposcópicas. Há displasia em ambos os lados da última glândula.

Correlação entre a Colposcopia e a Histologia

Epitélio escamoso normal	HSIL (CIN 3) com invaginações papilares
Epitélio metaplásico (sem invaginações papilares)	Erosão
Epitélio metaplásico com invaginações papilares	Epitélio em regeneração
LSIL (sem invaginações papilares)	Carcinoma microinvasivo
LSIL com invaginações papilares	HSIL (CIN 3) com invasão inicial
HSIL (sem invaginações papilares)	HSIL com invasão inicial do estroma

▪▪▪▪▪▪▪▪▪▪▪ Limite da zona de transformação (última glândula)

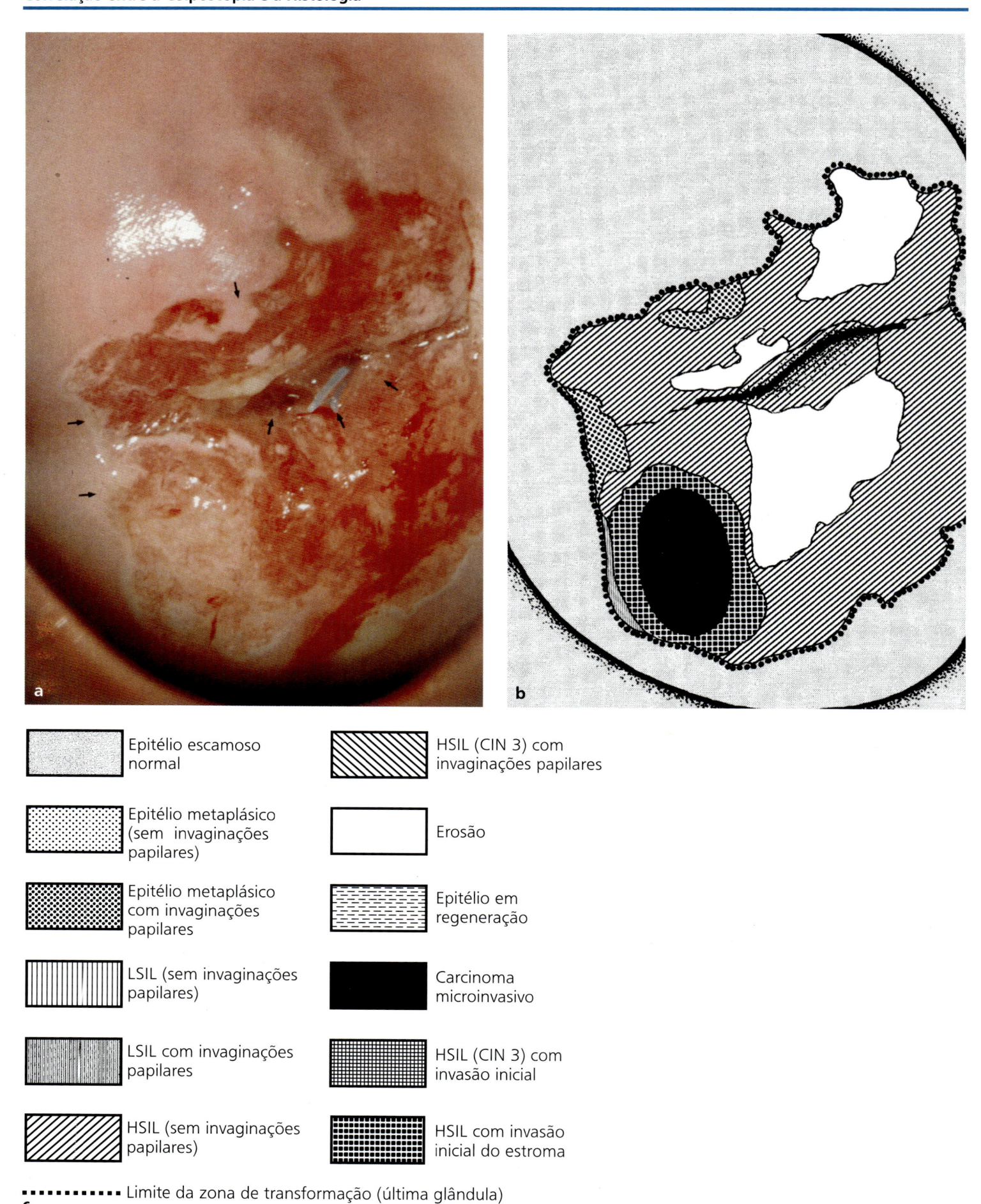

Fig. 10.5 Correlação da imagem colposcópica com os achados histológicos em cortes seriados graduados do espécime de conização. As setas apontam os limites entre as lesões colposcópicas.

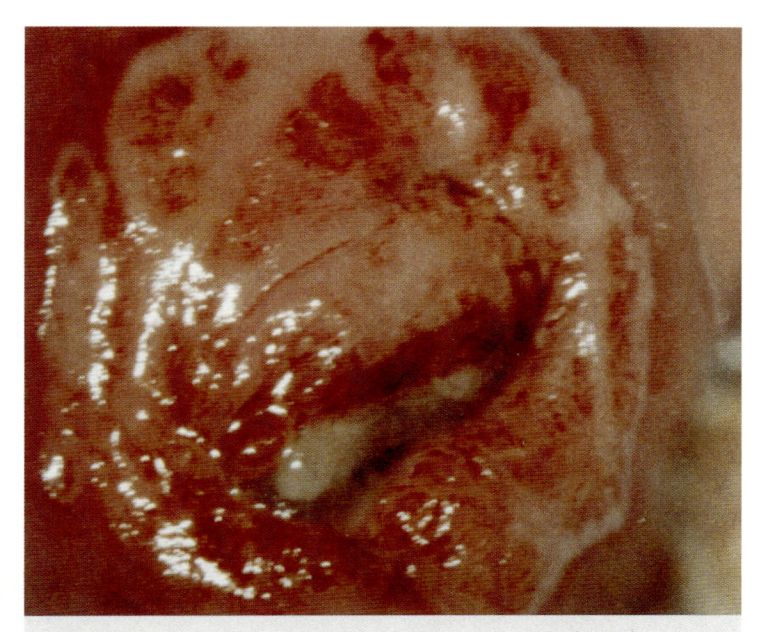

Fig. 10.6 Epitélio acetobranco. A histologia mostrou HSIL (CIN 3).

com múltiplos achados anormais. Algumas figuras também mostram alterações fora da zona de transformação (TZ), i. e., fora do campo glandular. As linhas tracejadas nas figuras marcam os limites do campo glandular, ou a posição da última glândula (ver Capítulo 4, seção 4.1.3.1).

Os limites dentro das lesões colposcópicas nem sempre são fáceis de reconhecer, particularmente em fotografias. Inobstante, os limites se tornam surpreendentemente distintos com a avaliação cuidadosa e usando-se esboços feitos a partir de colpofotografias.

Primeiro, torna-se óbvio que todos os epitélios uniformes aparecem em campos bem demarcados e circunscritos. Em segundo lugar, as lesões mais diferenciadas estão mais afastadas e localizadas em situação mais distal na direção da vagina do que as lesões menos diferenciadas. Uma lesão intraepitelial escamosa de alto grau (HSIL; neoplasia intraepitelial cervical [CIN 2/3]) localiza-se mais próxima ao canal cervical do que uma lesão intraepitelial escamosa de baixo grau (LSIL, ou CIN 1). O epitélio escamoso metaplásico se localiza mais distalmente (▶ Fig. 10.2, ▶ Fig. 10.3, ▶ Fig. 10.4). Todos os tipos de epitélios são encontrados próximos à última glândula, mas seguem estas regras (▶ Fig. 10.2, ▶ Fig. 10.3, ▶ Fig. 10.4, ▶ Fig. 10.5). LSIL (CIN 1) é encontrada em qualquer lado da última glândula e frequentemente começa e termina nesta glândula. A colposcopia mostra a importância do conceito histológico da última glândula.

Para completar o quadro, a ▶ Fig. 10.4 mostra uma rara exceção. Há uma grande área de HSIL (CIN 2) em ambos os lados da última glândula no lábio posterior do orifício cervical. A lesão é uniforme e contínua. O estudo cuidadoso da colpofotografia correspondente mostra uma área de mosaico grosseiro, contendo dois campos claramente distintos. Neste caso, os dois epitélios, que dificilmente podem ser diferenciados um do outro histologicamente, aparecem de forma independente em cada lado da última glândula. O limite do campo glandular na posição de 2 h está coberto por epitélio escamoso normal, que deve ter se originado no campo glandular por metaplasia.

▶ A Fig. 10.5 é instrutiva porque mostra claramente um foco de carcinoma de células escamosas invasivo sem aspectos notáveis para o diagnóstico.

Acreditava-se que o câncer cervical se originava apenas na TZ, mas, atualmente, existem evidências histológicas convincentes, que mostram que a SIL (CIN) pode-se originar fora da TZ, no epitélio escamoso original. Mesmo as lesões uniformes podem ocorrer simultaneamente dentro e fora do campo glandular. Embora a combinação de diferentes achados colposcópicos seja bem conhecida, é pouco apreciado que os seus limites nítidos podem ser vistos de forma colposcópica. Naturalmente, há lesões que se originam completamente fora da TZ, algumas exclusivamente no epitélio escamoso original (▶ Fig. 8.38, ▶ Fig. 8.39, ▶ Fig. 8.43, ▶ Fig. 8.84). A mucosa cervical ectópica frequentemente é substituída por epitélio escamoso por meio do processo de metaplasia, mas as glândulas embaixo do novo epitélio escamoso permanecem, como é o caso na chamada adenose vaginal.[2] Pela mesma razão, o argumento de que a última glândula não é realmente a última, porque outras glândulas desapareceram, não é válido. Se assim fosse, a posição da última glândula ocorreria ao acaso. A relação topográfica exclusiva da última glândula com as anormalidades epiteliais, tanto histológica (ver seção 4.4.2, ▶ Fig. 4.26) quanto colposcopicamente (▶ Fig. 10.2, ▶ Fig. 10.5), constitui uma forte prova da validade do conceito da última glândula.[3]

10.1 Topografia dos Achados Colposcópicos Anormais

Em 1990, a terminologia colposcópica, adotada pela Federação Internacional de Patologia Cervical e Colposcopia (IFCPC), levou em consideração o fato de que os achados colposcópicos anormais podem estar localizados dentro ou fora da TZ, ou em ambas as áreas (ver Capítulo 7, ▶ Tabela 7.1).[4] A terminologia atual de 2011 manteve esta distinção topográfica para os achados colposcópicos anormais.[5]

Estudamos a localização dos achados colposcópicos anormais e a histologia subjacente em uma série de 118 espécimes de coni-

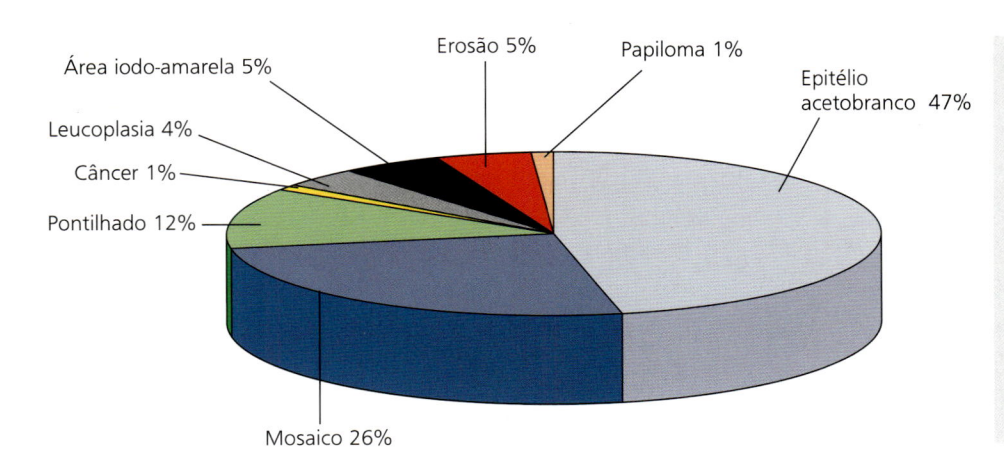

Fig. 10.7 Distribuição dos achados de colposcopia anormais em 118 espécimes de conização.

Área iodo-amarela 5%
Leucoplasia 4%
Câncer 1%
Pontilhado 12%
Mosaico 26%
Erosão 5%
Papiloma 1%
Epitélio acetobranco 47%

Correlação entre a Colposcopia e a Histologia

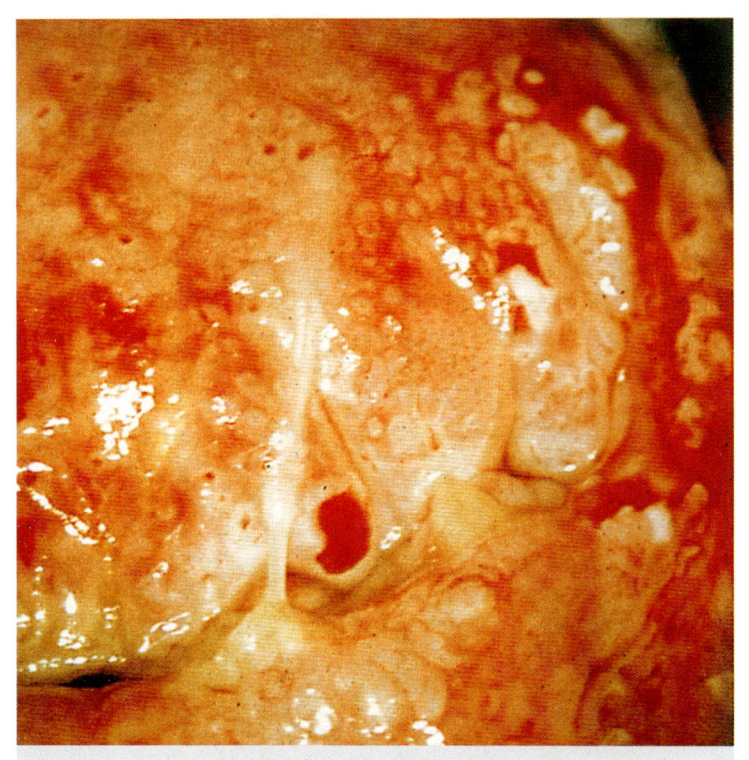

Fig. 10.8 Mosaico, pontilhado e epitélio acetobranco dentro da zona de transformação; a histologia mostrou HSIL (CIN 3).

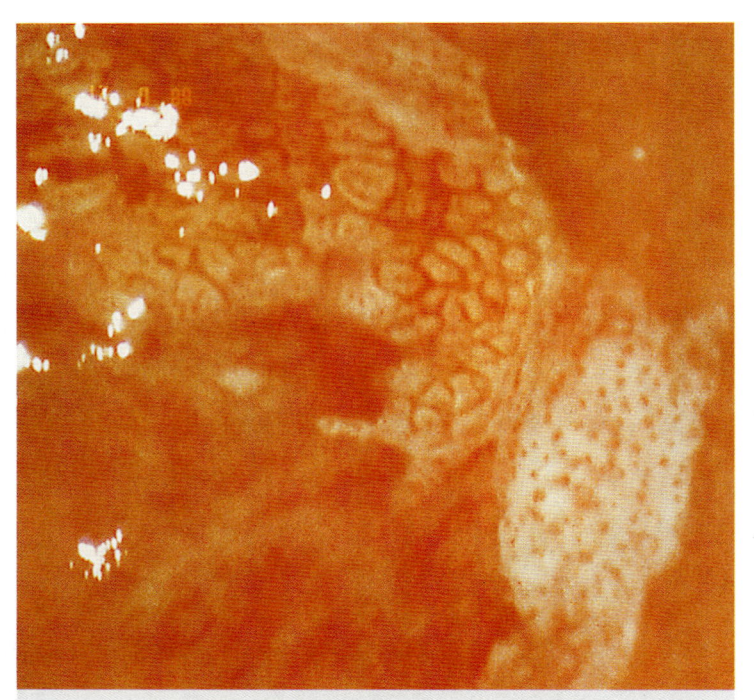

Fig. 10.9 Mosaico e pontilhado fora da zona de transformação; a histologia mostrou HSIL (CIN 2).

zação de pacientes com displasia cervical.[6] Nesta série, 47% dos casos mostraram epitélio acetobranco (▶ Fig. 10.6), 38% mosaico e pontilhado, 4% leucoplasia e 11% outros achados (▶ Fig. 10.7). Em 85 pacientes as lesões estavam localizadas tanto dentro quanto fora da TZ, em 31 pacientes as lesões estavam localizadas inteiramente dentro da TZ, e, em apenas duas pacientes, as lesões estavam localizadas fora da TZ. A distribuição dos achados colposcópicos e histológicos está apresentada nas ▶ Fig. 10.8, ▶ Fig. 10.9, ▶ Fig. 10.10, ▶ Fig. 10.11, ▶ Fig. 10.12, ▶ Fig. 10.13. As análises mostraram que os achados colposcópicos anormais dentro da TZ apresentam uma probabilidade maior de corresponder a SIL do que as lesões fora da TZ. Achados semelhantes foram descritos por Hammes *et al.* (2007).[7]

O mosaico e o pontilhado localizados dentro da TZ (▶ Fig. 10.12) são diferentes daqueles que se localizam fora da TZ (▶ Fig. 10.13) na sua morfogênese e no seu risco de malignidade.

Mosaico e pontilhado fora da TZ
- Epitélio escamoso acantótico 70%
- HSIL 10%
- LSIL 20%

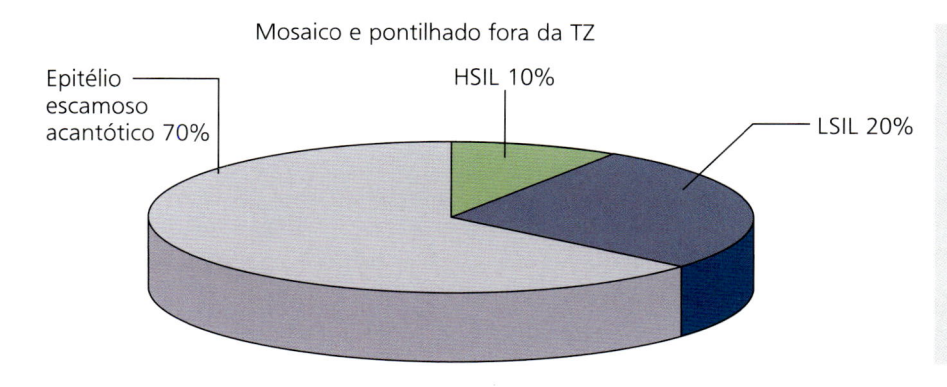

Fig. 10.10 Correlação histológica na alteração de mosaico e pontilhado fora da zona de transformação (98 lesões em 87 casos).

Mosaico e pontilhado dentro da TZ
- LSIL 4%
- Epitélio metaplástico 20%
- HSIL 76%

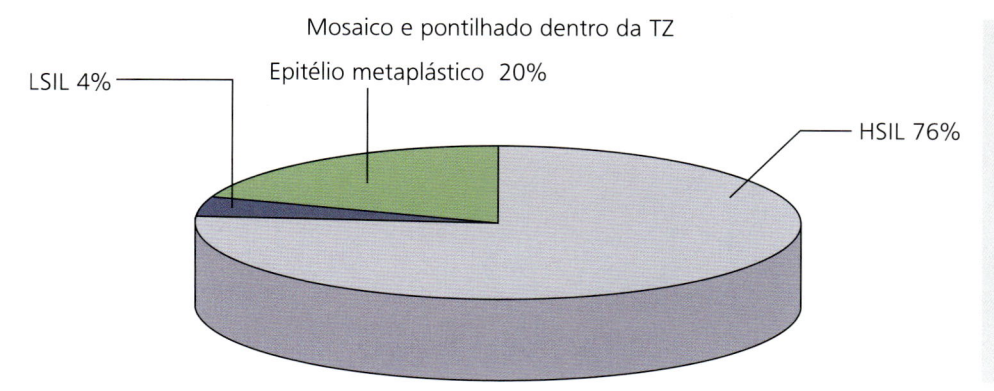

Fig. 10.11 Correlação histológica nas alterações de mosaico e pontilhado dentro da zona de transformação (25 lesões em 116 casos).

Correlação entre a Colposcopia e a Histologia

Áreas iodo-amarelas
- Epitélio escamoso benigno 96%
- LSIL 4%

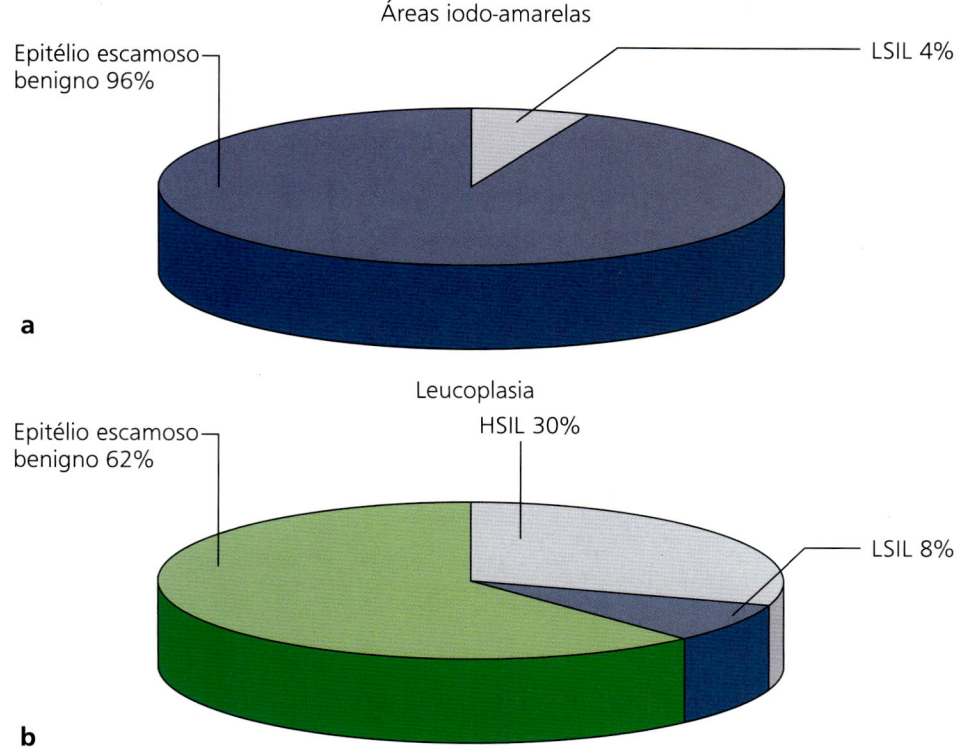

a

Leucoplasia
- Epitélio escamoso benigno 62%
- HSIL 30%
- LSIL 8%

b

Fig. 10.12 Correlações histológicas das áreas iodo-amarelas e de leucoplasia em 87 casos.

Epitélio acetobranco
- Epitélio escamoso benigno 20%
- LSIL 4%
- HSIL 73%
- Câncer Estádio Ia 3%

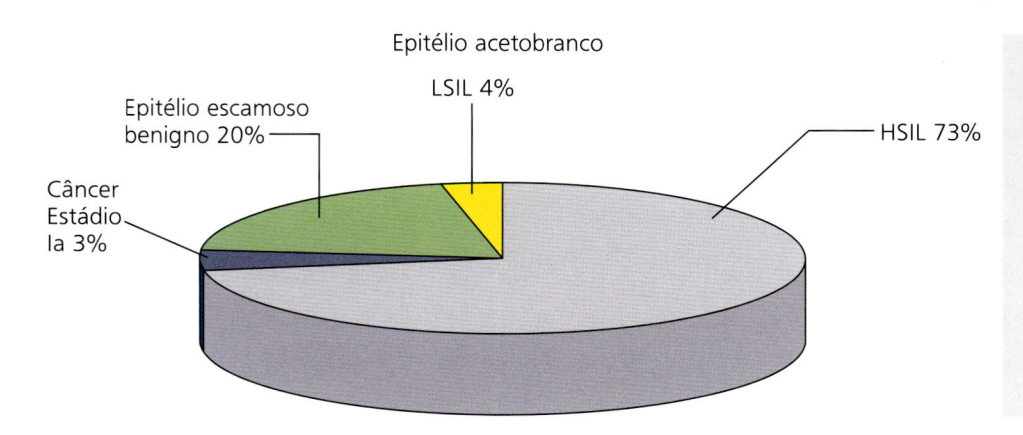

Fig. 10.13 Correlação histológica do epitélio acetobranco (152 lesões em 118 casos).

Referências

1. Bajardi F. Kolposkopische Befunde und ihre histologischen Korrelate Colposcopic findings and their histologic correlates. Geburtshilfe Frauenheilkd 1984; 44: 84–86
2. Burghardt E, Ostör AG. Site and origin of squamous cervical cancer: a histomorphologic study. Obstet Gynecol 1983; 62: 117–127
3. Burghardt E. The importance of the last cervical gland in the natural history of cervical neoplasia. Obstet Gynecol Surv 1979; 34: 862–866
4. Stafl A, Wilbanks GD. An international terminology of colposcopy. Report of the Nomenclature Committee of the International Federation of Cervical Pathology and Coloposcopy. Obstet Gynecol 1991; 77: 313–314
5. Bornstein J, Bentley J, Bösze P et al. 2011 colposcopic terminology of the International Federation for Cervical Pathology and Colposcopy. Obstet Gynecol 2012; 120: 166–172
6. Girardi F. The topography of abnormal colposcopy findings. Cervix Low Female Genital Tract 1993; 11: 45–52
7. Hammes LS, Naud P, Passos EP et al. Value of the International Federation for Cervical Pathology and Colposcopy (IFCPC) Terminology in predicting cervical disease. J Low Genit Tract Dis 2007; 11: 158–165

Capítulo 11
Implicações Terapêuticas dos Achados Colposcópicos Anormais

11.1 Tratamento dos Achados Colposcópicos Benignos — 164

11.2 Tratamento das Lesões Cervicais Pré-Malignas — 164

11.3 Tratamento do Carcinoma Microinvasivo — 167

11.4 Acompanhamento após Tratamento — 168

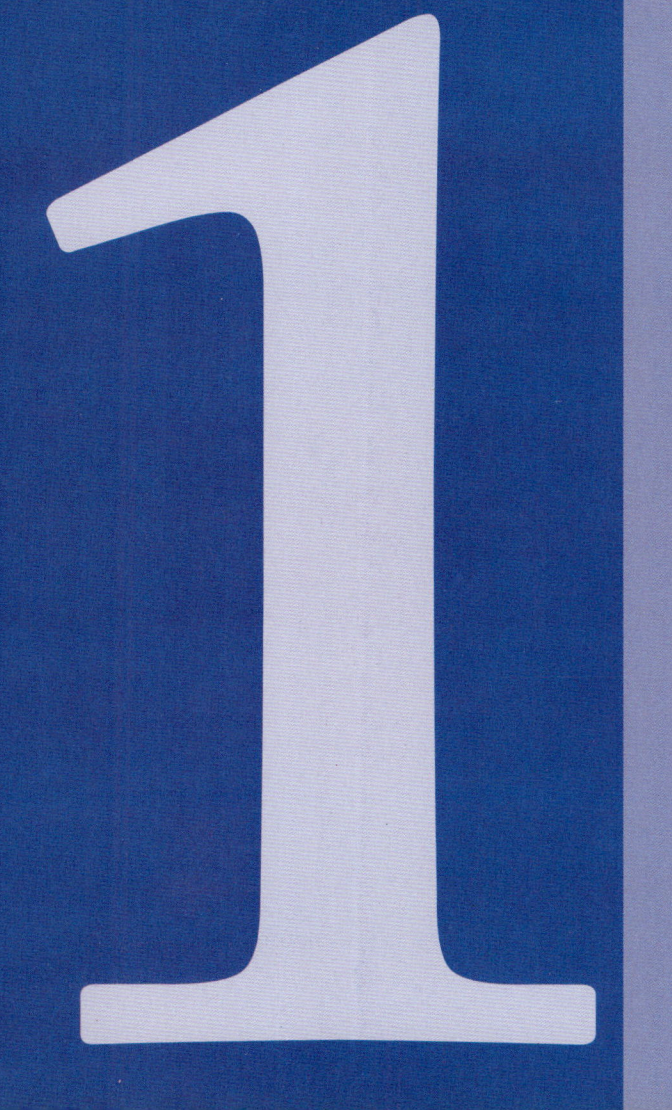

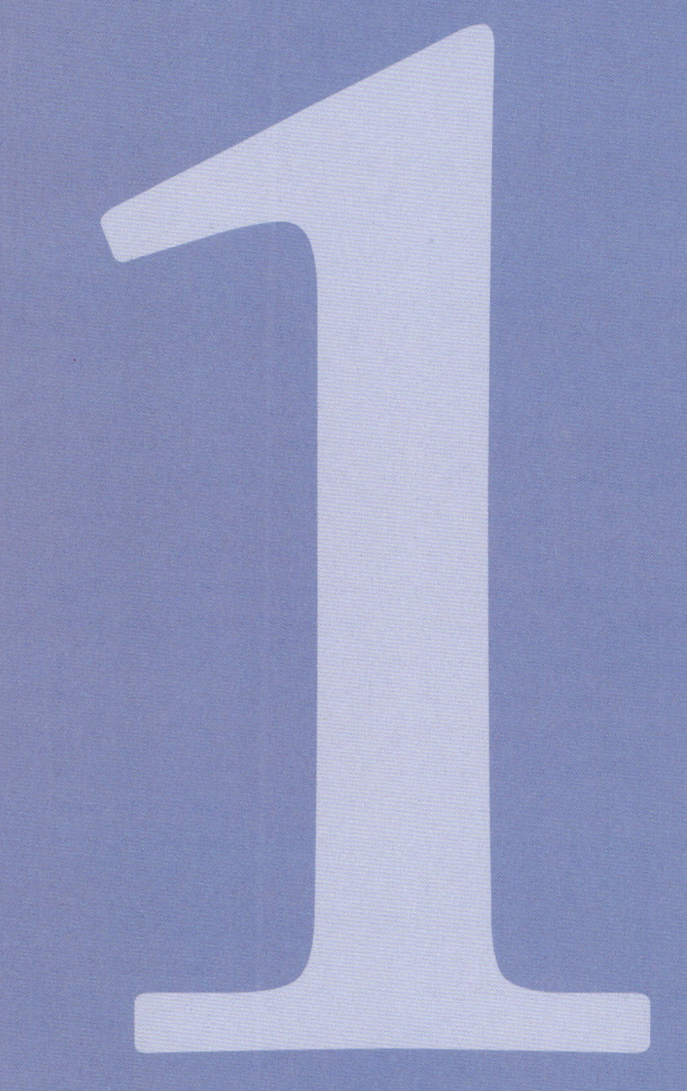

11 Implicações Terapêuticas dos Achados Colposcópicos Anormais

A biópsia sob orientação colposcópica direta deve ser feita para avaliação dos achados colposcópicos anormais ou suspeitos (ver Capítulo 5). É importante que o tratamento seja com base no diagnóstico histológico e não em um achado colposcópico ou no resultado da citologia. A citologia indica que existe uma atipia epitelial, mas é muito imprecisa em relação aos achados histológicos. O teste de HPV é um adjunto útil.

11.1 Tratamento dos Achados Colposcópicos Benignos

11.1.1 Ectopia

Uma ectopia grande pode produzir sintomas, como corrimento mucoso e sangramento de contato pós-coital. Uma ectopia sintomática pode ser tratada, particularmente nas mulheres que completaram suas famílias. Em mulheres jovens em que a ectopia pode ser maior em razão do uso de anticoncepcionais orais, uma forma alternativa de contracepção pode ser considerada. A ectopia pode ser extirpada ou removida com excisão rasa, diatermia, criocirurgia ou tratamento com *laser*. Com qualquer método, o resultado final deve ser a reepitelização com epitélio escamoso normal contendo glicogênio. Em casos favoráveis, a junção escamocolunar (SCJ) se situará no orifício externo. Antes do tratamento, é necessário excluir a presença de lesões intraepiteliais escamosas (SIL) ou doença invasiva pela citologia, histologia ou ambas.

11.1.2 Zona de Transformação Normal

A zona de transformação (TZ) é um achado normal e não exige tratamento.

11.1.3 Epitélio Metaplásico com Leucoplasia, Pontilhado ou Mosaico

Leucoplasia, pontilhado e mosaico devem ser avaliados com o teste de papilomavírus humano e citologia, a biópsia pode ser necessária em alguns casos. Se os achados forem normais, a paciente e o médico podem ficar seguros. Estas pacientes não necessitam de um tratamento ou de acompanhamento mais intensivo. Os achados colposcópicos decorrentes do processo metaplásico tendem a ser estáveis. Os estudos de acompanhamento a longo prazo mostram pouca alteração das margens e do esfregaço citológico (ver Capítulo 8).

11.1.4 Lesões Condilomatosas

Diversas opções de tratamento medicamentoso e de terapia ablativa estão disponíveis para o manejo dos condilomas. Preferimos ablação a *laser*.[1,2] As lesões do colo, da vagina e vulva podem ser vaporizadas com *laser* orientado pela visão colposcópica direta. Condilomas papilíferos e espiculados podem ser extirpados cirurgicamente. As lesões papilares e as lesões planas extensas podem ser removidas com uma alça de diatermia, com uma corrente baixa, ajustada para que não ocorra dano ao tecido subjacente. Os condilomas planos localizados perto de lesões papilares também podem ser removidos com uma alça de diatermia ou cauterizados após a biópsia. A coagulação da base da lesão com alça diatérmica é importante para prevenir as recorrências associadas a tecido infectado residual.

A criocirurgia também pode ser usada. Os condilomas espiculados, situados próximos a lesões tratadas com criocirurgia, podem sofrer regressão espontânea, presumivelmente decorrente de uma resposta imune induzida pela congelação.[3]

Nos casos de condiloma plano, o carcinoma invasivo deve ser excluído com a realização de biópsia. Todos os métodos aqui descritos podem ser considerados. Se a lesão apresentar uma superfície particularmente grosseira, é possível que um componente endofítico esteja presente, e o tratamento realizado deve penetrar mais profundamente para prevenir a recorrência. Se a biópsia mostrar atipias, a lesão deve ser tratada como uma neoplasia intraepitelial (discutido na seção 11.2).

As opções clínicas para o tratamento de condilomas incluem o imiquimod e a podofilotoxina. Por causa do risco de recorrência, estas substâncias também são usadas para o tratamento adjuvante após ablação cirúrgica. Hidrogel de interferon-α[4] ou 5-fluorouracil são usados raramente.[5,6]

11.2 Tratamento das Lesões Cervicais Pré-Malignas

A lesão intraepitelial escamosa de baixo grau (LSIL, CIN 1) pode e deve ser manejada de forma conservadora com revisão a curto prazo, pois essas lesões podem regredir, especialmente se forem mal demarcadas colposcopicamente. Uma lesão bem definida persistindo durante 1 a 2 anos deve ser tratada como uma lesão de alto grau. O objetivo do tratamento é remover ou destruir o epitélio atípico em sua integralidade. O tratamento definitivo deve estar fundamentado na definição precisa da lesão.

Apresentamos a seguir considerações diagnósticas na SIL (CIN):

- Aspecto histológico
- Extensão superficial, inclusive a extensão para o canal cervical
- Profundidade do comprometimento das glândulas cervicais (criptas)
- Exclusão de invasão

Estudos recentes têm analisado o tratamento clínico para CIN (SIL).[7]

11.2.1 Pré-Requisitos Diagnósticos

Nenhum dos métodos diagnósticos de primeira linha, citologia, colposcopia e mesmo a biópsia dirigida pode ser usado isoladamente para fazer o diagnóstico preciso de SIL (▶ Tabela 11.1; ver também Capítulo 10). A colposcopia pode avaliar apenas a extensão da lesão na superfície e somente quando as lesões estão limitadas à ectocérvice. Com o uso de um espéculo endocervical (▶ Fig. 5.8), é possível visualizar a parte inferior do canal, mas as lesões situadas mais alto no canal estão fora do alcance do colposcópio. Os critérios colposcópicos para avaliação epitelial (ver Capítulo 8) não são suficientemente precisos para permitir a tomada de decisão sobre o tratamento mais adequado. Os carcinomas microinvasivos podem ser diagnosticados colposcopicamente apenas quando atingem um determinado tamanho e estão localizados na ectocérvice e não muito abaixo da superfície.

Tabela 11.1 Métodos morfológicos para avaliação de neoplasia intraepitelial cervical

	Citologia	Colposcopia	Biópsia dirigida	Curetagem endocervical	Conização
Histologia	+	−	++	++	+++
Extensão da superfície	−	+	+	+	+++
Comprometimento glandular	−	+	+	+	+++
Exclusão de invasão	−	−	+	+	+++

A acurácia diagnóstica das biópsias dirigidas de forma colposcópica depende inteiramente do local onde elas são colhidas, o que por sua vez é determinado pela impressão colposcópica. A biópsia nem sempre pode detectar o comprometimento glandular ou invasão. A curetagem endocervical mostra apenas a extensão da SIL (CIN) para dentro do canal cervical. Nem sempre é possível estabelecer ou excluir invasão ou determinar a extensão do comprometimento glandular e a profundidade das criptas nos espécimes fragmentados obtidos, usando-se técnicas de biópsia.

Um diagnóstico definitivo de lesão intraepitelial escamosa de alto grau (HSIL) requer a excisão completa da área anormal por conização com alça de diatermia ou com bisturi a frio e exame histológico rigoroso. Algumas diretrizes consideram adolescentes e mulheres jovens uma população especial com indicação de tratamento conservador da HSIL.

11.2.2 Tratamento Ablativo da Neoplasia Intraepitelial Escamosa (SIL)

As modalidades de terapia ablativa que podem ser executadas no consultório são atraentes para as pacientes, os médicos e para os convênios, mas as suas limitações devem ser reconhecidas, e é necessário uma boa compreensão da patologia cervical. Colposcopia foi usada amplamente para o tratamento ablativo da SIL (CIN) com a expectativa de que as lesões pudessem ser destruídas com eficácia pela eletrocoagulação, criocirurgia ou ablação a laser.[9,10,11,12,13] A ideia era reduzir o número de conizações com bisturi a frio, que muitas vezes eram realizadas sem uma indicação correta. Certamente, a destruição total do epitélio anormal deve alcançar a cura. Se este resultado pudesse ser garantido, qualquer modalidade ablativa poderia ser usada, mas o âmago da questão é que não seja possível ter certeza de que todo o epitélio anormal foi realmente destruído.

Apenas as lesões predominantemente ectocervicais com a SCJ inteiramente visível são adequadas para o tratamento ablativo superficial.[14,15,16,17] As lesões que se estendem acima do canal cervical não podem ser atingidas com certeza. Há também um risco de que o epitélio displásico possa persistir em glândulas profundas. Em um estudo de 3.343 espécimes de conização, glândulas com neoplasia intraepitelial alcançaram uma profundidade máxima de 5,2 mm abaixo da superfície, enquanto as glândulas normais atingiram uma profundidade máxima de 7,8 mm.[18] Entretanto, encontramos glândulas a uma profundidade de 10 mm e em locais (▶ Fig. 11.1) fora do alcance dos métodos ablativos superficiais. Finalmente, o carcinoma microinvasivo pode aparecer na base das criptas, sem nenhuma conexão com qualquer epitélio atípico na superfície.[19] Esses tumores invasivos podem-se estender mais profundamente do que 5 mm no estroma e também podem aparecer em locais não suspeitos (▶ Fig. 11.2),

A probabilidade de invasão e extensão profundas está relacionada com a extensão da lesão na superfície. Em geral, somente as lesões grandes são invasivas. Uma extensão mais profunda nas glândulas é menos provável nas lesões de baixo grau do que nas lesões com HSIL, porque a HSIL se desenvolve mais frequentemente a partir da metaplasia escamosa que ocorre nas glândulas e nas criptas. O comprometimento glandular é impossível nas áreas de epitélio escamoso original.

As modalidades ablativas devem ser usadas apenas se os seguintes critérios forem satisfeitos:

- A lesão é limitada à LSIL
- A lesão é pequena
- A superfície da lesão é lisa
- A lesão está localizada somente na ectocérvice
- A SCJ é totalmente visível

Calculamos a proporção de casos de SIL que preencheram os critérios precedentes em uma série de 119 peças de conização (▶ Tabela 11.2). Mesmo incluindo HSIL, apenas seis casos (5%) satisfizeram todos os critérios. Se somarmos 44 casos adicionais (37%), em que a SIL se estendeu na região inferior do canal, e a SCJ poderia ter sido visível, a proporção foi de 42%. Outros autores apresentam critérios ainda mais restritivos para as modalidades ablativas.[14,15]

Está errado o conceito de que o acompanhamento regular após um tratamento conservador de SIL pode detectar alterações persistentes ou recorrentes. Uma questão importante é a possibilidade da persistência da SIL nas glândulas ou da presença de um

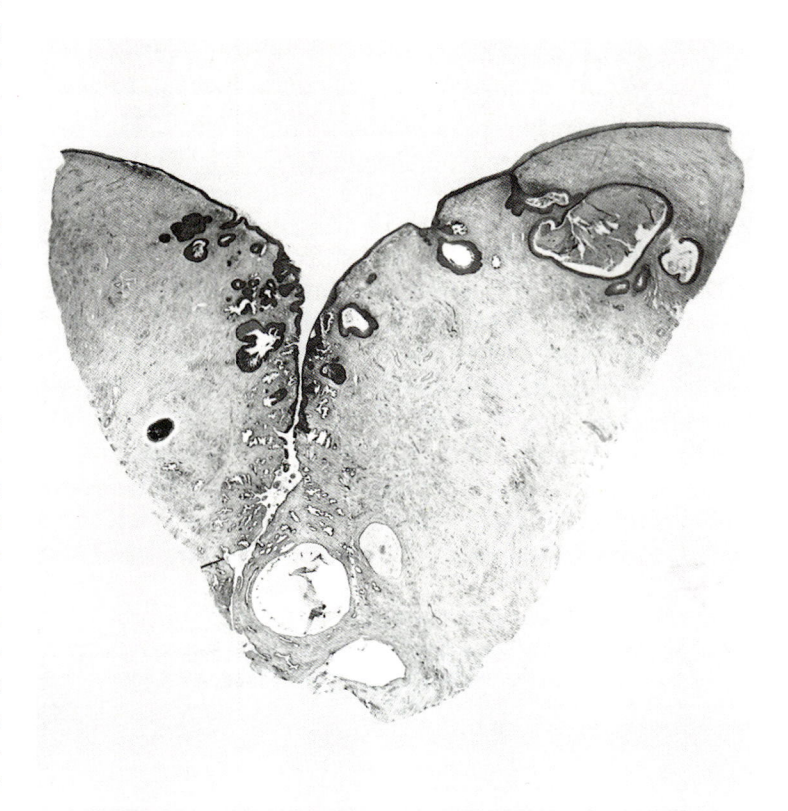

Fig. 11.1 Amostra de conização. A superfície de ambos os lábios do colo está coberta por HSIL (CIN 3). Notar a mudança abrupta na junção com epitélio escamoso normal. A HSIL compromete as glândulas e estende-se até a parte inferior do canal. À direita há comprometimento extenso de glândulas, que se estende 10 mm abaixo da superfície. Essa lesão não pode ser detectada ou suspeitada colposcopicamente.

Capítulo 12

Conização Cervical: Técnicas e Processamento Histológico do Espécime

12.1	Conização Diagnóstica	172
12.2	Conização Terapêutica	172
12.3	Técnica de Conização	172
12.4	Conização durante Gravidez	175
12.5	Processamento Histopatológico do Cone	175

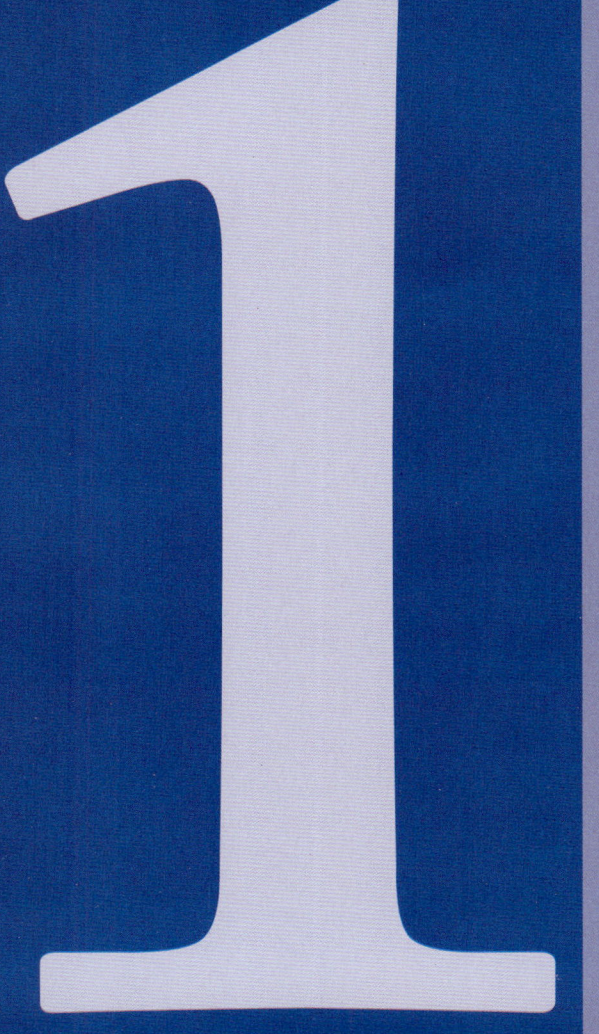

# 12 Conização Cervical: Técnicas e Processamento Histológico do Espécime

A conização (também conhecida como biópsia cônica) é um procedimento cirúrgico para excisão da zona de transformação (TZ) do colo do útero. Com a remoção da neoplasia intraepitelial, a conização é um procedimento diagnóstico e frequentemente terapêutico. Durante muito tempo, a conização foi realizada com bisturi a frio retirando uma peça em forma de um cone, e isto originou o termo. Hoje, a conização é mais frequentemente realizada com alças de diatermia, que retiram peças com menor volume de tecido e tem a forma de concha em vez de cones e estão associadas a menos complicações em gestações subsequentes.[1,2,3,4,5,6,7,8,9] A conização também pode ser feita com *laser,* mas isto exige um equipamento especial e remove um cilindro e não um cone de tecido,[1,2,10] e dessa forma remove mais estroma cervical do que o necessário. A incidência relativa de incompetência cervical em gestações subsequentes associada aos diferentes procedimentos favorece as excisões com alça de diatermia.[6,11]

12.1 Conização Diagnóstica

A conização permite o diagnóstico definitivo de pré-câncer cervical, contanto que a lesão seja excisada completamente. A conização deve ser planejada de acordo com a forma do colo e a distribuição topográfica das anormalidades epiteliais.[12]

As indicações para a conização são as seguintes:

- HSIL (CIN 3) e adenocarcioma *in situ* (AIS). Estas lesões não têm probabilidade de regressão e são precursoras do câncer cervical invasivo
- LSIL (CIN 1) persistente e CIN 2 persistente com base em biópsias dirigidas colposcopicamente. Estas lesões estão muitas vezes associadas à HSIL[13]
- Lesões intraepiteliais de alto grau (HSIL) recorrentes na citologia cervical (mesmo se as biópsias forem negativas)[14]
- Suspeita de doença microinvasiva. A extensão do componente invasivo é importante para o planejamento de tratamento adicional

12.2 Conização Terapêutica

A conização é frequentemente uma intervenção terapêutica definitiva e um procedimento diagnóstico. A decisão sobre a necessidade de tratamento adicional após a conização depende da avaliação histológica precisa do espécime cirúrgico.[12,15] A situação das margens livres da lesão e a ausência de sinais de invasão são importantes. Estas questões foram discutidas em detalhe no Capítulo 11.

12.3 Técnica de Conização

A conização deve ser feita com o conhecimento completo da localização e do significado das lesões cervicais. Uma boa técnica padronizada permite um diagnóstico altamente preciso das anormalidades epiteliais cervicais.[12] O objetivo é remover a lesão em uma peça intacta para que o patologista possa processar o espécime de forma adequada.

O tamanho e a qualidade do espécime cirúrgico são cruciais. Frequentemente, os patologistas têm que trabalhar com cones que são pequenos demais, fragmentados ou difíceis de orientar. A excisão de um cone pode ser tecnicamente difícil em razão da variação na consistência do tecido a ser removido e decorrente do sangramento intraoperatório. Este sangramento pode, em grande parte, ser evitado pela infiltração do colo com um agente vasoconstritor, como a norepinefrina diluída. Soro fisiológico pode ser usado sem aditivos vasoconstritores, mas não melhora o campo cirúrgico.

12.3.1 Excisão com Alça Diatérmica

A diatermia envolve o corte com corrente elétrica. A técnica exige anestesia local ou geral (preferimos esta última). O equipamento consiste em uma alça de fio de aço inoxidável fino, disponível em uma variedade de tamanhos, fixada a uma caneta padrão de cautério. Existe uma variedade de dispositivos de corte e coagulação combinados disponível.[2,12,16] Dispositivos de corrente de corte pura devem ser usados para excisão do espécime, reduzindo o risco de artefatos térmicos que possam obscurecer as margens do cone na histologia.

O cone excisado deve ser largo e raso ou estreito e alto, conforme a localização e o tamanho da lesão. Uma excisão com alça rasa é apropriada, se a lesão for limitada colposcopicamente à ectocérvice ou à parte inferior do canal cervical (TZ tipo 1) (▶ Fig. 12.1a). Se a lesão se estender para cima no canal, fora do alcance do colposcópio (TZ tipo 2 ou 3), cerca de dois terços do canal devem ser excisados (▶ Fig. 12.1b).

A seguir, descreveremos a técnica usada em nosso serviço.[12,17] O colo é apreendido e tracionado com pinças de Pozzi de um só dente nas posições de 3 h e 9 h, fora da área de interesse (▶ Fig. 12.2a). É feita a infiltração com o uso de um vasoconstritor diluído. Após aplicamos a solução de iodo para delinear a extensão da lesão. Uma alça apropriada é escolhida para remover a lesão com uma pequena margem de tecido normal (corado pelo iodo).

A alça é colocada delicadamente sobre a lesão com pressão suficiente para flexionar o fio ligeiramente. A corrente de corte é acionada, e após um breve momento a alça penetra no epitélio cervical. É essencial arrastar em vez de empurrar a alça através do colo (▶ Fig. 12.2a, b). Se a alça for arrastada, é feito um corte superficial. A alça deixa um defeito pálido no colo, com sangramento discreto na margem da mucosa (▶ Fig. 12.2c). Colocamos uma sutura na peça na posição de 12 h para orientar o espécime para o patologista.

Em casos selecionados, como em lesões grandes com componentes ectocervical e endocervical, pode-se inicialmente fazer a excisão de um espécime amplo e superficial da ectocérvice e a seguir realizar uma segunda excisão mais estreita do canal endocervical, às vezes esta técnica é chamada de *conização em chapéu de cowboy.*

O eletrodo em alça deve ser trocado por um eletrodo com ponteira em forma de bola, e a superfície de corte do colo deve ser coagulada. Isto também pode ser feito com um coagulador de feixe de argônio. Geralmente, é desnecessário fazer um tamponamento vaginal após o procedimento.

12.3.2 Conização com Bisturi a Frio

A conização com bisturi a frio, que anteriormente era o procedimento padrão, atualmente é feita em situações com indicações selecionadas, como AIS, reconização, lesões com um componente endocervical extenso e quando a fertilidade não é relevante. Uma vantagem é que não há artefatos térmicos que possam obscurecer a condição das margens.

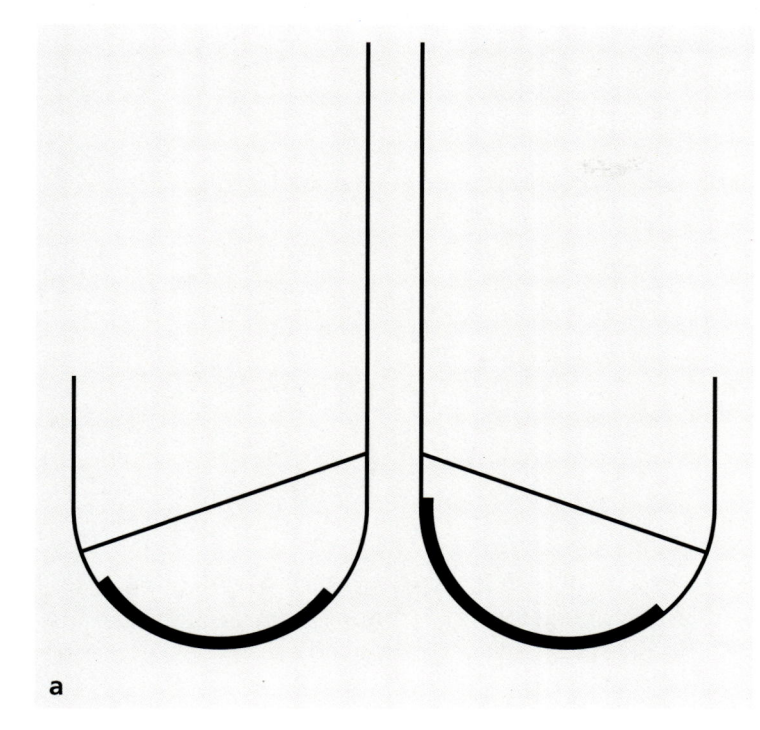

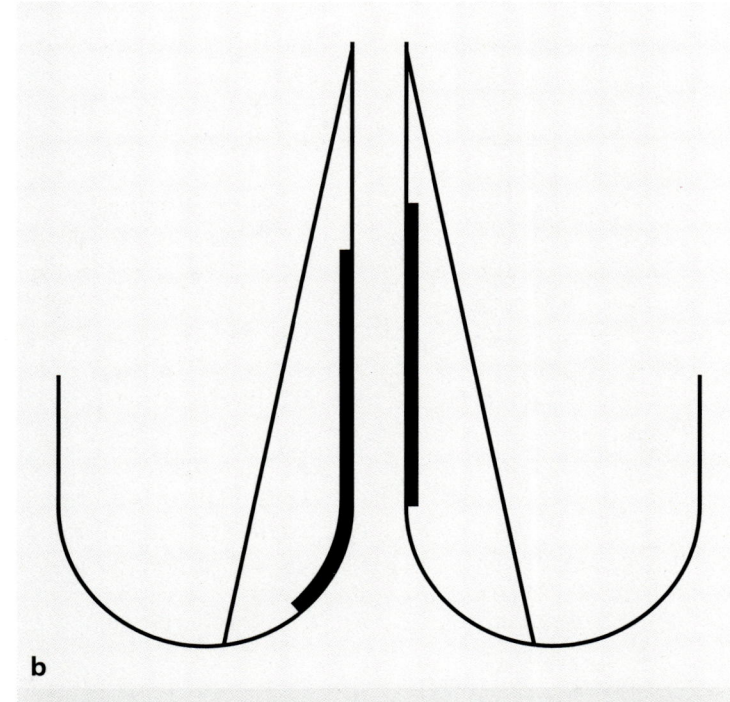

Fig. 12.1 Tipos de cones. **(a)** Se a lesão for principalmente na ectocérvice (zona de transformação tipo 1, excisão tipo 1), um cone raso é suficiente. **(b)** Se a lesão for principalmente no canal, um cone longo, estreito alcançando a região do orifício interno é necessário (zona de transformação tipo 3, excisão tipo 3). (Adaptada de Clin Obstet Gynecol 1982;25:849).

O colo deve ser infiltrado com uma agulha de médio calibre em quatro a seis locais afastados das lesões (▶ Fig. 12.3a). De acordo com o tamanho do colo, até 40 mL de vasoconstritor podem ser injetados, em quantidade suficiente para produzir o abaulamento e descoramento de todo o colo (▶ Fig. 12.3b). A seguir, deve ser aplicada a solução de iodo de Lugol para delinear as margens do tecido anormal, que aparece em amarelo (▶ Fig. 12.3c).

Uma incisão circunferencial é feita para definir a base do cone. Idealmente, ela deve estar fora de qualquer lesão visível. Raramente, se a lesão for grande, é necessário fazer um corte próximo às margens da lesão ou mesmo através da área iodo-amarela. Nesses casos, é importante assinalar isto no relatório cirúrgico, e o patologista deve ser informado. As lesões que se estendem para o fórnice vaginal ou para as paredes superiores da vagina, além da margem do cone, devem ser avaliadas com múltiplas biópsias.

À medida que a incisão se aprofunda, o tecido previamente infiltrado aparece branco e sem sangramento. O tecido mole, edematoso, permite uma excisão lisa e uniforme. O corte é, então, angulado na direção do canal para obter a altura desejada do cone. A incisão deve ser suficientemente larga para que o canal não seja transpassado com abertura do cone. À medida que a excisão se aproxima da margem do cone, a peça pode ser tracionada com uma pinça, trazendo o ápice do cone para visualização (▶ Fig. 12.3d). O ápice é seccionado, e o espécime, removido. O espécime é marcado com uma sutura na posição de 12 h.

As margens de corte da ferida são brancas, mas pode haver vários pontos sangrantes (▶ Fig. 12.3e). A superfície inteira da ferida deve ser eletrocoagulada, com particular atenção aos pontos sangrantes. Isto controla o sangramento e contrai a área, à medida que a solução infiltrada é vaporizada (▶ Fig. 12.3f). O tamponamento frequentemente não é necessário e não há necessidade de colocar suturas. Em particular, as chamadas suturas de Sturmdorf, que causam formação fibrótica, deformação e estenose do colo, são obsoletas. A cicatrização e a reconstituição do colo ocorrem melhor na ausência de suturas. Cerca de 6 semanas após a conização, o colo muitas vezes parece o colo de uma nulípara (▶ Fig. 12.4), sem qualquer encurtamento visível e que pode ser percebido somente por palpação ou ultrassom.

12.3.3 Complicações da Conização

A complicação mais comum é o sangramento pós-operatório, que classicamente ocorre entre os dias 8 e 10 do pós-operatório.[12,18] A incidência de sangramento pós-operatório é de 3 a 23%,[17,18,19,20,21,22] (▶ Tabela 12.1) e pode ser reduzida infiltrando-se o colo com um agente vasoconstritor diluído antes da conização e pela coagulação da superfície de corte. Sangramento excessivo durante ou imediatamente após o procedimento é frequentemente decorrente da má técnica. Nem as suturas de Sturmdorf,[18] nem a ligadura do ramo descendente da artéria uterina[18,21] parecem reduzir a incidência de sangramento pós-operatório.[19] O tratamento das complicações com sangramento em nosso departamento é apresentado na ▶ Tabela 12.2. As complicações infecciosas são raras (▶ Tabela 12.1) e podem ser reduzidas pelo tratamento das infecções vaginais antes da cirurgia.

Aproximadamente 6 semanas após a conização, o colo está cicatrizado (▶ Fig. 12.5). Qualquer encurtamento pode ser detectado por palpação ou ultrassom. A maior parte da literatura indica o aumento do risco de prematuridade após conização, mais alto com a conização com bisturi.[6,7,8] Não há evidência para indicar a cerclagem profilática.

12.3.4 Biópsia Cônica a *Laser*

O colo é corado com iodo, conforme já foi descrito previamente. O *laser* de dióxido de carbono é usado no modo de corte focalizado no menor tamanho de foco. A lesão é circuncisada sob orientação colposcópica, deixando livre uma margem pequena. A incisão é aprofundada verticalmente para atingir a extensão intracervical estimada da lesão. Sangramento é mínimo, uma vez que o corte e a retração dos vasos sanguíneos ocorram rapidamente. Para reduzir o risco de danificar a peça e para facilitar o corte, o bloco é empurrado para longe do feixe de *laser* com uma pinça delicada. A base do cilindro circuncisado é, então, cortada com um bisturi

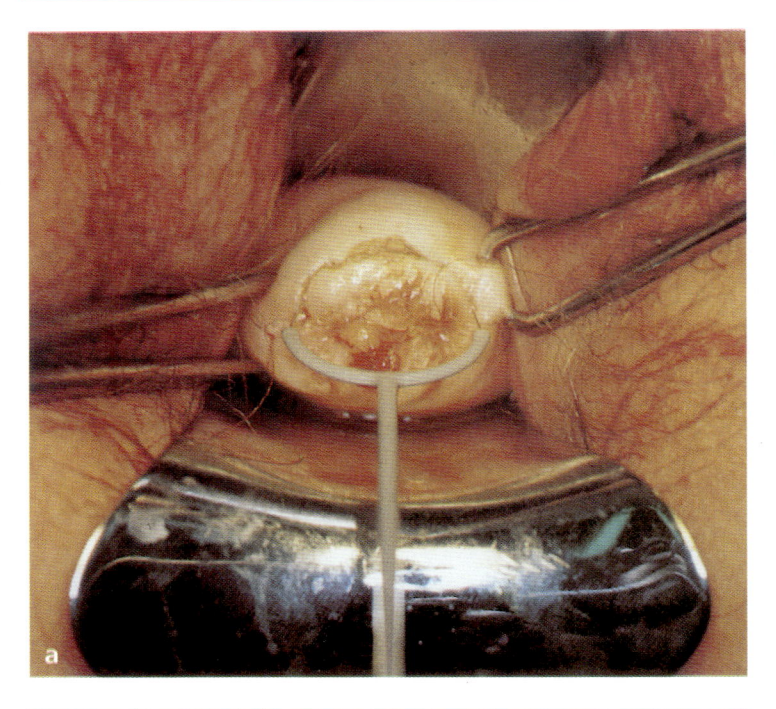

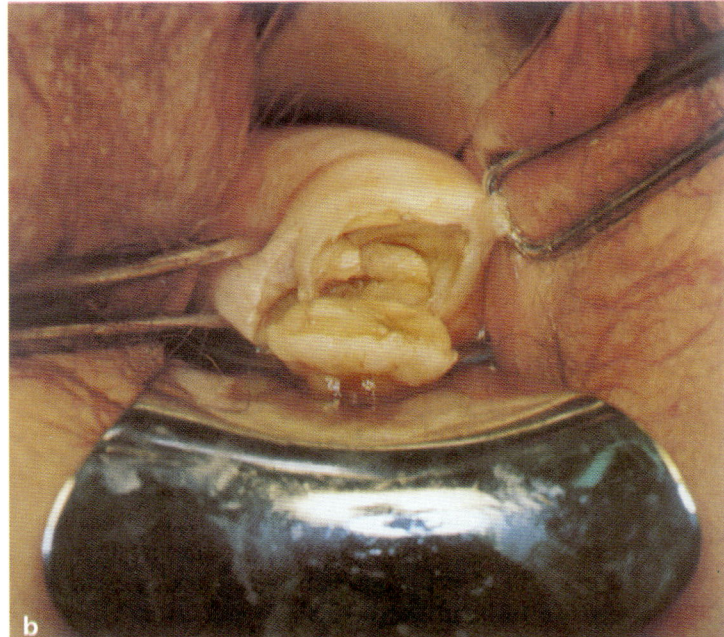

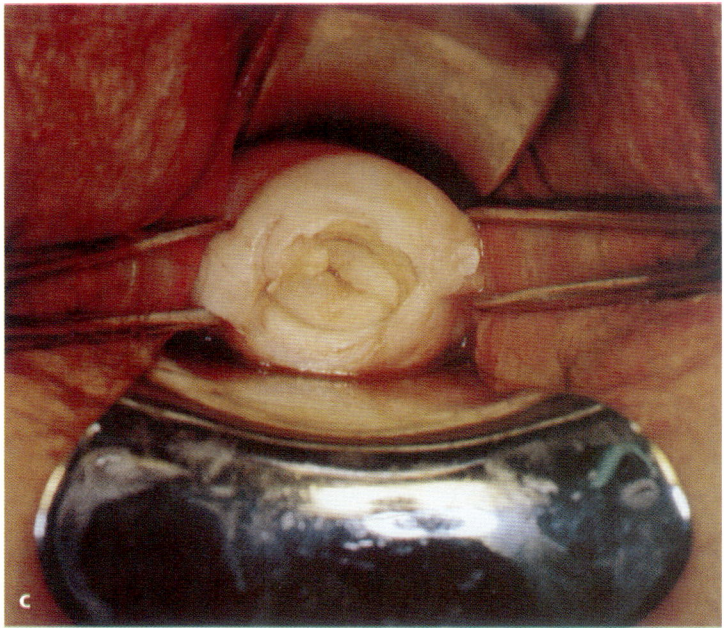

Conização Cervical: Técnicas e Processamento Histológico do Espécime

Fig. 12.2 (a) Excisão com alça de diatermia. O colo é apreendido com pinças de Pozzi na posição de 3 h e 9 h, infiltrado com cerca de 30 mL de um vasoconstritor diluído e corado com iodo. A alça é escolhida no tamanho adequado para que o tecido possa ser removido com uma margem livre em uma passada através do colo. **(b)** A peça fica depositada sobre a lâmina posterior do espéculo. Ela é marcada com uma sutura na posição de 12 h e enviada para a patologia. **(c)** A superfície da ferida é secada imediatamente após excisão. É feita a coagulação com diatermia; a vagina não é tamponada.

ou com o *laser* e com o auxilio de uma pinça. Uma escara cilíndrica, seca, pode ser visualizada ao término do procedimento, deixando evidente o tecido estromal profundo de coloração esbranquiçada com alguns flocos de carbono na superfície.[10]

12.3.5 Comparação da Excisão à Alça, Conização com Bisturi a Frio e Biópsia Cônica a *Laser*

Em um estudo randomizado, a excisão com alça removeu menos tecido normal do que a conização com bisturi a frio, sem reduzir a probabilidade de excisão completa da lesão.[23] Embora a largura média das lesões não tenha diferido, os espécimes obtidos com o último procedimento foram menores e com menos tecido do canal cervical. O sangramento pós-operatório não foi mais frequente. Isto confirma os achados de que as complicações aumentam com o aumento do tamanho do cone.[21]

Se houver uma associação entre a quantidade de tecido cervical removida na conização e a frequência de incompetência cervical nas gestações subsequentes, então a excisão com alça é preferível para as pacientes que desejarem uma gravidez no futuro.[5,6]

A excisão com alça é tecnicamente mais fácil e menos demorada de ser realizada, mas, às vezes, induz artefatos de eletrocautério, prejudicando a avaliação histológica das margens. A conização a *laser* é relativamente cara e demorada, e altera o tecido significativamente.[2,3,16,23]

O resultado estético após a cura da ferida subsequente à ablação a *laser* é excelente (▶ Fig. 12.6a, b). As suturas de Sturmdorf, que produzem fibrose e deformação, tornam difícil o acompanhamento, e estão obsoletas (▶ Fig. 12.7).

Conização Cervical: Técnicas e Processamento Histológico do Espécime

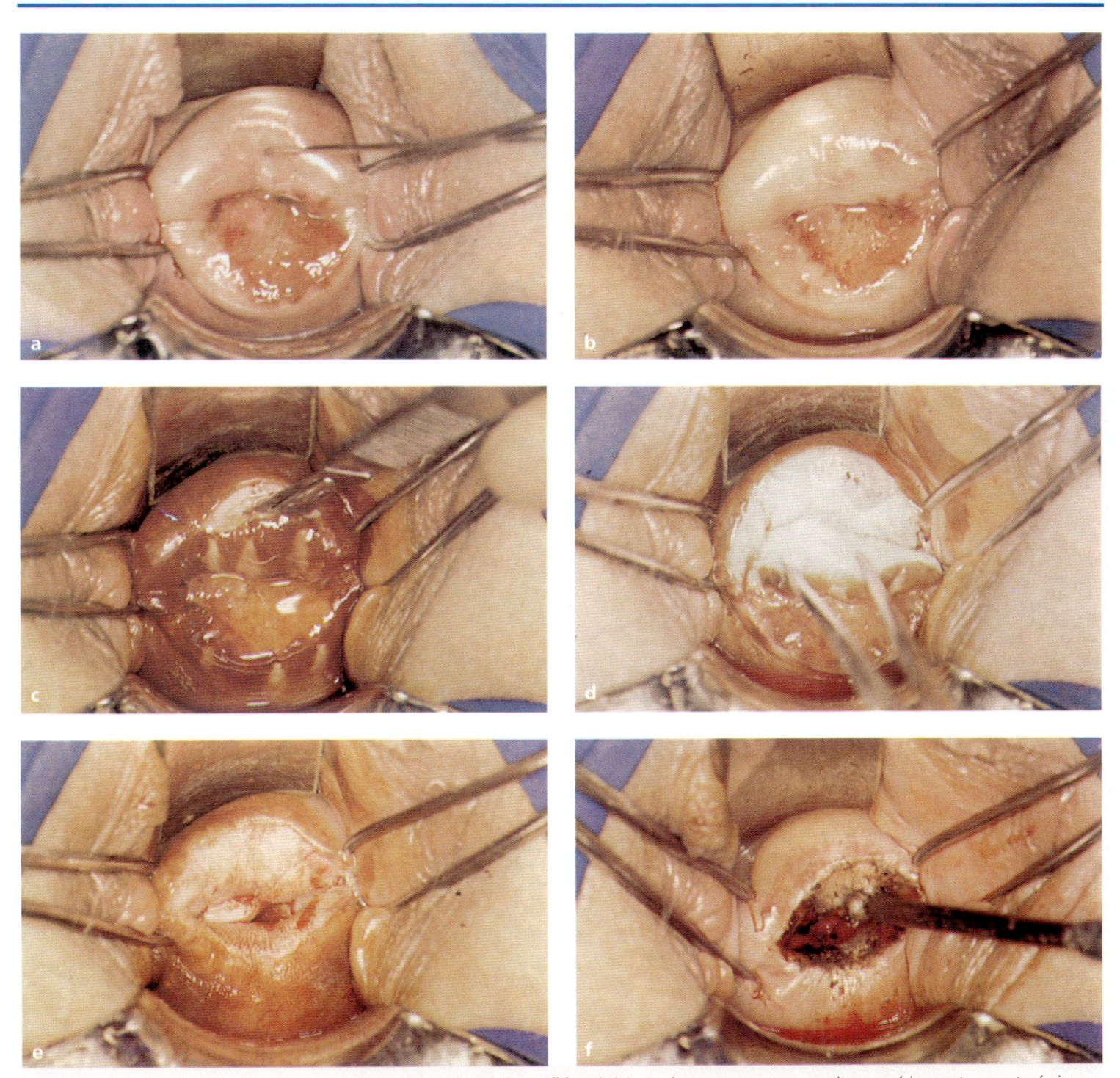

Fig. 12.3 Conização com bisturi a frio. **(a)** A agulha é inserida fora da lesão. **(b)** Após injeção de um agente vasoconstritor em vários pontos, a ectocérvice inteira mostra edema e descoramento. **(c)** A excisão inicia após a aplicação de iodo de Lugol. O tecido que foi infiltrado se apresenta de cor esbranquiçada. Os locais da infiltração estão evidentes nos ápices dos triângulos claros, e devem-se à infiltração da solução injetada e consequente diluição do iodo de Lugol. **(d)** Após a excisão da base do cone, que ainda está preso pela sua extremidade, o cone é pinçado pela extremidade periférica à superfície epitelial. O tecido não apresenta sangramento. **(e)** Após a remoção do cone, aparecem diversos pontos sangrantes. **(f)** A superfície da ferida é eletrocoagulada. O colo contrai, à medida que a solução injetada evapora; a superfície da ferida fica reduzida.

12.4 Conização durante Gravidez

Na revisão histórica de casos em nossa instituição, não houve diferença real entre a conização com bisturi a frio, realizada na gravidez antes de 20 semanas de gestação, e a conização realizada em mulheres não grávidas.[17,22,24] Em geral, as lesões cervicais estão localizadas na ectocérvice durante a gravidez e por isso um cone raso frequentemente é suficiente. Com excisões de alça, um índice de margens positivas de 57% tem sido descrito.[25] No passado, alguns autores não apresentaram complicações associadas à conização, incluindo os procedimentos com bisturi a frio, realizada durante a gravidez, mas hoje a maioria é relutante em efetuar a conização em pacientes grávidas.[26]

12.5 Processamento Histopatológico do Cone

A histopatologia dos espécimes de conização avalia a natureza da anormalidade epitelial e determina se ela foi removida por com-

Conização Cervical: Técnicas e Processamento Histológico do Espécime

Tabela 12.1 Complicações da conização com bisturi a frio em 5.234 pacientes (Graz, 1958-1984)

Complicação	Nº de casos
Perfuração	3 (0,005%)
Hemorragia	329 (6,3%)
Transfusão	56 (1,0%)
Infecção	12 (0,2%)
Estenose cervical	38 (0,7%)

Tabela 12.2 Tratamento das complicações por sangramento (Graz, 1981-1984)

Tipo de tratamento	Nº de casos
Expectante	13 (24%)
Tamponamento	25 (45%)
Coagulação com diatermia	7 (13%)
Sutura	10 (18%)

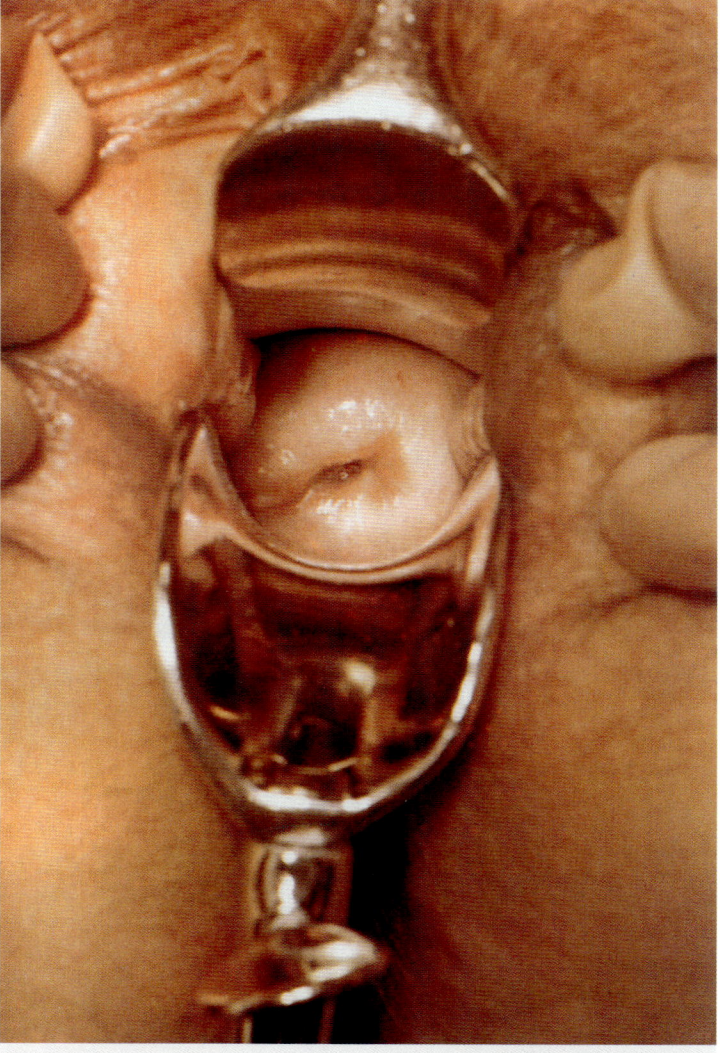

Fig. 12.4 Colo 2 meses após a conização. O orifício externo assemelha-se ao de uma nulípara.

pleto. Respostas firmes exigem avaliação histológica detalhada. Não é possível fazer comentários precisos sobre as margens de um cone, se apenas cortes isolados forem examinados, de blocos de 2 a 3 mm de espessura. As margens descritas como livres nestas circunstâncias podem explicar o número relativamente grande de recorrências após conização e que, na realidade, podem representar doença persistente em vez de recorrente.[2,15]

A precisão do diagnóstico histológico depende da manipulação da peça, do plano de corte e do número de cortes.[3] A fixação ideal é essencial. O espécime fixado pode ser processado de várias maneiras. Uma técnica envolve dividir o espécime em 8 a 12 incisões radiais (▶ Fig. 12.8a). Contudo, se setor individual for preservado nos cortes sequenciais, podem ser obtidas lâminas orientadas em planos desfavoráveis. Embora haja muitas lâminas,

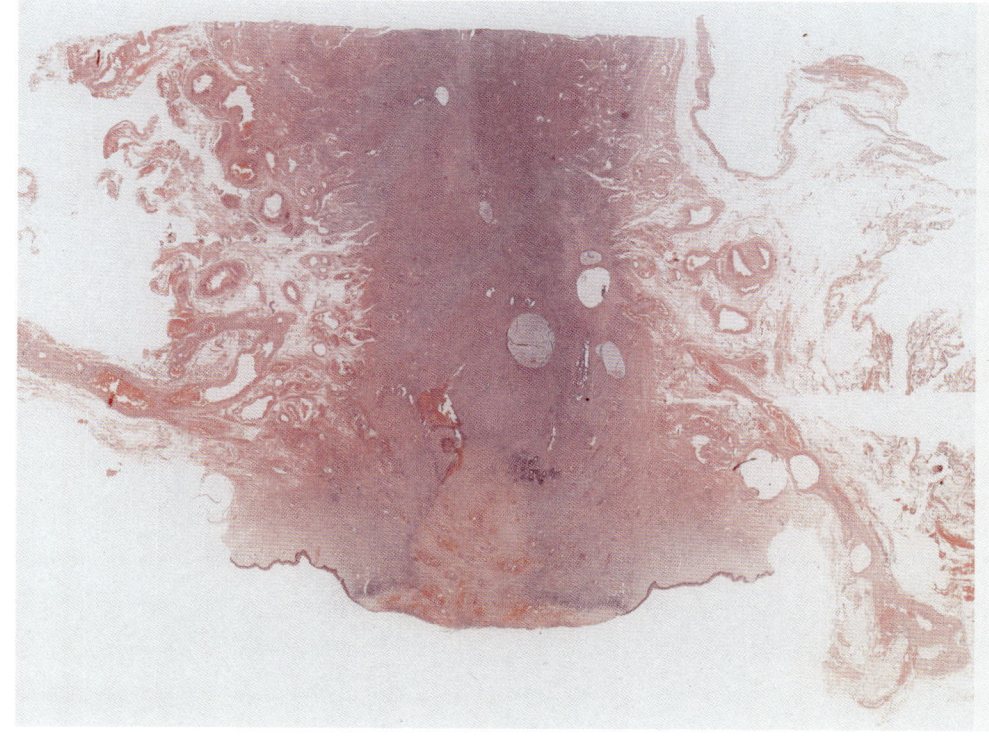

Fig. 12.5 Corte gigante sagital através do colo e dos paramétrios adjacentes 2 meses após conização. Notar o tecido cicatricial em forma de cunha no antigo local de conização.

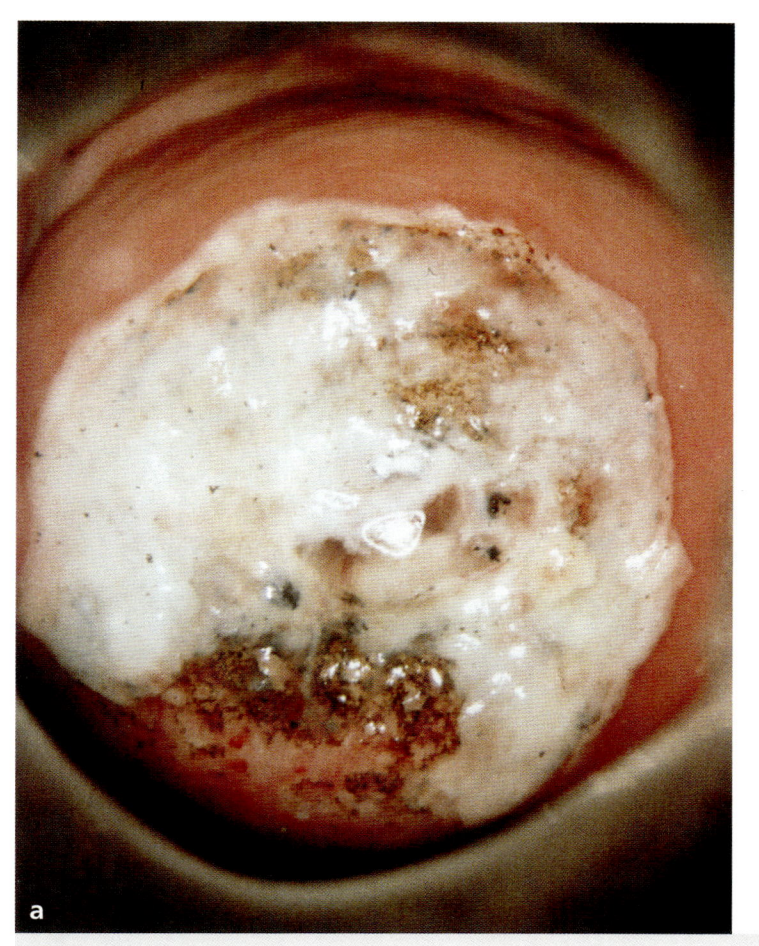

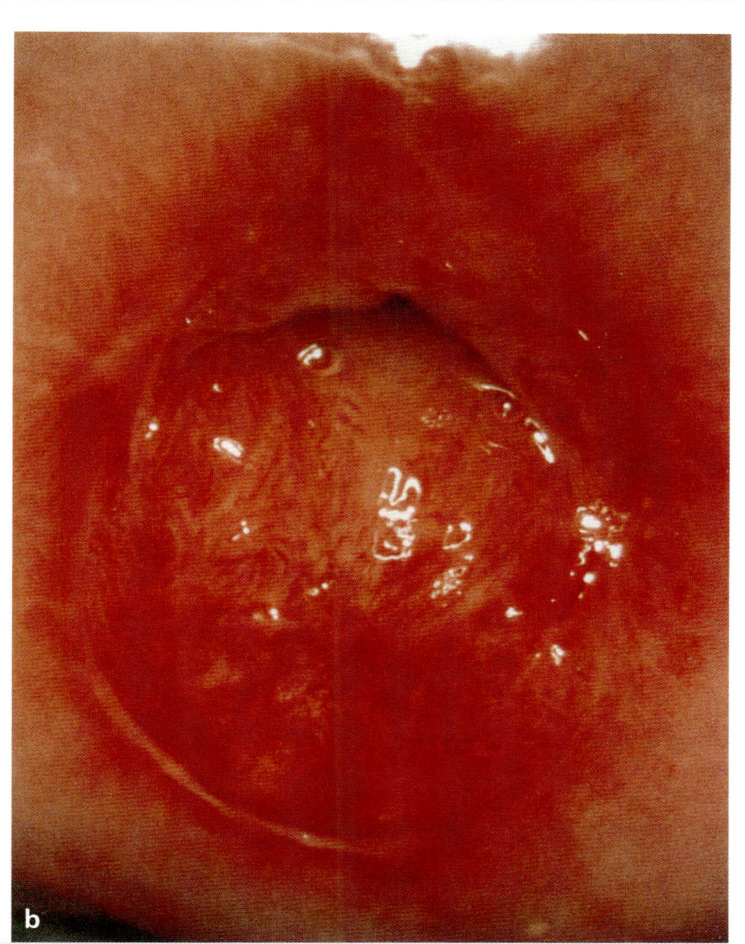

Fig. 12.6 (a) Dez dias após a vaporização a *laser* de lesão intraepitelial escamosa de baixo grau (LSIL), o local da ablação está coberto com fibrina e muco, e há alguma carbonização residual no lábio posterior. **(b)** Com 6 semanas, a cicatrização do colo tornou o epitélio róseo brilhante, com leve formação cicatricial residual na periferia.

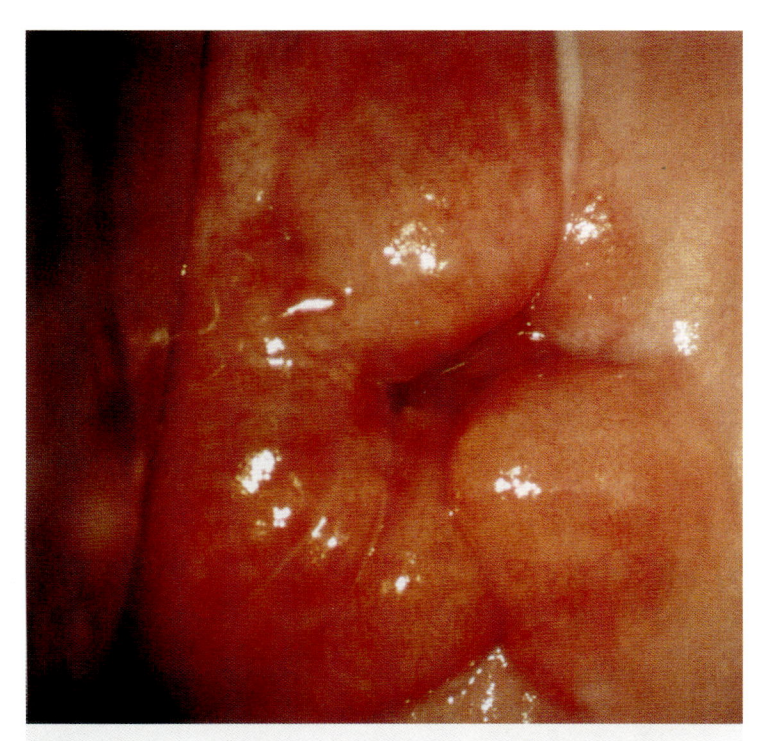

Fig. 12.7 Três meses após a conização com bisturi a frio e colocação de suturas de Sturmdorf para hemostasia. O resultado estético é ruim, e a cicatrização extensa obscurece a junção escamocolunar, tornando difícil o acompanhamento.

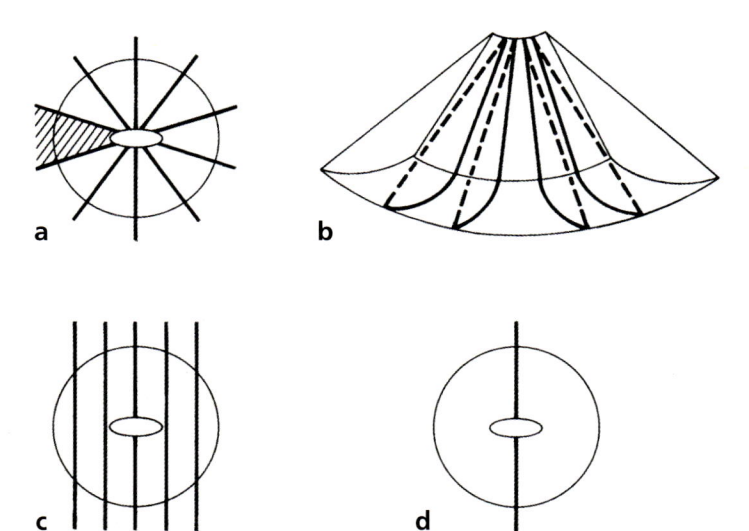

Fig. 12.8 Secção da peça de conização. **(a)** Cortes radiais. Em um dos setores, mostramos como o método pelo qual ele é processado para análise pode levar a cortes inadequados. **(b)** Secção do espécime de conização, que foi aberto e desenrolado. O resultado desta abordagem é semelhante ao mostrado em (a). **(c)** Série de cortes sagitais. Os blocos resultantes podem ser cortados a partir de qualquer lado. **(d)** Corte sagital mediano. Ambos os blocos são avaliados a partir da superfície de corte lateralmente.

Capítulo 13
Colposcopia da Vulva

13.1 Histologia da Vulva	182
13.2 Métodos Diagnósticos para Avaliação de Lesões Vulvares	183
13.3 Carcinogênese Vulvar	189
13.4 Lesões Intraepiteliais Pré-Invasivas	191
13.5 Não Neoplásicas	200

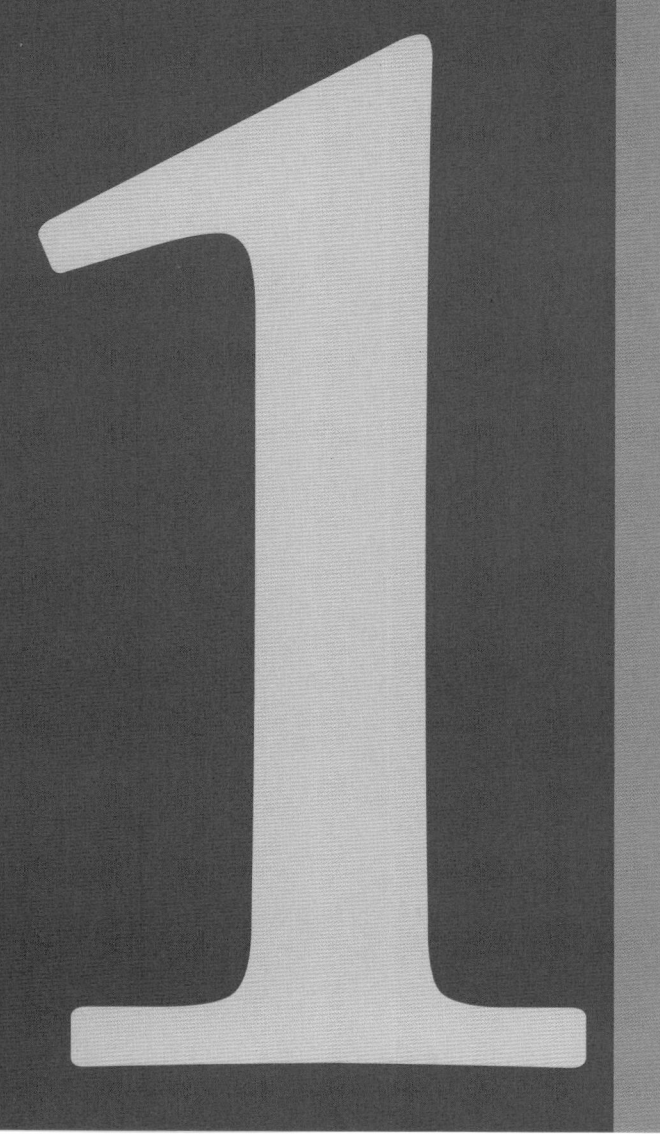

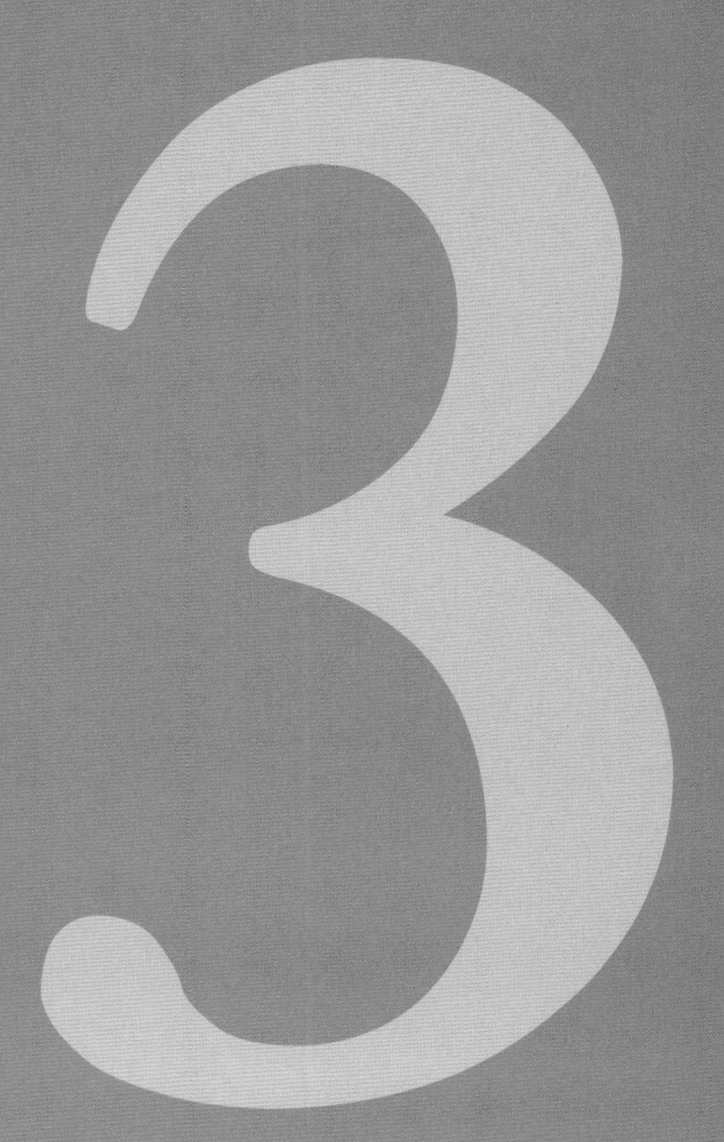

Colposcopia da Vulva

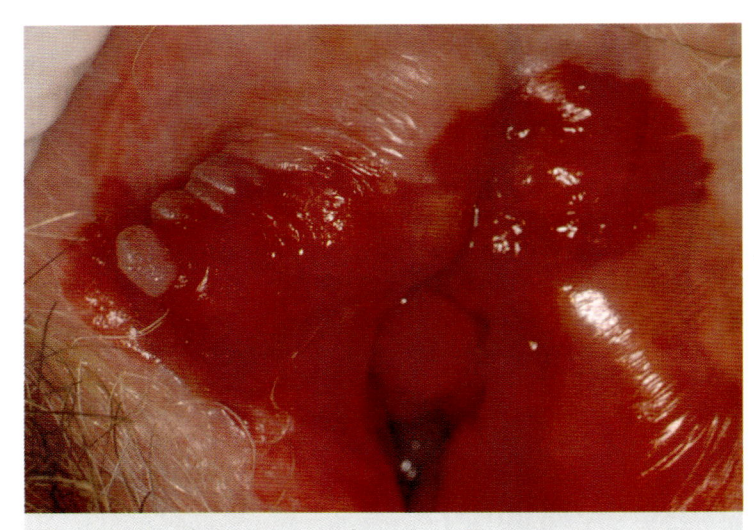

Fig. 13.4 Eritroplasia em uma paciente com HSIL.

res e nos achados típicos de pontilhado e mosaico. Algumas vezes, o teste com azul de toluidina é usado para demonstrar lesões com finalidades médico-legais.

13.2.5 Colposcopia da Vulva

A magnificação do epitélio vulvar com ou sem a aplicação de ácido acético permite uma avaliação mais precisa e a detecção mais precoce de lesões vulvares em comparação à inspeção a olho nu. Em contraste com a colposcopia do colo, uma magnificação menor frequentemente é suficiente.

A *cor* pode ser descrita como vermelha (eritroplasia), branca (leucoplasia) ou pigmentada (melanótica). As lesões da cor da pele são aquelas que equivalem à cor da pele normal circundante. Na parte mucosa da vulva, as lesões da cor da pele serão róseas ou vermelhas. Para avaliação da cor, a colposcopia não é necessária.

Vermelhidão (*eritroplasia*) pode ser decorrente da inflamação aguda ou crônica e pode estar presente nas lesões intraepiteliais escamosas (SIL), neoplasia intraepitelial vulvar tipo diferenciado (dVIN) ou na neoplasia invasiva. A eritroplasia pode ser circunscrita ou difusa (▶ Fig. 13.4, ▶ Fig. 13.5).

Leucoplasia é um termo descritivo geral para uma lesão esbranquiçada antes da aplicação de ácido acético. Ela é causada pelo espessamento das camadas epiteliais superficiais ceratinizadas. O branqueamento pode ser causado por dermatoses, como líquen escleroso ou líquen plano com suprimento sanguíneo diminuído e hiperceratose e também por condições malignas e pré-malignas (▶ Fig. 13.6, ▶ Fig. 13.7, ▶ Fig. 13.8).

Lesões escuras (melanóticas): À parte as lesões de melanoma maligno e seus precursores, cerca de 30% de todos os casos de SIL de alto grau (HSIL) estão associados à hiperpigmentação irregular (▶ Fig. 13.9).

Colposcopia da vulva é usada para:
- Definir a extensão das lesões
- Realizar uma biópsia dirigida da área de anormalidade clinicamente mais grave
- Excluir câncer invasivo
- Realizar o tratamento dirigido pela visualização de referências anatômicas

Fig. 13.5 Eritroplasia em uma paciente com pequeno câncer vulvar invasivo associado a HPV.

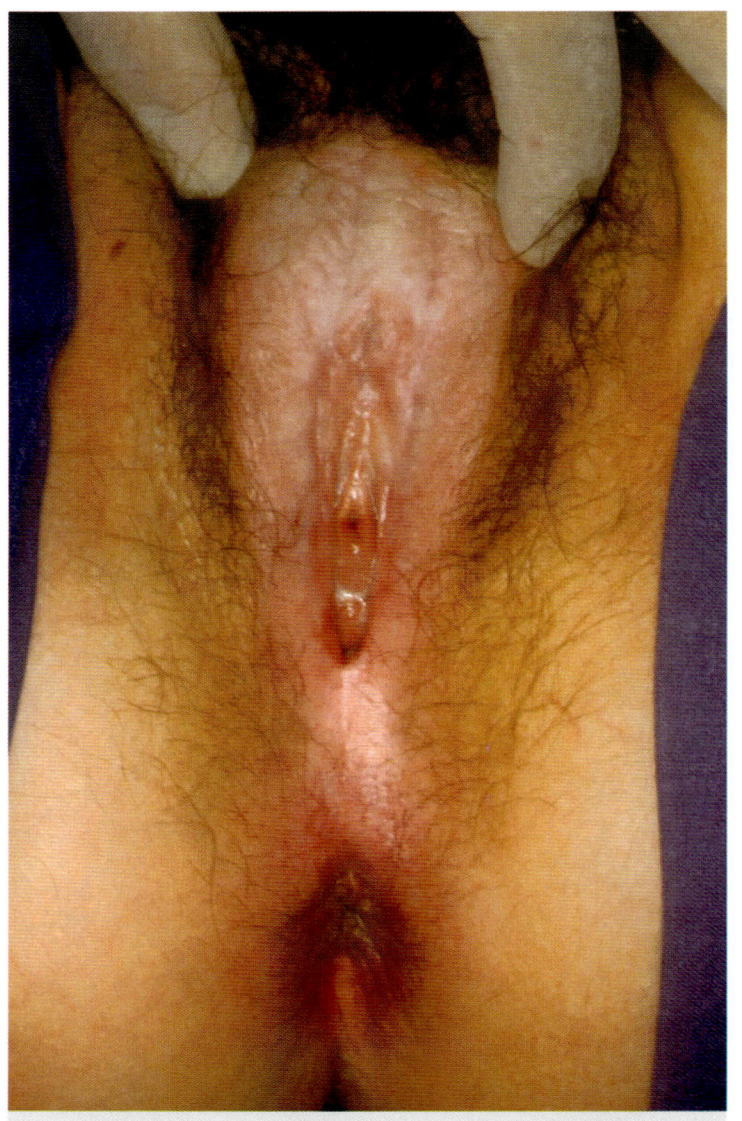

Fig. 13.6 Leucoplasia em uma paciente com líquen escleroso avançado.

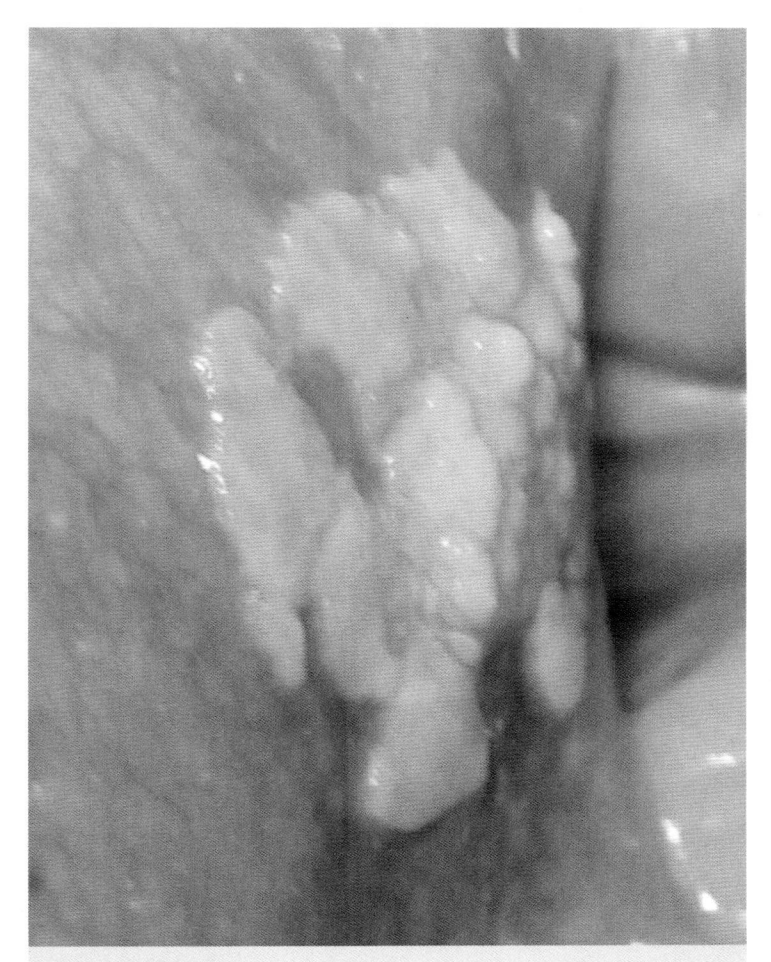

Fig. 13.8 Leucoplasia, bem circunscrita, no introito vaginal. Histologia mostra HSIL.

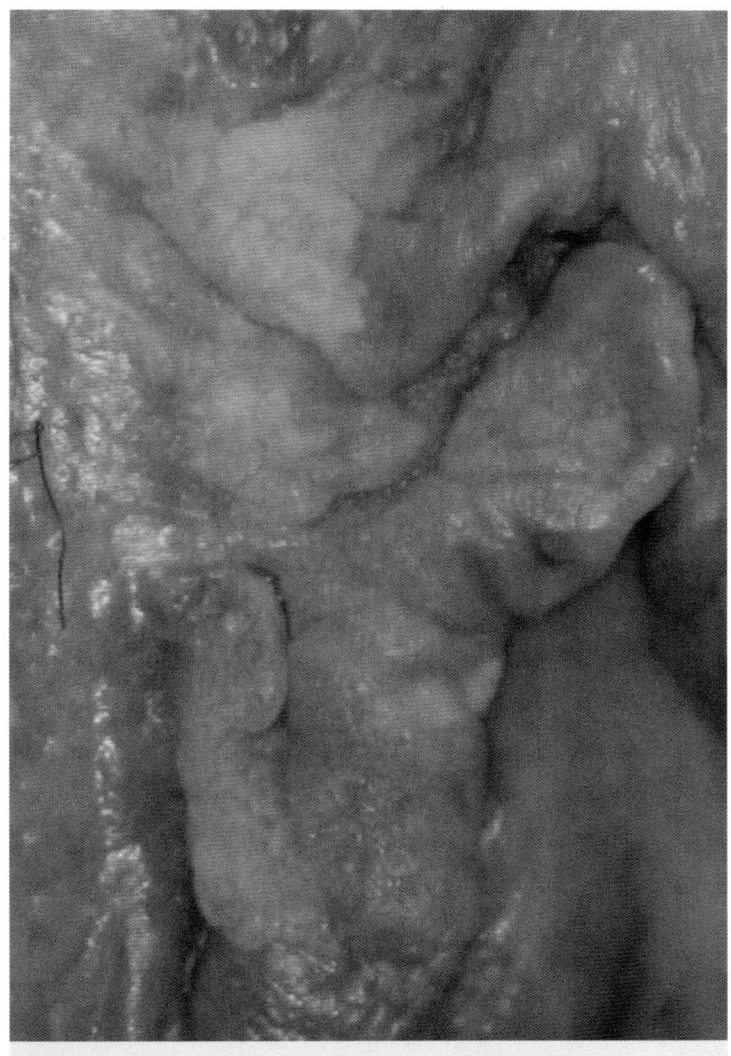

Fig. 13.7 Leucoplasia em uma paciente com HSIL multicêntrica.

A Terminologia Clínica/Colposcópica da Vulva, IFCPC, 2011[2] distingue achados normais, achados anormais, achados diversos, achados suspeitos de malignidade e achados colposcópicos anormais (magnificação). *Margens bem delimitadas* também são importantes. *Mosaico* não está incluído na nova terminologia, embora possa ser detectado em lesões vulvares. A terminologia vulvar não distingue entre achados colposcópicos anormais menores e maiores, como para o colo e a vagina.

Epitélio acetobranco. Ao contrário do colo, no qual ácido acético é parte integrante do exame, na vulva, o ácido acético é aplicado apenas nos casos em que há suspeita de manifestação morfológica da infecção por HPV (SIL) ou de doença invasiva inicial associada ao HPV de alto risco. A aplicação de ácido acético em solução entre 3 e 5% exige 2-3 minutos para que as lesões se tornem aparentes.

É importante inspecionar cuidadosamente a vulva antes de aplicar o ácido acético para delinear áreas preexistentes de leucoplasia. Os epitélios acetobrancos difuso e plano podem representar um achado normal provavelmente associado ao processo de renovação celular aumentado em razão dos estímulos mecânicos ou de condições inflamatórias da vulva. O epitélio acetobranco plano, portanto, deve ser considerado inespecífico. Em contrapartida, o epitélio acetobranco da HSIL, em geral, apresenta margens nitidamente demarcadas. O resultado após a aplicação de ácido acético deve ser interpretado em combinação com outros sinais, como pontilhado, mosaico, limites nítidos, lesões elevadas e vasos atípicos (▶ Fig. 13.10).[4,5]

Pontilhado e mosaico. Epitélio acetobranco, eritroplasia e leucoplasia podem mostrar *mosaico* e *pontilhado*, quando estudados

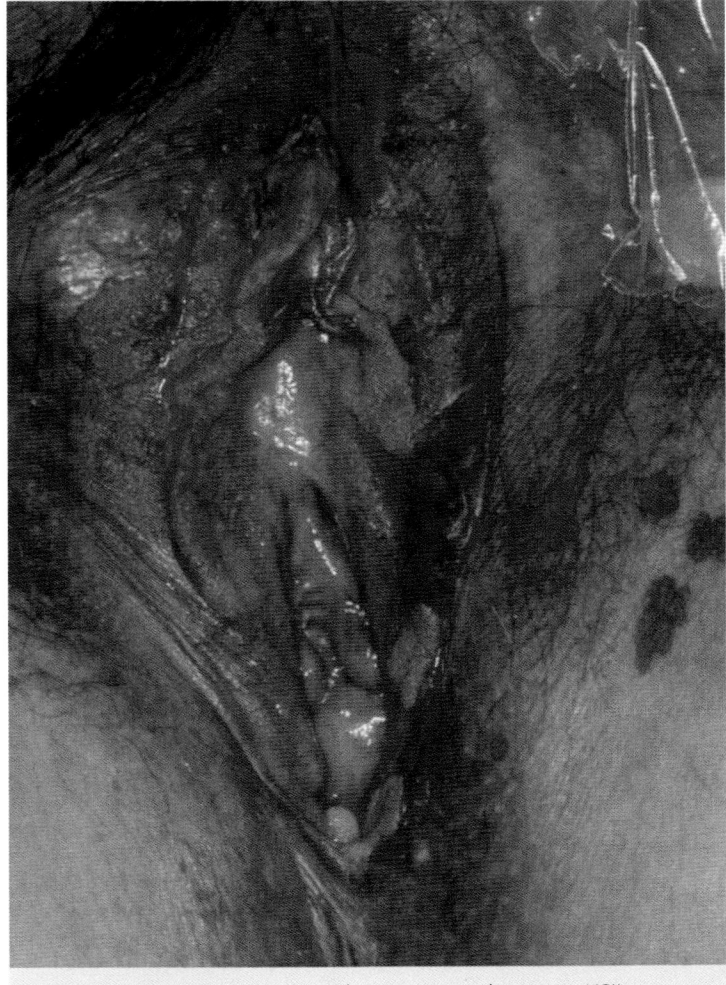

Fig. 13.9 Hiperpigmentação irregular em uma paciente com HSIL multicêntrica.

Colposcopia da Vulva

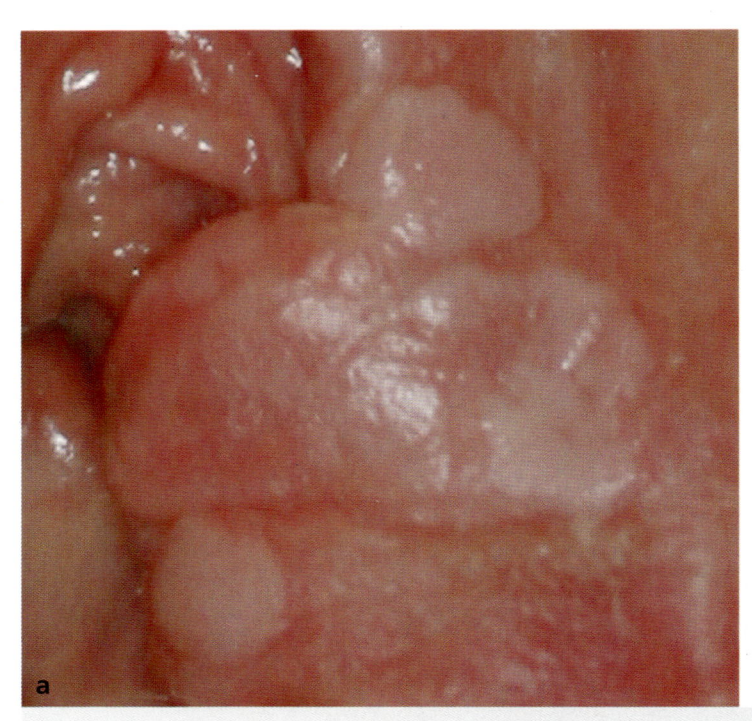

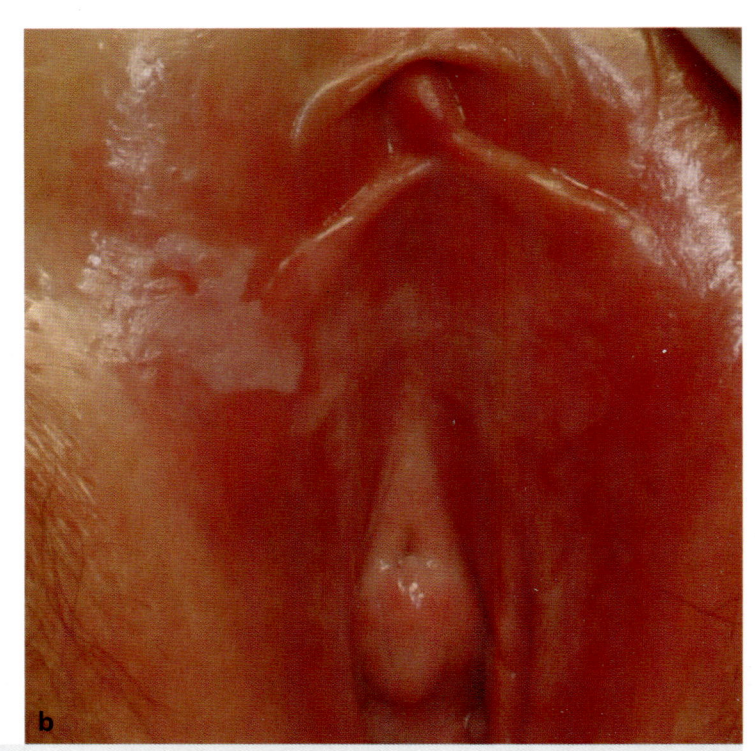

Fig. 13.10 Epitélio acetobranco (a) elevado em uma paciente com HSIL (b) nitidamente demarcado, a histologia mostrou HSIL.

com o colposcópio. São mais comuns no epitélio escamoso não ceratinizado, contendo glicogênio, do introito do que na vulva restante (▶ Fig. 13.11, ▶ Fig. 13.12, ▶ Fig. 13.13, ▶ Fig. 13.14).

Limites nítidos. Zonas delimitadas (marginação) representam a transição de pele normal para pele lesional. Uma lesão nitidamente marginada tem uma transição abrupta, uma lesão pouco marginada tem uma transição mais gradual. A HSIL muitas vezes é nitidamente demarcada do epitélio normal circundante, da mesma forma como os diferentes tipos de epitélios anormais são delimitados entre si (▶ Fig. 13.15). Quanto maior for a diferença na diferenciação nas áreas adjacentes à HSIL, mais nítido é o limite entre elas. Em compensação, a inflamação afeta o estroma mais do que o epitélio, e seus limites são muito menos definidos. Uma demarcação nítida pode ser vista com carcinomas de todos os tamanhos (▶ Fig. 13.16).

Irregularidades de superfície. Leucoplasia com uma superfície rugosa e irregular é suspeita de dVIN (ver 13.3.2).

Vasos atípicos. Como em outras localizações, os vasos atípicos são sugestivos de lesões invasivas (▶ Fig. 13.17).

A terminologia da IFCPC, 2011, para vulva distingue tipos de lesão primários (▶ Tabela 7.5) e apresentações secundárias (▶ Tabela 13.1).[2] Estas lesões podem ser avaliadas a olho nu, com uma lente ou um colposcópico com baixa magnificação.

13.2.6 Correlação Histológica dos Achados Colposcópicos

Epitélio acetobranco. Epitélio acetobranco nitidamente demarcado e elevado, geralmente, corresponde à HSIL, enquanto a dVIN, normalmente, não reage ao ácido acético.

Leucoplasia e eritroplasia. SIL e dVIN podem causar intensa hiper/paraceratose visível, como leucoplasia, e a inflamação e a hi-

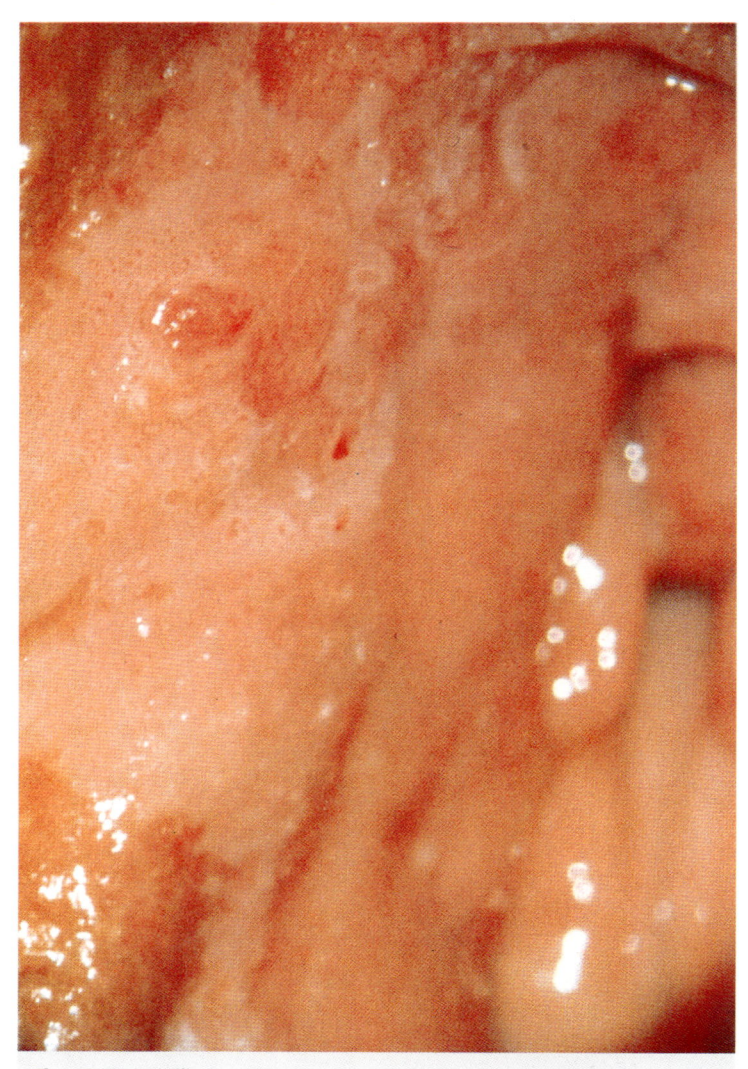

Fig. 13.11 Epitélio acetobranco com pontilhado bem marcado e um mosaico discreto em uma paciente com HSIL.

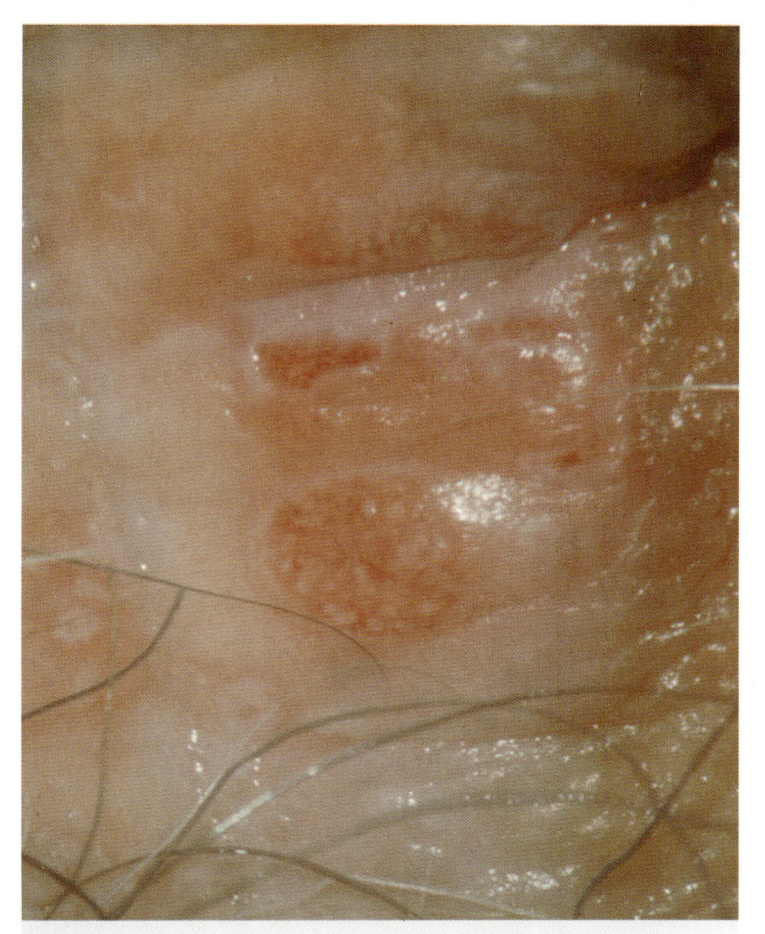

Fig. 13.12 Mosaico grosseiro com limites nítidos rodeado por epitélio acetobranco em uma paciente com carcinoma de células escamosas estádio I da FIGO, positivo para HPV 16.

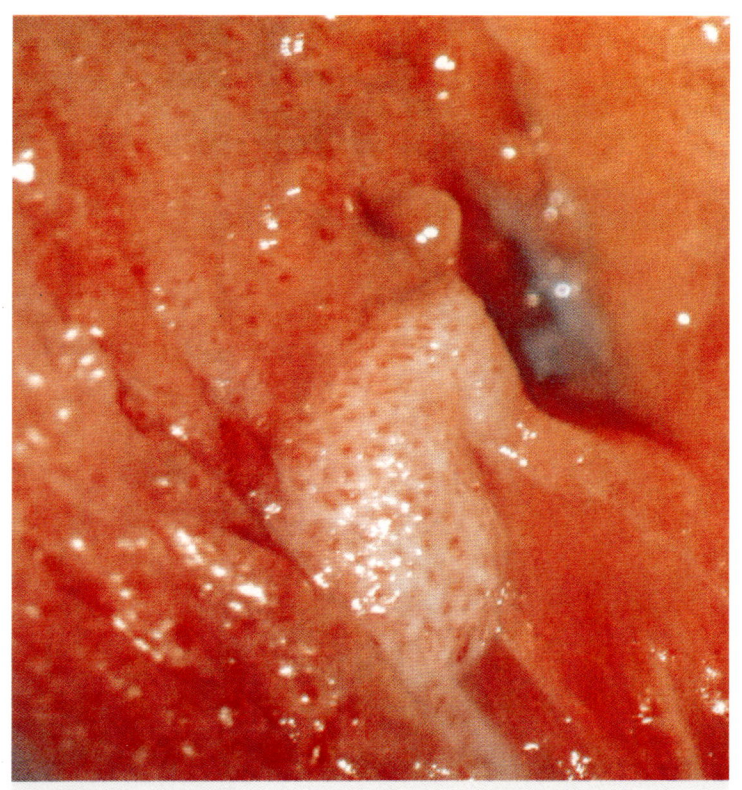

Fig. 13.13 Pontilhado grosseiro em um epitélio acetobranco elevado. A histologia mostra HSIL.

pervascularização podem ser visualizadas como eritroplasia. Há também áreas eritroplásicas no epitélio escamoso atrófico, contendo glicogênio.

Pontilhado e mosaico. Pontilhado e mosaico em lesões não malignas correspondem a cristas epiteliais finas e papilas estromais largas. Nas lesões pré-malignas e malignas, as papilas estromais são muito mais estreitas, e as cristas epiteliais são mais inchadas e irregulares. Em cortes verticais, as diferenças entre o epitélio escamoso normal e atípico são ainda mais evidentes. Papilas e cristas papilares altas podem ser vistas na epiderme hiper-

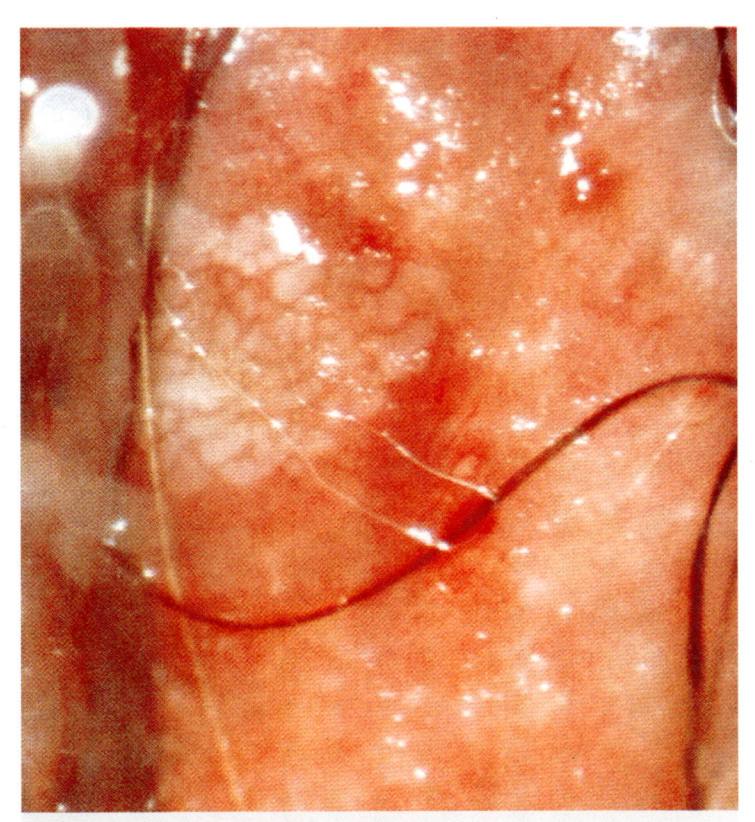

Fig. 13.14 Mosaico grosseiro em uma lesão com leucoplasia. A histologia mostra HSIL.

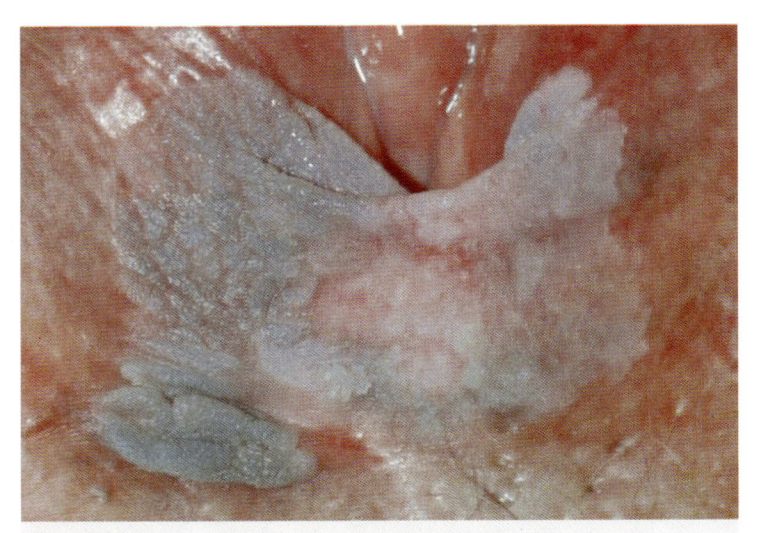

Fig. 13.15 Limites nítidos em uma lesão levemente pigmentada com leucoplasia rugosa e irregularidades de superfície. A histologia mostrou HSIL.

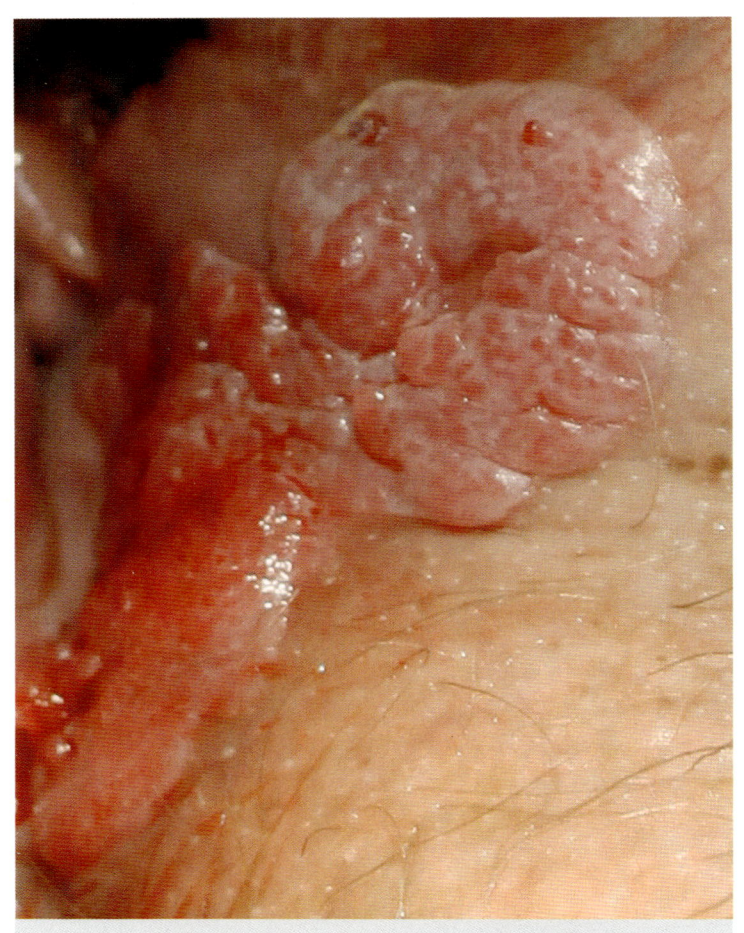

Fig. 13.16 Limites nítidos de um câncer vulvar de células escamosas estádio I da FIGO, HPV 16 positivo.

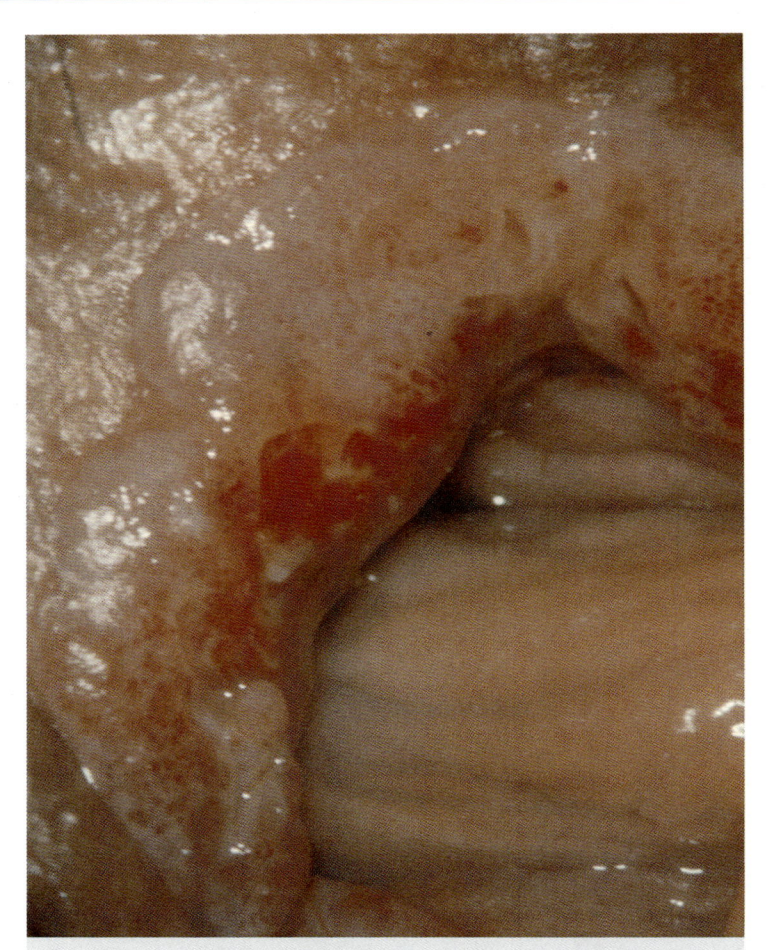

Fig. 13.17 Vasos atípicos friáveis em um câncer vulvar de células escamosas estádio II da FIGO, exofítico, bem demarcado.

plásica e em todos os tipos de SIL. As papilas estromais altas e finas nas lesões papilíferas de baixo grau de SIL (LSIL) são bem visualizadas. HGSIL papilomatosa frequentemente mostra papilas estromais marcadas, mas irregulares.

Tabela 13.1 Apresentação da morfologia secundária[2]

Tipo de lesão	Comentário
Eczema	Um grupo de doenças inflamatórias que são caracterizadas clinicamente pela presença de placas vermelhas pruriginosas, pouco marginadas, com evidência de microvesiculação e/ou, mais frequentemente, descontinuidade da superfície
Liquenificação	Espessamento do tecido e aumento das marcas da pele. Escama pode ou não ser detectável em liquenificação vulvar. Liquenificação pode ser vermelho-viva, vermelho-escura, branca ou da cor da pele
Escoriação	Ruptura da superfície ocorrendo como resultado do ciclo de "prurido-coçadura"
Erosão	Um defeito raso na superfície da pele; ausência de parte ou de toda a epiderme até a membrana basal; a derme está intacta
Fissura	Uma erosão linear fina da superfície da pele
Úlcera	Defeito mais profundo; ausência da epiderme e parcial ou total da derme

13.2.7 Biópsia

Uma biópsia deve ser realizada em todas as lesões suspeitas da vulva, incluindo as lesões brancas, cinzentas, vermelhas, pigmentadas ou elevadas e todas as condições que não regridem prontamente com tratamento clínico. Se a lesão for uniforme, uma biópsia única é suficiente. Se a lesão for multifacetada, duas ou mais biópsias devem ser obtidas. Em lesões ulceradas, uma biópsia realizada na periferia pode evitar uma amostra não representativa com necrose.

As biópsias podem ser executadas de formas rápida e simples com anestesia local, usando lidocaína com ou sem adrenalina ou creme de lidocaína tópico, em ambiente ambulatorial, com uso de poucos instrumentos (▶ Fig. 13.18). A paciente pode auxiliar com suas próprias mãos para expor a lesão. O uso de um *punch* de 5 mm posicionado perpendicular à superfície é ideal para uma biópsia. Ocasionalmente, pode ser necessário realizar uma sutura fina, com fio reabsorvível para hemostasia. Idealmente, os anticoagulantes devem ser suspensos antes da biópsia.

13.2.8 Citologia Esfoliativa

A citologia tem pouca sensibilidade e especificidade para a detecção de SIL. A citologia de base líquida pode fornecer melhores resultados do que a citologia convencional, especialmente na mucosa vulvar. A citologia é inadequada para detecção de dVIN, doença de Paget e melanoma *in situ*.

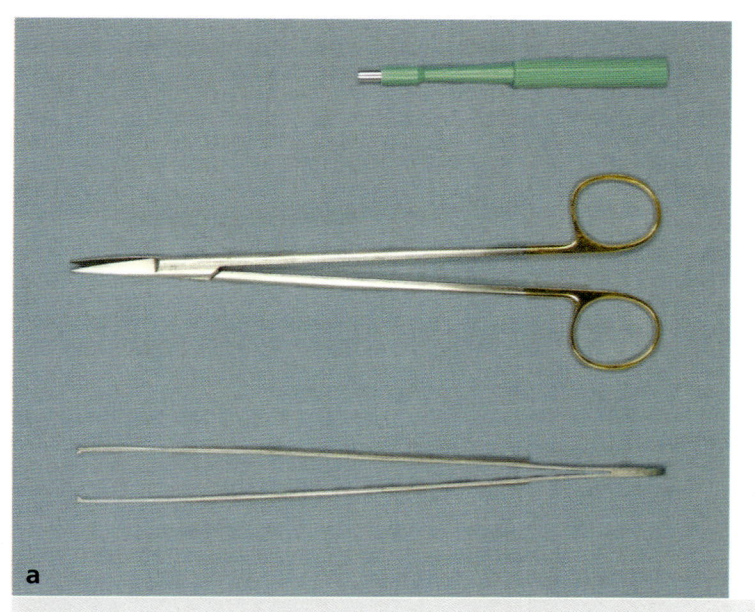

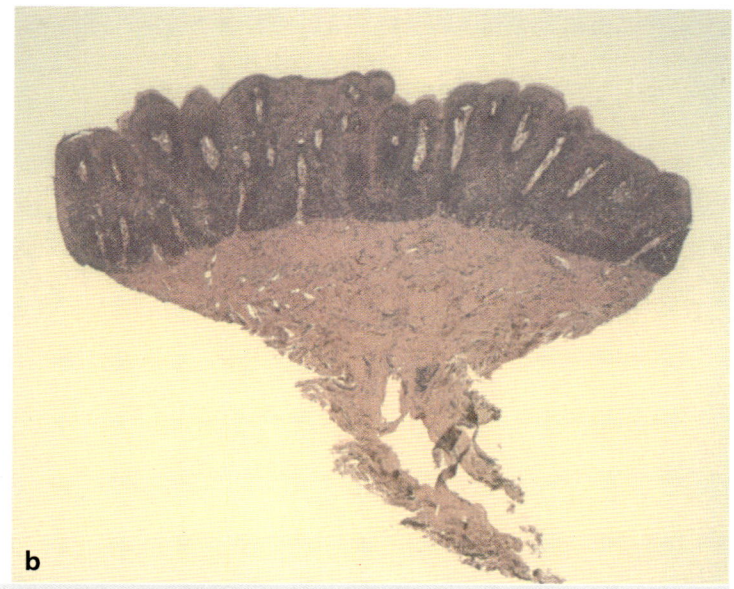

Fig. 13.18 Biópsia com *punch*. **(a)** Instrumentos necessários. **(b)** A peça da biópsia contém epitélio e estroma subjacente.

13.2.9 Teste de HPV

O teste de HPV permite diferenciar entre as infecções de baixo e alto riscos e entre as condições pré-neoplásicas associadas ao HPV e às lesões não associadas ao HPV. O teste de HPV é importante para definir o risco de progressão na LSIL, pois uma LSIL com HPV de baixo risco é histologicamente indistinguível da LSIL com HPV de alto risco. O teste de HPV é importante no acompanhamento de pacientes após tratamento de lesões HPV-positivas (▶ Fig. 13.19, ▶ Fig. 13.20).

13.3 Carcinogênese Vulvar

Duas vias distintas, uma associada ao HPV e uma independente de HPV, estão envolvidas na carcinogênese vulvar (▶ Tabela. 13.2).[4] Tipicamente, a carcinogênese associada ao HPV resulta em SCC tipo verrucoso ou basaloide via SIL, enquanto a carcinogênese independente de HPV resulta em SCC tipo ceratinizado via dVIN. Entretanto, há alguma superposição entre os tipos histológicos e a associação ao HPV. Alguns casos de SCCs vulvar HPV-positivo são ceratinizados e alguns casos de SCCs vulvar HPV-negativo mostram características basaloides ou verrucosas.

O câncer vulvar desenvolve-se ao longo de um período variável de tempo. Tipicamente, o SCC vulvar associado ao HPV ocorre em mulheres relativamente jovens, enquanto o câncer HPV-negativo é comumente encontrado em pacientes mais velhas.[5] Embora o SCC associado ao HPV de cabeça e pescoço tenha um melhor prognóstico do que o SCC HPV-independente, não está claro se isto é verdadeiro para o câncer de vulva (para revisão ver Del Pino et al.[4]).

13.3.1 Carcinogênese Dependente de HPV

O SCC da vulva associado ao HPV está relacionado com SIL, que ocorre em razão de uma infecção transformadora com HPV de alto risco, predominantemente o HPV 16 (▶ Fig. 13.21). A frequência de HSIL associada com HPV 16 sugere que o epitélio da vulva pode inibir a progressão de outros tipos de HPV de alto risco. Na mucosa vaginal e na mucosa cervical, há maior heterogene- idade[6] de tipos de HPV. A entrada do HPV ocorre provavelmente associada a lesões de abrasãos da pele (▶ Fig. 13.22).

A SIL afeta predominantemente mulheres jovens. Os mecanismos são semelhantes à carcinogênese cervical: os produtos dos genes virais do HPV de alto risco E6 e E7 interagem com proteínas p53 e Rb da célula hospedeira, resultando em disfunção de p53 e inativação de Rb, respectivamente. A degradação e a inati-

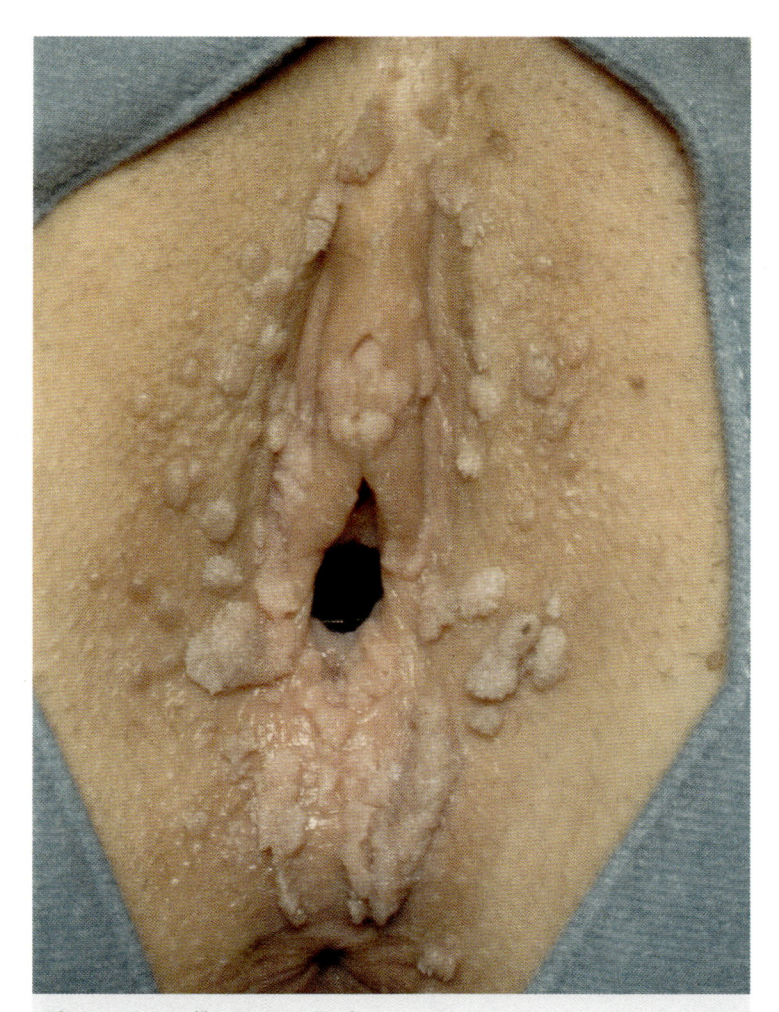

Fig. 13.19 Condilomas acuminados.

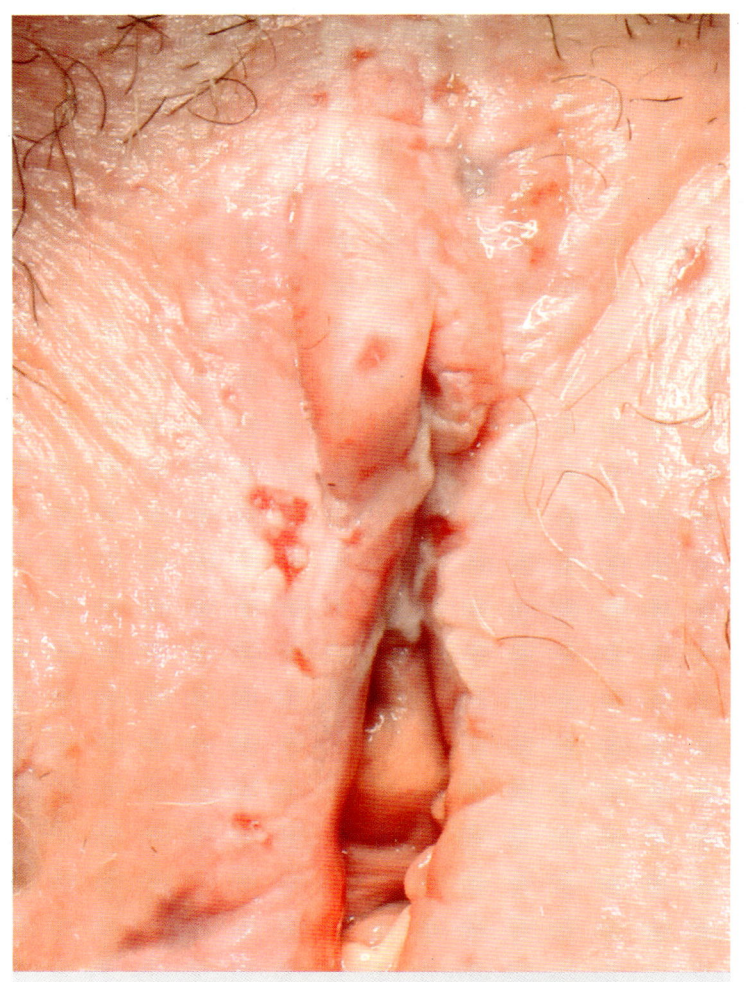

Fig. 13.23 Líquen escleroso avançado suspeito de dVIN. Leucoplasia mostra uma superfície rugosa e irregular e erosões que não se curam e não respondem aos corticosteroides tópicos.

Tabela 13.3 Terminologias histológicas ISSVD, WHO 2003 e WHO 2014, e LAST para lesões precursoras vulvares escamosas

ISSVD 2004[29]	WHO 2003	WHO 2014[32]
Condiloma	VIN 1 (displasia leve)	LSIL
VIN, tipo usual (verrucoso, basaloide, misto)	VIN 2 (displasia moderada)	HSIL
VIN, tipo usual (verrucoso, basaloide, misto)	VIN 3 (displasia grave, CIS)	HSIL
VIN, tipo diferenciado	VIN, tipo simples, CIS	HSIL

CIS, carcinoma *in situ*; HSIL, neoplasia intraepitelial de alto grau; ISSVD, International Society for the Study of Vulvovaginal Disease; LAST, projeto Lower Anogenital Squamous Terminology; LSIL, neoplasia intraepitelial de baixo grau; VIN, neoplasia intraepitelial vulvar; WHO, World Health Organization.

cuidado destas mulheres. Em 1965, Kaufman e Gardner agruparam as lesões pré-malignas da vulva em três grupos: *eritroplasia de Queyrat*, carcinoma *bowenoide in situ* e carcinoma *simplex*.[26] A terminologia de 1976 da *International Society for the Study of Vulvovaginal Disease* (ISVVD) substituiu estes termos por atipia vulvar e carcinoma *in situ*. Em 1986, estes termos foram, por sua vez, substituídos por neoplasia intraepitelial vulvar (VIN) com displasia branda (VIN 1), displasia moderada (VIN 2) e displasia grave (VIN 3).[27]

Em 2004, a ISVVD introduziu a classificação com VIN tipo usual HPV-positiva, incluindo as variantes verrucosa e basaloide, e dVIN HPV-negativa.[28] O termo *VIN 1* foi abolido. As lesões planas associadas à atipia basal e alterações coilocíticas são consideradas *condilomas*. O termo VIN foi aplicado apenas a lesões de alto grau ou dVIN. Este sistema foi baseado na observação de que não havia nenhuma evidência de que os espectros morfológicos da VIN 1, 2 e 3 refletissem um *continuum* biológico ou de que a VIN 1 fosse um precursor de câncer. Além de modificar a classificação da VIN, a ISVVD também modificou o sistema de graduação e propôs um sistema de graduação semelhante ao de Bethesda das lesões intraepiteliais vulvares de baixo grau LG-VILs e lesões intraepiteliais vulvares de alto grau (HG-VILs).[29]

Em 2012, o projeto Lower Anogenital Squamous Terminology (LAST) recomendou uma terminologia uniforme com duas categorias para a doença escamosa associada ao HPV em todos os tecidos do trato anogenital (LSIL e HSIL).[30,31]

Em consequência, a classificação atual (2014) da WHO[32] distingue as lesões intraepiteliais escamosas de baixo grau (LSIL) e as lesões intraepiteliais escamosas de alto grau (HSIL), ambas associadas ao HPV. LSIL inclui as lesões que eram denominadas

mais rápida de progressão para carcinoma do que a SIL.[4,5] A porcentagem global de dVIN com SCC subsequente é estimada em 33%, e o tempo médio para progressão da dVIN para SCC é de 23 meses.[5,22,23] SCC vulvar ocorrendo com um fundo de dVIN tem uma probabilidade maior de recidivar.[15,24,25]

Terminologia e Classificação Histológicas

A história das terminologias para as lesões vulvares pode causar confusão, porque diferentes especialidades estão envolvidas no

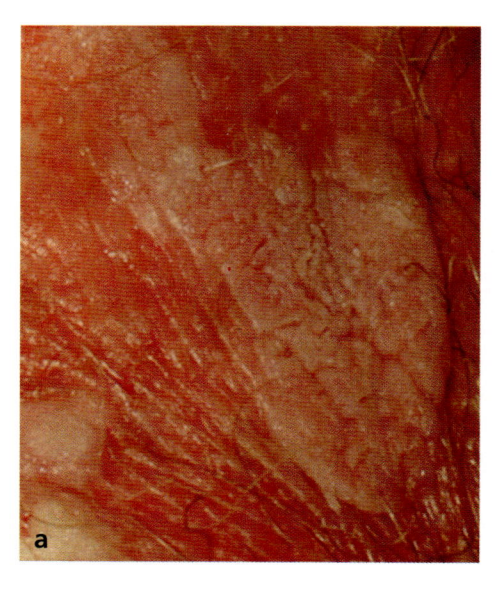

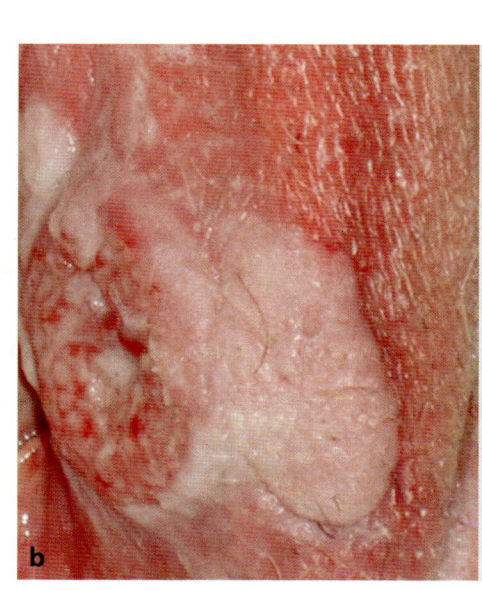

Fig. 13.24 Líquen plano avançado. **(a)** Leucoplasia com uma superfície rugosa e irregular, não responsiva a corticosteroides tópicos. A histologia mostrou dVIN **(b)** seguida por câncer invasivo HPV-negativo 6 meses mais tarde.

Colposcopia da Vulva

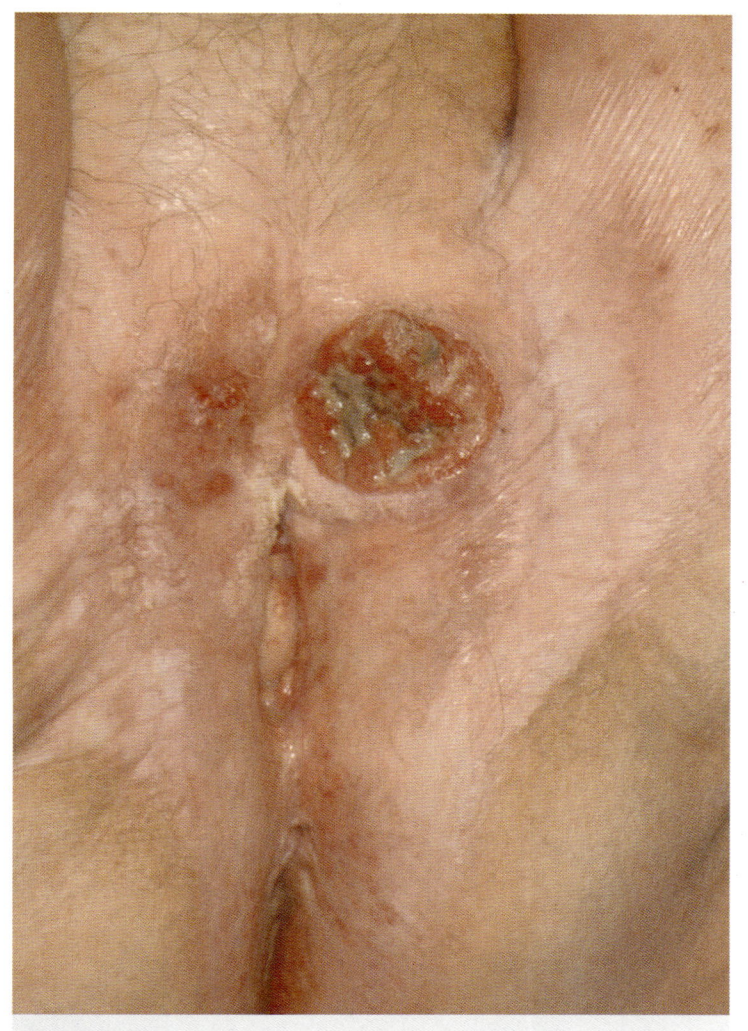

Fig. 13.25 Câncer invasivo de células escamosas HPV negativo em um fundo de líquen escleroso avançado.

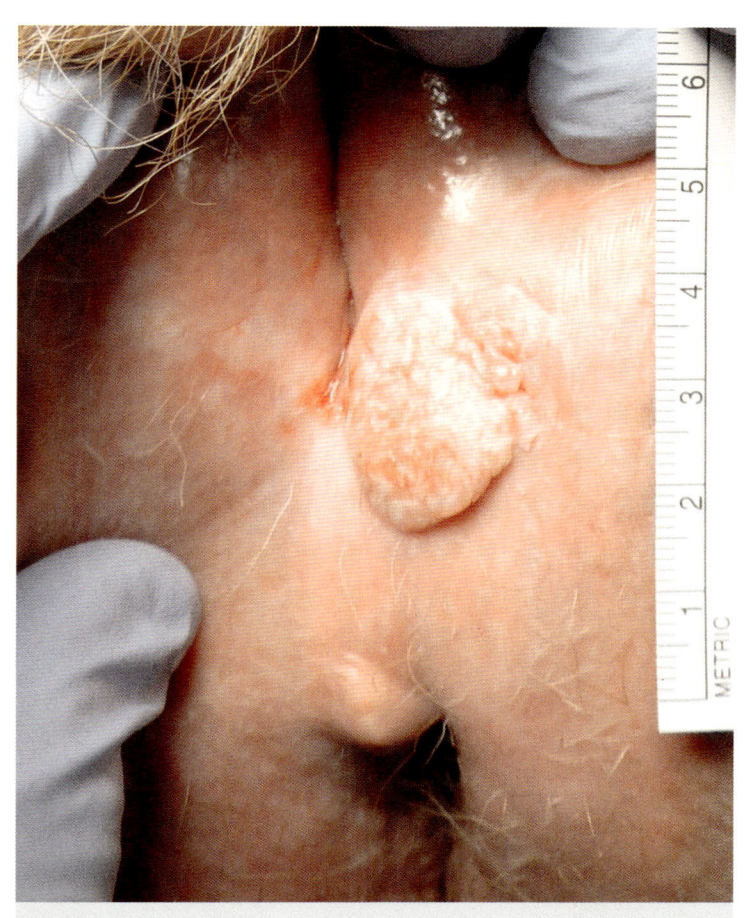

Fig. 13.26 Câncer invasivo de células escamosas em um fundo de *líquen plano* avançado.

como VIN 1 (displasia escamosa branda, condiloma plano, atipia coilocítica, coilocitose), HSIL inclui as lesões que eram denominadas como VIN 2 do tipo usual e as lesões de VIN 3 (displasia escamosa moderada, displasia escamosa grave). A neoplasia intraepitelial vulvar do tipo diferenciado (dVIN) não está associada à infecção por HPV.

Histologia da SIL e da dVIN

- LSIL: É uma lesão intraepitelial escamosa HPV-positiva em que as anormalidades nucleares são limitadas ao terço mais inferior do epitélio. A maioria da SIL é negativa para p16^{INK4a}.
- HSIL (anteriormente VIN 2): É uma lesão intraepitelial escamosa HPV-positiva em que as anormalidades nucleares estão limitadas aos dois terços inferiores do epitélio.

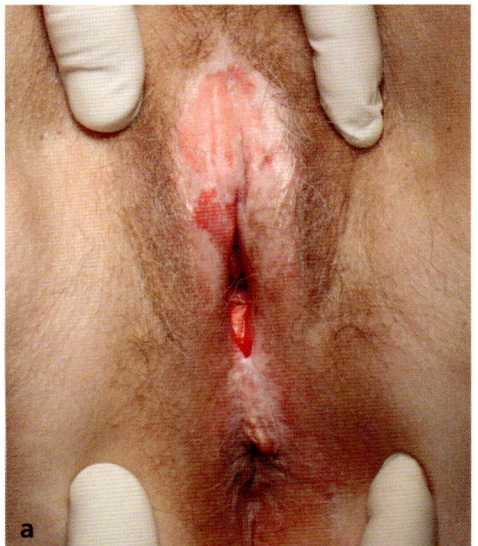

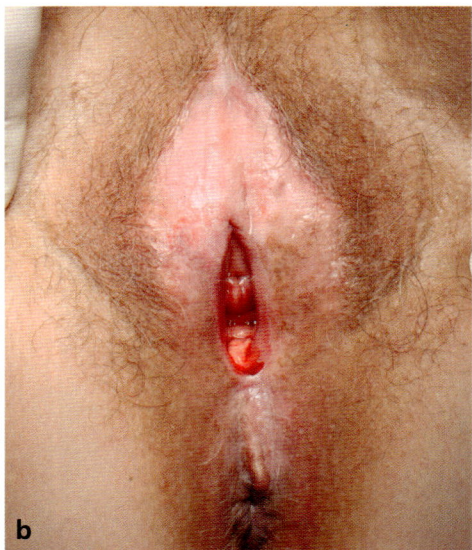

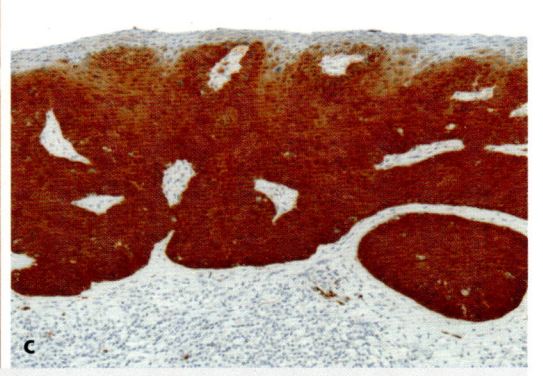

Fig. 13.27 *Líquen plano* avançado suspeito de pré-câncer vulvar HPV-positivo. **(a)** Notar a eritroplasia e leucoplasia. **(b)** A aparência é alterada após aplicação de ácido acético. **(c)** Histologia do epitélio acetobranco mostra HSIL positiva para p16^{INK4a}, positiva para HPV 16.

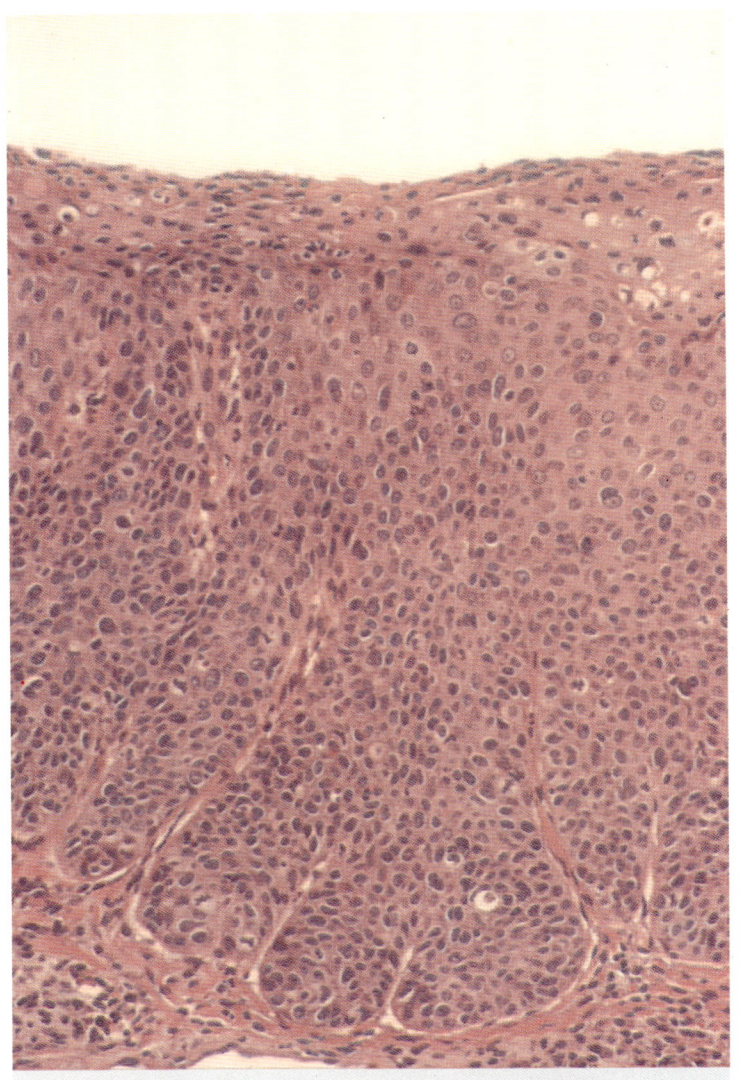

Fig. 13.28 SIL basaloide com uma superfície plana. Esta variedade de SIL tem células menores com menos pleomorfismo celular do que a VIN verrucosa.

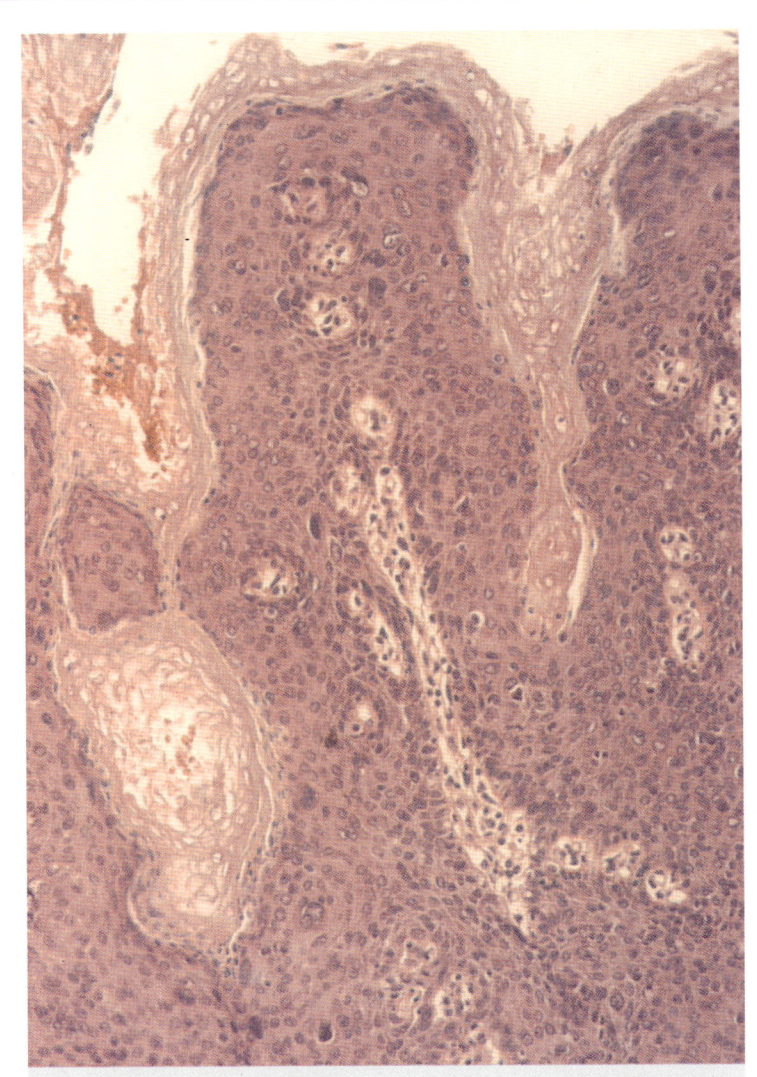

Fig. 13.29 SIL verrucosa (condilomatosa) com uma superfície espiculada, hiperceratótica, pleomorfismo nuclear e células gigantes epiteliais multinucleadas.

- HSIL (anteriormente VIN 3 do tipo usual): É uma lesão intraepitelial escamosa HPV-positiva em que as anormalidades nucleares se estendem ao terço superior do epitélio ou comprometem a espessura total do epitélio.
- HSIL tem duas variedades histomorfológicas: basaloide e verrucosa. Pode ocorrer uma mistura de ambas as variedades.

Variante basaloide: Este é um tipo de HSIL constituído exclusivamente por células atípicas, relativamente uniformes e pequenas, semelhantes às células normais do tipo basal. Elas ocupam quase toda a espessura do epitélio. As camadas mais superficiais podem mostrar paraceratose. As figuras de mitose podem ser vistas em todo o epitélio, exceto na camada superficial (▶ Fig. 13.28). Da mesma forma que a HSIL do tipo verrucoso, a SIL do tipo basaloide se cora fortemente para p16^{INK4a} e é negativa para p53.[4]

Variante verrucosa: Este é um tipo de HSIL que não mostra a regularidade do tipo basaloide. A densidade celular ainda é alta, mas a uniformidade celular é substituída por anisomorfia e anisocariose mais marcadas. Núcleos gigantes estão presentes. O índice de mitoses é alto. As papilas aumentadas são comuns, daí o termo *verrucosa*. Hiperceratose e paraceratose são comuns (▶ Fig. 13.29). HSIL tipo verrucoso se cora fortemente para p16^{INK4a} e é negativa para p53.[4]

A dVIN é HPV negativa e não é classificada em graus de gravidade. As camadas inferiores do epitélio são substituídas por uma

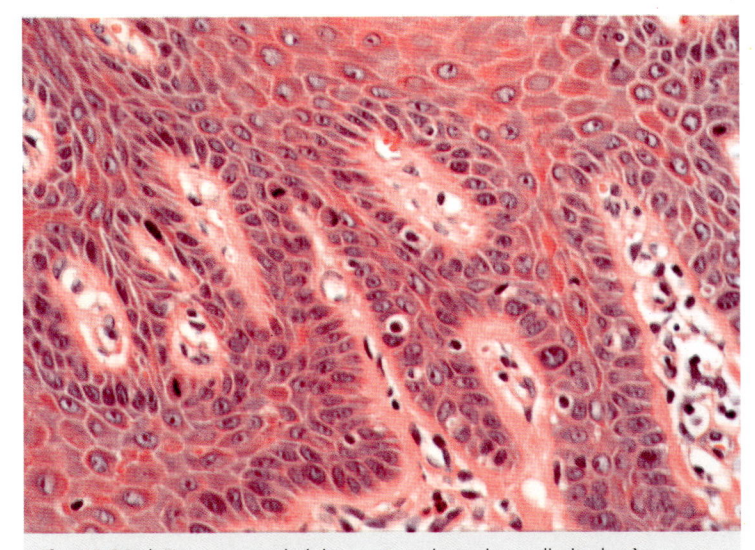

Fig. 13.30 dVIN com ceratinócitos anormais e mitoses limitadas às camadas basal e parabasal. O resto do epitélio mostra maturação normal (cortesia S. Regauer).[25]

lesão que se assemelha a um carcinoma de células escamosas grau 1 (▶ Fig. 13.29, ▶ Fig. 13.30, ▶ Fig. 13.31). Os ceratinócitos anormais estão limitados às camadas basal e parabasal, enquanto o resto do epitélio mostra maturação normal. As cristas epidérmi-

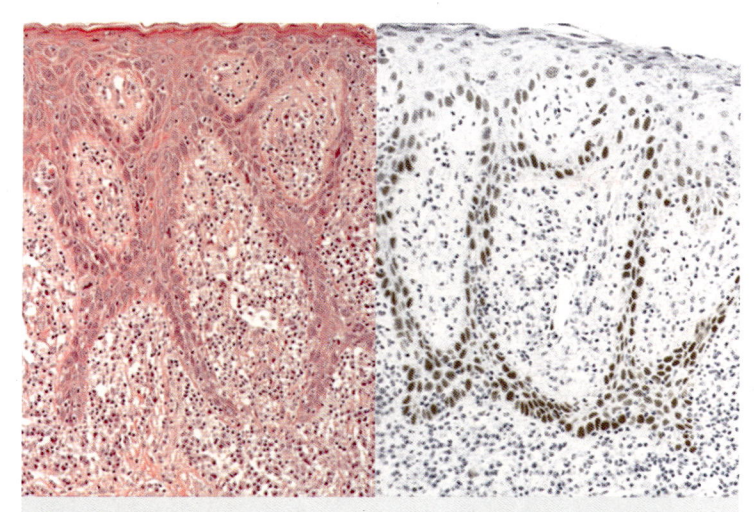

Fig. 13.31 dVIN **(a)** com cristas epidérmicas tipicamente alongadas e ramificadas e **(b)** coloração imunoistoquímica positiva para p53 (à direita) (cortesia S. Regauer).[25]

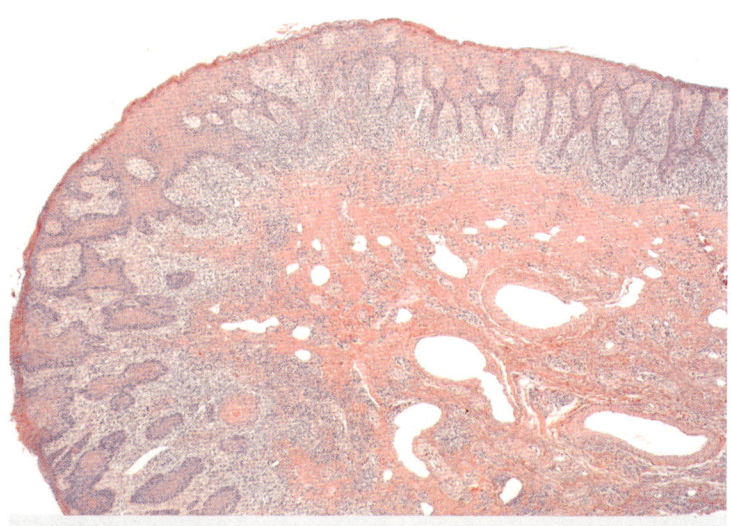

Fig. 13.32 dVIN com cristas epidérmicas alongadas e ramificadas (à direita) e transição para câncer invasivo inicial de células escamosas (à esquerda) (cortesia S. Regauer).[25]

cas (rete ridges) são tipicamente alongadas e frequentemente ramificadas. As pontes intercelulares são proeminentes. A dVIN frequentemente se cora para p53, e as células p53-positivas podem ser encontradas acima da camada basal, nos níveis mais altos da epiderme, mas não as células p16^{INK4a},[4] O epitélio vulvar normal mostra uma camada basal quase completamente Ki-67-negativa, mas a camada basal da dVIN é positiva para Ki-67. Um pequeno subconjunto de dVIN apresenta uma morfologia basaloide,[33] e o uso de biomarcadores é necessário para fazer a diferenciação. A VIN tipo pagetoide é um subtipo raro de VIN que se assemelha à doença de Paget ou ao melanoma de disseminação superficial.[34]

Tratamento da SIL e da dVIN

A HSIL exige tratamento, enquanto a LSIL pode ser manejada de modo expectante. Entretanto, 30 a 42% dos casos de LSIL contêm tipos de HPV de alto risco e, assim, têm um potencial de progressão para HSIL ou câncer invasivo.[35,36] Os planos de tratamento estão fundamentados na colposcopia e nos resultados de biópsia. O tratamento de HSIL se tornou individualizado, incluindo diferentes modalidades cirúrgicas e opções clínicas.

Terapia Cirúrgica da SIL

A terapia cirúrgica consiste na ablação (► Fig. 13.33) ou na excisão (► Fig. 13.34). A excisão foi por muito tempo considerada o padrão de tratamento para as lesões unifocais, mas nas doenças multifocais a excisão pode ser mais complicada, pois grandes áreas da vulva podem estar afetadas. O objetivo é remover todas as áreas visíveis de HSIL com uma margem de 3 a 5 mm de pele de aparência normal.[21] A vulvectomia superficial pode ser considerada em alguns casos de lesões multifocais recorrentes ou confluentes. Em geral, a cirurgia mais extensa está associada a um maior comprometimento da qualidade de vida e da função sexual (► Fig. 13.35).[37,38,39]

As recorrências são comuns nas excisões com margens positivas, ocorrendo em até 66% dos casos.[40,41] O aumento do risco de recorrência foi relatado na SIL multifocal, em comparação às lesões unifocais.[20,42] Alguns estudos têm relatado índices de recorrência de até 19% após vulvectomia,[21,43] de 15 a 17% após excisão local com margens negativas e de 46 a 50% após excisão local com margens positivas.[20,21,40,43]

A ablação é geralmente efetuada com laser de CO_2 e pode apresentar resultados muito satisfatórios. Não deve haver nenhuma evidência de invasão com base no exame clínico, na colposcopia e na biópsia. O tratamento deve abranger uma margem de 3 a

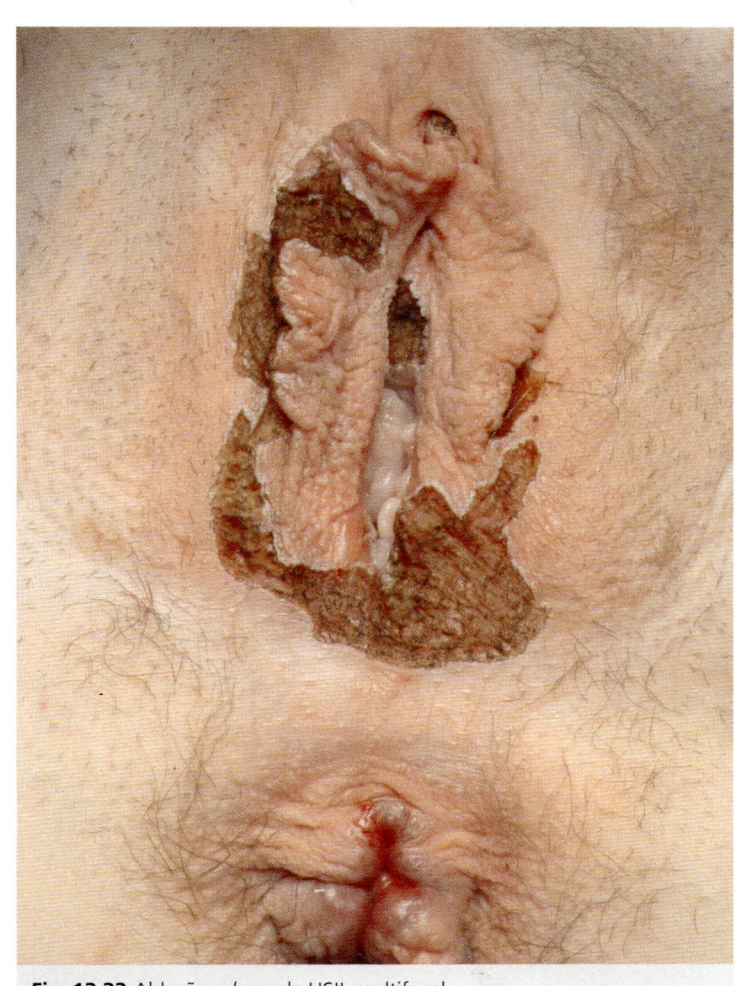

Fig. 13.33 Ablação a laser de HSIL multifocal.

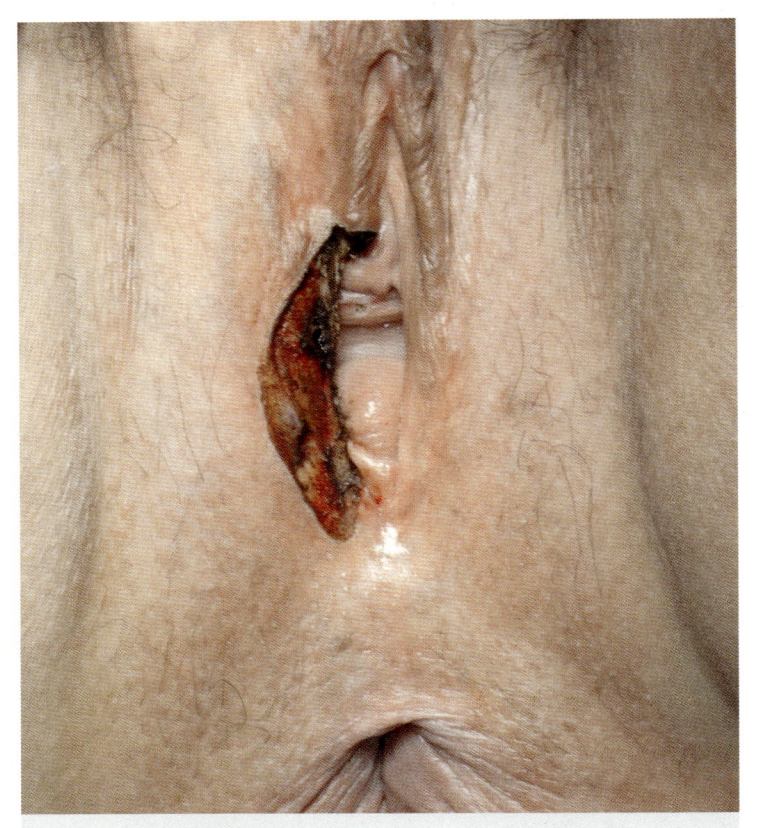

Fig. 13.34 Excisão de HSIL unifocal.

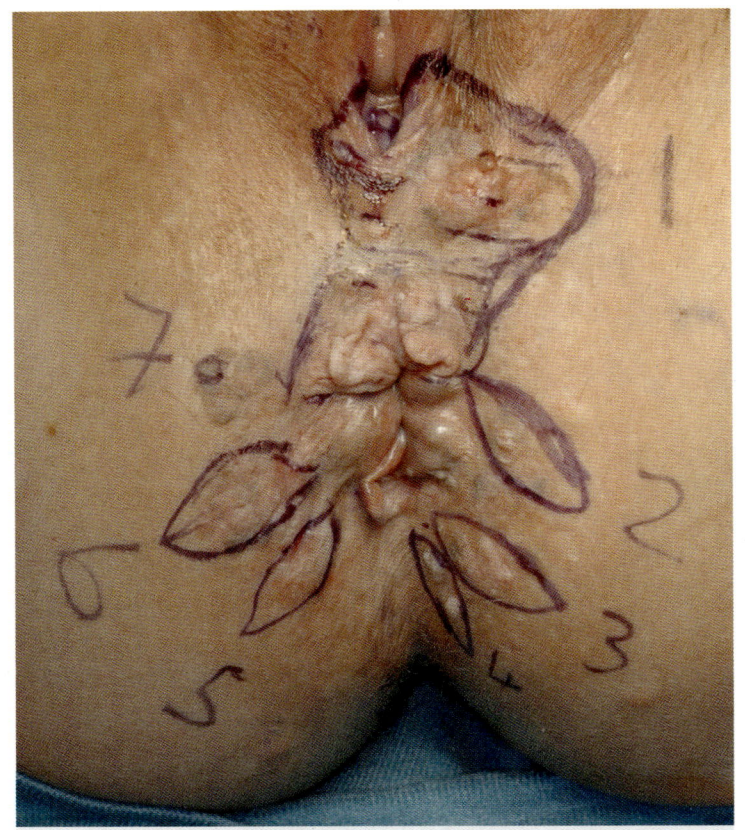

Fig. 13.35 HSIL multifocal afetando grandes áreas da vulva, períneo e periânus.

5 mm de pele de aspecto normal. O câncer invasivo oculto (na maioria das vezes com invasão < 1 mm) foi descrito em 3% das mulheres tratadas cirurgicamente para SIL[21] (▶ Fig. 13.36). Em contraste com o tratamento dos condilomas genitais, para os quais só é necessária a ablação superficial, a ablação a *laser* de uma HSIL exige a destruição de células em toda a espessura do epitélio. Nas áreas pilosas, a ablação a *laser* deve incluir os folículos pilosos, que podem conter SIL e estender-se por 3 mm ou mais na gordura subcutânea. Consequentemente, pode ser preferível fazer a excisão das grandes lesões em áreas pilosas. A ablação em pele glabra deve estender-se pela derme até 2 mm de profundidade. A ferida pode cicatrizar por segunda intenção, com bons resultados estéticos. A taxa de recorrência após vaporização com *laser* é de 23 a 40%.[21,43]

Terapia Clínica da SIL

Numerosos tratamentos clínicos tópicos foram estudados para o tratamento da SIL. Os mais amplamente usados, atualmente, incluem o modificador de resposta imune, o imiquimod e o agente antiviral cidofovir. Ambos podem ser aplicados em lesões associadas ao HPV (SIL).

O tratamento da SIL com imiquimod foi avaliado em uma série de estudos clínicos, incluindo duas experiências randomizadas,[21,44,45,46,47,48,49,50,51] e os resultados mostraram um índice de sucesso do tratamento de 30 a 90% (▶ Fig. 13.37). Imiquimod deve ser aplicado duas ou três vezes por semana, frequentemente, durante 12 a 16 semanas. Nas lesões que respondem

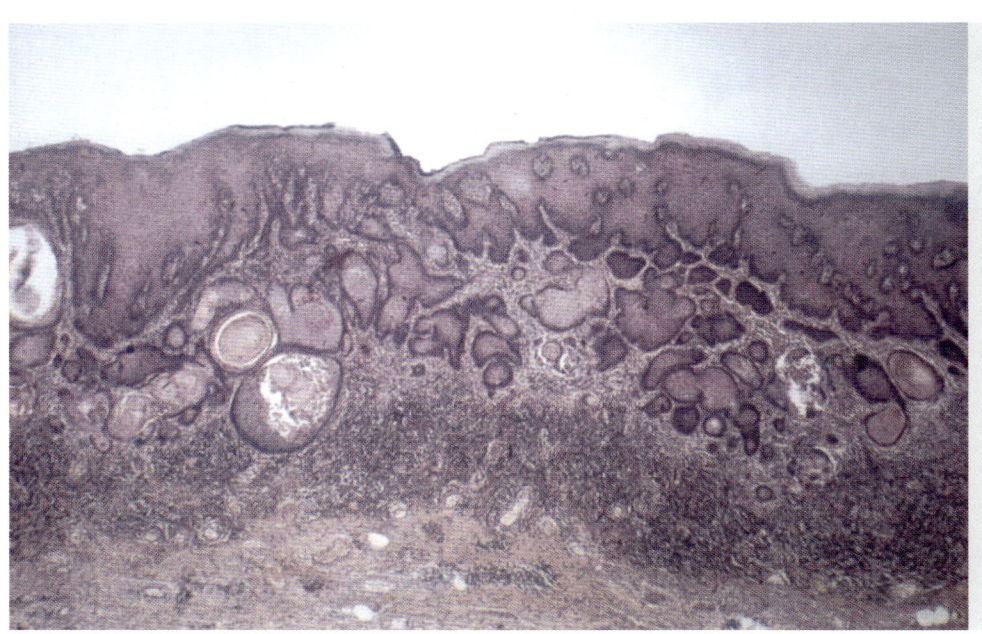

Fig. 13.36 Câncer invasivo oculto diagnosticado histologicamente em uma peça de excisão.

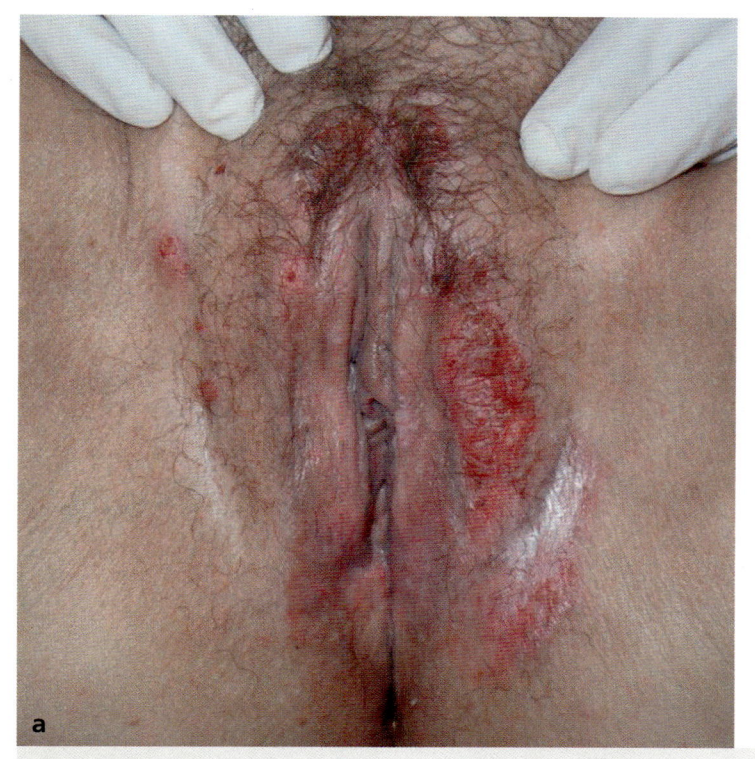

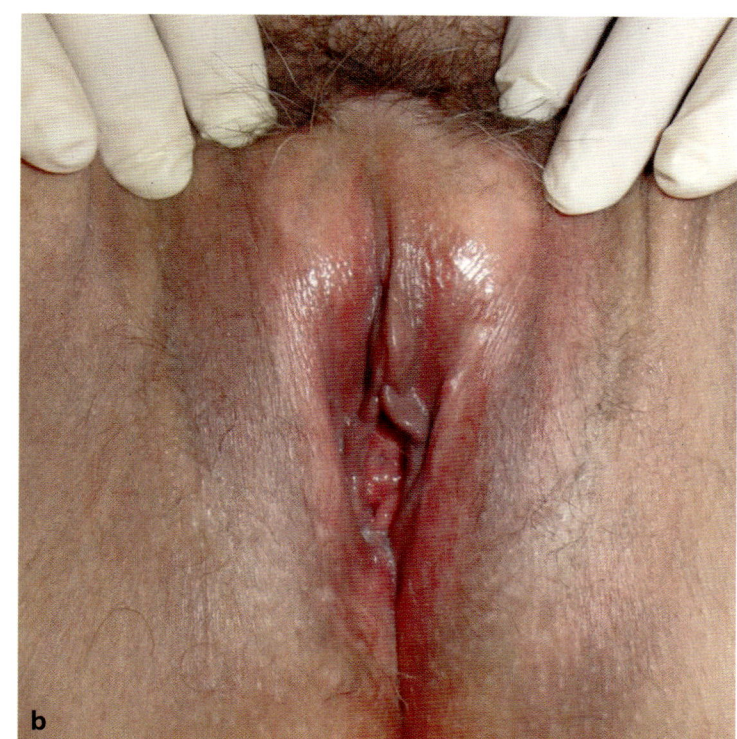

Fig. 13.37 Uso eficaz de imiquimod. **(a)** SIL antes da terapia; **(b)** SIL após terapia.

ao tratamento, o imiquimod produz uma resposta inflamatória, induzindo a imunidade mediada por células T *helper*, tipo 1, facilitando significativamente a atividade citotóxica local de linfócitos T.[44] A regressão das lesões está fortemente associada ao desaparecimento de HPV. Um acompanhamento de 7 anos mostrou um índice de recorrência de 9%,[48] que parece mais baixo do que o observado no tratamento cirúrgico. As vantagens do tratamento com imiquimod incluem o aumento do índice de eliminação de HPV, a possibilidade de autoaplicação e a evitação de cirurgia. As desvantagens associadas ao uso de imiquimod incluem a falha da eficácia em algumas pacientes, o risco de progressão da lesão para lesão invasiva durante tratamento e a sensibilidade dolorosa local, prurido e inflamação que podem ser consideráveis.

O Cidofovir é um agente antiviral que reduz a expressão de *E6* e *E7* do HPV e as propriedades metastáticas das células tumorais HPV-positivas.[52] Um índice de regressão completa da SIL de 40%, após a aplicação tópica de cidofovir, foi relatado em uma série de 12 mulheres.[53] Na nossa experiência, o cidofovir causa uma reação ulcerativa intensa no local de dVIN, sem nenhum efeito sobre a pele sadia. Cidofovir é caro e tem que ser especialmente manipulado para a forma de gel.

Terapia fotodinâmica da SIL também tem sido usada.[41,54,55] Os índices de regressão são descritos na faixa entre 40 e 60%.[54] A combinação da terapia fotodinâmica com imiquimod tem sido descrita com uma resposta de 60% ao tratamento.[55]

Os tratamentos clínicos usados no passado incluem a bleomicina e o trinitrobenzeno. Interferon e 5-fluorouracil não são mais usados por causa dos graves efeitos colaterais locais.[51] Retinoides não se comprovaram efetivos.[56]

Vacinação Terapêutica

Vacinas terapêuticas visam induzir ou reforçar a imunidade adaptativa das células T ao HPV[44] e parecem encerrar uma promessa em pequenas séries iniciais.[57,58]

Terapia da dVIN

A terapia da dVIN exige o tratamento cirúrgico. Não há tratamento clínico para dVIN e ela não deve ser acompanhada de modo expectante.

13.4.2 Doença de Paget

A doença de Paget da vulva é um carcinoma intraepitelial incomum com aparência eritroleucoplásica. A doença de Paget vulvar origina-se de uma célula-tronco pluripotente intraepidérmica.[59,60] A maioria dos casos ocorre na epiderme e na mucosa, mas alguns invadem a derme. As células de Paget podem-se estender para o ducto excretório das glândulas sudoríparas e para as unidades pilossebáceas. O risco de invasão é de 1 a 2% ao ano[5] (▶ Fig. 13.38, ▶ Fig. 13.39, ▶ Fig. 13.40, ▶ Fig. 13.41).

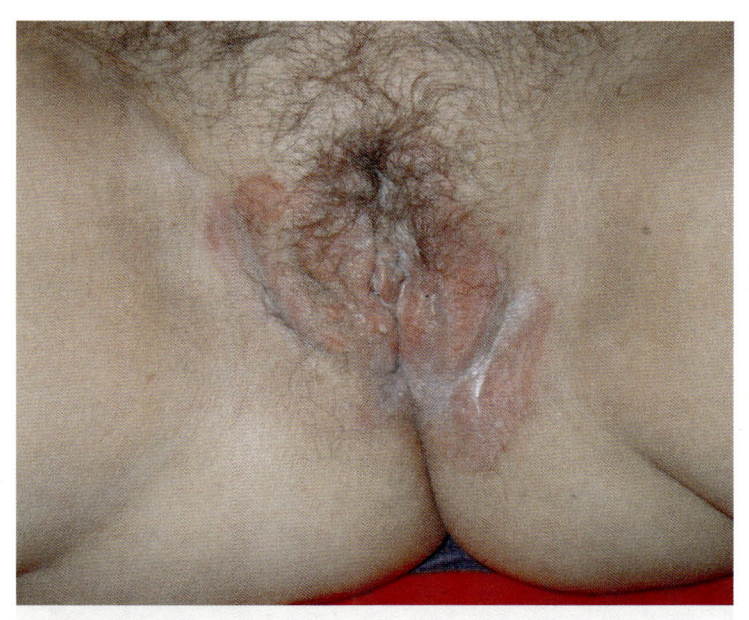

Fig. 13.38 Doença de Paget com uma aparência eritroleucoplásica.

Colposcopia da Vulva

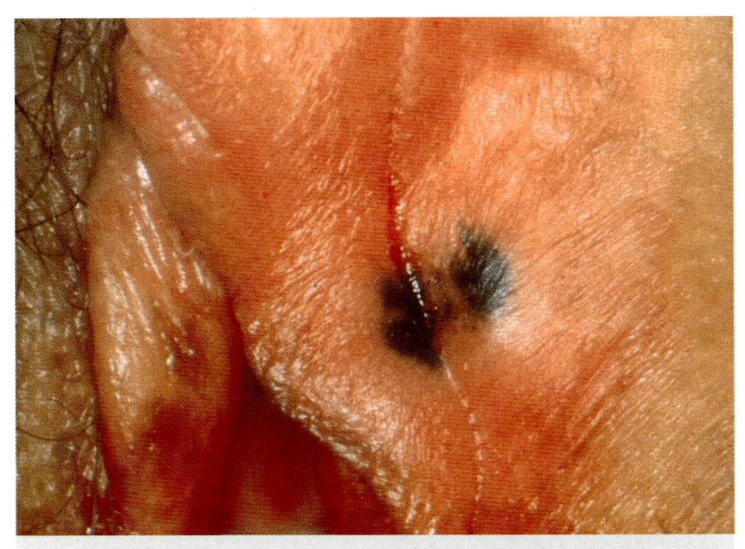

Fig. 13.44 Melanoma *in situ*. Lesão plana pigmentada em escuro no sulco interlabial esquerdo.

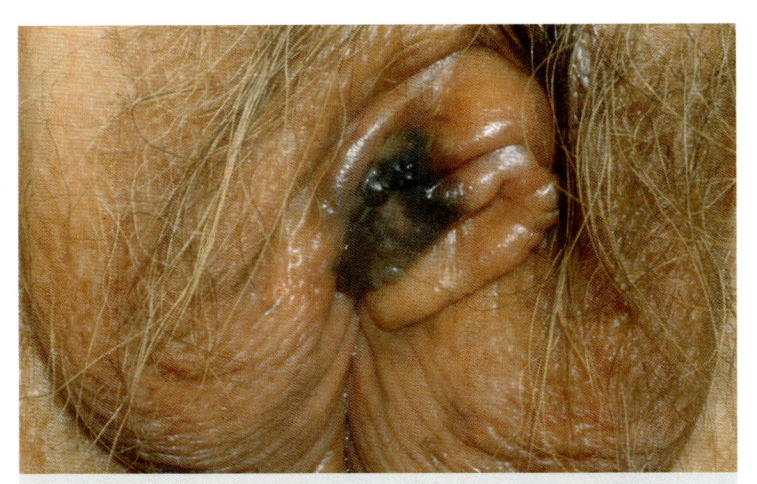

Fig. 13.45 Melanoma maligno. A lesão pigmentada escura é elevada.

e limites irregulares podem ocorrer, especialmente, em mulheres jovens. A excisão dos nevos deve ser indicada, particularmente, se eles mudarem de aspecto ou causarem sintomas, como sangramento.

O Melanoma *maligno* é a segunda mais comum malignidade da vulva e pode ocorrer no clitóris, lábios menores e lábios maiores com aproximadamente igual frequência. Os melanomas podem-se originar *de novo* ou de lesões pigmentadas benignas ou atípicas preexistentes. *O melanoma in situ* se caracteriza pela presença de melanócitos malignos que se disseminam na epiderme, mas não se estendem à derme papilar. Clinicamente, estas lesões pigmentadas são planas ou ligeiramente elevadas. O *Melanoma invasivo* apresenta melanócitos malignos na epiderme e também mostra invasão na derme papilar. A invasão da derme reticular e da gordura subcutânea pode ser observada com a evolução da doença. Clinicamente, estes tumores mostram nódulos castanho-avermelhados a negros, às vezes, com exulceração. O prognóstico depende, principalmente, da profundidade de invasão (▶ Fig. 13.44, ▶ Fig. 13.45, ▶ Fig. 13.46).

13.5 Não Neoplásica

13.5.1 Doenças Epiteliais da Vulva

A classificação atual das doenças epiteliais não neoplásicas da vulva foi formulada pela ISSVD, em 2006.[70] *Lichen sclerosus* e *lichen planus* são problemas comuns e têm potencial para transformação maligna. Por conseguinte, os ginecologistas devem ter conhecimento e habilidade para fazer o diagnóstico, o tratamento e o acompanhamento destas condições. *Lichen sclerosus* e *lichen planus* podem ter aspectos clínicos e morfológicos que se superpõem. Entidades adicionais incluem *lichen simplex chronicus* (antes conhecido como *hiperplasia escamosa*), psoríase e eczema da vulva.

13.5.2 Líquen Escleroso

O líquen escleroso vulvar é uma dermatose crônica, localizada, mediada por linfócitos e presume-se que a etiologia seja autoimune.[71] Uma pequena porcentagem de pacientes mostra evidências sistêmicas de deficiência imune de células T.[72] Se a condição ficar sem tratamento durante muitos anos, pode ocorrer uma esclerose progressiva com fibrose e deformação grave da anatomia vulvar normal. A condição pode ocorrer na infância (▶ Fig. 13.47, ▶ Fig. 13.48).

Os sintomas cardeais do *líquen escleroso* são prurido e dor vulvar que não respondem aos tratamentos. O líquen escleroso começa com prurido inespecífico, ardência, disúria, dispareunia e dor. Os sintomas iniciais são frequentemente ignorados ou interpretados como secundários a uma infecção por leveduras. As pacientes com sintomas vulvares persistentes têm indicação para

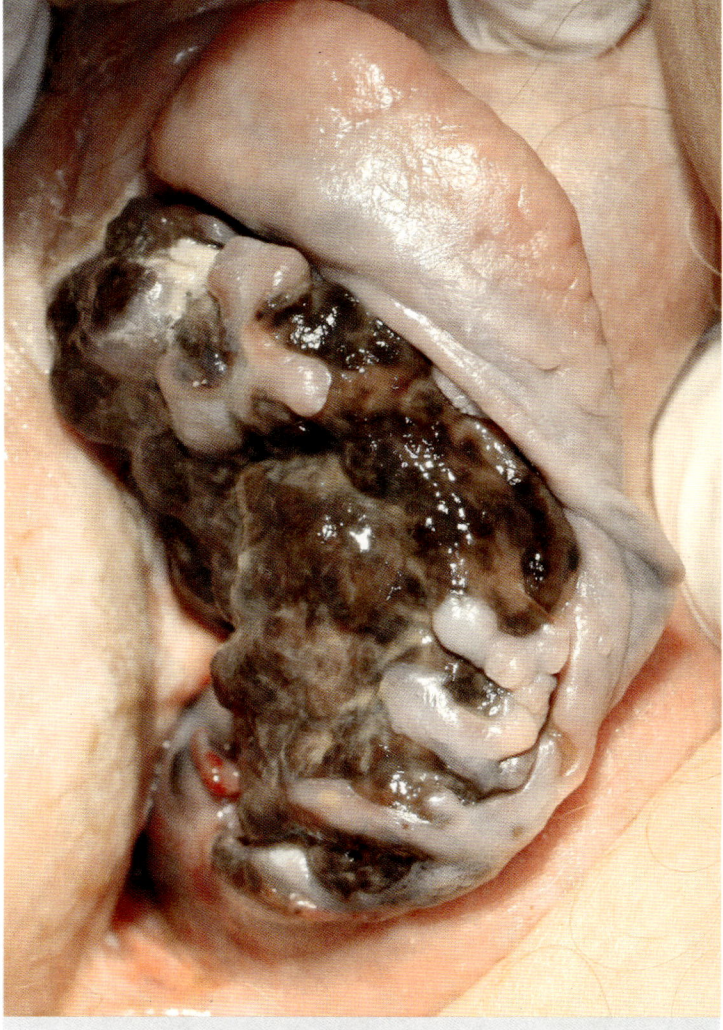

Fig. 13.46 Melanoma maligno avançado com crescimento nodular marcado.

Colposcopia da Vulva

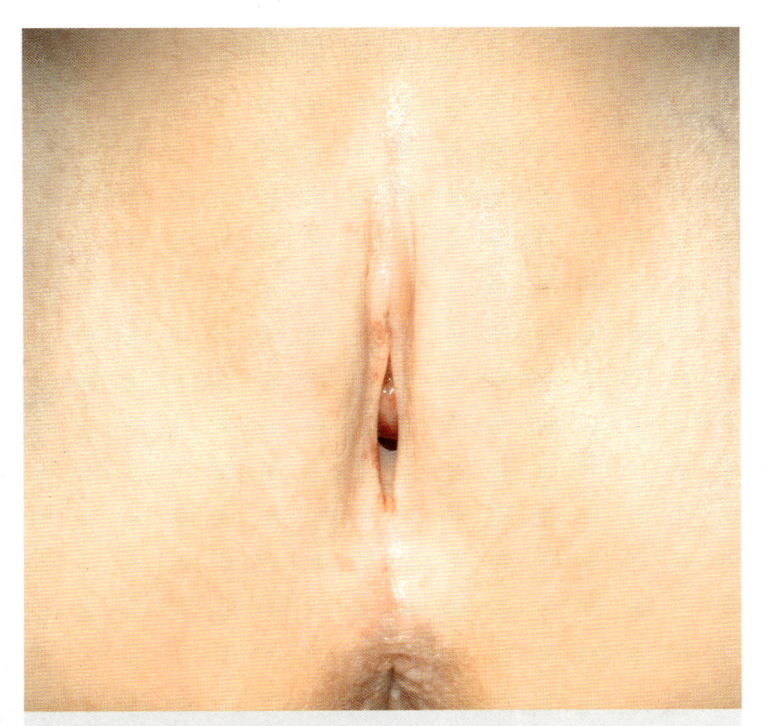

Fig. 13.47 Líquen escleroso, manifestação na infância.

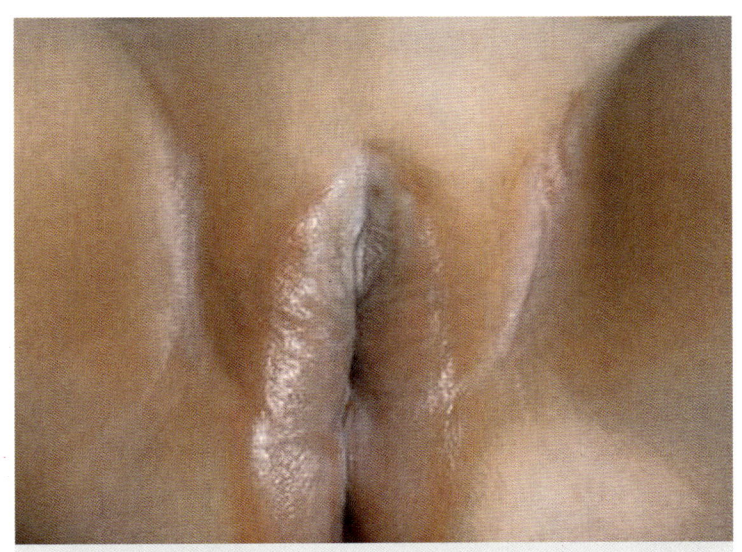

Fig. 13.48 Líquen escleroso, manifestação na infância.

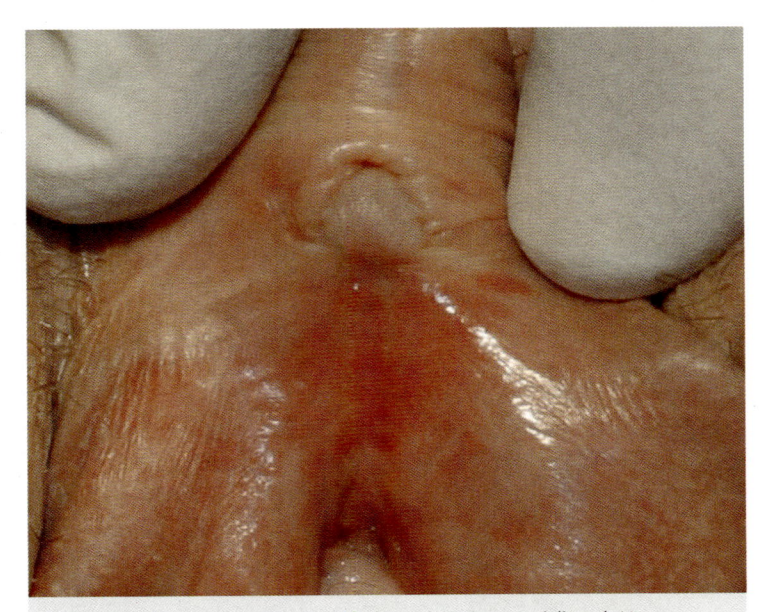

Fig. 13.49 Líquen escleroso inicial afetando a área periclitoral. Notar o eritema brilhante proeminente e adelgaçamento da mucosa.

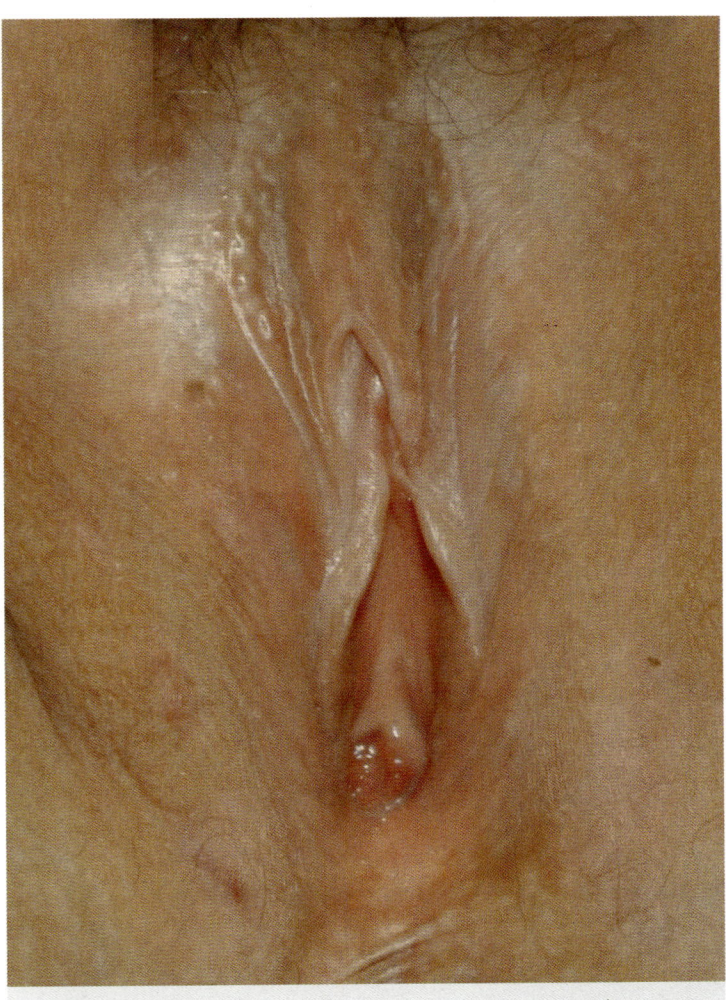

Fig. 13.50 Líquen escleroso inicial com alastramento para os sulcos interlabiais. Notar a despigmentação e assimetria branda dos pequenos lábios.

realizar uma biópsia precocemente.[73] O *líquen escleroso* inicial (▶ Fig. 13.49, ▶ Fig. 13.50, ▶ Fig. 13.51) frequentemente afeta a área ao redor do clitóris e se espalha para os sulcos interlabiais. O *líquen escleroso* inicial pode mostrar um eritema brilhante, despigmentação discreta, adelgaçamento da mucosa e pequena assimetria dos pequenos lábios. Muito frequentemente, o *líquen escleroso* compromete o períneo e a pele perianal, formando uma figura de 8. Muitas pacientes têm progressão lenta durante anos (▶ Fig. 13.52, ▶ Fig. 13.53) com múltiplas remissões completas ou parciais. O *líquen escleroso* avançado (▶ Fig. 13.54, ▶ Fig. 13.55) associado à fibrose destrutiva, despigmentação, desaparecimento progressivo dos pequenos lábios, sinéquias e estenose vaginal, chamado de *craurosis* vulvar, e na literatura antiga está associado à importante morbidade. A progressão pode ser evitada com tratamento constante e acompanhamento. O carcinoma de células escamosas desenvolve-se em 3 a 5% das pacientes com *líquen escleroso* vulvar de longa duração e não tratado.[71] É desconhecido se diagnóstico precoce e tratamento de *líquen escleroso* e do líquen plano reduzem o risco de transformação maligna.

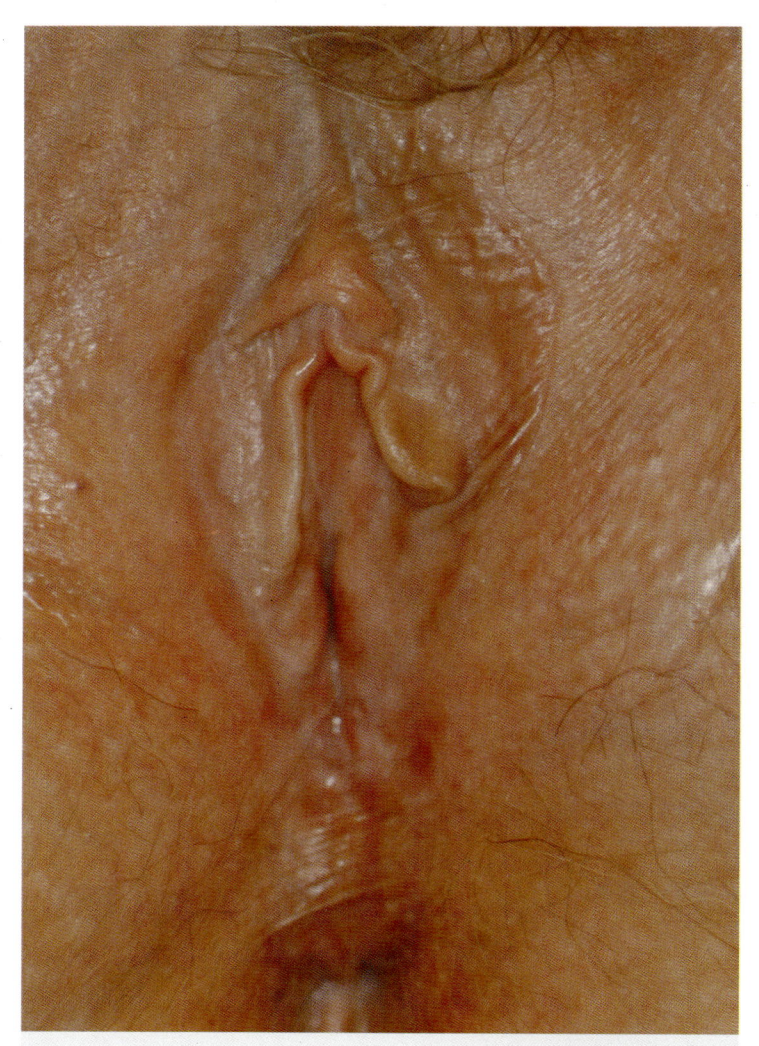

Fig. 13.51 Líquen escleroso inicial com incontinência pigmentar e com os pequenos lábios já consideravelmente reduzidos.⁷³

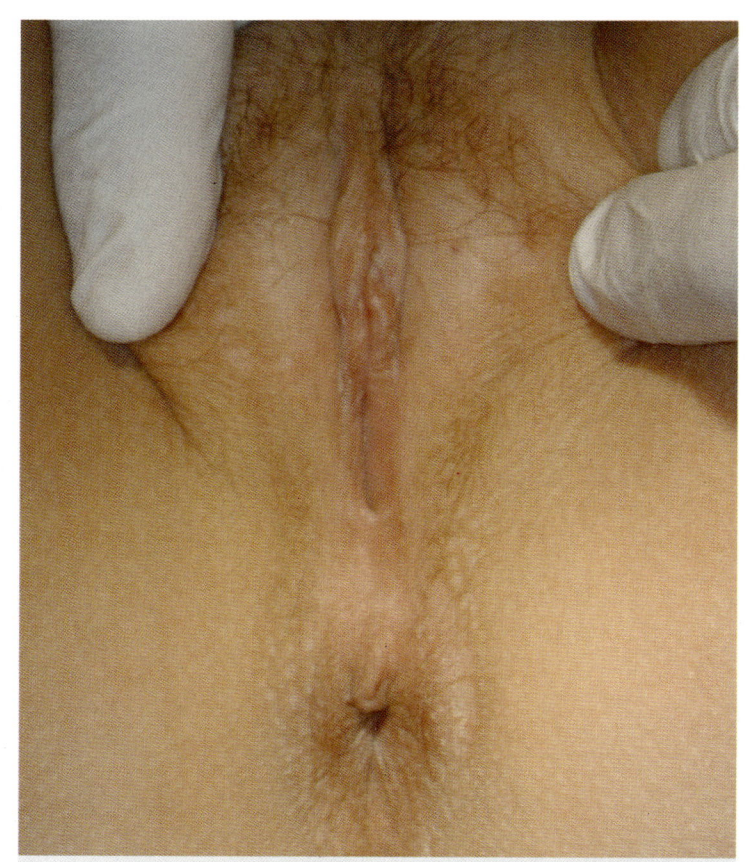

Fig. 13.52 Líquen escleroso intermediário comprometendo o períneo e a pele perianal.

O tratamento de primeira linha do *líquen escleroso* com um corticosteroide superpotente tem alta eficácia. Um esquema adequado é feito com propionato clobetasol, pomada a 0,05% aplicada uma vez ao dia durante 1 mês, em dias alternados durante 1 mês e duas vezes por semana durante 1 mês e após reduzindo, conforme necessário. Um tubo de 30 g deve durar cerca de 3 meses e para a maioria das pacientes durará mais. Um esquema semelhante pode ser usado em crianças. Os efeitos colaterais potenciais da terapia com corticoide incluem atrofia cutânea ou supressão da suprarrenal, mas na prática e com monitoramento cuidadoso, estes efeitos colaterais são raros.[71,74] Pomadas locais inespecíficas podem ser usadas para minimizar os efeitos colaterais dos esteroides.

As terapias de segunda linha incluem o uso de inibidores de calcineurina tópicos. Alguns estudos têm demonstrado bons resultados com pimecrolimo e tacrolimo.[74] Este tipo de tratamento funciona exclusivamente por meio de interações com linfócitos em estádios ativos da doença.

13.5.3 Líquen Plano

Lichen planus é uma doença mucocutânea de etiologia desconhecida, que pode comprometer a pele, mucosa oral, genitália, o esôfago e apêndices cutâneos.[5,75,76] Há três tipos clínicos principais:

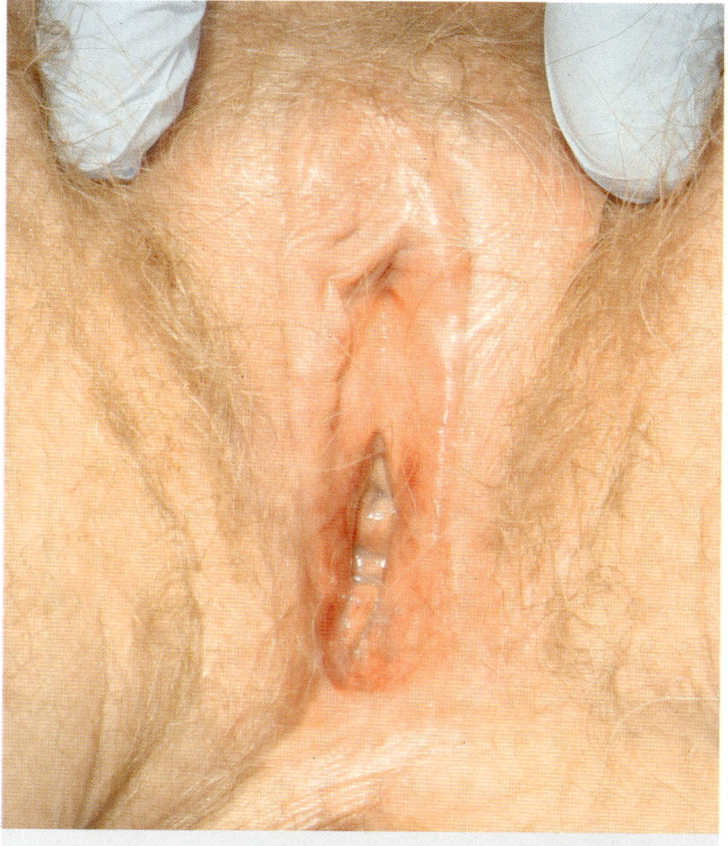

Fig. 13.53 Líquen escleroso intermediário. Observar a despigmentação dos lábios menores e sulcos interlabiais.

Colposcopia da Vulva

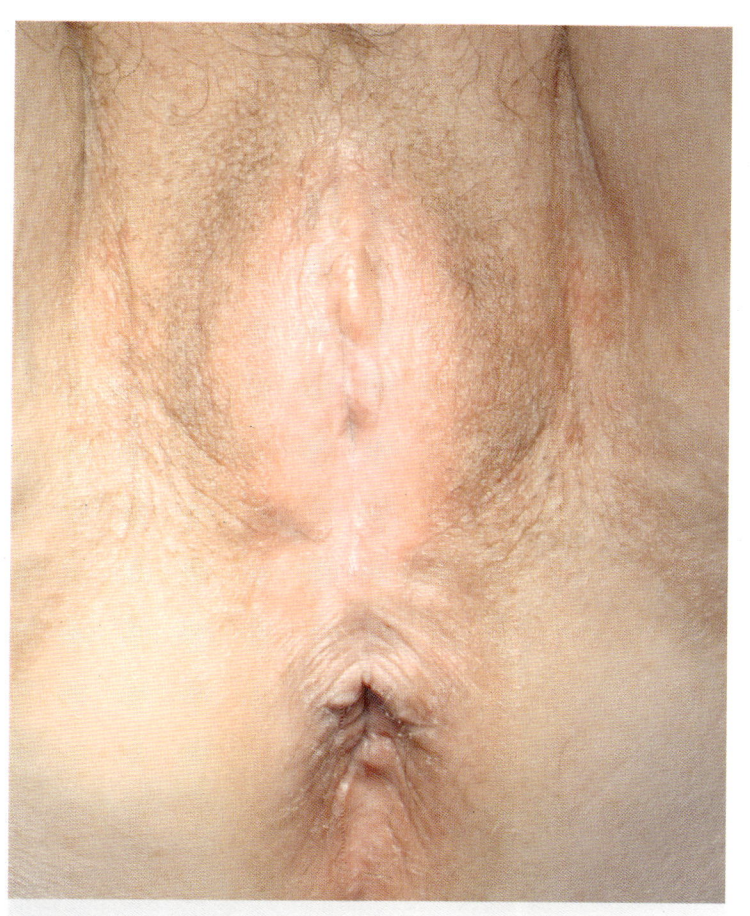

Fig. 13.54 Líquen escleroso avançado com cicatrização e oclusão significativa do introito.

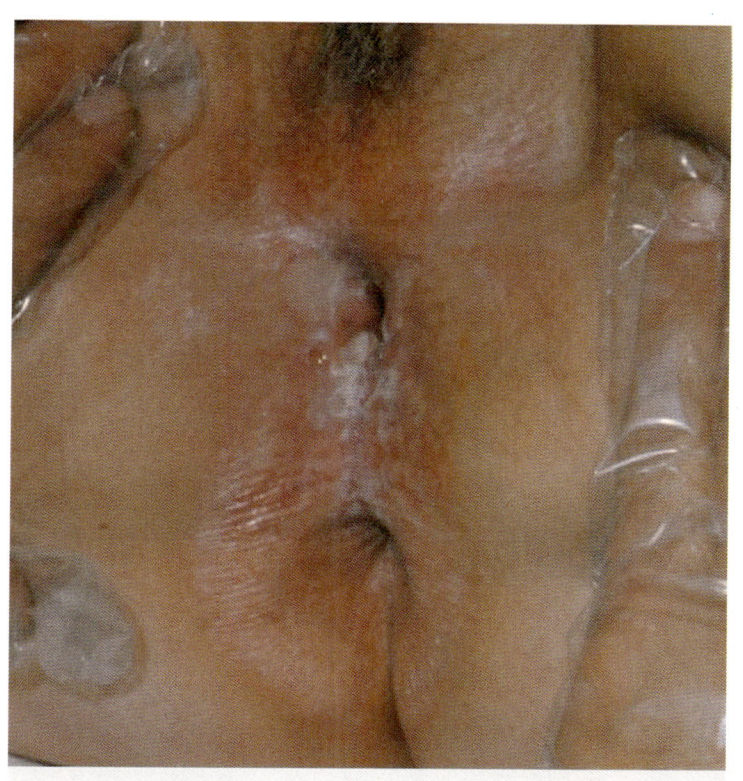

Fig. 13.55 Líquen escleroso em estágio terminal. A anatomia da vulva está gravemente distorcida.

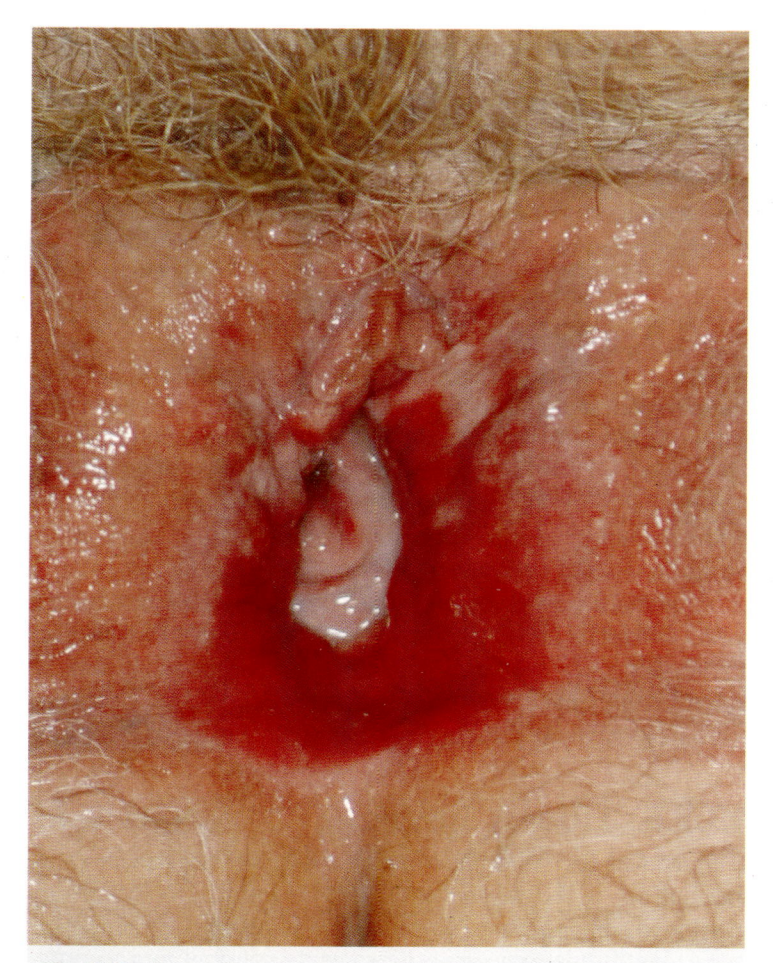

Fig. 13.56 Líquen plano com comprometimento vaginal.

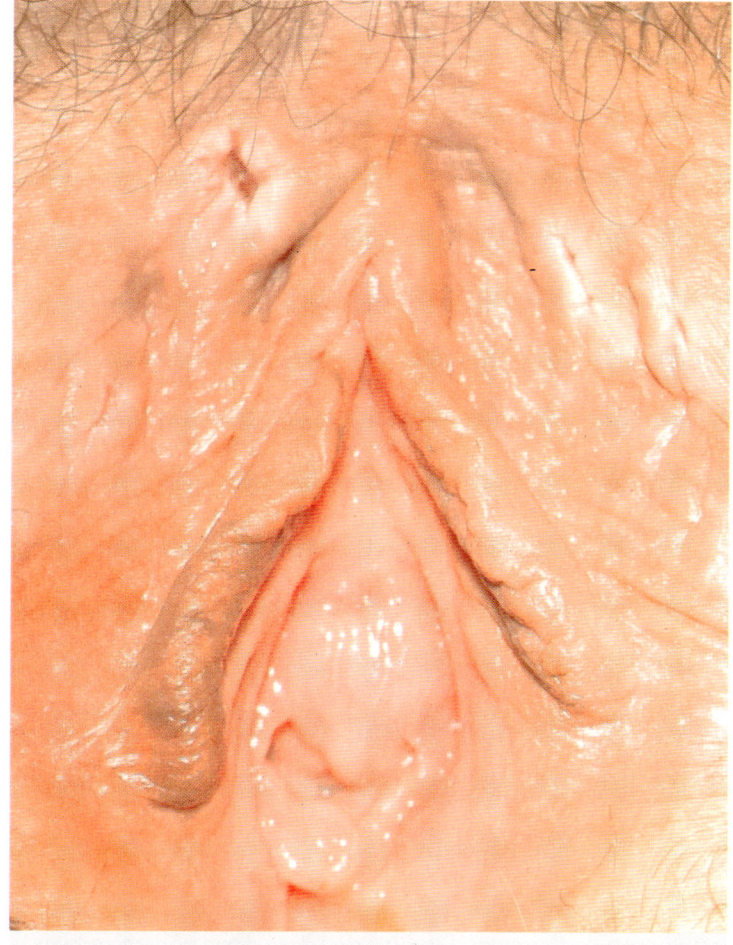

Fig. 13.57 Líquen plano tipo hipertrófico.

intra-epithelial neoplasia. Acta Obstet Gynecol Scand 1992; 71: 126–128

39. Shylasree TS, Karanjgaokar V, Tristram A, Wilkes AR, MacLean AB, Fiander AN. Contribution of demographic, psychological and disease-related factors to quality of life in women with high-grade vulval intraepithelial neoplasia. Gynecol Oncol 2008; 110: 185–189

40. Modesitt SC, Waters AB, Walton L, Fowler WC, Van Le L. Vulvar intraepithelial neoplasia III: occult cancer and the impact of margin status on recurrence. Obstet Gynecol 1998; 92: 962–966

41. Polterauer S, Dressler A, Grimm C et al. Accuracy of preoperative vulva biopsy and the outcome of surgery in vulvar intraepithelial neoplasia 2 and 3. Int J Gynecol Pathol 2009; 28: 559–562

42. Küppers V, Stiller M, Somville T, Bender HG. Risk factors for recurrent VIN. Role of multifocality and grade of disease. J Reprod Med 1997; 42: 140–144

43. Hillemanns P, Wang X, Staehle S, Michels W, Dannecker C. Evaluation of different treatment modalities for vulvar intraepithelial neoplasia (VIN): CO(2) laser vaporization, photodynamic therapy, excision and vulvectomy. Gynecol Oncol 2006; 100: 271–275

44. Stern PL, van der Burg SH, Hampson IN et al. Therapy of human papillomavirus-related disease. Vaccine 2012; 30 Suppl 5: F71–F82

45. Jayne CJ, Kaufman RH. Treatment of vulvar intraepithelial neoplasia 2/3 with imiquimod. J Reprod Med 2002; 47: 395–398

46. Mathiesen O, Buus SK, Cramers M. Topical imiquimod can reverse vulvar intraepithelial neoplasia: a randomised, double-blinded study. Gynecol Oncol 2007; 107: 219–222

47. Le T, Menard C, Hicks-Boucher W, Hopkins L, Weberpals J, Fung-Kee-Fung M. Final results of a phase 2 study using continuous 5% Imiquimod cream application in the primary treatment of high-grade vulva intraepithelial neoplasia. Gynecol Oncol 2007; 106: 579–584

48. Terlou A, van Seters M, Ewing PC et al. Treatment of vulvar intraepithelial neoplasia with topical imiquimod: seven years median randomized clinical trial. Gynecol Oncol 2011; 121: 157–162

49. Diaz-Arrastia C, Arany I, Robazetti SC et al. Clinical and molecular responses in high-grade intraepithelial neoplasia treated with topical imiquimod 5%. Clin Cancer Res 2001; 7: 3031–3033

50. Iavazzo C, Pitsouni E, Athanasiou S, Falagas ME. Imiquimod for treatment of vulvar and vaginal intraepithelial neoplasia. Int J Gynaecol Obstet 2008; 101: 3–10

51. Pepas L, Kaushik S, Bryant A, Nordin A, Dickinson HO. Medical interventions for high grade vulval intraepithelial neoplasia. Cochrane Database Syst Rev 2011; 13: CD007924

52. Amine A, Rivera S, Opolon P et al. Novel anti-metastatic action of cidofovir mediated by inhibition of E6/E7, CXCR4 and Rho/ROCK signaling in HPV tumor cells. PLoS ONE 2009; 4: e5018

53. Tristram A, Fiander A. Clinical responses to Cidofovir applied topically to women with high grade vulval intraepithelial neoplasia. Gynecol Oncol 2005; 99: 652–655

54. Castano AP, Mroz P, Hamblin MR. Photodynamic therapy and anti-tumour immunity. Nat Rev Cancer 2006; 6: 535–545

55. Winters U, Daayana S, Lear JT et al. Clinical and immunologic results of a phase II trial of sequential imiquimod and photodynamic therapy for vulval intraepithelial neoplasia. Clin Cancer Res 2008; 14: 5292–5299

56. Vilmer C, Havard S, Cavelier-Balloy B, Pelisse M, Dubertret L, Leibowitch M. Failure of isotretinoin and interferon-alpha combination therapy for HPV-linked severe vulvar dysplasia. A report of two cases. J Reprod Med 1998; 43: 693–695

57. Kenter GG, Welters MJ, Valentijn AR et al. Vaccination against HPV-16 oncoproteins for vulvar intraepithelial neoplasia. N Engl J Med 2009; 361: 1838–1847

58. Daayana S, Elkord E, Winters U et al. Phase II trial of imiquimod and HPV therapeutic vaccination in patients with vulval intraepithelial neoplasia. Br J Cancer 2010; 102: 1129–1136

59. Wilkinson EJ, Brown HM. Vulvar Paget disease of urothelial origin: a report of three cases and a proposed classification of vulvar Paget disease. Hum Pathol 2002; 33: 549–554

60. Regauer S. Extramammary Pagets disease–a proliferation of adnexal origin? Histopathology 2006; 48: 723–729

61. Dubreuilh W. Pagets disease of the vulva. Br J Dermatol 1991; 13: 407–413

62. Lloyd J, Flanagan AM. Mammary and extramammary Pagets disease. J Clin Pathol 2000; 53: 742–749

63. Kodama S, Kaneko T, Saito M, Yoshiya N, Honma S, Tanaka K. A clinicopathologic study of 30 patients with Pagets disease of the vulva. Gynecol Oncol 1995; 56: 63–70

64. Sarmiento JM, Wolff BG, Burgart LJ, Frizelle FA, Ilstrup DM. Pagets disease of the perianal region–an aggressive disease? Dis Colon Rectum 1997; 40: 1187–1194

65. Fanning J, Lambert HC, Hale TM, Morris PC, Schuerch C. Pagets disease of the vulva: prevalence of associated vulvar adenocarcinoma, invasive Pagets disease, and recurrence after surgical excision. Am J Obstet Gynecol 1999; 180: 24–27

66. Misas JE, Larson JE, Podczaski E, Manetta A, Mortel R. Recurrent Paget disease of the vulva in a split-thickness graft. Obstet Gynecol 1990; 76: 543–544

67. Feldmeyer L, Kerl K, Kamarashev J, de Viragh P, French LE. Treatment of vulvar Paget disease with topical imiquimod: a case report and review of the literature. J Dermatol Case Rep 2011; 5: 42–46

68. Reich O, Liegl B, Tamussino K, Regauer S. p185HER2 overexpression and HER2 oncogene amplification in recurrent vulvar Pagets disease. Mod Pathol 2005; 18: 354–357

69. Rock B. Pigmented lesions of the vulva. Dermatol Clin 1992; 10: 361–370

70. Lynch PJ, Moyal-Barracco M, Bogliatto F, Micheletti L, Scurry J. 2006 ISSVD classification of vulvar dermatoses: pathologic subsets and their clinical correlates. J Reprod Med 2007; 52: 3–9

71. Powell JJ, Wojnarowska F. Lichen sclerosus. Lancet 1999; 353: 1777–1783

72. Regauer S. Immune dysregulation in lichen sclerosus. Eur J Cell Biol 2005; 84: 273–277

73. Regauer S, Liegl B, Reich O. Early vulvar lichen sclerosus: a histopathological challenge. Histopathology 2005; 47: 340–347

74. Chi CC, Kirtschig G, Baldo M, Brackenbury F, Lewis F, Wojnarowska F. Topical interventions for genital lichen sclerosus. Cochrane Database Syst Rev 2011; 12: CD008240

75. Le Cleach L, Chosidow O. Clinical practice. Lichen planus. N Engl J Med 2012; 366: 723–732

76. Cheng S, Kirtschig G, Cooper S, Thornhill M, Leonardi-Bee J, Murphy R. Interventions for erosive lichen planus affecting mucosal sites. Cochrane Database Syst Rev 2012; 2: CD008092

77. Steffen C, Dupree ML. Louis-Frédéric Wickham and the Wickhams striae of lichen planus. Skinmed 2004; 3: 287–289

78. Setterfield JF, Neill S, Shirlaw PJ et al. The vulvovaginal gingival syndrome: a severe subgroup of lichen planus with characteristic clinical features and a novel association with the class II HLA DQB1*0201 allele. J Am Acad Dermatol 2006; 55: 98–113

79. Lewis FM, Pelisse M. Vulvar lichen planus: clinical aspects and guideline to management. Eur J Gynaecol Oncol 2005; 10: 188–191

Capítulo 14
Colposcopia da Vagina

14.1	Histologia	208
14.2	Carcinogênese Vaginal	208
14.3	Lesões Intraepiteliais Escamosas (SIL; Antes Conhecidas como Neoplasia Intraepitelial Vaginal ou VAIN)	208
14.4	Métodos Diagnósticos para SIL	208
14.5	Terminologia e Classificação Histológicas	211
14.6	Histomorfologia da SIL Vaginal	211
14.7	Tratamento da SIL	211
14.8	Melanoma Vaginal	212

14 Colposcopia da Vagina

14.1 Histologia

A mucosa escamosa que reveste a vagina é semelhante ao epitélio escamoso original do colo. Embriologicamente, o epitélio da vagina distal parece ser derivado do epitélio do seio urogenital, que é de origem endodérmica, enquanto o epitélio da vagina superior é de origem mülleriana mesodérmica (▶ Fig. 14.1).[1] O estroma vaginal é composto por uma mistura de fibras elásticas e pode conter remanescentes mesonéfricos ou wolffianos. A persistência de glândulas originadas de epitélio mülleriano, denominada adenose vaginal, é incomum, e a vagina frequentemente não contém glândulas.

14.2 Carcinogênese Vaginal

A maioria dos neoplasmas vaginais malignos são carcinomas de células escamosas que se desenvolvem por lesões intraepiteliais escamosas (SIL; antigamente neoplasia intraepitelial vaginal, VAIN) associadas à infecção por papilomavírus humano (HPV). Muitos tipos de HPV foram encontrados em SIL, os mais comuns sendo HPV 16, HPV 18 e HPV 58.[2] As pacientes com fatores de risco para infecção por HPV persistente, como fumo, imunossupressão, infecção, HIV, têm um risco aumentado de pré-câncer e câncer vaginal.[3,4,5] Ocasionais carcinomas de células escamosas da vagina podem-se desenvolver em um fundo de líquen plano independentemente de infecção por HPV.[6] O mecanismo da carcinogênese HPV-independente da vagina parece ser paralelo àquele da vulva.

14.3 Lesões Intraepiteliais Escamosas (SIL; Antes Conhecidas como Neoplasia Intraepitelial Vaginal ou VAIN)

SIL da vagina se responsabiliza por menos de 1% da neoplasia intraepitelial do trato genital inferior.[7] Mulheres com SIL vaginal são frequentemente assintomáticas. A primeira descrição de SIL, em pacientes alguns anos após o tratamento de carcinoma *in situ* do colo, é creditada a Graham e Meigs[8]. SIL vaginal pode ocorrer isoladamente ou sincronamente ou metacronamente com pré-câncer e câncer relacionados com HPV cervical ou vulvar. Até 65% das pacientes com SIL vaginal foram descritas como tendo SIL do colo ou da vulva.[9]

As lesões são muitas vezes multifocais e ocorrem predominantemente no terço superior da vagina, enquanto os terços médio e inferior são comprometidos em menos de 10%.[10] Isto provavelmente é decorrente da dupla origem do epitélio vaginal durante o desenvolvimento pré-natal.[1]

A maioria das SILs de baixo grau provavelmente regridem espontaneamente (Massad 2008). Em contrapartida, SILs de alto grau não tratadas progridem para câncer invasivo em 5-8% dos casos.[11,12,13,14]

14.4 Métodos Diagnósticos para SIL

14.4.1 História

Uma história de CIN é um importante fator de risco para o desenvolvimento de SIL vaginal. Cerca de 0,9–7,4% das pacientes com histerectomia para CIN mais tarde desenvolvem SIL vaginal.[15,16] SIL vaginal pode-se desenvolver como uma lesão independente ou próxima do colo (ou do ápice vaginal após histerectomia). Em uma série de 4.147 pacientes com CIN, 2,5% tinham lesões estendendo-se por sobre os fórnices vaginais.[17] As pacientes com CIN residual no ápice vaginal após a histerectomia parecem estar em risco de desenvolvimento de câncer vaginal.

Como acontece com outras neoplasias relacionadas com HPV, o fumo é um fator de risco para carcinoma vaginal. Também sabemos que a SIL vaginal ocorre mais frequentemente em pacientes com uma história de irradiação pélvica para outras malignidades, como câncer cervical ou endometrial.[18,19,20] Este aumento na incidência de SIL vaginal pode levar 10 a 15 anos para se manifestar. Rome e England[11] descreveram 132 casos de SIL vaginal, dos quais 16% tinham recebido radioterapia precedente. Possíveis mecanismos de displasia celular pós-radiação incluem expressão induzida pela radiação de oncoproteínas de HPV e alterações induzidas pela radiação na resposta celular à infecção por HPV.[21]

A adenose vaginal é qualquer condição em que existe epitélio colunar no interior da vagina. O processo de metaplasia é capaz de converter este epitélio glandular em epitélio escamoso. Não está claro se mulheres com adenose vaginal infectadas com HPV de alto risco estão em maior risco de HG-VAIN. A adenose vaginal pode ser a causa das raras entidades do adenoma e adenocarcinoma vaginal.[22,23]

14.4.2 Colposcopia da Vagina

Em muitos casos, a SIL vaginal não pode ser identificada apenas pela inspeção macroscópica, e a colposcopia da vagina é essencial. Particularmente, as mulheres que têm citologia positiva após tratamento de CIN devem ser examinadas cuidadosamente quanto à SIL vaginal. No exame, é importante fazer uma rotação de 360°, com o espéculo bivalve aberto, observando especialmente a

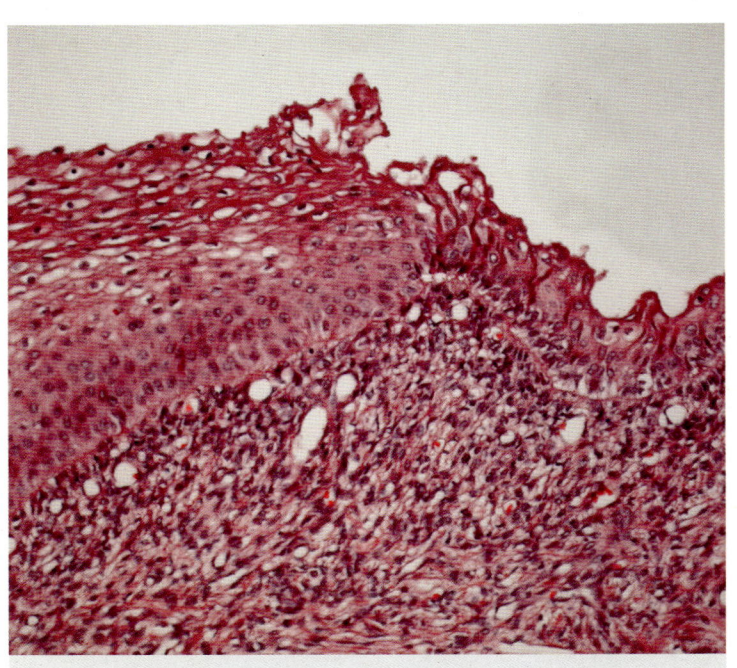

Fig. 14.1 Desenvolvimento pré-natal da vagina. Limite entre epitélio escamoso da vagina distal, derivado do seio urogenital (*à esquerda*), e o epitélio mülleriano mesodérmico cuboide da vagina superior (*à direita*) com 25 semanas de gestação (cortesia de H. Fritsch).

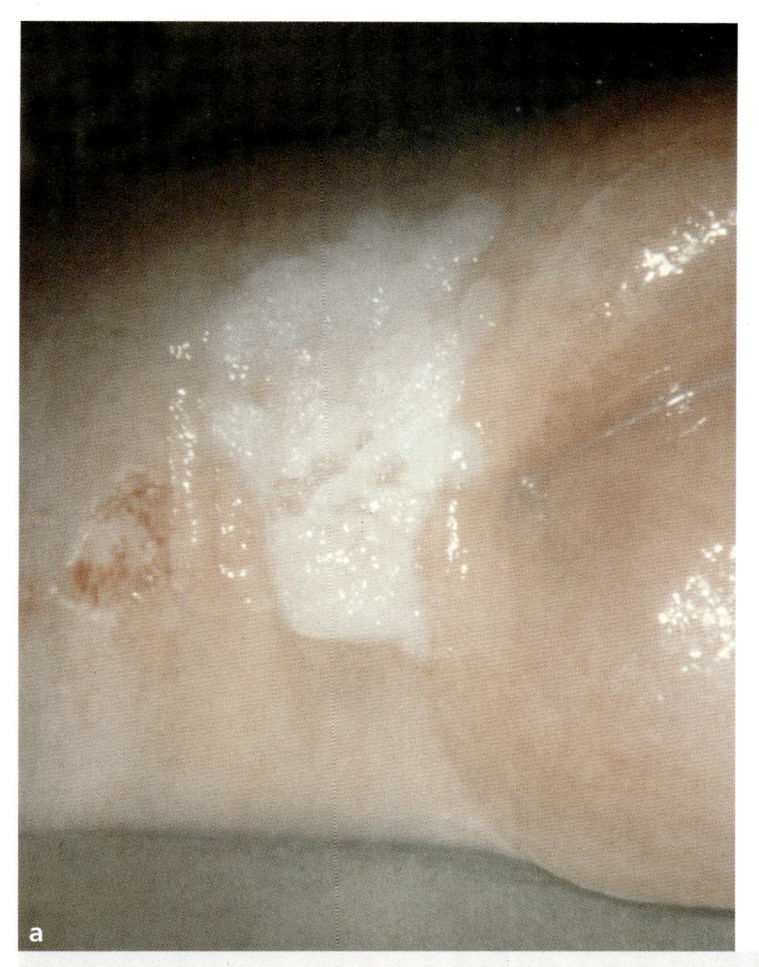

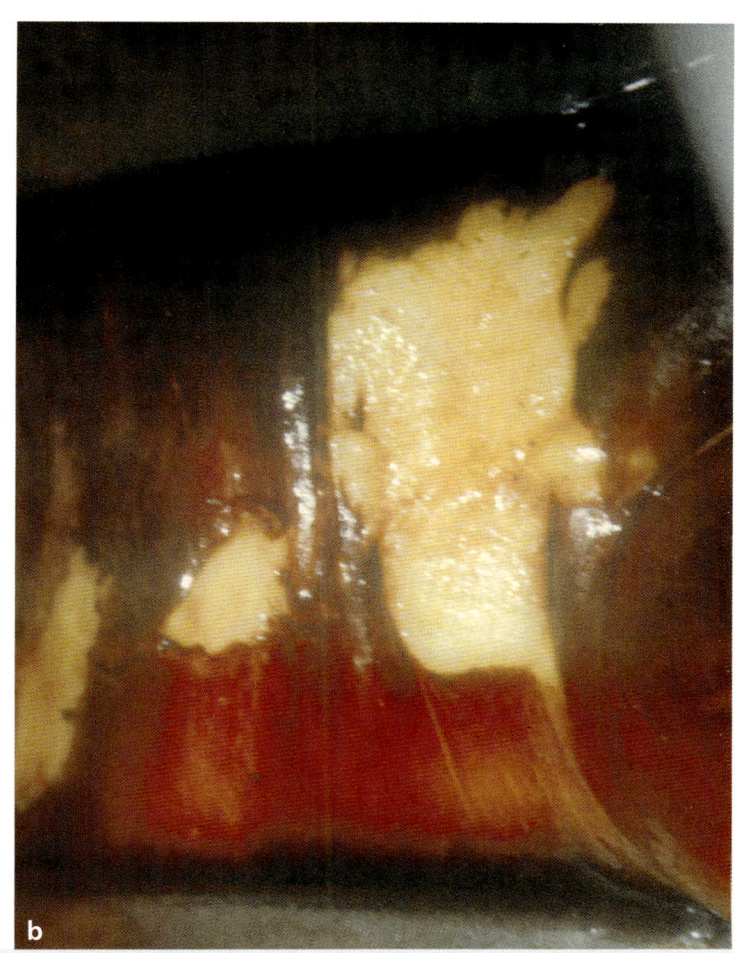

Fig. 14.2 HG-VAIN **(a)** antes e **(b)** depois de solução de Lugol. A pequena erosão junto da lesão é um artefato causado pelo espéculo.

parede vaginal superior. Na paciente pós-histerectomia, os ângulos da abóbada vaginal podem estar ondeados, impedindo a avaliação colposcópica completa.

Depois da aplicação de ácido acético, a SIL vaginal é frequentemente acetobranca com limites nítidos e uma aparência granular da superfície (▶ Fig. 14.2). Ocasionalmente, há um pontilhado. Mosaico ou ceratose é encontrado raramente. O aspecto colposcópico da SIL vaginal pode ser diferente daquele da CIN e pode-se manifestar apenas como epitélio iodo-amarelo. Assim, a aplicação de iodo é importante. Após a aplicação de iodo, a SIL vaginal frequentemente se cora em amarelo-claro (▶ Fig. 14.3). A interpretação do teste de Lugol pode ser difícil em mulheres pós-menopáusicas com atrofia. A aplicação de um estrogênio tópico durante até 3 a 4 semanas pode ser útil.

A terminologia colposcópica da vagina segundo a 2011 *International Federation for Cervical Pathology and Colposcopy* (IFCPC)[24] distingue lesões menores e maiores, para facilitar a correlação com a histologia e as implicações para tratamento. Vasos atípicos e frágeis e lesões com uma superfície irregular e ulceração são suspeitas de doença invasiva (▶ Fig. 14.4).

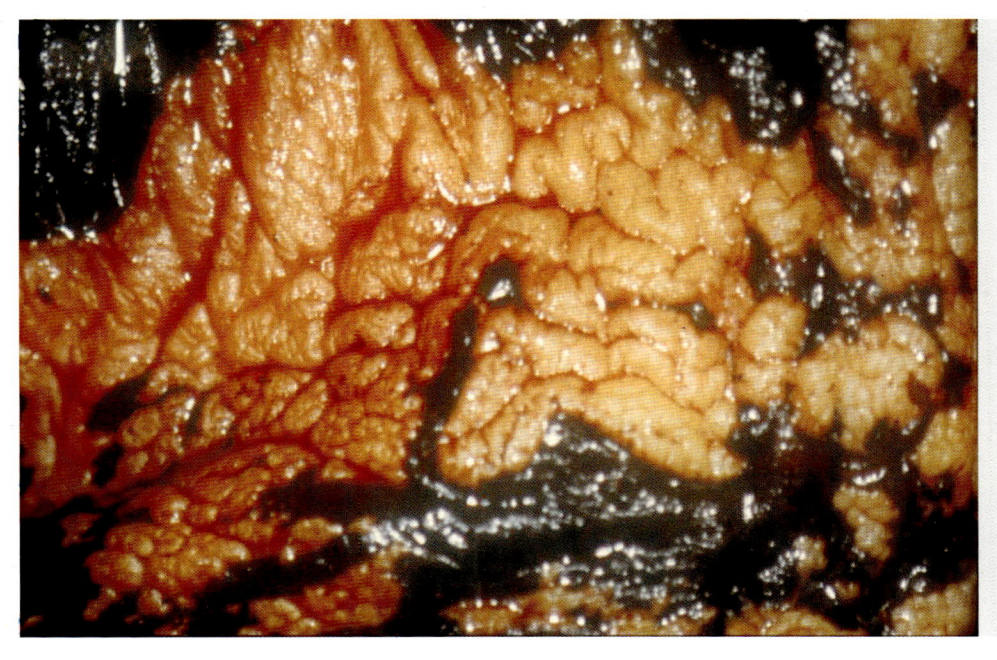

Fig. 14.3 HG-VAIN após solução de Lugol. As lesões ligeiramente elevadas coram-se em amarelo-claro.

Capítulo 15
Colposcopia da Região Perianal

15.1 Anatomia e Histologia	216
15.2 Carcinogênese Anal	216
15.3 Neoplasia Intraepitelial Anal	216
15.4 Métodos Diagnósticos para AIN	217
15.5 Terminologia e Classificação Histológicas	218
15.6 Tratamento da AIN	218

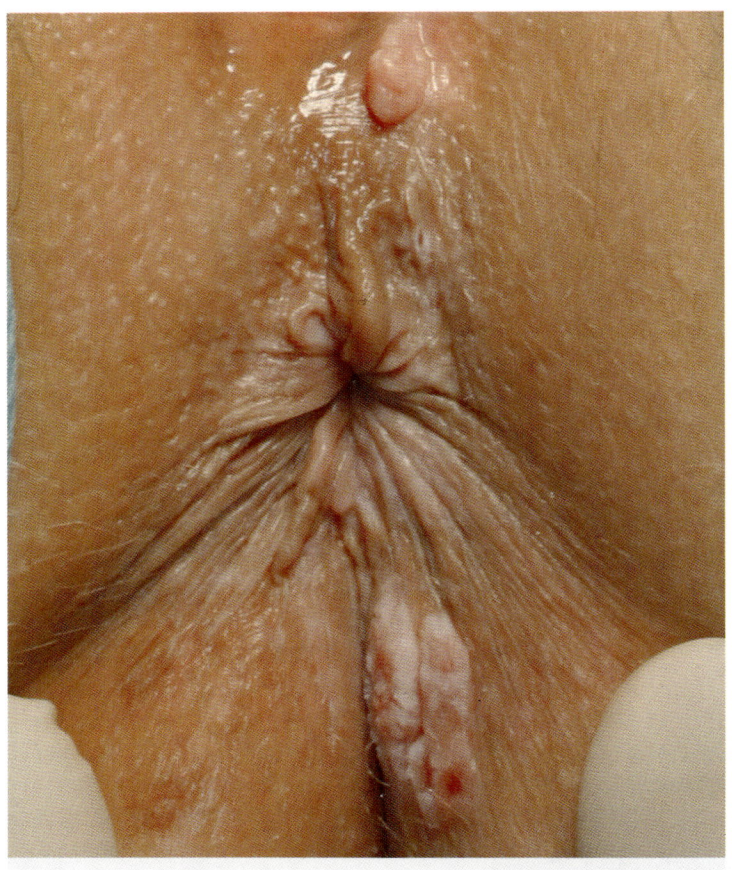

Fig. 15.5 Múltiplos focos de AIN. Observar leucoplasia na posição de 6 h e lesão verrucosa nas 12 h.

15.4.3 Biópsia
Lesões suspeitas de AIN ou de doença invasiva devem ser biopsiadas.

15.4.4 Biomarcadores
O teste de HPV é realizado para distinguir as infecções de baixo risco daquelas de alto risco. Os resultados de HPV são úteis para triagem de achados não claros e no acompanhamento após tratamento de AIN. A coloração para p16^{INK4a} pode auxiliar a decisão em relação ao manejo com tratamento imediato ou observação expectante.[28,29,30]

15.5 Terminologia e Classificação Histológicas
Histologicamente, a graduação da AIN é similar à graduação da CIN (▶ Tabela 15.1). Uso dos termos LG-AIN para descrever as lesões displásicas leves, incluindo as alterações condilomatosas (▶ Fig. 15.9), e HG-AIN para descrever as lesões displásicas moderadas e graves, ajuda a planejar o tratamento apropriado.

Em 2012, o projeto Lower Anogenital Squamous Terminology (LAST) recomendou uma terminologia uniforme com duas categorias para doença escamosa HPV-associada em todos os tecidos do trato anogenital.[31]

15.6 Tratamento da AIN
Os métodos de tratamento de AIN são semelhantes àqueles da VIN e podem ser divididos em terapias cirúrgicas e clínicas. HG-AIN deve ser encaminhada para especialistas para tratamento e acompanhamento.

15.4.2 Citologia
A citologia do canal anal é feita inserindo-se um *swab* ou uma escova dentro do ânus e rodando-o para coletar as células. As pacientes devem evitar o intercurso anal durante 24 horas antes do exame. A sensibilidade da citologia anal para HG-AIN é de 69 a 93%, a especificidade é de 32 a 59%.[26,27] A ceratose pode causar resultados citológicos falso-negativos. As pacientes com anormalidades na citologia devem ser encaminhadas para anuscopia com ou sem biópsia.

15.6.1 Terapia Cirúrgica
A terapia cirúrgica consiste em excisão ou ablação. O objetivo é remover todas as áreas visivelmente afetadas com uma margem livre, de 3-5 mm de pele ou mucosa de aspecto normal (▶ Fig. 15.10). As lesões que podem ser invasivas e AIN comprometendo a pele perianal com pelos e glândulas devem ser excisadas, e os espécimes, enviados à histologia. As verrugas anogenitais e LG-AIN podem ser extirpadas com *laser* até uma profundidade de 2 mm. Recorrências ocorrem em 23 a 80% das pacientes tratadas.[32]

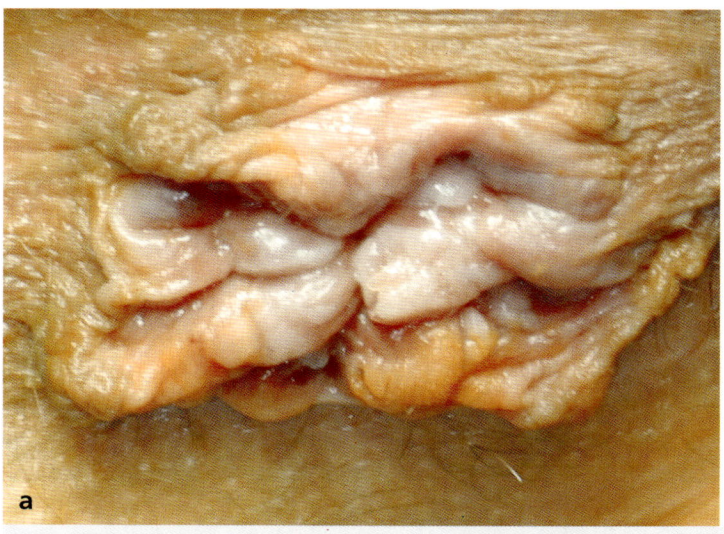

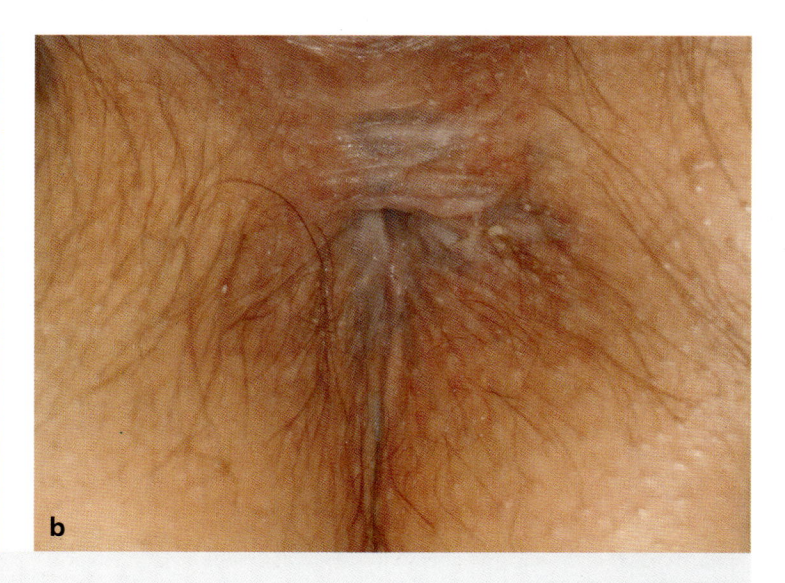

Fig. 15.6 (a, b) Epitélio acetobranco denso na margem anal.

Colposcopia da Região Perianal

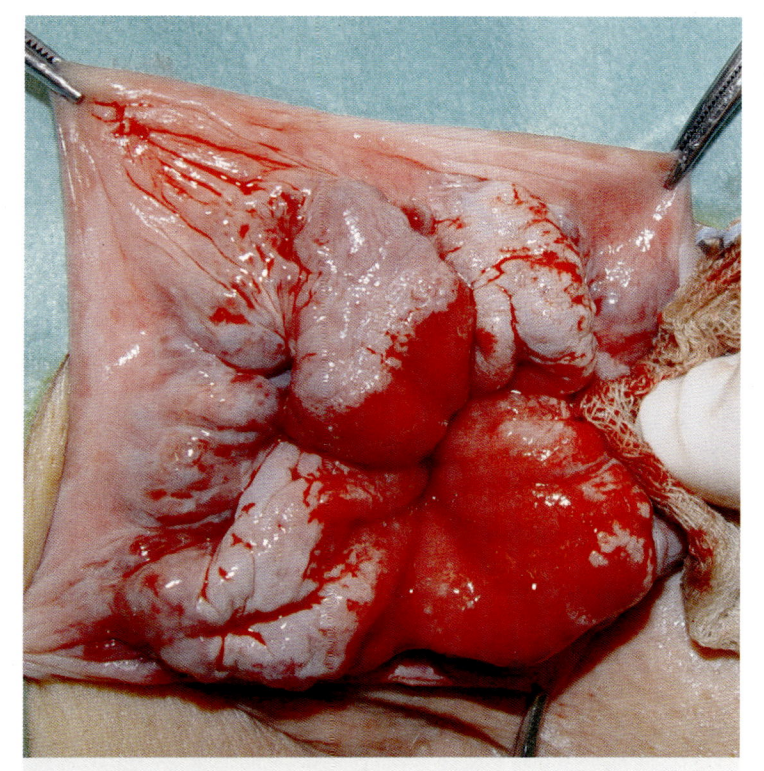

Fig. 15.7 Epitélio acetobranco denso na zona de transformação anal. (Cortesia de A. Salat.)

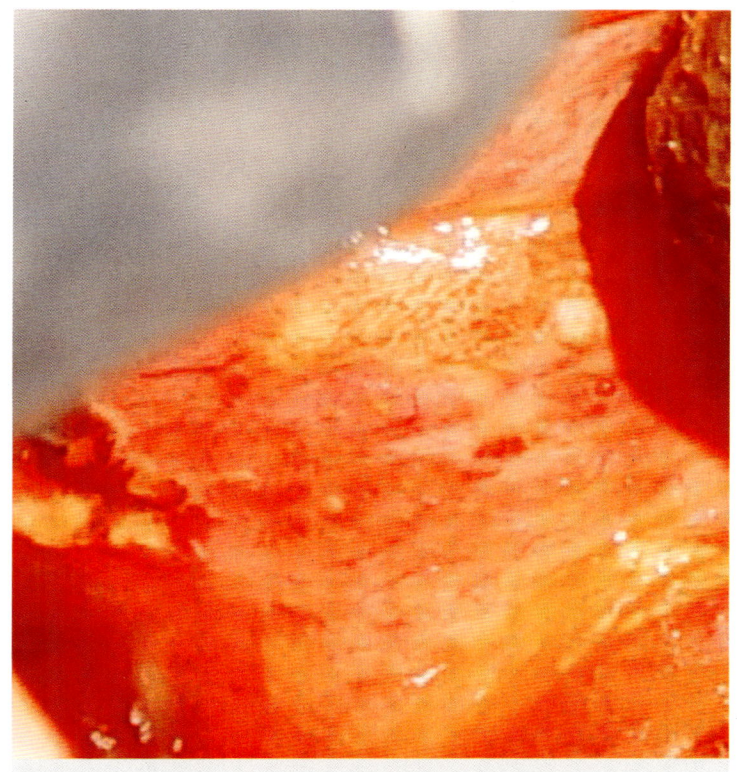

Fig. 15.8 Pontilhado grosseiro iodo-positivo no canal anal. (Cortesia de A. Salat.)

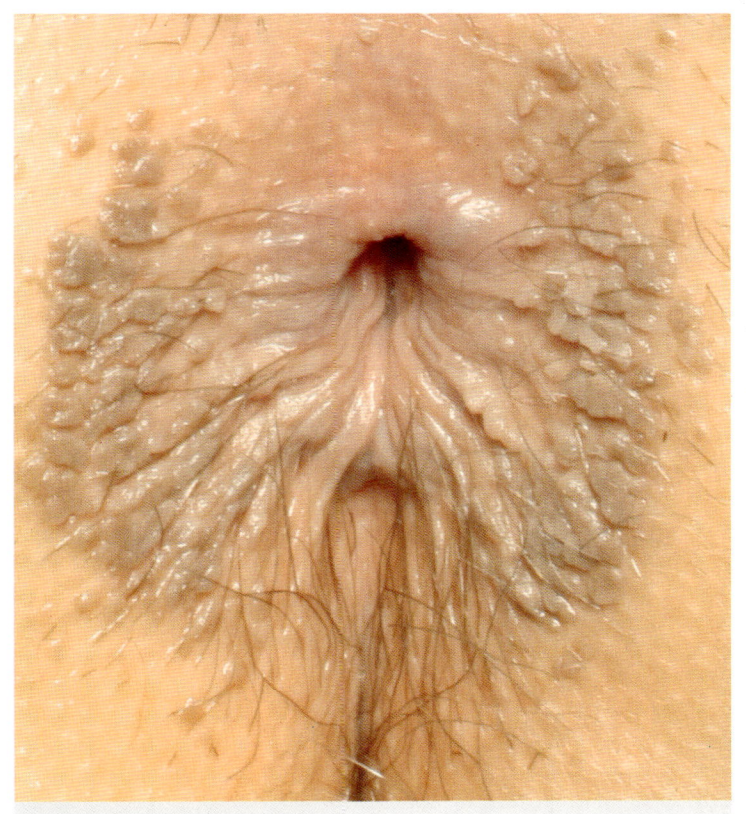

Fig. 15.9 Condilomas perianais.

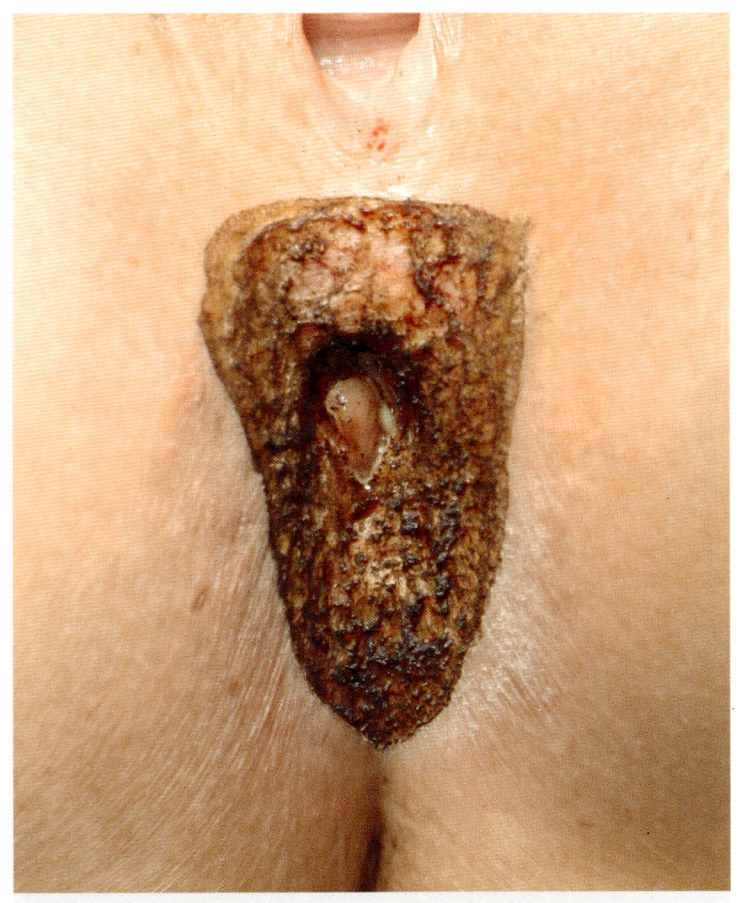

Fig. 15.10 Vaporização a *laser* de AIN multifocal na margem anal.

Tabela 15.1 Terminologia das lesões epiteliais escamosas pré-malignas e perianais.[28,31,36]

Classificação	Sinônimos
AIN, grau 1	Displasia branda; LG-AIN
AIN, grau 2	Displasia moderada; HG-AIN
AIN, grau 3	Displasia grave; HG-AIN; carcinoma *in situ*

AIN, neoplasia intraepitelial anal; HG, alto grau; LG, baixo grau.

15.6.2 Terapia Clínica

Uma revisão da Cochrane identificou a falta de consenso e poucos dados derivados de estudos clínicos randomizados sobre o tratamento de AIN.[33] Estudos de séries de casos mostraram resultados animadores usando imiquimod tópico, 5-fluorouracil e cidofovir para o tratamento de HG-AIN.[2,7,34,35] Entretanto, a maioria destes estudos foi feita em homens que fazem sexo com homens e assim podem não se aplicar em mulheres. Os tratamentos clínicos são frequentemente combinados com modalidades cirúrgicas, como ablação.

Referências

1. Pandey P. Anal anatomy and normal histology. Sex Health 2012; 9: 513–516
2. Simpson JA, Scholefield JH. Diagnosis and management of anal intraepithelial neoplasia and anal cancer. BMJ 2011; 343: d6818
3. Welton ML, Sharkey FE, Kahlenberg MS. The etiology and epidemiology of anal cancer. Surg Oncol Clin N Am 2004; 13: 263–275
4. Wieland U, Kreuter A. Anal cancer and intraepithelial neoplasia. In: Phister H (ed): Prophylaxis and early detection of HPV-related neoplasia. Basel: Karger, 2012: 72–8
5. Daling JR, Madeleine MM, Johnson LG et al. Human papillomavirus, smoking, and sexual practices in the etiology of anal cancer. Cancer 2004; 101: 270–280
6. Thomas MK, Pitot HC, Liem A, Lambert PF. Dominant role of HPV16 E7 in anal carcinogenesis. Virology 2011; 421: 114–118
7. Kreuter A, Potthoff A, Brockmeyer NH et al. German Competence Network HIV/AIDS. Anal carcinoma in human immunodeficiency virus-positive men: results of a prospective study from Germany. Br J Dermatol 2010; 162: 1269–1277
8. Goodman MT, Shvetsov YB, McDuffie K et al. Acquisition of anal human papillomavirus (HPV) infection in women: the Hawaii HPV Cohort study. J Infect Dis 2008; 197: 957–966
9. Palefsky JM, Holly EA, Ralston ML, Greenblatt RM Da Costa M. Prevalence and risk factors for anal human papillomavirus infection in human immunodeficiency virus (HIV)-positive and high-risk HIV-negative women. J Infect Dis 2001; 183: 383–391
10. Moscicki AB, Hills NK, Shiboski S et al. Risk factors for abnormal anal cytology in young heterosexual women. Cancer Epidemiol Biomarkers Prev 1999; 8: 173–178
11. Saleem AM, Paulus JK, Shapter AP, Baxter NN, Roberts PL, Ricciardi R. Risk of anal cancer in a cohort with human papillomavirus-related gynecologic neoplasm. Obstet Gynecol 2011; 117: 643–649
12. Fundarò S, Spallanzani A, Ricchi E et al. Squamous-cell carcinoma developing within anal lichen planus: report of a case. Dis Colon Rectum 1998; 41: 111–114
13. Sloan PJ, Goepel J. Lichen sclerosus et atrophicus and perianal carcinoma: a case report. Clin Exp Dermatol 1981; 6: 399–402
14. Edgren G, Sparén P. Risk of anogenital cancer after diagnosis of cervical intra-epithelial neoplasia: a prospective population-based study. Lancet Oncol 2007; 8: 311–316
15. Santoso JT, Long M, Crigger M, Wan JY, Haefner HK. Anal intraepithelial neoplasia in women with genital intraepithelial neoplasia. Obstet Gynecol 2010; 116: 578–582
16. Jacyntho CM, Giraldo PC, Horta AA et al. Association between genital intraepithelial lesions and anal squamous intraepithelial lesions in HIV-negative women. Am J Obstet Gynecol 2011; 205: e: 1–e5
17. De Bie RP, van de Nieuwenhof HP, Bekkers RL et al. Patients with usual vulvar intraepithelial neoplasia-related vulvar cancer have an increased risk of cervical abnormalities. Br J Cancer 2009; 101: 27–31
18. De Vuyst H, Clifford GM, Nascimento MC, Madeleine MM, Franceschi S. Prevalence and type distribution of human papillomavirus in carcinoma and intra-epithelial neoplasia of the vulva, vagina and anus: a meta-analysis. Int J Cancer 2009; 124: 1626–1636
19. Wong AK, Chan RC, Aggarwal N, Singh MK, Nichols WS, Bose S. Human papillomavirus genotypes in anal intraepithelial neoplasia and anal carcinoma as detected in tissue biopsies. Mod Pathol 2010; 23: 144–150
20. Watson AJ, Smith BB, Whitehead MR, Sykes PH, Frizelle FA. Malignant progression of anal intra-epithelial neoplasia. ANZ J Surg 2006; 76: 715–717
21. Scholefield JH, Harris D, Radcliffe A. Guidelines for management of anal intra-epithelial neoplasia. Colorectal Dis 2011; 13 Suppl 1: 3–10
22. Cox NH, Eedy DJ, Morton CA Therapy Guidelines and Audit Subcommittee, British Association of Dermatologists. Guidelines for management of Bowen's disease: 2006 update. Br J Dermatol 2007; 156: 11–21
23. Echenique I, Phillips BR. Anal warts and anal intradermal neoplasia. Clin Colon Rectal Surg 2011; 24: 31–38
24. Jay N, Berry JM, Hogeboom CJ, Holly EA, Darragh TM, Palefsky JM. Colposcopic appearance of anal squamous intraepithelial lesions: relationship to histopathology. Dis Colon Rectum 1997; 40: 919–928
25. Bornstein J, Sideri M, Tatti S, Walker P, Prendiville W, Haefner HK Nomenclature Committee of International Federation for Cervical Pathology and Colposcopy. 2011 terminology of the vulva of the International Federation for Cervical Pathology and Colposcopy. J Low Genit Tract Dis 2012; 16: 290–295
26. Cachay ER, Agmas W, Mathews WC. Relative accuracy of cervical and anal cytology for detection of high grade lesions by colposcope guided biopsy: a cut-point meta-analytic comparison. PLoS ONE 2012; 7: e38956
27. Palefsky JM, Holly EA, Hogeboom CJ, Berry JM, Jay N, Darragh TM. Anal cytology as a screening tool for anal squamous intraepithelial lesions. J Acquir Immune Defic Syndr Hum Retrovirol 1997; 14: 415–422
28. Longacre TA, Kong CS, Welton ML. Diagnostic problems in anal pathology. Adv Anat Pathol 2008; 15: 263–278
29. Pirog EC, Quint KD, Yantiss RK. P16/CDKN2A and Ki-67 enhance the detection of anal intraepithelial neoplasia and condyloma and correlate with human papillomavirus detection by polymerase chain reaction. Am J Surg Pathol 2010; 34: 1449–1455
30. Wentzensen N, Follansbee S, Borgonovo S et al. Human papillomavirus genotyping, human papillomavirus mRNA expression, and p16/Ki-67 cytology to detect anal cancer precursors in HIV-infected MSM. AIDS 2012; 26: 2185–2192
31. Waxman AG, Chelmow D, Darragh TM, Lawson H, Moscicki AB. Revised terminology for cervical histopathology and its implications for management of high-grade squamous intraepithelial lesions of the cervix. Obstet Gynecol 2012; 120: 1465–1471
32. Marchesa P, Fazio VW, Oliart S, Goldblum JR, Lavery IC. Perianal Bowen's disease: a clinicopathologic study of 47 patients. Dis Colon Rectum 1997; 40: 1286–1293
33. Macaya A, Muñoz-Santos C, Balaguer A, Barberà MJ. Interventions for anal canal intraepithelial neoplasia. Cochrane Database Syst Rev 2012; 12: CD009244
34. Snyder SM, Siekas L, Aboulafia DM. Initial Experience with Topical Fluorouracil for Treatment of HIV-Associated Anal Intraepithelial Neoplasia. J Int Assoc Physicians AIDS Care (Chic) 2011; 10: 83–88
35. Stier EA, Goldstone SE, Einstein MH et al. Safety and efficacy of topical cidofovir to treat high-grade perianal and vulvar intraepithelial neoplasia in HIV-positive men and women. AIDS 2013; 27: 545–551
36. Welton ML, Lambert R, Bosman FT. Tumours of the anal canal. In: Bosman FT, Carneiro F, Hruban RH, Theise ND (eds) WHO classification of tumours of the digestive system. 2010, IARC Press, Lyon

Índice Remissivo

Entradas acompanhadas pelas letras *f* em itálico e **t** em negrito indicam figuras e tabelas, respectivamente

A

Achados colposcópicos
  anormais
    implicações terapêuticas dos, 164
      tratamento, 164
        ablativo, 165
        acompanhamento após, 168
        colposcópico benigno, 164
        das lesões pré-malignas, 164
        do carcinoma microinvasivo, 167
        medicamentoso, 167
        modalidades excisionais, 166
    topografia dos, 159
  avaliação dos, 125
  correlação histológica dos, 186
  diversos, 110
    área iodo-amarela
      não suspeita, 110
  histologia dos, 46
  na gravidez, 141
Ácido acético
  aplicação de, 64
  resposta ao, 128
  teste do, 141
Adenocarcinoma
  cervical, 44
  de células claras, 45
  in situ, *19f*, **34**, 56, 110
  microinvasivo, 40, 56, 110
  morfogênese do, 17
  mucinoso, 44
Alça diatérmica
  excisão com, 172
Anomalias anatômicas, 125
Ânus
  colposcopia do, 217
Áreas
  de ceratoses, *113f*
  iodo-amarelas, 110, *114f*
Ayre
  espátula de, *148f*
Azul de toluidina
  teste de, 183

B

Biomarcadores
  da colposcopia da vagina, 210
Biópsia
  cônica a *laser*, 173
  da vagina, 210
  da vulva, 188
  durante a gravidez, 145
  instrumental para, 63
Bisturi a frio
  conização com, 172
Bolha, 76

C

Câncer
  cervical
    biomarcadores
      no diagnóstico do, 34
    etiologia do, 10
    história natural do, 10
      fases da infecção, 12
        de transformação, 14
        latente, 13
        permissiva, 13
      introdução, 10
    invasivo, 38, 41
    morfogênese do, 15-17
    vacinas contra o HPV, 17
Carcinogênese
  independente de HPV, 190
  vaginal, 208
  vulvar, 189
Carcinoma
  cervical exofítico, *108f*, *109f*
  de células escamosas, 42, *107f*
    no epitélio escamoso original, 16
      morfogênese, 16
    no epitélio metaplásico, 15
      morfogênese, 15
  endofítico, 101
  invasivo inicial, 107
    sinais de, 104
  macroscopicamente invasivo, 56
  microinvasivo, 38, 56, *106f*
    no estroma, 38
    tratamento do, 167
  polipoide, *111f*
Ceratinização, 135
Ceratose, 50, *51f*, *102f*
Cistos
  de Naboth, *89f*, *122f*
Citologia
  esfoliativa, 188
Coilocitose, *133f*
Colo, *124f*
  normal
    vascularização do, 27
  superfície do
    aspecto colposcópico da, 49
Colpite
  condilomatosa, *119f*
Colpitis macularis, *120f*
Colposcopia
  da região perianal, 216
  da vagina, 208
  da vulva, 182
    carcinogênese, 189
    histologia, 182
    lesões intraepiteliais escamosas, 191

métodos diagnósticos, 183
não neoplásica, 200
e histologia
correlação entre, 154
ensino da, 72
compreensão dos achados, 72
história da, 1
interesse pela, 1
sucesso da, 3
uso da, 2
importância da, 6
de rotina, 6
nos protocolos de manejo de triagem, 6
para avaliação das pacientes positivas para HPV, 6
para avaliação de achados citológicos anormais durante a gravidez, 6, 140
para avaliação de esfregaço de Papanicolaou, 6
para avaliação de lesões antes do tratamento, 6
Colposcópio
e exame colposcópico, 62
instrumental, 62
espéculos, 62
para biópsia, 63
explorador de Chrobak, 63
pinças de Pozzi, 63
pinças, 63
recipientes, 63
Condiloma
acuminado, 189
gigante, *190f*
papilar, *115f, 147f*
plano, *116f, 117f*
Conização, 166
cervical, 172
técnicas e processamento histológico do espécime, 172
biópsia cônica a *laser*, 173
comparação, 174
complicações, 173
diagnóstica, 172
durante a gravidez, 175
processamento histopatológico do cone, 175
técnica, 172
com alça diatérmica, 172
com bisturi a frio, 172
terapêutica, 172

D

Depósito
endometriótico azulado, *126f*
Doença de Paget, 197
diagnóstico, 198
tratamento, 198

E

Ectopia, 80
antes da aplicação de ácido, *79f*
e a última glândula, 24
sintomas da, 164
tratamento, 164
Eczema
da vulva, 205

Endometriose, 125
Epitélio acetobranco, 53, 90, *93f, 104f, 105f*
denso, *93f*
imagem do, *91f*
Epitélio colunar, 80
alterações reativas do, 28
normal, *26f*
e ectopia, 24
Epitélio displásico
localização do, 46
Epitélio escamoso
alterações reativas do, 28
atrófico, 78, *81f*
metaplásico
com leucoplasia, 164
benigno, 127
e a zona de transformação, 24
imaturo, *26f*
normal, 24
original, 78, *78f*
Epitélio glicogenado, 55
Eritroplasia, 184, *184f*
Erosão
em epitélio branco, *103f*
extensa, *103f*
Espátula
de Ayre, *148f*
Espéculos
para exame de colposcopia, 62
Esfregaço de Papanicolaou
colposcopia para avaliação de anormal, 6
Espaço linfovascular
invasão do, 40
Exame colposcópico, 63
Excisão
com alça, 166
completa, 166
incompleta, 166
Explorador de Chrobak, 63

F

Fístulas, 125
vesicovaginal, *126f*

G

Glicogênio
perda de, *81f*
Gravidez
colposcopia
na, 140
alterações, 141
suspeitas, 143
biópsia, 145
efeitos, 141
puerpério, 143
para avaliação de achados citológicos anormais na, 6
conização durante a, 175

Índice Remissivo

H
Hiperceratose, 50
Histerectomia, 167
Histologia
   e histopatologia, 24
      achados normais
         alterações reativas e benignas relacionadas com o HPV, 24
HPV
   colposcopia para avaliação de, 6
   genotipagem de, 35
   infecção pelo, 12
   teste para detecção de, 34, 189
   vacinas contra o, 17

I
Iodo
   área iodo-amarela, *69f*
   captação de, 135
   de lugol, 65
   reações ao, **66t**

J
Junção
   escamolunar, *80f, 82f*

L
Laser
   biópsia cônica a, 174
Lesões cervicais
   pré-malignas, 31
      histologia das, 32
      precursoras cervicais, 31
      terminologia histológica, 31
      tratamento das, 164
         pré-requisitos diagnósticos, 164
Lesões condilomatosas, 29, 53, *99f*, 112, 164
Lesões intraepiteliais
   escamosas, 32, 191, 208
   glandulares, 32
   pré-invasivas, 191
   vulvares, 199
Leucoplasia, 50, 98, 184
   bem circunscrita, *185f*
   definição de, 50
   histologia da, 98, *161f*
Líquen
   escleroso, 200, *201f*
      intermediário, *202f*
   plano, 202, *203f*
   simples, 204
Lugol
   iodo de, 65

M
Mácula, 76
Margens
   nítidas, 128
Melanoma
   maligno, 199
   vaginal, 212

Metaplasia
   escamosa atípica imatura, 33
   mecanismo da, 27
Mioma
   parido, *123f*
Morfologia colposcópica
   alterações inflamatórias, 114
   alterações resultantes de prolapso, 125
   aspectos colposcópicos, 78
      anormais, 90
      normais, 78
   associação de anormalidades, 131
   avaliação dos achados colposcópicos, 125
   critérios para diagnóstico diferencial, 128
   epitélio na, 48
   zona de transformação, 84
      atípica, 94
      congênita, 110
Mosaico, 50, *52f*, 94, *160f*, 187
   fino, 94, *95f, 130f*
   grosseiro, 96, *96f, 129f*
Mucosa endocervical
   eversão da, *82f*

N
Naboth
   cistos de, *89f, 91f, 122f*
Neoplasia
   intraepitelial anal, 216
   intraepitelial escamosa, 127
      histologia da, 193
      tratamento da, 165, 195
         terapia cirúrgica, 195
         terapia clínica, 196
Nódulo, 76

O
Orifícios
   glandulares espessados, 129

P
Padrão vascular
   normais, *132f*
   suspeito, 131
Paget
   doença de, 197
Papanicolaou
   esfregaços de
      colposcopia e, 6
Papilomavírus humano
   e câncer cervical, 10
Pápula, 76
Pinças
   anatômicas longas, 63
   de Pozzi, 63
Pólipos, 117
   cervical, *121f*
   endocervicais, *121f*
   sangrante, *123f*

Índice Remissivo

Pontilhado, 96
  fino, 97
  grosseiro, 98, *100f, 101f*
  papilar, *130f*
Prolapso genital uterovaginal
  alterações por, 125
  ceratinização do, *125f*
Psoríase, 20490
  com escamação, *204f*
Puerpério, 143
Pústula, 76

R

Região perianal
  colposcopia da, 216
    anatomia e histologia, 216
    carcinogênese anal, 216
    métodos diagnósticos, 217
      colposcopia do ânus, 217
    neoplasia intraepitelial anal, 216
    terminologia e classificação, 218
    tratamento, 218
      terapia cirúrgica, 218
      terapia clínica, 220

S

Schiller
  teste de, 65, 141
Sinal
  da crista, 53
  da margem interna, 53

T

Terminologia colposcópica, 74
  clínica, **75t**
    da vagina, **75t**
    da vulva, **75t**, 76t
  definições dos tipos de excisões e dimensões dos espécimes, **75t**
  do colo do útero, 74t
Teste
  de HPV, 189
  de Schiller, 65, 141
  do ácido acético, 141
Tricômonas
  infecção por, 114
Tumor
  microinvasivo, 39

U

Úlcera
  associada a prolapso, *125f*
  erosão e, 53, 101
  plana, *104f*

V

Vagina
  colposcopia da, 208
    carcinogênese, 208
    histologia, 208
    histomorfologia, 211
    lesões, 208
    melanoma vaginal, 212
    métodos diagnósticos, 208
      biomarcadores, 210
      biópsia, 210
      citologia, 210
      história, 208
    terminologia e classificação, 211
    tratamento, 211
      terapia cirúrgica, 212
      terapia clínica, 212
Vaginite
  condilomatosa, *119f*
Vascularização, 129
  arboriforme, *133f*
Vasos
  atípicos, 131, *134f*
  grosseiros, *134f*
  suspeitos, *133f*
Vesícula, 76
Vulva
  colposcopia da, **75t**, 182, 184
    histologia da, 182
      métodos diagnósticos, 183
        história e sintomas, 183
        inspeção, 183
        palpação, 183
        teste de azul de toluidina, 183
  doenças epiteliais da, 200
  eczema da, 205
  tipos de lesões primárias da, 76

Z

Zona
  de transformação, 24, *67f*, 84, *87f*
    antes da aplicação de ácido acético, 85f
    atípica, 94
    bem definida, *89f*
    com ilhas residuais de epitélio colunar, *88f*
    com vasos suspeitos, *92f*
    congênita, 110
    normal, 164